Autonomie in der biomedizinischen Ethik

Kultur der Medizin
Geschichte – Theorie – Ethik

Herausgegeben von Andreas Frewer

Band 19
Editorische Mitbetreuung:
Andreas Frewer und Jan-Peter Beckmann

PD Dr. Elisabeth Hildt ist wissenschaftliche Assistentin am Lehrstuhl für Ethik in den Biowissenschaften der Eberhard Karls Universität Tübingen.

Elisabeth Hildt

Autonomie in der biomedizinischen Ethik

Genetische Diagnostik und selbstbestimmte Lebensgestaltung

Campus Verlag
Frankfurt/New York

Gedruckt mit Unterstützung des Universitätsbundes der Eberhard Karls Universität Tübingen.

Bibliografische Information der Deutschen Bibliothek
Die Deutsche Bibliothek verzeichnet diese Publikation in der Deutschen Nationalbibliografie.
Detaillierte bibliografische Daten sind im Internet über http://dnb.ddb.de abrufbar.
ISBN-13: 978-3-593-38011-7
ISBN-10: 3-593-38011-0

Gedruckt auf säurefreiem und chlorfrei gebleichtem Papier.
Printed in Germany

Besuchen Sie uns im Internet: www.campus.de

Inhalt

Vorwort

Das vorliegende Buch stellt die leicht modifizierte Fassung meiner Habilitationsschrift dar, die zwischen 1998 und 2004 während meiner Tätigkeit am Münchner Institut Technik-Theologie-Naturwissenschaften (TTN), am Institut für Medizinische Psychologie der Ludwig-Maximilians-Universität München sowie am Lehrstuhl für Ethik in den Biowissenschaften der Eberhard Karls Universität Tübingen entstand.

Frau Prof. Dr. Eve-Marie Engels, an deren Tübinger Lehrstuhl für Ethik in den Biowissenschaften ich seit Mai 2002 tätig bin, danke ich herzlich für wichtige Anregungen, für das Schaffen einer motivierenden und wissenschaftlich stimulierenden Atmosphäre sowie für das Eröffnen von Freiräumen, welche die Voraussetzung für das Erstellen wesentlicher Teile dieser Studie bildeten.

Für wertvolle Hinweise und Anregungen danke ich Frau Prof. Dr. Vera Hemleben (Tübingen), Frau Prof. Dr. Ulla Mitzdorf (München) und Herrn Prof. Dr. Wilhelm Vossenkuhl (München).

Daniel Grabner, Jan Regler, Stefanie Schmidt, Johannes Schneider und Gabriele Weisser halfen bei der Literatursuche und beim Erstellen des Literaturverzeichnisses. Ihnen sowie Sigrun Mustafa, die mir viele gute Ratschläge bezüglich des Umgangs mit Computern gab, gilt mein Dank.

Dem Herausgeber der Reihe »Kultur der Medizin«, Herrn Prof. Dr. Andreas Frewer, danke ich für die kritische Durchsicht des Manuskripts. Zudem gilt mein Dank dem Universitätsbund der Eberhard Karls Universität Tübingen für den großzügig gewährten Druckkostenzuschuss.

Gewidmet sei dieses Buch meiner Mutter, deren tatkräftigem Lebensmut ich tiefe Einsichten verdanke.

Tübingen, im Februar 2006 Elisabeth Hildt

Einleitung und Aufbau

Autonomiebezogene Fragestellungen werden innerhalb der Medizin zumeist im Zusammenhang mit Patientenautonomie und dem *informed consent* diskutiert, durch welchen die Notwendigkeit beschrieben wird, vor Durchführen einer medizinischen Maßnahme die freie und wohl informierte Zustimmung des betreffenden Patienten[1] zur geplanten Behandlung zu erhalten. Mit dieser Vorgehensweise wird der Autonomie des Patienten Rechnung getragen, welche in den letzten Jahrzehnten innerhalb der Arzt-Patient-Beziehung an Bedeutung gewonnen hat.

Wenn auch Überlegungen zur Patientenautonomie und zum *informed consent* zentrale Bedeutung besitzen für den gesamten Bereich der Medizin, so beziehen sie sich doch in erster Linie auf den klassischen medizinisch-therapeutischen Kontext und können nicht ohne weiteres auf nicht-therapeutische Zusammenhänge wie das Gebiet prädiktiver genetischer Diagnostik übertragen werden. Die inhaltliche Füllung zentraler ethischer, dem medizinisch-therapeutischen Bereich entstammender Konzepte, wie beispielsweise ärztlicher Fürsorge oder der Achtung der Patientenautonomie, muss vielmehr – sollen diese Konzepte in adäquater Weise im nicht-therapeutischen Kontext eingesetzt werden können – angesichts veränderter Rahmenbedingungen überdacht und ggf. modifiziert werden.

Im Rahmen der vorliegenden Studie werden – ausgehend von einer Beschreibung und Diskussion der im medizinisch-therapeutischen Kontext im Umfeld des *informed consent* üblichen Autonomiekonzeption – Überlegungen zur inhaltlichen Füllung, Bedeutung und Reichweite autonomiebezogener Gesichtspunkte im nicht-therapeutischen Kontext prädiktiver genetischer Diagnostik durchgeführt. Als Hintergrund dient hierbei der von Tom L. Beauchamp und James F. Childress vertretene prinzipienbasierte kohärentistische Theorieansatz.

---

1 Der Einfachheit halber wird in dieser Arbeit die maskuline Form für beide Geschlechter verwendet.

Nach einer Einführung in das Arbeitsgebiet der biomedizinischen Ethik und einer Vorstellung des prinzipienbasierten kohärentistischen Theorieansatzes (Teil A) werden hierzu in Teil B der vorliegenden Studie verschiedene, innerhalb der zeitgenössischen englischsprachigen Philosophie vertretene Positionen zur Autonomie vorgestellt. Denn erst aufbauend auf einer umfassenden Analyse des Autonomiekonzepts, im Rahmen derer die vielfältigen Facetten des Autonomiebegriffs herausgearbeitet werden, kann eine eingehende Diskussion über die Bedeutung der verschiedenen autonomiebezogenen Gesichtspunkte und die Verwendung der auf Autonomie rekurrierenden Argumentationen im Kontext prädiktiver genetischer Diagnostik erfolgen.

Eine Diskussion der im medizinisch-therapeutischen Kontext üblicherweise verwendeten Autonomiekonzeption schließt sich an (Teil C). Hierzu wird insbesondere detailliert auf das Modell des *informed consent*, in dem sich die generelle Bedeutung der Patientenautonomie innerhalb der Arzt-Patient-Beziehung widerspiegelt, eingegangen (Kap. C.I.). Zudem werden mit dem Benefizienzprinzip (Fürsorgeprinzip), dem Nonmalefizienzprinzip (Nichtschadensprinzip) und dem Gerechtigkeitsprinzip weitere, innerhalb prinzipienbasierter Ansätze zentrale Prinzipien mittlerer Ebene diskutiert und hierbei verschiedene Verbindungen mit Autonomiegesichtspunkten beschrieben (Kap. C.II.).

Vor diesem Hintergrund erfolgt eine Diskussion autonomiebezogener Aspekte im Umfeld prädiktiver genetischer Diagnostik, wobei der Schwerpunkt auf der postnatalen prädiktiven genetischen Diagnostik spät manifestierender Erkrankungen liegt (Teil D). Verschiedene Ebenen und Zusammenhänge spielen hier eine Rolle. Zunächst ergeben sich vielfältige Fragen in Bezug auf die Autonomie von Personen angesichts der Möglichkeit, prädiktive genetische Diagnostik in Anspruch zu nehmen (Kap. D.II.). Ein weiterer Themenkomplex betrifft mögliche Auswirkungen der durch eine genetische Analyse erzielten Ergebnisse auf die individuelle Lebensgestaltung (Kap. D.III.). Neben auf die einzelne getestete Person bezogenen Gesichtspunkten besitzen hier zudem mögliche Implikationen der Kenntnis der genetischen Konstitution im familiären und im gesellschaftlichen Kontext zentrale Bedeutung. Hinzu kommen Auswirkungen auf Fragen der Familienplanung. In einem weiteren Themenbereich wird daher auf autonomiebezogene Fragestellungen im Zusammenhang genetischer Frühdiagnostik eingegangen (Kap. D.IV.).

Vergleicht man die in dieser Studie vor dem Hintergrund der dargestellten philosophischen Positionen zum Autonomiekonzept geführte Diskussion autonomiebezogener Fragestellungen im Umfeld prädiktiver genetischer Diagnostik mit der im medizinisch-therapeutischen Bereich üblichen Diskussion der Patientenautonomie, so wird deutlich (Teil E): Im medizinisch-therapeutischen Kontext findet – bedingt durch die zentrale Bedeutung des *informed consent* – eine sehr enge Autonomiekonzeption Verwendung, welche sich in erster Linie auf die Entscheidung eines einzelnen Patienten in Bezug auf eine konkrete medizinisch-therapeutische Behandlungsmaßnahme bezieht. Demgegenüber bedarf es für eine adäquate Diskussion der komplexen Zusammenhänge im nicht-therapeutischen Kontext prädiktiver genetischer Diagnostik einer wesentlich weiteren Autonomiekonzeption, welche Fragen der mittel- und langfristigen Lebensgestaltung und Familienplanung einbezieht sowie zwischenmenschliche, familiäre und gesellschaftliche Gesichtspunkte berücksichtigt.

Im Rahmen dieser Studie wird eine solche weite Autonomiekonzeption erarbeitet und ihre Implikation für den Umgang mit prädiktiver genetischer Diagnostik dargestellt.

Teil A: Zur Interdisziplinarität biomedizinischer Ethik

Ethik, die Reflexionstheorie der Moral, ist bestrebt, in Übereinstimmung mit anscheinend nicht hintergehbaren moralischen Überzeugungen allgemeine Kriterien dafür zu entwickeln, was gut oder richtig ist, um so für Situationen, in denen die moralischen Überzeugungen weniger eindeutig sind, Orientierungshilfen anbieten zu können.

Ethische Reflexion, die auf konkrete Anwendungen Bezug nimmt und somit handlungsleitenden Charakter besitzt, wurde – zur Abgrenzung von vorrangig theoretischer Reflexion – als angewandte Ethik, praktische Ethik, anwendungsorientierte oder anwendungsbezogene Ethik bezeichnet. Diese Begriffe dürfen jedoch nicht zu der Annahme verleiten, es handele sich hier lediglich um einen Transfer theoretischer Überlegungen auf die Praxis. Angesichts der engen Verknüpfung zwischen beiden Ebenen ist ein solch einfacher Transfer nicht möglich. Vielmehr erweist sich die detaillierte Klärung der Gegenstandsebene als zentrale Voraussetzung ethischer Reflexion. So stellt das Gebiet der Medizin- und Bioethik, auch als »biomedizinische Ethik« bezeichnet, einen Teilbereich anwendungsorientierter Ethik dar, in dem sowohl medizinisch-naturwissenschaftliches Fachwissen und medizinische Praxis als auch philosophisch-ethische, anthropologische und naturphilosophische Reflexion Berücksichtigung finden (Beauchamp/Childress 1979, 2001; Pieper 1991; Nida-Rümelin 1996; Engels 1999a, 2005).

Im Rahmen des ersten Themenbereichs erfolgt, ausgehend von einer kurzen Darstellung der Entwicklung des Fachgebiets (Kap. A.1.), eine Einführung in die Funktion und Arbeitsweise der Medizin- und Bioethik. Hierzu wird nach einer allgemein gehaltenen Diskussion von Begründungsstrukturen in der Ethik (Kap. A.2.) die Grundausrichtung prinzipienbasierter kohärentistischer Theorien vorgestellt (Kap. A.3.). Insbesondere die dem Autonomieprinzip innerhalb prinzipienbasierter kohärentistischer Ansätze zukommende Rolle wird dabei erläutert. Abschließend wird der – sich an kohärentistischen Theorieansätzen orientierende – Argumentationsweg der vorliegenden Studie skizziert (Kap. A.3.5.).

1. Medizin- und Bioethik

Die Medizinethik stellt gemäß der von Julian Nida-Rümelin (1996) geprägten Terminologie eine »Bereichsethik« dar. Mit dem Begriff »Bereichsethik« wird ein Bereich anwendungsorientierter Ethik beschrieben, der größere Komplexe menschlicher Praxis mit spezifischen gemeinsamen Merkmalen umfasst. Der die Medizinethik betreffende Praxisbereich ergibt sich demzufolge durch das gesellschaftliche Subsystem der Heilung und Therapie – auch wenn sich nicht alles Handeln innerhalb dieses Subsystems auf Heilung und Therapie bezieht. In diesem Bereich treten moralische Probleme auf, die sich in dieser Form nur hier stellen. Gemäß anderer Zugangsweise lässt sich Medizinethik grob gesprochen als das Gebiet bezeichnen, das nach dem moralisch Gesollten, Zulässigen und Unzulässigen im Umgang mit menschlicher Krankheit und Gesundheit fragt (Schöne-Seifert 1996).[2]

Ethischer Reflexion im Bereich der Medizin und Biomedizin kommt vielfältige Funktion zu. Zunächst bietet sie einen systematischen Begründungszusammenhang, auf dessen Basis problematische und unklare Fälle einer Lösung zugeführt werden können. Dies betrifft nicht nur Handlungsentscheidungen innerhalb der individuellen Arzt-Patient-Beziehung, sondern auch Gestaltungsmöglichkeiten von Institutionen sowie gesamtgesellschaftlich relevante Fragen hinsichtlich des Umgangs mit neuen Technologien. Des Weiteren bewirkt medizinische Ethik eine Sensibilisierung

2 Eine solche Beschreibung erscheint zwar bezogen auf die zeitgenössische Medizinethik zunächst zu eng, da sich moderne Medizinethik auch mit darüber hinausgehenden Themen beschäftigt, beispielsweise mit im Kontext der Familienplanung stehenden Fragen um Schwangerschaftsabbruch oder In-vitro-Fertilisation. Hierbei befinden sich häufig nicht Fragen der Gesundheit von Mutter oder Embryo bzw. Fetus im Vordergrund, sondern der moralische Status ungeborenen menschlichen Lebens und Fragen der individuellen Lebensgestaltung. Jedoch gehören all diese Verfahren schon allein in rein praktischer Hinsicht dem Bereich medizinischen Handelns an; nicht zuletzt können sie im Kontext eines weit gefassten Verständnisses des Begriffs »Gesundheit« (vgl. Kap. C.II.1.) gesehen werden (Schöne-Seifert 1996).

und Blickerweiterung für ethische Problemstellungen, was letztlich zu einer Aufweichung und Flexibilisierung fest gefügter, möglicherweise unreflektierter Ansichten und zu einem Aufbrechen der Alltagsroutine beitragen kann (Amelung 1992; Irrgang 1995; Schöne-Seifert 1996; Hildt 2001).

Ludger Honnefelder (1998) unterscheidet zwischen medizinischer Ethik im weiteren Sinne und medizinischer Ethik im engeren Sinne. Erstere umfasst alle Regeln und Normen, Überzeugungen, Kodifikationen und Institutionen, die bestrebt sind, Handeln im Bereich der Medizin an ethischen Maßstäben auszurichten. Demgegenüber meint medizinische Ethik im engeren Sinne die »reflexiv-argumentative Disziplin, deren Aufgabe in der Prüfung, Begründung und gegebenenfalls Vermittlung der für den Bereich der Medizin relevanten ethischen Regeln, Einstellungen und Institutionen im Licht der generellen ethischen Prinzipien und der jeweiligen Handlungskontexte besteht« (Honnefelder 1998: 652).

Medizinische Ethik im ersten, weiten Sinne ist so alt wie die Medizin selbst, impliziert die vom Arzt ausgeübte Heilkunst doch das Einhalten bestimmter Standards und Regeln. Hierzu gehört beispielsweise, dass der Arzt die zur medizinischen Behandlung nötige Kompetenz besitzt und dass er seine Fähigkeiten zum Wohle und zur Heilung des Patienten einsetzt. Das ärztliche Berufs- bzw. Standesethos ist geprägt von derartigen Leitlinien, die einen für Ärzte verbindlichen Rahmen für das berufliche Handeln darstellen. Allerdings greift ein solches Standesethos in direkter Weise nur in überschaubaren Standardsituationen sowie in Fällen, in denen sowohl die Handelnden als auch die sie umgebende Gesellschaft im Wesentlichen über die gleichen Wertvorstellungen verfügen. Schwierigkeiten bei der Umsetzung treten auf in komplexen, nicht überschaubaren Kontexten, in denen mehrere Grundregeln miteinander in Konflikt geraten, oder in Gesellschaften, in denen nicht ohne weiteres auf gemeinsame Wertüberzeugungen zurückgegriffen werden kann. So stellt sich insbesondere der umfassende Strukturwandel der modernen Medizin (vgl. Kap. C.I.1.) als Herausforderung der Medizinethik im zweiten, engeren Sinne dar, adäquate Handlungsregeln zu entwickeln angesichts erweiterter Handlungsmöglichkeiten und hierdurch bedingter neuartiger Entscheidungsprobleme. Hierbei müssen auch veränderte Einstellungen, beispielsweise gegenüber Krankheit, Lebensanfang und Lebensende, Berücksichtigung finden.

Medizinische Ethik besitzt eine sehr lange Tradition: Die frühesten erhaltenen Quellen zur Medizinethik stammen bereits aus dem zweiten Jahrtausend vor Christus (Bergdolt 1998). Große Bedeutung besaß die ärztliche Ethik in der griechischen Kultur, wovon das hippokratische Schrifttum Zeugnis ablegt. Wichtigstes Dokument antiker ärztlicher Ethik, das bis ins 20. Jahrhundert hinein für medizinethische Reflexion eine zentrale Rolle spielt, ist der um 400 v. Chr. verfasste hippokratische Eid. Hier werden zentrale Grundregeln ärztlicher Ethik formuliert wie die Verpflichtung, dem Wohle des Kranken zu dienen und ihm nicht zu schaden, sowie Aussagen zum Tötungsverbot und zur ärztlichen Schweigepflicht getroffen (Wilmanns 1997; Bergdolt 1998). Aus christlicher Sicht wird – ausgehend vom frühen Christentum, über Mittelalter und Renaissance bis in die Gegenwart – der Aspekt der Fürsorge für Kranke und Bedürftige in den Mittelpunkt medizinethischer Reflexion gestellt (Eibach 1997; Bergdolt 1998; Anselm 1999).

Traditionell beschäftigte sich Medizinethik mit der Förderung des Patientenwohls, d.h. der Schwerpunkt lag auf der Fürsorge des Arztes für seine Patienten. Medizinethik lässt sich – bis in die 1960er Jahre hinein – hauptsächlich als aus der Arztperspektive entwickelte Fürsorgeethik sehen. Diese Grundausrichtung veränderte sich erst Ende der 1960er bzw. Anfang der 1970er Jahre in den USA, indem die Rechte von Patienten gegenüber Ärzten, Pflegenden, Wissenschaftlern und Kostenträgern in den Vordergrund gerückt wurden. Mit ein Grund für diese Entwicklung stellte ein wachsendes Misstrauen gegenüber Ärzten und Forschern dar, die nicht selten gegen die Interessen von Patienten und Versuchspersonen zu verstoßen schienen. Durch Veröffentlichungen über riskante oder unfreiwillig durchgeführte Humanexperimente und klinische Studien wurde eine Woge der Entrüstung hervorgerufen in einer Bevölkerung, die – im Umfeld der Bürgerrechtsbewegung der späten 1960er Jahre – bereits in hohem Maße für Bürgerrechtsfragen und Probleme der Diskriminierung von Minderheiten sensibilisiert war. In der Folge dieses von der amerikanischen Bürgerrechtsbewegung geprägten Einsatzes für die Rechte von Patienten und Probanden setzte eine interdisziplinäre Debatte um ethische Fragen bei der Durchführung von Humanexperimenten und klinischen Studien ein; von verschiedenen Organisationen wurden Richtlinien zur Wahrung ethischer Standards erlassen, wobei insbesondere die amerikanische »National Commission for the Protection of Human Subjects in Biomedical and Behavioral Research« eingehende Analysen durchführte und detaillierte Regelungsvorschläge vorlegte (National Commission 1978). Zentrale Grundannahme hierbei bildete die Notwendigkeit, die Selbstbestimmung des Probanden zu achten, und diese Selbstbestimmung jeglicher (möglichen) Steigerung des Wohlergehens – sei es seiner selbst oder anderer – vorzuordnen. Hierzu wurden Regeln und institutionelle Kontrollmaßnahmen vorgeschlagen, die unter dem Leitbegriff des *informed consent* zusammengefasst werden können (Kap. C.I.2.). Die Forderung nach Einholen des *informed consent* blieb nicht auf den experimentellen Kontext beschränkt, sondern wurde auch auf die allgemeine medizinische Praxis übertragen (Faden/Beauchamp 1986; Schöne-Seifert 1996).

Demnach kann der Beginn heutiger Medizinethik in den USA in den späten 1960er Jahren gesehen werden. Charakteristisch für diese Anfangsphase war, dass sie sich – im Gegensatz zu früherer ethischer Reflexion, die primär Gesichtspunkte wie Fürsorge und Schadensvermeidung thematisierte – mit Fragen der Selbstbestimmung des Patienten beschäftigte und hiermit das Autonomiekonzept neu in die Diskussion einbrachte. So stützt sich die Forderung, Patienten und Versuchspersonen über die Durchführung diagnostischer, therapeutischer oder experimenteller Maßnahmen selbst entscheiden zu lassen, auf die Forderung nach Achtung der Autonomie der Betreffenden. Insgesamt gesehen gewann die Patientenperspektive an Bedeutung, und mit ihr Fragen, die sich mit den modernen Bedürfnissen von Patienten beschäftigen. Hierzu gehören neben der Entscheidungsautorität hinsichtlich der durchzuführenden medizinischen Behandlung auch Fragen des adäquaten Umgangs mit Patienten oder Fragen der Verteilungsgerechtigkeit.

In der Folge dieser Entwicklung wurde angestrebt, die sich auf die hippokratische Tradition beziehende Medizinethik zu ergänzen durch eine Vorgehensweise, bei der nicht mehr in erster Linie die Arztperspektive Berücksichtigung findet, sondern bei der verschiedenartige Standpunkte in transparenter Weise in die Urteilsbildung einfließen. Hierzu gehört, geplante Studien am Menschen vor der Durchführung von einem multidisziplinären Gremium prüfen zu lassen. Eine solche Vorgehensweise setzt voraus, Medizinethik nicht mehr nur im Kontext der individuellen Arzt-Patient-Beziehung – und damit lediglich als Bestandteil des ärztlichen Berufsethos – zu sehen, sondern als in interdisziplinärer Weise betriebenen Arbeits- und Forschungsbereich. Der Kernpunkt dieser neuen Entwicklung besteht darin, im interdisziplinären Gespräch zwischen Vertretern aus Medizin, Biowissenschaften, Rechtswissenschaften, Philosophie und Theologie zur ethischen Urteilsbildung beizutragen und gemeinsam Kriterien richtigen Handelns im Bereich der Medizin und der biomedizinischen

Forschung zu entwickeln (Faden/Beauchamp 1986; Brody 1992; Schöne-Seifert 1996; Honnefelder 1998).

Als Leitbegriff für diese neue Richtung fungierte der Begriff »bioethics«, aber auch »biomedical ethics«, deutsch als »Bioethik« bzw. »biomedizinische Ethik« bezeichnet. Der Begriff »bioethics« wurde von dem Onkologen van Rensselaer Potter 1970/71 eingeführt, wobei hiermit ein Brückenschlag zwischen den vielfältigen neuen biologischen Erkenntnissen einerseits und menschlichen Wertesystemen andererseits zum Ausdruck gebracht werden sollte (Potter 1971; Engels 1999a; Ach/Runtenberg 2002). Als Zielsetzung dieses so verstandenen interdisziplinären Arbeitsbereichs wurde die Förderung des Wohls der Menschheit beschrieben. Am Kennedy Institute of Ethics in Washington wurde der Begriff »bioethics« in einem engeren Sinne verwendet, und lediglich auf die Ethik der Medizin und der biomedizinischen Forschung bezogen. Dieses enge Verständnis des Begriffs »Bioethik« setzte sich anfangs durch. Jedoch wird der Begriff »Bioethik« zunehmend auch umfassender im Sinne der Beschäftigung mit ethischen Fragen verstanden, die sich ganz allgemein auf menschliche Eingriffe in Lebensvorgänge beziehen. Solcherart interpretiert umfasst der Begriff »Bioethik« auch Gebiete wie Tierethik oder ökologische Ethik (Reich 1994; Korff u.a. 1998; Engels 1999a, 1999b, 2005).

Insgesamt gesehen lassen sich drei Entwicklungen als wesentliche Voraussetzung für die zeitgenössische »westliche« Medizin- und Bioethik bzw. biomedizinische Ethik nennen (Faden/Beauchamp 1986; Wolff 1989; Schöne-Seifert 1996 und Kap. C.I.1.):

a) Das Vorhandensein einer steigenden Zahl neuer medizinischer Eingriffsmöglichkeiten, wie zum Beispiel künstliche Beatmungstechniken, Organtransplantationen oder In-vitro-Fertilisations-Verfahren. Im Zuge dieser Entwicklungen treten neuartige Entscheidungsprobleme auf.
b) Eine zunehmende Vielfalt der Lebensstile und Moralauffassungen. Dieser Pluralismus stellt die Voraussetzung für Diskussionen um Rechte der Patienten auf Information und Selbstbestimmung dar.
c) Der Verlust an moralischer Autorität und Unanfechtbarkeit von Ärzten und Forschern. Neben der zunehmenden Technisierung der Medizin ist einer der Gründe dieser Entwicklung in der zunehmenden Pluralisierung der Lebensstile und Moralauffassungen zu sehen.

Im Zuge dieser Veränderungen wurden ethische Fragen im medizinischen Kontext nicht mehr – wie in der hippokratischen Tradition – ausschließlich unter Ärzten geregelt, wodurch der Weg frei wurde für die Umwandlung der modernen Medizinethik in ein interdisziplinäres Gebiet. So wird in modernen Gesundheitssystemen Verantwortung nicht nur vom einzelnen Arzt bzw. vom betreuenden Ärzteteam und vom jeweiligen Patienten übernommen; auch Mitglieder anderer Berufsgruppen sind beteiligt, wie Angehörige der Pflegeberufe, im medizinisch-technischen Bereich Tätige, Apotheker und Verwaltungsangestellte. Darüber hinaus spielen der Einfluss der Kostenträger des Gesundheitswesens sowie die von staatlichen Organen und Behörden bereitgestellten Rahmenbedingungen eine wesentliche Rolle.

In Westeuropa setzte eine entsprechende Entwicklung später ein und verlief wesentlich langsamer sowie mit anderer Ausrichtung als in den USA (Schöne-Seifert 1996). Als Gründe für die circa 20-jährige Verzögerung der Entwicklung in Deutschland im Vergleich zu den USA lässt sich zunächst einmal das Fehlen einer einflussreichen Bürgerrechtsbewegung nennen. Zum anderen spielt die Tradition der hauptsächlich an theoretischen Fragestellungen ausgerichteten deutschen Philosophie eine Rolle. Nicht zuletzt führten die Implikationen des Nationalsozialismus im medizinischen Kontext (Eugenik, »Euthanasie«, Menschenversuche) in der Zeit von 1933–1945 dazu, weite Bereiche zu tabuisieren, welche genuin medizinethische Fragestellungen betreffen. Hierzu gehören Themen wie der Umgang mit genetischer Diagnostik oder Fragen des Behandlungsabbruchs bei Schwerkranken.

2. Begründung in der Ethik: Zur Funktion ethischer Theorie

Bevor näher auf den im Rahmen dieser Arbeit zentralen prinzipienbasierten kohärentistischen Theorieansatz eingegangen wird, soll zunächst in allgemeiner Weise die Begründungsfunktion ethischer Theorie diskutiert werden.

Jeder Mensch verfügt über ein komplexes System von Überzeugungen, die sowohl den empirischen als auch den normativen Bereich abdecken. Einige dieser Überzeugungen sind weitgehend resistent gegen Veränderungen. Theorien müssen in der Lage sein, diese festen Überzeugungen zu integrieren, auch wenn sie unter bestimmten Umständen dazu führen können, diese zu modifizieren oder zu revidieren. Allgemein gesprochen besteht die Funktion von Theorie in erster Linie darin, Propositionen zu klären, zu denen bislang keine eindeutige Meinung feststeht, und Zusammenhänge zu ermitteln, die ohne theoretische Hilfe nicht adäquat zu erfassen wären (Nida-Rümelin 1996).

Ethische Begründungen beziehen sich auf moralische Urteile bzw. auf die hinter diesen Urteilen stehenden Überzeugungen. Jede Form von Begründung geht von tief verankerten, als gewiss eingestuften Propositionen aus und tastet sich zu weniger gewissen Propositionen vor. Zur Begründung von moralischen Überzeugungen und Urteilen wird üblicherweise auf eine große Zahl normativer Kriterien und Begriffe Bezug genommen. Hierzu gehören individuelle Rechte, eingegangene Verpflichtungen, soziale Pflichten und verschiedene moralische Prinzipien. Mit ihrer Hilfe erfolgt eine Begründung dafür, warum bestimmte Handlungen als moralisch zulässig oder moralisch unzulässig betrachtet werden.

Hinsichtlich des Verhältnisses zwischen Theorie und Einzelfallurteil, d.h. hinsichtlich der Frage, welche Rolle Moraltheorien für das konkrete moralische Urteil besitzen, bestehen verschiedene Ansichten. Grob gesehen lassen sich drei Modelle unterscheiden: deduktives Anwendungsmodell, Kasuistikmodell und Kohärenzmodell (Beauchamp/Childress 1979,

2001; Jonsen und Toulmin 1988; DeGrazia 1992; Schöne-Seifert 1996; Ach/Runtenberg 2002).

Dem deduktiven Anwendungsmodell zufolge können aus einer »vollständigen« ethischen Theorie direkt die Handlungsanweisungen für Entscheidungskonflikte abgeleitet werden. Eine solche deduktive ethische Theorie stellt ein einheitliches, umfassendes System dar, das ein oder mehrere Prinzipien oder Regeln umfasst, welche in eindeutiger Weise miteinander verbunden sind. Durch eine deduktive ethische Theorie ist eine klar definierte theoretische Struktur vorgegeben, sodass alle gerechtfertigten moralischen Urteile (oder alle gerechtfertigten moralischen Urteile innerhalb eines bestimmten Gebiets) unter der Voraussetzung, dass die relevanten Tatsachen bekannt sind, im Grunde aus der Struktur ableitbar sein sollen.

Auch wenn deduktive Theorien in der Moraltheorie des 20. Jahrhunderts eine große Rolle gespielt haben (Nozick 1974; Gewirth 1978; Hare 1981), wird ein derartiger Ansatz derzeit nur selten vertreten, erweist es sich doch als problematisch, dass solche Theorien zumeist recht einfach strukturiert sind und jeweils nur einen Teil der Haupt-Moralvorstellungen umfassen. Auch führt ihre strikte Anwendung häufig zu nicht adäquaten konkreten Einzelfallurteilen. Eine deduktive Vorgehensweise erscheint nur sinnvoll, wenn die Bedeutung bestimmter Überlegungen und die Anwendbarkeit der Prinzipien oder Regeln nicht in Frage steht. Jedoch bedarf es in mehrdeutigen, schwierigen Fällen zunächst einmal umfassender Reflexion, um zu ermitteln, welche ethische Norm überhaupt zutreffend ist (Jonsen/Toulmin 1988; DeGrazia 1992).

Diesem deduktiven Modell steht in inhaltlicher Hinsicht das induktive Kasuistikmodell gegenüber, demzufolge moralische Urteile lediglich aufgrund von an Einzelfällen erhaltener Erkenntnis getroffen werden. Im Bereich der zeitgenössischen Medizinethik wurde die kasuistische Vorgehensweise – durch Aufgreifen des aristotelischen Ansatzes – wiederbelebt von Albert Jonsen und Stephen Toulmin (1988). So heben Jonsen und Toulmin hervor, dass – wenn überhaupt – moralische Gewissheit lediglich über besondere Einzelfälle existiert, nicht hingegen über abstrakte Normen. Kasuistische Reflexion geht von paradigmatischen Fällen aus, in denen eine gewisse Norm in eindeutiger Weise Relevanz besitzt und das richtige Urteil oder die richtige Handlung anzeigt. In ähnlichen, nicht so eindeutigen Fällen oder in Fällen, in denen Konflikte zwischen verschiedenen Normen bestehen, wird dann durch Analogie- und Disanalogieschlüsse gefolgert, wie gehandelt werden soll. Das moralische Urteil über einzelne Fälle ist hierbei tief verwurzelt in der bereits bestehenden Praxis und Tradition. Theorieüberlegungen kommen nur ins Spiel, um nachträglich die auf diese Weise getroffenen Einzelfallurteile zu systematisieren.

Allerdings sind auch mit dem induktiven Kasuistikmodell vielfältige Schwierigkeiten verbunden, da die kasuistische Vorgehensweise letztlich in Konfliktfällen in hohem Maße auf intuitiven Urteilen beruht. Dies gilt besonders, wenn es sich – wie häufig im Bereich der biomedizinischen Ethik – um neuartige Situationen handelt, in denen nicht auf herkömmliche Praxis zurückgegriffen werden kann. Kasuistik tendiert dazu, vorherrschende Ansichten, Meinungen und Vorgehensweisen aufzugreifen, und diese durch nachfolgende Entscheidungen weiter zu bestätigen. Ein kritisches Hinterfragen der vorhandenen Ansichten bleibt aus. Hinzu kommt, dass sich diese Zugangsweise primär mit Einzelfällen beschäftigt, während globale ethische Fragestellungen, deren Beantwortung häufig für die Behandlung einzelner Fälle in hohem Maße Relevanz besitzt, nicht behandelt werden (Arras 1991; DeGrazia 1992).

In gewissem Sinne einen Mittelweg zwischen Deduktivismus und Kasuistik stellt das Kohärenzmodell dar – wenn sich auch eine deutlich stärkere Nähe zur Kasuistik verzeichnen lässt, während gegenüber deduktivistischen Ansätzen eine Reihe tendenziell unüberwindbarer Dissense festzustellen sind (Beauchamp/Childress 1979, 2001; Nida-Rümelin 1996; Quante/Vieth 2000). Diesem Ansatz zufolge kommt sowohl ethischer Theorie als auch dem konkreten Kontext des Einzelfalls für die jeweilige moralische Urteilsfindung Relevanz zu.

Zentrale Bedeutung besitzen hierbei tief verankerte normative Alltagsüberzeugungen mittlerer Ebene, wie beispielsweise die Überzeugung, dass das Töten unschuldiger Menschen fast immer unzulässig ist. Während auf dieser Abstraktionsstufe relativ leicht weitgehende Einigkeit erreicht werden kann, ist sowohl auf einer abstrakteren Ebene als auch bezüglich konkreter Entscheidungssituationen ein Konsens wesentlich schwieriger zu erzielen. Daher wird im Rahmen des Kohärenzmodells an eine derartige mittlere, konsensfähige Ebene angeknüpft, und hiervon ausgehend angestrebt, die jeweilige Reflexion sowohl im Hinblick auf theoretische Verallgemeinerung als auch in Bezug auf die konkrete Anwendungsebene zu erweitern (vgl. Kap. A.3.1.). Die Argumentation bei der Suche nach moralischer Beurteilung erfolgt sowohl von der Theorie zum konkreten Fall, d.h. von »oben nach unten«, als auch zurück vom Einzelfall zur Moraltheorie, d.h. von »unten nach oben«. Die Begründungsfindung verläuft auf mehrdimensionale, geflechtartige Weise, und nicht streng hierarchisch gegliedert. Angestrebt wird hierbei ein kohärentes Netz von Normen und Argumenten. Moralisches Urteilen erfolgt kontextbezogen, vor dem Hintergrund einer essenziell unvollständigen Theorie.

Auf dem Gebiet der Medizinethik wird ein derartiges kohärentistisches Modell unter anderem von Tom L. Beauchamp und James F. Childress vertreten (1979, 2001). Im Folgenden sei auf diesen prinzipienbasierten kohärentistischen Ansatz näher eingegangen.

3. Prinzipienbasierte kohärentistische Theorien

Kohärentistische Ansätze gewannen in den letzten Jahren in der biomedizinischen Ethik zunehmend an Bedeutung. Für diese Entwicklung spielt nicht zuletzt eine große Rolle, dass mit ihrer Hilfe im konkreten medizinischen Kontext annehmbare Einzelfallurteile erzielt werden können, die in Übereinstimmung stehen mit weit verbreiteten Alltagsüberzeugungen. Insbesondere in der Folge des von Tom L. Beauchamp und James F. Childress vertretenen prinzipienbasierten kohärentistischen Ansatzes fand eine entsprechende Zugangsweise in der medizinethischen Reflexion weite Verbreitung (Beauchamp/Childress 1979, 2001; Evans 2000; Beauchamp 2003; Callahan 2003; Gillon 2003; Rauprich/Steger 2005).

1. Status der Prinzipien mittlerer Ebene

Prinzipienbasierte Theorieansätze setzen sich aus mehreren, nicht absoluten Prinzipien mittlerer Ebene zusammen. Solche Prinzipien mittlerer Ebene sind beispielsweise das Prinzip der Achtung der Autonomie oder das Gerechtigkeitsprinzip. Obwohl W. D. Ross (1930/2002) den Begriff »*Prima-facie*-Pflichten« statt »*Prima-facie*-Prinzipien« verwendet, kann er als einer der wichtigsten Vertreter prinzipienbasierter Theorieansätze des 20. Jahrhunderts angesehen werden, ebenso wie William Frankena (1994). Hauptvertreter prinzipienbasierter Ansätze im Bereich der biomedizinischen Ethik sind Tom L. Beauchamp und James F. Childress (1979, 2001).

Ein kontrovers diskutierter Themenkomplex betrifft die Frage, wie sich die Prinzipien mittlerer Ebene von einer umfassenderen fundamentaleren Ethiktheorie ableiten lassen (Kap. A.2.). Grundsätzlich bestehen verschiedene Möglichkeiten, einen derartigen Zusammenhang herzustellen (Beauchamp/Childress 1979, 2001; Brody 1990; Clouser/Gert 1990; Green

1990). Gemäß dem von oben nach unten vorgehenden Modell (top-down model) wird hierbei zunächst unter den verschiedenen miteinander kompetierenden Moraltraditionen eine Auswahl getroffen. Hat man sich auf eine Ethiktradition festgelegt, so werden mithilfe der grundlegenden Aussagen dieser Tradition Prinzipien mittlerer Ebene abgeleitet, deren Geltungsbereich, Implikationen und relative Bedeutung im Zusammenhang mit der zugrunde liegenden Ethiktradition festgelegt werden können. Hiervon ausgehend können moralische Fragestellungen, die sich aus konkreten Fällen ergeben, bearbeitet werden.

Gemäß dem von unten nach oben vorgehenden Modell (bottom-up model) wird hingegen von moralischen Problemen, die im konkreten Einzelfall auftreten, ausgegangen und nach Lösungsmöglichkeiten für den jeweiligen Fall gesucht. Vergleicht man die jeweils erhaltenen favorisierten Lösungen, so kristallisieren sich bestimmte Prinzipien mittlerer Reichweite heraus, mithilfe derer Aussagen über die Richtigkeit und Angemessenheit der angestrebten Verhaltensweisen getroffen werden können. Diejenigen Prinzipien mittlerer Reichweite, welche die angemessenste Erklärung bieten, werden schließlich angenommen. In einem weiteren Schritt wird dann diejenige Ethiktradition ausgewählt, die am ehesten in der Lage ist, die Bedeutung dieser bereits angenommenen Prinzipien zu erklären und die Prinzipien zu integrieren.

Angesichts der Schwierigkeiten der beiden skizzierten Modelle (vgl. Kap. A.2.) erscheint eine Vorgehensweise, die sich an dem von John Rawls (1991) geprägten Konzept des »reflexiven Überlegungs-Gleichgewichts« (reflective equilibrium) orientiert, als wesentlich aussichtsreichere Strategie. Demzufolge wird angestrebt, bei bioethischer Reflexion gleichzeitig Überlegungen in beide Richtungen durchzuführen, d.h. in einigen Fällen Prinzipien einzusetzen um für detaillierte und praxisrelevante Schlussfolgerungen im konkreten Fall zu argumentieren, und in anderen Fällen mithilfe der jeweiligen praktischen Implikationen für oder gegen Prinzipien mittlerer Reichweite und grundlegende Annahmen zu argumentieren. Hierdurch werden vorhandene Ansichten sowohl über konkrete Einzelfälle als auch über grundlegende moralische Konzepte einbezogen, miteinander konfrontiert und einer harmonisierenden Lösung zugeführt, welche alle Ebenen berücksichtigt und miteinander ins Gleichgewicht bringt. Die verschiedenen Ebenen dienen dazu, sich gegenseitig zu überprüfen, wobei die Prinzipien und Regeln im Lichte der Reflexion über konkrete Fälle durchaus auch eine Modifizierung erfahren können (Beauchamp/Childress 1979, 2001; Brody 1990; Rawls 1991; DeGrazia 1992; Nida-Rümelin 1996).

Vor diesem Hintergrund plädieren Tom L. Beauchamp und James F. Childress für einen prinzipienbasierten Ansatz, der von in der Alltagsmoral verankerten moralischen Prinzipien ausgeht. So spielen in dem von ihnen vorgelegten Standardwerk »Principles of Biomedical Ethics« (1979, 2001) vier Prinzipienkomplexe mittlerer Ebene für die Entscheidungsfindung bei ethischen Fragestellungen im medizinischen Kontext eine zentrale Rolle: das Prinzip der Achtung der Autonomie, das Nonmalefizienz-Prinzip (Nichtschadens-Prinzip), das Benefizienz-Prinzip (Fürsorge-Prinzip), und das Gerechtigkeitsprinzip. Beauchamp und Childress untersuchen die Bedeutung, die jedem dieser Prinzipien bei Entscheidungen im medizinischen Zusammenhang zukommt. Auf elaborierte Weise werden verschiedene Aspekte der jeweiligen zentralen Prinzipien herausgearbeitet und die Implikationen verschiedener Handlungsoptionen beschrieben. Die vier Prinzipienkomplexe besitzen die Geltung von prima-facie-Pflichten, sie spiegeln Kernaussagen der gesellschaftlich akzeptierten Moral wider.

Beim Transfer der Prinzipien auf konkrete Entscheidungsfragen erfahren die Prinzipien eine inhaltliche Spezifizierung (Kap. A.3.2.), zudem erfolgt ein Abwägen gegen widerstreitende Normen (Kap. A.3.3.), wobei ggf. die Normen und Prinzipien angesichts neu auftretender Probleme revidiert werden müssen. Beauchamp und Childress vertreten also keine fertige, vollständige Theorie. Vielmehr gehen sie von allgemeinen, komplexen Prinzipien aus und versuchen, bei konkreten Fragestellungen Kohärenz zu erzielen. Aus der Gesamtheit der *prima facie* bindenden Prinzipien und Normen resultiert eine zusammengesetzte Theorie, innerhalb derer jedem der grundlegenden Prinzipien Bedeutung zukommt, ohne dass eine feststehende Rangordnung der Prinzipien untereinander besteht. Welcher Norm im konkreten Fall Vorrang zukommt, hängt vom jeweiligen Einzelfall ab. Es gibt innerhalb des Ansatzes kein einzelnes, alles vereinendes Prinzip oder Konzept.

Trotz unzweifelhaft vorhandener Bestrebungen, ethische Prinzipien in ein theoretisches Gesamtkonzept zu integrieren, stehen bei Argumentationen mit Prinzipien mittlerer Ebene zumeist in erster Linie die jeweiligen Prinzipien, und nicht das theoretische Gesamtkonzept, im Vordergrund. Derartige Strategien, welche die Bedeutung ethischer Prinzipien betonen und hierbei von einer Ausformulierung einer umfassenderen, übergeordneten ethischen Theorie absehen, wurden jedoch auch von verschiedenen Autoren mit starker Kritik bedacht.

Immer wieder wurden die einzelnen Prinzipien als in ihrer Bedeutung unklar und in ihrem Inhalt nicht konkret bezeichnet (Clouser/Gert 1990; Wildes 1992; Engelhardt 1996). So kritisiert Ronald M. Green (1990) an einer prinzipienbasierten kohärentistischen Vorgehensweise, dass sie wie selbstverständlich von Prinzipien ausgehe und diese Prinzipien direkt auf konkrete Fragestellungen anwende, ohne die Prinzipien zu hinterfragen und ohne sich um deren theoretische Fundierung zu kümmern. Denn hierbei würden zentrale, grundlegende Fragestellungen der ethischen Theorie vernachlässigt im Bestreben, möglichst schnell zu praktisch verwertbaren Aussagen zu gelangen. Solange über die Vorgehensweise der jeweiligen Argumentation Unklarheit bestehe, könnten jedoch keinerlei begründete Aussagen darüber getroffen werden, welchem der Prinzipien Vorrang gebührt, sollten sie in Konflikt miteinander geraten. Lediglich ein grundlegendes Verständnis des moralischen Argumentationsprozesses, welches detailliert auf die Grundlage, die Bedeutung und die Reichweite der Prinzipien eingeht, könne hier Abhilfe schaffen. In ähnlicher Weise formuliert Kevin Wildes als Hauptkritikpunkt an prinzipienbasierten kohärentistischen Ansätzen, dass die Prinzipien angesichts einer unzureichenden theoretischen Verankerung und angesichts einer unklaren kontextuellen Eingebundenheit in der Gefahr stehen, unverständlich und inkohärent zu werden (Wildes 1997).

Auch K. Danner Clouser und Bernard Gert (1990) bemängeln nicht so sehr den Inhalt der – gerade von Beauchamp und Childress detailliert beschriebenen und herausgearbeiteten – Prinzipien und die jeweils mithilfe der Prinzipien erhaltenen Einzelaussagen, sondern vielmehr den systematischen Status der Prinzipien innerhalb prinzipienbasierter Theorieansätze sowie deren grundsätzliche Verwendungsart. Clouser und Gert stellen heraus, dass im Gegensatz zu genuinen Prinzipien, welche die Kernaussagen konkreter, umfassender Ethiktheorien darstellen – wie beispielsweise John Rawls' Prinzip der Gerechtigkeit – die »Prinzipien« des »Prinziplismus«[3] in erster Linie eine Ansammlung von bei Überlegungen zu konkre-

3 Der prinzipienbasierte kohärentistische Ansatz wurde von K. Danner Clouser und Bernard Gert (1990) abwertend als »principlism«, d.h. als »Prinziplismus«, als »Prinzipiendogma« bezeichnet. Auch wenn der Begriff »principlism« von seiner Intention her einen eher negativen Beigeschmack besitzt, wird er inzwischen in der Literatur des Öfteren – in neutraler Weise – zur Umschreibung entsprechender Theorieansätze verwendet (DeGrazia 1992; Quante/Vieth 2000).

ten ethischen Fragestellungen zu berücksichtigenden Aspekten bilden. Da sich bei dem von Beauchamp und Childress vertretenen Ansatz jedes der vier miteinander konkurrierenden »Prinzipien« auf eine unterschiedliche ethische Theorie zurückführen lässt (Autonomie auf Kant, Benefizienz auf Mill, Nonmalefizienz auf Gert, Gerechtigkeit auf Rawls), stellt der »Prinziplismus« Clouser und Gert zufolge keine einheitliche Ethiktheorie dar, sondern vereint vielmehr über die »Prinzipien« wichtige Aspekte der Moral. Die »Prinzipien« des »Prinziplismus« können demnach keine systematische und einheitliche Richtschnur für moralisch richtiges Handeln bieten. Ein weiterer Kritikpunkt besteht darin, dass keine eindeutigen Angaben darüber getroffen werden können, wie die Prinzipien miteinander verbunden sind und welche Prinzipien in Konfliktsituationen die entscheidenden sind (Clouser/Gert 1990; Wildes 1992; Engelhardt 1996; Quante/Vieth 2000).

Fraglich erscheint jedoch, inwieweit ein solches – von Kritikern gefordertes – einheitliches, zu klar festgelegten eindeutigen Handlungsanweisungen führendes Theoriesystem, das als Leitfaden für moralisch richtiges Handeln in konkreten Situationen dienen könnte, überhaupt möglich ist. Dies gilt insbesondere angesichts der Problematik der vorhandenen, nach systematischer Einheitlichkeit strebenden deduktiven Theorien, welche bei auf konkrete Kontexte bezogenen Überlegungen häufig zu nicht adäquaten und widersprüchlichen Schlussfolgerungen führen (vgl. Kap. A.2.). Letztlich erweist sich die Qualität einer Ethiktheorie anhand ihres Geltungsbereichs und anhand des Umfangs, in dem Übereinstimmung mit den üblichen moralischen Urteilen und Erfahrungen vorliegt.

So sehen Beauchamp und Childress darin, dass ihr Theoriekonzept bei Konfliktfällen Raum lässt für Interpretation, für das Spezifizieren der Bedeutung der Prinzipien und Regeln sowie für das Abwägen der Prinzipien und Regeln untereinander, nicht – wie Vertreter von einheitlich(er)en Theorien – einen Nachteil, sondern vielmehr einen Vorteil, insbesondere da Uneinigkeit, Konflikt, moralische Zweideutigkeit und Ähnliches weit verbreitete Aspekte des moralischen Lebens darstellen. Ein prinzipienbasierter Ansatz wird demzufolge diesen – unleugbar vorhandenen – schwierigen und komplexen Aspekten des realen Lebens in adäquater und realistischer Weise gerecht.

Als Vorteil der Verwendung von Prinzipien mittlerer Ebene kann gesehen werden: Prinzipien können sehr wirkungsvoll bei der Entwicklung und Bewertung moralischer Argumente eingesetzt werden, da sich Rechte,

Pflichten und Verpflichtungen von Prinzipien ableiten lassen, und zwar sowohl im moralischen als auch im juristischen Kontext. So bringt ein für eine Person bestehendes Recht immer auch für andere die Pflicht mit sich, diese Person nicht negativ zu beeinträchtigen, oder aber ihr in irgendeiner Form Unterstützung zu gewährleisten, wobei sowohl das Recht als auch die korrespondierende Pflicht durch das gleiche, umfassende Prinzip gerechtfertigt werden können (Faden/Beauchamp 1986).

Als weiterer Vorteil von Prinzipien mittlerer Ebene stellt sich dar, dass sie von unterschiedlichen philosophischen oder religiösen Theorien her begründet werden können und somit auch Personen mit unterschiedlicher theoretischer Eingebundenheit zugänglich sind. Sie sind angesichts ihrer Kompatibilität mit weit verbreiteten, allgemein geteilten Moralvorstellungen konsensfähig in einer pluralistischen Gesellschaft. So ist denn auch der Beauchamp-Childress-Ansatz mit unterschiedlichen ethischen Theorien vereinbar, sowohl mit deontologischen als auch mit konsequenzialistischen Ansätzen, da entsprechenden Theorien innerhalb des prinzipienbasierten Ansatzes keine wesentliche Bedeutung zukommt. Vielmehr konvergieren deren inhaltliche Aussagen häufig auf der Ebene der Prinzipien sowie auf niedrigeren Ebenen.

Angesichts eines weit verbreiteten moralischen Pluralismus und angesichts der von vielen Autoren gesehenen Schwierigkeit, sich begründet für eine der verschiedenen ethischen Theorien zu entscheiden, kann die Argumentation mit Prinzipien mittlerer Reichweite daher auch als effektive Möglichkeit gesehen werden, moralische Kontroversen auszutragen und zu lösen (Engelhart 1996; Wildes 1997; Honnefelder 1999).

Hinsichtlich des Umgangs mit Fragestellungen der biomedizinischen Ethik mag daher auch in pragmatischer Hinsicht einiges dafür sprechen, sich nicht mit grundlegenden, oft nicht enden wollenden Auseinandersetzungen über Theorieansätze zu beschäftigen, sondern bei der ethischen Reflexion von der mittleren Ebene der Prinzipien auszugehen. Eine solche mittlere Abstraktionsebene bietet eine gute Ausgangsbasis, um bei Entscheidungsproblemen auch zwischen Vertretern stark unterschiedlicher ethischer Theoriekonzepte konsensfähige Lösungsmöglichkeiten zu finden.

Wesentliche Voraussetzung hierfür ist jedoch, die Bedeutung eines jeden dieser Prinzipien in detaillierter Weise festzulegen. Eine entsprechende Vorgehensweise verhindert, dass je nachdem von welcher Ethiktradition herkommend ein solches Prinzip betrachtet wird, unter ein und demselben

Prinzip unter Umständen stillschweigend unterschiedliche Inhalte verstanden werden (Kap. A.3.2.).

2. Spezifizieren der Bedeutung der Prinzipien

Eine wichtige Voraussetzung für den adäquaten Umgang mit Prinzipien bildet das Spezifizieren der Bedeutung der Prinzipien (Beauchamp/Childress 1979, 2001; Brody 1990; Richardson 1990; DeGrazia 1992; Beauchamp 2003). Um Verständnisschwierigkeiten und Missverständnisse zu vermeiden ist als erster Schritt einer Spezifizierung eine umfassende Begriffsklärung erforderlich, d.h. eine Analyse der mit der Verwendung eines bestimmten Begriffs verbundenen Hintergrundannahmen. Der zweite Schritt besteht in einer inhaltlichen Präzisierung.

Hierzu muss intensiv über die Implikationen des jeweiligen Prinzips reflektiert werden, darüber, welche Rechte und Verpflichtungen es mit sich bringt, auf welchen Personenkreis es anwendbar ist und wie es sich im praktischen Leben umsetzen lässt. Überlegungen hinsichtlich der Relevanz des Prinzips im jeweiligen Einzelfall schließen sich an. So lässt sich fragen, ob ein bestimmtes Prinzip in einem konkreten Fall größere oder weniger große Relevanz besitzt, aber auch, wie groß in einem bestimmten Kontext die relative Wichtigkeit des einen Prinzips gegenüber anderen Prinzipien, Normen und Regeln ist.

Insgesamt werden Prinzipien als allgemein gehaltene Ausgangspunkte der Reflexion gesehen, deren genauerer, auf einen konkreten Kontext bezogener Inhalt durch Spezifizieren festgelegt wird. Die Spezifizierung stellt also eine Form der Interpretation dar; durch sie wird die Bedeutung eines Prinzips in einer konkreten Situation umschrieben, und es wird festgelegt, welchem Prinzip bzw. welchen Prinzipien und Normen in der jeweiligen Situation Relevanz zukommt. Das »reflexive Überlegungs-Gleichgewicht« ist innerhalb des ganzen Systems der Spezifizierung und Überprüfung von Normen von Bedeutung. So gesehen können Prinzipien nicht im eigentlichen Sinne »angewendet« (applied) werden, da sie ja nur im Allgemeinen gelten. Sie können vielmehr spezifiziert werden auf immer konkretere Fälle und Situationen, was jedoch eine weitere »Anwendung« (application) erübrigt (DeGrazia 1992).

Allerdings wurde kritisiert, dass für die Spezifizierung in hohem Maße Hintergrundüberzeugungen eine Rolle spielen. So lässt in einem von moralischem Pluralismus geprägten Umfeld unter Umständen jede Person bei der Spezifizierung andere Grundannahmen mit einfließen. Je nach moralischer Tradition kann daher einem einzelnen Prinzip letztlich durchaus recht unterschiedliche Bedeutung zugeschrieben werden (Wildes 1992). Als zentrale Frage ergibt sich: Wie kann eine bestimmte Spezifizierung rational gerechtfertigt werden, d.h. wie kann dem Vorwurf entgegnet werden, es handele sich hierbei um eine intuitive Vorgehensweise, die jeder gemäß seinen eigenen Hintergrundannahmen vornimmt? Als Kriterien für eine rationale Rechtfertigung sind hier die Kohärenz und die gegenseitige Unterstützung des resultierenden Gesamtsets der Normen zu nennen. So kann eine Spezifizierung zwar auf der Basis der unterschiedlichsten Motivationen vorgeschlagen werden, wie zum Beispiel auch aufgrund von intuitiver Plausibilität. Ob bzw. inwieweit die Spezifizierung zutreffend ist, lässt sich dann jedoch daran ermitteln, wie gut sie sich einfügt in das Gesamtsystem der Normen, das bereits aufgrund eingehender Reflexion als plausibel erachtet wurde (Beauchamp/Childress 1979, 2001; Richardson 1990; DeGrazia 1992).

Ein als »Specified Principlism« bezeichneter Ansatz (Richardson 1990; DeGrazia 1992) greift zurück auf Henry Richardson, der in der Spezifizierung einen Mittelweg sieht zwischen der innerhalb deduktiver Ansätze vertretenen Ansicht, konkrete ethische Probleme ließen sich durch pure Anwendung von Normen auf den entsprechenden Problemzusammenhang lösen, sowie der Ansicht, im Fall miteinander in Konfikt stehender Normen müsse versucht werden, auf intuitive Weise die Normen gegeneinander abzuwägen. Demgegenüber schlägt Richardson (1990) in Fällen, in denen zwei Normen miteinander in Konflikt stehen, als Lösungsweg vor, eine Norm quasi »zurechtzuschneidern« um sie auf diesem Wege spezifischer werden zu lassen, wodurch der konkrete Konfliktfall aufgelöst wird. In solcher Weise spezifizierte Normen beziehen sich auf konkretere Zusammenhänge; sie sind nicht absolut, sondern geben an, was meistens gültig ist.[4]

---

4 Als Beispiel lässt sich folgender Konflikt zwischen Norm 1 und Norm 2 anführen (Richardson 1990, Umschreibung: E.H.):
Norm (1): »Es ist falsch für Rechtsanwälte, die Interessen ihrer Klienten nicht mit allen Möglichkeiten, die juristisch zur Verfügung stehen, zu vertreten.« In einem Fall, in dem ein Anwalt einen der Vergewaltigung Angeklagten zu verteidigen hat, würde es den Interessen des angeklagten Klienten dienen, wenn der Anwalt das

3. Abwägen der Prinzipien untereinander

Hinsichtlich der Frage, wie die verschiedenen ethischen Prinzipien im Konfliktfall gegeneinander abgewogen werden sollen, schlägt W. D. Ross (1930/2002) vor, in einem bestimmten Konfliktfall die »größte Pflicht« zu ermitteln, indem das größte Übergewicht des Richtigen festgestellt wird. So unterscheidet Ross zwischen *Prima-facie*-Pflichten und tatsächlich bestehenden Pflichten (actual duties). Eine *Prima-facie*-Pflicht stellt eine Verpflichtung dar, die immer eingehalten werden muss, solange diese nicht mit einer gleich großen oder größeren Pflicht in Konflikt tritt. Die jeweilige aktuelle Handlungsverpflichtung ergibt sich dann aus der Abwägung der jeweiligen Bedeutung der miteinander konfligierenden *Prima-facie*-Verpflichtungen. Denn dem Ansatz gemäß können weder einzelne Rechte und Pflichten noch einzelne Prinzipien als generell überlegene Gesichtspunkte angesehen werden, die andere moralische Aspekte grundsätzlich übertrumpfen. Vielmehr repräsentieren die Prinzipien jeweils starke, *prima facie* gültige moralische Anforderungen, die jedoch übertroffen werden können in Fällen, in denen gegensätzliche Anforderungen aus einem konkurrierenden moralischen Prinzip hervorgehen.

Ähnliche Überlegungen hinsichtlich des Abwägens von im konkreten Kontext miteinander konfligierenden Prinzipien werden auch im Rahmen des von Beauchamp und Childress vertretenen Theoriekonzepts (1979, 2001) durchgeführt. Dieses kontextbezogene Abwägen besteht im Reflektieren über die Bedeutung der Normen sowie im Beurteilen des relativen Gewichts der Normen. Abwägen und Spezifizieren ergänzen einander gegenseitig, indem sie darauf ausgerichtet sind Kohärenz zu erzielen.[5]

---

weibliche Vergewaltigungsopfer solcherart befragen würde, dass der Eindruck entstehen könnte, sie habe der Misshandlung zugestimmt. Allerdings würde dies mit einer anderen Norm in Konflikt treten, die da lautet: Norm (2): »Es ist falsch, eine Person dadurch zu diffamieren, dass man bewusst ihr öffentliches Ansehen verzerrt.« Richardson schlägt vor, den Konflikt durch Spezifizierung einer Norm zu lösen, so zum Beispiel darüber, dass Norm (1) spezifiziert wird zu (1') »Es ist falsch für Rechtsanwälte, die Interessen ihrer Klienten nicht mit allen Möglichkeiten, die juristisch *und ethisch* zur Verfügung stehen, zu vertreten.« Ebenso kann dann (2) spezifiziert werden zu (2'): »Es ist immer falsch, *eine vergewaltigte Person* dadurch zu diffamieren, dass man bewusst ihr öffentliches Ansehen verzerrt.«

5 Dies wird besonders deutlich am von Henry Richardson und David DeGrazia vertretenen Ansatz, bei dem Spezifizierung darauf abzielt, das Abwägen der Prinzipien untereinander zu erleichtern (Richardson 1990; DeGrazia 1992 und Kap. A.3.2.).

Beauchamp und Childress gestehen zwar Kritikern (Clouser/Gert 1990; Lustig 1992; Engelhardt 1986) zu, dass hierbei bis zu einem gewissen Grad intuitive Urteile und subjektive Gewichtungen unvermeidbar sind – wie das auch in anderen Lebensbereichen der Fall ist, in denen miteinander konkurrierende Güter gegeneinander abgewogen werden müssen. Dennoch kann der Prozess des Abwägens der Prinzipien untereinander nicht gesehen werden als Vorgehen, welches lediglich willkürliche oder subjektive Präferenzen berücksichtigt. Vielmehr muss sich der Prozess des Abwägens gemäß Beauchamp und Childress an einige minimale Bedingungen halten, um anhand des Abwägungsprozesses in wohlbegründeter Weise zu Entscheidungen und Normen zu gelangen. So müssen Beauchamp und Childress zufolge die folgenden Bedingungen erfüllt sein um die Verletzung einer *prima facie* gültigen Norm zugunsten einer anderen zu rechtfertigen (Beauchamp/Childress 2001: 19/20, Übersetzung: E.H.):

1) Es bestehen bessere Gründe dafür, aufgrund der favorisierten Norm zu handeln anstatt aufgrund der unterlegenen Norm.
2) Das moralische Ziel, welches das Verletzen der Norm rechtfertigt, besitzt realistische Aussicht darauf, erreicht zu werden.
3) Es gibt keine anderen, in moralischer Hinsicht vorzuziehenden Handlungen, die stattdessen durchgeführt werden könnten.
4) Man hat sich – entsprechend dem Erreichen des vorrangigen Ziels der Handlung – für die geringstmögliche Normverletzung entschieden.
5) Der Handelnde ist bestrebt, die negativen Auswirkungen der Normverletzung auf das Mindestmaß zu beschränken.
6) Die Handlung erfolgt unparteiisch bezüglich aller Betroffenen.

Gemeinsam mit den Kohärenz-Anforderungen tragen diese Minimalbedingungen dazu bei, das Ausmaß der am Abwägungsprozess beteiligten Intuition zu vermindern, und willkürliche, rein intuitive Urteile zu verhindern.

Bei diesen Überlegungen, die sich auf die Abwägung zwischen verschiedenen, als gleichwertig angesehenen Prinzipien beziehen, bleibt jedoch die häufig sehr schwierige Frage bestehen, wie eine solche Abwägung im konkreten Fall vorgenommen werden soll. Dies gilt insbesondere für Situationen, in denen sich gleich starke Normen widerstreitend gegenüber stehen und in denen eine gewichtende Abwägung nicht möglich ist bzw. nicht möglich erscheint. Vor diesem Hintergrund heben Kritiker hervor, dass sich mithilfe des Konzepts keine eindeutigen Schwerpunktsetzungen, und schon gar keine klaren Handlungsanweisungen gewinnen lassen, sodass verschiedene Personen durch unterschiedliche Kombination und Gewichtung der Bedeutung der verschiedenen »Prinzipien« zu sehr unterschiedlichen Schlussfolgerungen gelangen können (Clouser/Gert 1990; Lustig 1992; Macklin 2003).

Nicht selten entsteht hier der Eindruck, dass zwar angegeben werden kann, welche Normen und Prinzipien im konkreten Fall eine Rolle spielen – wie diese jedoch inhaltlich eindeutig in die Gesamtüberlegungen integriert werden sollen, bleibt häufig unklar. In diesem Zusammenhang stellt sich auch die grundlegendere Frage, in welcher Weise solch unterschiedliche Prinzipien wie beispielsweise das Prinzip der Achtung der Autonomie und das Benefizienzprinzip (Fürsorgeprinzip) im konkreten Einzelfall miteinander verglichen werden können, handelt es sich doch zunächst um recht verschiedenartige Aspekte, die auf jeweils unterschiedliche Betrachtungsweisen und Zugangsweisen zurückgehen.

Diese Abwägungsproblematik lässt sich auf verschiedenartige Weise entschärfen. So wurde von einigen Autoren eine gewisse Hierarchisierung der Prinzipien vorgeschlagen. Im folgenden Kapitel wird am Beispiel autonomiebezogener Überlegungen auf diesen Ansatz und seine Schwierigkeiten eingegangen (Kap. A.3.4.). Anschließend wird die im Rahmen der vorliegenden Studie gewählte – auf einem weit gefassten Verständnis der Prinzipienkomplexe beruhende – Vorgehensweise zur Verringerung der innerhalb prinzipienbasierter Theorien bestehenden Abwägungsproblematik vorgestellt (Kap. A.3.5.).

4. Autonomie als oberstes Prinzip?

In den letzten Jahrzehnten rückte sowohl in philosophisch-ethischen Argumentationen als auch im praktischen Alltag das Autonomiekonzept zunehmend in den Vordergrund (vgl. Teil B). Eine solche Hervorhebung der Bedeutung von Autonomie kann vor dem Hintergrund verschiedener Theorieansätze erfolgen. Bei aus der Kant'schen Tradition hervorgehenden deontologischen Positionen stellt Autonomie – allerdings in einem umfassenden metaphysisch ausgerichteten Sinn verstanden – das zentrale Charakteristikum des Menschen dar. Auch innerhalb konsequenzialistischer Theoriekonzepte kann Autonomie als höchstes zu maximierendes Gut gesehen werden, wobei hier zumeist vorrangig individualistische Gesichtspunkte im Vordergrund stehen (Morison 1984). So formuliert Robert S. Morison:

»...I have a growing impression that autonomy has supplanted eudemonia (happiness), or utility, or the glorification of God as the good to be maximized by ethical behavior« (Morison 1984: 43).

Im Kontext prinzipienbasierter kohärentistischer Theorieansätze bestünde eine Hervorhebung der Bedeutung von Autonomie darin, eine Hierarchisierung der Prinzipien vorzunehmen und dem Autonomieprinzip unter den Prinzipien den obersten Stellenwert zuzuordnen. Autonomiebezogenen Normen käme vor diesem Hintergrund Vorrang vor anderen Normen zu. Durch eine solche Hervorhebung der Bedeutung des Autonomieprinzips könnten nicht zuletzt Schwierigkeiten umgangen werden, die im Rahmen prinzipienbasierter Theorieansätze bei der Abwägung der einzelnen Prinzipien untereinander auftreten. Allerdings werden eine solche Hierarchisierung und ein entsprechendes Betonen von Autonomie von den meisten Autoren abgelehnt, wenn auch dem Autonomieprinzip nicht selten eine besondere Stellung unter den Prinzipien zugemessen wird (Veatch 1981; Callahan 1984, 2003; Gillon 1986, 2003; Childress 1990).

Daniel Callahan (1984) verdeutlicht die mit einer zu starken Betonung der Bedeutung von Autonomie in einer Gesellschaft einhergehenden negativen Implikationen mithilfe eines Gedankenexperiments. Hierzu entwickelt er das Bild einer Gemeinschaft, in der individuelle Autonomie den höchsten Wert darstellt. Zu den von Callahan beschriebenen Auswirkungen einer solcherart starken Betonung der individuellen Autonomie im gesellschaftlichen Kontext gehören:

(1) Es kommt zu Isolation der einzelnen Personen, da jeder ein unabhängig von den anderen, auf sich selbst bezogener Handelnder ist.

(2) Allgemein verbindliche Aussagen über moralische Güter und Ziele auf der individuellen Ebene sind nicht vorhanden. Moral ist subjektiv und relativistisch.

(3) Ideale zwischenmenschliche Beziehungen stellen sich dar als freiwillig eingegangene vertragliche Verbindungen zwischen mündigen Erwachsenen. Der Gesellschaft kommt kein Einfluss zu bei der Festlegung, was in solchen Beziehungen als gut oder schlecht gilt.

(4) Bei einer Abwägung von Interessenskonflikten zwischen Individuen und Gemeinschaft kommt der Gemeinschaft die Beweislast zu, will sie die Freiheit von Individuen einschränken.
(5) Moralische Verpflichtungen gegenüber anderen bestehen nur, solange sie freiwillig eingegangen werden.
(6) Die einzigen moralischen Verpflichtungen, die andere gegenüber einer Person besitzen, sind diejenigen, die ihnen diese Person in autonomer Weise zuschreibt, denn Dritte sind lediglich verpflichtet, die Autonomie dieser Person zu respektieren.
(7) Die Achtung der Autonomie anderer Personen bildet einen hinreichenden Grund dafür, sich über das eigene Gewissen hinwegzusetzen.

Im Rahmen einer solchen, häufig als »minimalistisch« bezeichneten Ethik, welche die Autonomie des Einzelnen betont, steht im Vordergrund, die mit mündigen Personen freiwillig eingegangenen Verpflichtungen zu achten und einzulösen.[6] Jenseits dieser minimalen Standards besteht demnach für jeden die Freiheit, gemäß den eigenen Vorstellungen von Gut und Böse zu handeln. In diesem Kontext lässt sich, bedingt durch die eingegangenen Verträge, zwar von positiven und negativen Rechten sprechen, die dem Schutz der Autonomie des Einzelnen dienen. Auf das gemeinschaftliche Leben bezogene Aspekte, wie beispielsweise gemeinsame Werte oder das Gemeinwohl, können jedoch, so Callahan, in diesem individualistischen Umfeld nicht sinnvoll thematisiert werden. Ähnliche Kritikpunkte finden sich auch bei anderen Autoren, wie zum Beispiel McIntyre (1981), Arblaster (1984), Cassell (1984), Benn (1988), Nedelsky (1989), Childress (1990) und Parker (2000).

Allerdings legt Callahan seinem Gedankenexperiment eine verengte Sichtweise von Autonomie zugrunde, welche vorrangig die Interessen des einzelnen Individuums berücksichtigt. So muss gesehen werden, dass die von Callahan angeführten Punkte zwar die Problematik vieler mit einem einseitigen Verständnis von Autonomie verbundenen Implikationen betonen, dass aber im Kontext einer realen Gemeinschaft nicht lediglich eine solcherart individualistisch verstandene Autonomiekonzeption dominiert, sondern dass auch andere Aspekte eine Rolle spielen, wie zum Beispiel das persönliche Wohlergehen oder Rationalitätsgesichtspunkte. Darüber hinaus muss immer auch die nötige Integration in ein gesamtgesellschaftliches System berücksichtigt werden, bei dem auch Aspekte wie Gerechtigkeit,

6 Vergleiche die von H. Tristram Engelhardt vertretene Position (Kap. B.4.3.1.).

das Gemeinwohl, moralische Traditionen, Gemeinschaft mit anderen, moralische Verpflichtungen gegenüber anderen etc. von Bedeutung sind. Vor diesem Hintergrund plädiert Michael Parker (2000) für ein *Prima-facie*-Prinzip des Respekts »angereicherter Autonomie« (enriched personal autonomy), innerhalb dessen auch Werte der Gemeinschaft Berücksichtigung finden.

Angesichts der beschriebenen Implikationen erscheint es problematisch, dem Autonomieprinzip im Rahmen prinzipienbasierter kohärentistischer Theorien den Status eines obersten Prinzips, welches die Bedeutung anderer Prinzipien übertrumpft, zuzuschreiben. Über eine vorrangige Berücksichtigung von Autonomie – gerade wenn diese in individualistischer Weise verstanden wird – können zweifellos nicht alle maßgeblichen Bereiche unserer Moralauffassungen adäquat abgedeckt werden. Auch weitere Normen und Aspekte sind hier von zentraler Bedeutung, die im Rahmen prinzipienbasierter kohärentistischer Theorien neben dem Autonomieprinzip als eigenständige, gleichberechtigte Prinzipien und Regeln zu sehen sind und keineswegs eine untergeordnete Rolle spielen.

5. Zur Bedeutung eines weit gefassten Verständnisses der Prinzipien

Das innerhalb prinzipienbasierter kohärentistischer Theorien bestehende Abwägungsproblem lässt sich durch den beschriebenen Hierarchisierungsansatz also nicht adäquat lösen. Stattdessen erscheint es aussichtsreicher, eine andere Zugangsweise im Umgang mit Prinzipienkomplexen zu wählen, welche nicht so sehr die gegensätzlichen Implikationen der verschiedenen Prinzipien betont, sondern vielmehr ihre Gemeinsamkeiten (Hildt 2005).

Aus den dem prinzipienbasierten Ansatz entgegengebrachten Kritikpunkten, welche vor allem ausgerichtet sind auf die Unklarheit der konkreten inhaltlichen Bedeutung der Prinzipien und auf die Problematik, wie die Prinzipien untereinander verbunden und im Konfliktfall gegeneinander abgewogen werden können, lassen sich für einen derartigen Weg zwei zentrale Ansatzpunkte formulieren:

1) Vornehmen eines möglichst umfassenden Spezifizierens der Bedeutung der Prinzipien sowie detailliertes Eingehen auf ihre Implikationen im jeweiligen Einzelfall. Nur vor diesem Hintergrund kann, dann allerdings auf den konkreten Kontext bezogen, eine sinnvolle Abwägung der Prinzipien und Normen untereinander erfolgen. Innerhalb der vorliegenden Studie steht hier insbesondere das Autonomieprinzip im Vordergrund, allerdings nicht als höchstes, alle anderen Prinzipien »übertrumpfendes« Prinzip, sondern in einer weiten, auch einige Aspekte der anderen Prinzipien integrierenden Bedeutung.
2) Überlegungen hinsichtlich des Abwägens der Prinzipien untereinander. Im Vordergrund steht dabei die Frage, wie speziell die Bedeutung des hier vorrangig interessierenden Autonomieprinzips gegenüber anderen Prinzipien und Normen beschrieben werden kann.

Innerhalb dieser Vorgehensweise wird der – scheinbar bestehende – Widerspruch zwischen den Implikationen der verschiedenen Prinzipien genauer analysiert und hinterfragt. So erweisen sich bei detaillierter Untersuchung in vielen Bereichen die Gegensätze in den Implikationen der verschiedenen Prinzipien als nicht so groß, wie aufgrund einer strengen Prinzipieneinteilung zunächst angenommen werden mag.

Die beobachteten Gegensätze gehen vielmehr häufig in erster Linie auf ein recht enges Verständnis der jeweiligen Prinzipienkomplexe zurück. So besteht innerhalb prinzipienbasierter Ansätze eine deutliche Tendenz, verschiedene Prinzipien zu formulieren und diese möglichst eindeutig voneinander abzugrenzen, um dann anschließend die Implikationen der verschiedenen, isoliert voneinander stehenden Prinzipien im konkreten Einzelfall gegeneinander abzuwägen. Im Zuge dieser Vorgehensweise werden – im Bestreben, möglichst konträre, einander gegenüberstehende Prinzipien zu formulieren – nicht selten tiefe Gräben zwischen den einzelnen Prinzipien gezogen, die in dieser Weise weder angemessen sind noch dem Kontext entsprechen, aus dem diese Prinzipien gewonnen wurden. Demgegenüber sind viele ethische Aspekte, die gemeinhin unter Prinzipienkategorien wie Benefizienz-, Nonmalefizienz-, Autonomie- oder Gerechtigkeitsprinzip isoliert voneinander behandelt werden, keineswegs so gegensätzlich, wie man auf den ersten Blick meinen möchte.

Am Beispiel des Autonomiekonzepts, welches im Mittelpunkt der vorliegenden Studie steht, wird dieser Zusammenhang im Folgenden näher erläutert. So wird das Autonomiekonzept häufig lediglich verwendet, um die Notwendigkeit zum Ausdruck zu bringen, die Interessen der betreffenden Personen und deren Freiheit in adäquater Weise zu berücksichtigen. Eine derart verengte Sichtweise, die sich nicht zuletzt dem Vorwurf, egoistische Positionen zu fördern, ausgesetzt sieht, bedarf der Regulierung durch andere – gegenläufige – Aspekte moralischer Relevanz, die dann in Form des Benefizienzprinzips, des Gerechtigkeitsprinzips und anderer Prinzipien in der Diskussion auftreten.

Demgegenüber könnte ein breiteres, umfassenderes Verständnis von Autonomie dazu führen, einige der innerhalb prinzipienbasierter Ansätze auftretenden Argumentations- und Abwägungsschwierigkeiten zu umgehen. Unter Verwendung einer weit verstandenen Autonomiekonzeption können auf diesem Wege einige der scheinbar in starkem Gegensatz zu Autonomie stehenden Gesichtspunkte auf indirekte Weise – durch Einbeziehen einiger verbindender und quervernetzender Überlegungen – mit dem Autonomiekonzept harmonisiert werden (vgl. auch Gillon 2003).

So lassen sich in das Autonomieprinzip über die Forderung nach adäquater Achtung der Autonomie anderer Personen bis zu einem gewissen Grad Gerechtigkeitsgesichtspunkte integrieren (Callahan 1984 und Kap. C.II.2.). Zudem kann das Benefizienz- und das Nonmalefizienz-Prinzip, d.h. die Forderung nach Wohltun und Nichtschaden, unter dem Aspekt, dass physische und psychische Integrität die Voraussetzung für eine effiziente Autonomiewahrnehmung darstellt, zumindest zum Teil als zu einer umfassenden Autonomiekonzeption gehörend betrachtet werden. Auf Benefizienz bzw. auf Nonmalefizienz rekurrierende Fürsorgeüberlegungen können demnach als Ideal oder Verpflichtung gesehen werden, die Autonomie und die Autonomiefähigkeit anderer zu fördern bzw. nicht negativ zu beeinträchtigen (vgl. Kap. C.II.1.).

Allerdings ist unbestritten, dass sich diese Prinzipien nicht vollständig mithilfe einer weiten Autonomiekonzeption erfassen lassen. Beispielsweise bleiben beim Benefizienzprinzip Fälle zurück wie das Gewähren von Leistungen oder Dingen, die normalerweise in keinem Zusammenhang mit Autonomie stehen, so zum Beispiel – auf einer trivialen Ebene – das Verschenken von Süßigkeiten.

Es sei deutlich hervorgehoben, dass bei dieser Vorgehensweise nicht im Mittelpunkt steht, Autonomie als vorrangig zu berücksichtigendes, höchstes moralisches Prinzip herauszuarbeiten. Vielmehr wird hierbei ein Weg angestrebt, der es erlaubt, unter Abschwächung des bei Beauchamp und Childress bestehenden »Abwägungsproblems« die verschiedenen Aspekte moralischer Relevanz miteinander in Beziehung zu bringen. Mithilfe eines weit verstandenen Autonomiebegriffs, in dem nicht nur die Selbstbestimmung des Einzelnen, sondern auch die Achtung der Autonomie anderer eine zentrale Rolle spielt, und in dem hierüber bis zu einem gewissen Grad auf indirekte Weise auch Gerechtigkeits- und Benefizienz-Überlegungen berücksichtigt werden, mag ein solcher Versuch nicht zwangsläufig zur einseitigen Förderung individualistischer Tendenzen führen.

Im Rahmen dieser Studie wird eine derartige Strategie eingeschlagen, um vor dem Hintergrund einer weit verstandenen Autonomiekonzeption ethische Aspekte des Umgangs mit prädiktiver genetischer Diagnostik zu diskutieren (Teil D und Teil E).

Allerdings muss die inhaltliche Basis einer solchen weit gefassten Autonomiekonzeption erst unter Bezugnahme auf entsprechende philosophische Diskussionszusammenhänge erarbeitet werden. Denn innerhalb der sich auf den medizinisch-therapeutischen Kontext beziehenden medizinethischen Literatur sind Autonomieüberlegungen in erster Linie im Zusammenhang mit Fragen der Patientenautonomie im Umfeld des *informed consent* anzutreffen (Teil C). Diese greifen jedoch zumeist auf eine enge, an der medizinischen Situation ausgerichtete Autonomiekonzeption zurück.

Zunächst soll daher – als Voraussetzung für eine Spezifizierung der Bedeutung des Autonomieprinzips im Kontext prädiktiver genetischer Diagnostik – detaillierter auf die Diskussion des Autonomiekonzepts innerhalb der philosophischen Literatur eingegangen werden (Teil B). Für eine entsprechende Analyse wird in dieser Studie in erster Linie auf Beiträge der zeitgenössischen englischsprachigen Philosophie zurückgegriffen, welche autonomiebezogene Fragestellungen nicht vorrangig im metaphysischen Zusammenhang diskutieren, sondern welche den Schwerpunkt auf den – für die Diskussion medizinethischer Fragestellungen zentralen – Gesichtspunkt der individuellen Autonomie legen.

Teil B: Das Autonomiekonzept

Mit Autonomie wird allgemein gesprochen die menschliche Fähigkeit zur Selbstbestimmung umschrieben, wobei der Begriff »Autonomie« von den verschiedenen Autoren mit teilweise recht unterschiedlichen inhaltlichen Bedeutungen verknüpft wird. Denn es gibt – ähnlich wie bei vielen anderen Begriffen auch – ein Konzept (»concept«), aber viele Konzeptionen (»conceptions«) des Autonomiebegriffs. Dieser von H. L. A. Hart eingeführten und von John Rawls weiterentwickelten Unterscheidung zufolge dient das »Konzept« ganz allgemein der Bedeutungsumschreibung. Wird das abstrakte Konzept im konkreten Zusammenhang mit unterschiedlichen Inhalten angefüllt, entstehen unterschiedliche Konzeptionen. So ergibt sich auch im Umfeld des Autonomiebegriffs eine Vielzahl verschiedener inhaltlicher Deutungen.

Bevor im Rahmen dieser Arbeit auf autonomiebezogene Fragestellungen in der biomedizinischen Ethik eingegangen wird, soll daher in diesem Themenabschnitt eine umfassende Analyse der Verwendung und der Bedeutungsvarianten des Begriffs »Autonomie« erfolgen, im Rahmen derer die von den verschiedenen Autoren innerhalb der zeitgenössischen englischsprachigen Philosophie vorgenommene inhaltliche Füllung des Begriffs »Autonomie« genauer untersucht wird. Die unterschiedlichen philosophischen Deutungen bilden die Basis für wichtige Unterscheidungen verschiedener Aspekte des Autonomiekonzepts, vor deren Hintergrund anschließend eine detaillierte Untersuchung konkreter autonomiebezogener Fragestellungen der biomedizinischen Ethik im medizinisch-therapeutischen Kontext (Teil C) und im nicht-therapeutischen Kontext prädiktiver genetischer Diagnostik (Teil D) erfolgen kann. Insbesondere wird bei dieser Analyse die zentrale Bedeutung des Gesichtspunkts selbstbestimmter Lebensgestaltung innerhalb der philosophischen Diskussion des Autonomiebegriffs deutlich.

Dieser Zusammenhang bildet die Grundlage für die in der vorliegenden Studie entwickelte Forderung (vgl. Teil D und Teil E), zur Diskussion ethischer Fragestellungen in nicht-therapeutischen biomedizinischen Kontexten auf eine weite Autonomiekonzeption zu rekurrieren, welche die

Bedeutung selbstbestimmter Lebensgestaltung und ihrer Voraussetzungen in den Mittelpunkt rückt und somit in wesentlicher Hinsicht über die im medizinisch-therapeutischen Kontext im Umfeld des *informed consent* übliche enge Autonomiekonzeption (Kap. C.I.) hinausgeht.

Zur Analyse der Verwendung des Autonomiebegriffs innerhalb der zeitgenössischen englischsprachigen Philosophie erfolgt nach einer kurzen Übersicht über die Vielzahl der Bedeutungsvarianten des Autonomiekonzepts (Kap. B.1.1.) eine Abgrenzung des Autonomiebegriffs vom Begriff der Freiheit, der inhaltlich ähnlich gelagert ist und häufig als dem Autonomiebegriff äquivalent verwendet wird (Kap. B.1.2.). Im Anschluss an eine kurze Beschreibung der engen Verbindungen zwischen Autonomiekonzept und Personbegriff (Kap. B.2.) soll dann die grundlegende Unterscheidung zwischen Autonomiefähigkeit einerseits und Autonomie von Entscheidungen bzw. Freiheit von Handlungen andererseits herausgearbeitet werden (Kap. B.3.). So ist zu differenzieren zwischen der generellen Autonomiefähigkeit, d.h. der allgemeinen Fähigkeit einer Person zu autonomen Entscheidungen und freien Handlungen (Kap. B.3.1.), sowie ihrer Möglichkeit, in einer konkreten Situation aufgrund der Abwesenheit äußerer Zwänge autonom entscheiden und frei handeln zu können (Kap. B.3.2.). Dieser letzte Gesichtspunkt betrifft die Voraussetzungen dafür, dass einzelne Entscheidungen bzw. Handlungen autonomer Personen auch tatsächlich autonomen bzw. selbstbestimmten Charakter besitzen (Kap. B.4.). Das Vorhandensein von Handlungsfreiheit (Kap. B.4.1.), Wahlfreiheit (Kap. B.4.2.) und Entscheidungsfreiheit (Kap. B.4.3.) spielt hier eine entscheidende Rolle. Auf diese verschiedenen Aspekte von Freiheit und ihre Voraussetzungen wird daher in den entsprechenden Kapiteln detailliert eingegangen.

1. Autonomie: Einführung und Abgrenzung

1. Autonomie: verschiedene Bedeutungsvarianten des Begriffs

Das Wort »Autonomie« ist griechischen Ursprungs, es bedeutet Selbstgesetzgebung, Selbstbestimmung. Etymologisch lässt sich der Begriff »Autonomie« ableiten von *autos* = selbst und *nomos* = Regel oder Gesetz. Der Begriff »Autonomie« wurde ursprünglich angewendet auf den griechischen Stadtstaat, der politische Selbstverwaltung besaß. So hatte eine Stadt *autonomia*, wenn die Bürger ihre eigenen Gesetze verfassten, und nicht unter der Herrschaft oder Kontrolle einer übergeordneten Gewalt standen.

Die Verwendung des Begriffs weitete sich dann zunehmend auf Personen aus in dem Sinne, dass Personen autonom sind, wenn ihre Entscheidungen und Handlungen ihre eigenen sind, wenn sie sich selbst bestimmen (vgl. Kap. B.2.). Die Wurzeln des so verwendeten Autonomiekonzeptes finden sich in der jüdisch-christlichen Tradition. So mag man in der biblischen Erzählung des Sündenfalls entsprechende Ursprünge sehen, die sich über jüdisch-christliche Ideen des Bundes, der Verpflichtung und der Bekehrung äußern. Im 16. Jahrhundert entwickelte sich das Konzept des Individuums als freier, wählender Person zur vollen Blüte. Dieser Schwerpunkt ergab sich insbesondere aus im theologischen Kontext stehenden Überlegungen von Thomas von Aquin und Martin Luther, welche die Bedeutung des eigenen Gewissens in den Vordergrund stellten. Überlegungen zur Autonomie des Menschen sind generell eingebettet in Theorien, welche menschliches Verhalten und Handeln nicht als vollständig durch Naturprozesse gesteuert sehen (Pieper 1998; Veatch 1984; Morison 1984; Dworkin 1988; Miller 1995).

Der philosophische Autonomiebegriff wurde in entscheidender Weise von Immanuel Kant (1785/1991) geprägt. Allerdings wird der Begriff »Autonomie« zumeist nicht im kantischen, grundlegend moralischen Sinne verwendet. Gerald Dworkin (1988) charakterisiert »Autonomie« als künstlich erzeugten Begriff, der dazu dient, ein komplexes Netz von Intuitionen, begrifflichen und empirischen Gesichtspunkten sowie normativen Forderungen zu umschreiben. So wird mit Autonomie im Allgemeinen eine große Zahl unterschiedlicher Aspekte assoziiert, wie Selbstverwirklichung, Freiwilligkeit, der Besitz von Entscheidungs- und Wahlfreiheit oder die Achtung des Privatlebens. Der Begriff der Autonomie wird manchmal als Äquivalent für Freiheit benutzt, manchmal als gleichbedeutend mit Souveränität, Selbstgesetzgebung oder Willensfreiheit. Er wird auch gleichgesetzt mit Würde, Individualität, Unabhängigkeit, Integrität, Verantwortlichkeit oder Selbstkenntnis. Autonomie wird in Beziehung gebracht mit kritischer Reflexion, mit der Freiheit von Verpflichtungen, mit der Abwesenheit externer Verursachung oder mit der Kenntnis eigener Interessen.

Autonomie wird häufig die Funktion eines moralischen, politischen und gesellschaftlichen Ideals zugeschrieben. Demzufolge kann deren möglichst umfassende Verwirklichung zwar angestrebt werden, Autonomie lässt sich jedoch niemals vollständig erreichen, da vielfältige Rahmenbedingungen, Einflüsse und Zwänge im realen Leben einer maximalen Verwirklichung entgegenstehen. Einer anderen Sichtweise zufolge wird Autonomie betrachtet als allgemein vorhandene Fähigkeit; hier wird angenommen, dass erwachsene Personen unter geeigneten Bedingungen Autonomie verwirklichen können und sie benutzen können, um ihr Leben zu steuern (Faden/Beauchamp 1986; Raz 1986; Dworkin 1988; Miller 1995).

Mittlerweile ist das Autonomiekonzept, das die Bedeutung der individuellen Freiheit des Einzelnen sowohl für die persönliche Entwicklung als auch für das politische Leben betont, tief in der liberalen westlichen Tradition verwurzelt. So ist in westlichen demokratischen Industrienationen, die geprägt sind von einer zunehmenden Entwicklung unterschiedlicher Lebenseinstellungen und Werte innerhalb der Bevölkerung, ein Rekurs auf Autonomie und auf das hiermit einhergehende Recht auf Selbstbestimmung weit verbreitet.[7] Stanley Benn (1988) betrachtet Autonomie als ein Ideal für gesellschaftlich unruhige Zeiten. Demzufolge entwickelt sich in

7 Demgegenüber kommt dem Autonomiegesichtspunkt nur untergeordnete Bedeutung zu in Ländern, in denen kollektive Normen, seien sie religiös oder politisch begründet, eine große Rolle spielen.

einer sich schnell verändernden und rezeptiven Kultur, in der vielfältige Einflüsse von fremden Quellen einströmen, unter den Menschen in hohem Maße das Bedürfnis, selbst zu ermitteln, was wirklich wichtig für sie ist. Dieses sich im Streben nach einem selbstbestimmten Leben äußernde Bedürfnis kann als Gegenpol gesehen werden zu einer Suche nach Sicherheit durch schnelle Unterwerfung unter eine wie auch immer geartete Autorität.

Der Wert, der Autonomie beigemessen wird, lässt sich durch Rekurs auf das tief verwurzelte Personenkonzept begründen (Kap.B.2.). Darüber hinaus kann Autonomie sowohl instrumenteller Wert als auch intrinsischer Wert zugeschrieben werden (Dworkin 1988). Man mag argumentieren, Autonomie komme Wert zu, weil durch Autonomie andere Güter erreicht werden können. Wenn jemand seine eigenen Wahlentscheidungen treffen und sein eigenes Wertesystem gestalten kann, so wird ihn sein Leben mit höherer Wahrscheinlichkeit zufrieden stellen als wenn andere Personen, und seien sie noch so wohlmeinend, diese Gestaltung übernehmen. Im Hintergrund dieser Ansicht steht die traditionelle liberale Überzeugung, gemäß welcher jede Person ihre eigenen Interessen am besten selbst beurteilen kann. Zudem führt das Reflektieren über Präferenzen, und schließlich das Auswählen zwischen verschiedenen Möglichkeiten, zu Zufriedenheit der handelnden Individuen. Der Ausübung der Fähigkeit zur Selbstbestimmung kann jedoch auch intrinsischer Wert, d.h. Wert um ihrer selbst willen, zugeschrieben werden. So wünscht ein jeder, von seinen Mitmenschen als Wesen anerkannt zu werden, das in der Lage ist, sein eigenes Schicksal zu bestimmen. Zudem sind Begriffe wie Kreativität, Festhalten an Prinzipien oder Übernahme von Verantwortung in konzeptioneller Weise verbunden mit der Möglichkeit zu autonomer Handlung.

Einen Eindruck von der Vielfältigkeit der im Zusammenhang des Autonomiekonzepts stehenden Vorstellungen und Überlegungen mögen die folgenden, recht verschiedenartigen Ansätze zur inhaltlichen Füllung des Autonomiebegriffs vermitteln (Dworkin 1988).

Bei vielen Positionen spielt der Gesichtspunkt der Selbstbestimmung eine große Rolle. Exemplarisch sei hier Joel Feinberg (1972: 161) genannt: »I am autonomous if I rule me, and no one else rules I.« Bei dem von Robert Paul Wolff vertretenen Ansatz steht der Aspekt der Willensfreiheit im Vordergrund (Wolff 1979: 18):

»Der autonome Mensch ist, sofern er autonom ist, nicht dem Willen eines anderen unterworfen. Er mag das tun, was ein anderer ihm sagt, aber nicht deswegen, weil ihm dies zu tun aufgetragen worden ist. Er ist demzufolge im politischen Sinne des Wortes frei.«

Für Joseph Raz bedeutet das Ideal der Autonomie, ein frei gewähltes Leben zu führen, d.h. den Verlauf seines Lebens maßgeblich bestimmen zu können: »One is autonomous if one determines the course of one's life by oneself« (Raz 1986: 407). Zentral sind hier Gesichtspunkte der Wahlfreiheit, der Entscheidungsfreiheit und der Handlungsfreiheit. Quasi als »Ergebnis« selbstbestimmter Entscheidungen ergibt sich ein autonom geführter Lebensverlauf. Es kann also unterschieden werden zwischen einem autonomen Leben, verstanden als Errungenschaft, und der Autonomiefähigkeit, d.h. der Fähigkeit einer Person, ein autonomes Leben zu führen. Diese Autonomiefähigkeit stellt die Voraussetzung für die erste Bedeutungsvariante dar.

Für R.S. Downie und Elizabeth Telfer umfasst Autonomie die folgenden Aspekte: die Fähigkeit zu wählen, etwas zu tun oder nicht zu tun; die Abwesenheit von Verpflichtungen und Zwängen in bestimmten Bereichen, die einen daran hindern, die getroffene Wahl umzusetzen; sowie die moralische Individualität autonomer Personen (Downie/Telfer 1971). Neben der generellen Autonomiefähigkeit spielt hier das Vorhandensein von Wahl- und Handlungsfreiheit eine große Rolle sowie über den Gesichtspunkt der moralischen Individualität die Authentizität der Person.

Von großer Bedeutung ist für Thomas Scanlon, dass eine autonome Person sich als Wesen betrachtet, das selbst seine Ansichten bestimmt und Handlungsgründe gegeneinander abwägt:

»To regard himself as autonomous in the sense I have in mind, a person must see himself as sovereign in deciding what to believe and in weighing competing reasons for action« (Scanlon 1972: 215).

Hierbei steht der Aspekt der Willensfreiheit, der Entscheidungsfähigkeit und der Entscheidungsfreiheit im Zentrum der Überlegungen.

Bei anderen Ansätzen spielt die Fähigkeit von Personen, über ihre eigenen Wünsche, Überzeugungen und Werte nachzudenken und ihnen gegenüber Einstellungen einzunehmen, eine zentrale Bedeutung. Gesichtspunkte wie Rationalität, Entscheidungsfähigkeit, Willensfreiheit, aber auch Unabhängigkeit und Authentizität, bilden hierfür die Basis. Stanley Benn setzt für Autonomie das Vorhandensein eines zusammenhängenden, widerspruchslosen Systems von Überzeugungen und Werten voraus, welches die Handlungen einer autonomen Person lenkt:

»The autonomous man is the one ... whose life has a consistency that derives from a coherent set of beliefs, values, and principles, by which his actions are governed« (Benn 1976: 123).

Gerald Dworkin betont im Zusammenhang mit Autonomie die Bedeutung von Volitionen und Präferenzen höherer Ordnung:

»... autonomy is conceived of as a second-order capacity of persons to reflect critically upon their first-order preferences, desires, wishes, and so forth and the capacity to accept or attempt to change these in light of higher-order preferences and values. By exercising such a capacity, persons define their nature, give meaning and coherence to their lives, and take responsibility for the kind of person they are« (Dworkin 1988: 20).

Ruth Faden und Tom Beauchamp stellen nicht nur die Autonomie des Einzelnen in den Vordergrund, sondern betonen auch die Verpflichtung anderer, diese Autonomie zu respektieren und sie nicht durch ihr Handeln zu beeinträchtigen. Das so verstandene »Prinzip des Respekts der Autonomie« umschreiben Faden und Beauchamp folgendermaßen:

»Principle of respect for autonomy: Persons should be free to choose and act without controlling constraints imposed by others« (Faden/Beauchamp 1986: 8).

Die Gesichtspunkte der Handlungsfreiheit, der Wahlfreiheit und der Entscheidungsfreiheit stehen hier im Mittelpunkt. Gerechtigkeitsüberlegungen fließen bei John Rawls mit ein: »Autonom handeln heißt also nach Grundsätzen handeln, denen man als freies und gleiches Vernunftwesen zustimmen würde ...« (Rawls 1991: 560).

Insgesamt lässt sich in Bezug auf die Verwendung des Autonomiebegriffs ein breites Bedeutungsspektrum feststellen. Den vielfältigen Verwendungen des Begriffs »Autonomie« ist gemeinsam, dass es sich hierbei um ein zunächst als grundlegend positiv bewertetes Charakteristikum von Personen handelt. Generell steht Autonomie im Zusammenhang mit Tätigsein und Handeln, mit der Übernahme von Verantwortung für begangene Handlungen, mit all jenen höheren Bewusstseinsformen, die charakteristisch für den Menschen sind. Im Zentrum des Konzepts befinden sich Gesichtspunkte wie die Fähigkeit und Möglichkeit zum Selbstentwurf und zur Selbstbestimmung, sowie die Möglichkeit, den Verlauf seines Lebens maßgeblich gestalten zu können.

Im Folgenden wird detaillierter auf unterschiedliche inhaltliche Füllungen des Autonomiebegriffs eingegangen. Vor dem Hintergrund der dargestellten philosophischen Autonomiekonzeptionen wird zum einen die Verengung deutlich, welche der Autonomiebegriff im medizinisch-therapeutischen Kontext im Umfeld des *informed consent* erfährt (Teil C). Zum anderen dient das Spektrum verschiedener Bedeutungsvarianten als Grundlage für die Diskussion autonomiebezogener Gesichtspunkte im Umgang mit prädiktiver genetischer Diagnostik (Teil D).

Bevor in den folgenden Kapiteln eine Beschreibung der Breite des Autonomiekonzepts erfolgt indem auf die verschiedenartigen Facetten des Autonomiebegriffs eingegangen wird und Voraussetzungen für Autonomie beschrieben werden, sei zunächst eine Abgrenzung des Begriffs »Autonomie« vom ähnlich gelagerten Begriff der Freiheit vorgenommen.

2. Unterscheidung: Freiheit – Autonomie

Der Freiheitsbegriff wurde durch zwei einflussreiche Traditionen geprägt. Einerseits durch die in der Nachfolge von Thomas Hobbes, John Locke und John Stuart Mill stehende Sichtweise, gemäß welcher Freiheit die Abwesenheit von Eingriffen in die Handlungen einer Person ist, und andererseits durch die auf Jean Jacques Rousseau und T.H. Green zurückgehende Tradition, gemäß welcher Freiheit nicht nur in der Abwesenheit von Beeinträchtigungen besteht, sondern auch das Vorhandensein einer Reihe von Handlungsalternativen und Gelegenheiten umfasst.

Entsprechend trifft Isaiah Berlin (1969) eine Unterscheidung zwischen zwei Freiheitsbegriffen: Einerseits die »negative Freiheit«, die Freiheit *von* etwas, d.h. die Freiheit *von* Übergriffen durch andere, die Freiheit *von* oktroyierten Zwängen aller Art. Hierbei wird thematisiert, inwieweit und in welchen Bereichen eine Person tun und lassen kann, was sie will, ohne dass sich andere Menschen einmischen. Diese Freiheit ist insofern negativ, als sie sich auf die normalerweise vorhandenen Optionen bezieht, die nicht durch andere Personen beschränkt werden, sowie auf die Fähigkeiten zur rationalen Entscheidungsfindung und zur Initiation von Handlungen, die eine normale Person besitzt, solange sie nicht beeinträchtigt ist von den Handlungen anderer.

Andererseits beschreibt Berlin die »positive Freiheit«; sie gibt an, inwieweit eine Person ihre Handlungen selbst bestimmt, oder aber inwieweit andere Faktoren die Kontrolle über ihre Handlungen besitzen oder diese beeinflussen. Hier geht es um die Frage, wer oder was eine Person dazu bringt, etwas Bestimmtes zu tun oder nicht zu tun. Beeinträchtigungen der positiven Freiheit liegen demzufolge vor, wenn einer Person gegenüber auf mehr oder weniger subtile Weise Zwang ausgeübt wird im Namen ihres »wahren Selbst«, im Namen des gesellschaftlichen Ganzen, an dem sie teilhat, oder im Namen ihrer mutmaßlichen, ihr selbst bis dato unbekannt gebliebenen Interessen. Positive Freiheit besteht darin, sein eigener Herr zu sein, sein Leben selbst zu bestimmen, und nicht von äußeren Mächten oder von fremden Willensakten geleitet zu werden. Positive Freiheit lässt sich beschreiben als Freiheit *zu* etwas, als Freiheit, ein selbstbestimmtes Leben zu führen. Diese setzt den Besitz gewisser geistiger und körperlicher Fähigkeiten sowie das Vorhandensein einer adäquaten Zahl von Handlungsoptionen voraus. Joseph Raz bezeichnet diese positive Freiheit als »capacity sense of autonomy« (Raz 1986: 408), was auf die große Nähe zum Autonomiekonzept hinweist. Negative Freiheit, d.h. Freiheit von Zwängen oder erzwungenen Beeinträchtigungen, ist insofern von Wert, als sie der positiven Freiheit und Autonomie dient (Berlin 1969; Raz 1986; Benn 1988).

Einschränkungen von Freiheit können durch Aktivitäten anderer erfolgen, jedoch wurde auch immer wieder die Möglichkeit des Entstehens von Unfreiheit durch die eigene Natur, durch ungezügelte Leidenschaften und unbeherrschtes Verlangen thematisiert. So wurde Freiheit mit der Dominanz der Vernunft über unbeherrschtes, irrationales Verlangen und Leidenschaft in Beziehung gebracht, oder mit dem »wahren Selbst«, das auf rationale Weise ermittelt, was langfristig dem Wohle des Handelnden am besten dient (vgl. Kap. B.3.1.).

J.P. Day weist auf die Notwendigkeit hin, zu unterscheiden zwischen der Unfähigkeit eines Menschen, etwas zu tun, und dessen Unfreiheit. Denn das Vorhandensein der Fähigkeit, die in Frage stehende Handlung zu tun, stellt eine nötige Voraussetzung für Aussagen über die diesbezügliche Freiheit dar (Day 1977).

So gilt zwar generell: B vermindert die Freiheit von A dadurch, dass er die Zahl der Handlungsalternativen, die A durchführen kann, vermindert. Allerdings wird durch ein zusätzliches Angebot, welches die Zahl der zur

Verfügung stehenden Handlungsoptionen erhöht, nicht automatisch auch die Freiheit erhöht. So wird dadurch, dass T (von H) eine zusätzliche Handlungsoption bereitgestellt wird, nur dann die Freiheit von T erhöht, wenn T zuvor unfrei war, diese Option auszuführen. Ein Beispiel hierfür ist: T befindet sich eingesperrt im Gefängnis, er besitzt folglich nicht die Freiheit, den Ort X aufzusuchen. Wenn T durch H aus dem Gefängnis entlassen wird, so erhält T hierdurch die zusätzliche Handlungsoption, zu Ort X zu gehen. Hierdurch wird T's Freiheit erhöht. Anders gestaltet sich die Situation in Fällen, in denen durch ein Angebot eine zusätzliche Handlungsoption bereitgestellt wird, die vorher nicht bestand, weil grundsätzlich nicht die Voraussetzungen hierzu gegeben waren. So war T vor der Erfindung von Flugzeugen nicht unfrei nach Ort X zu fliegen, sondern schlichtweg nicht in der Lage, d.h. unfähig, nach X zu fliegen. Das Bereitstellen der zusätzlichen Handlungsoption zu fliegen erhöht also nicht die Freiheit von T sondern dessen Fähigkeiten.

Durch das Bereitstellen neuer Verfahren, welche gänzlich neue Handlungsoptionen eröffnen, wird demnach nicht die Freiheit sondern die Fähigkeit der Beteiligten erhöht. Überlegungen zu Freiheit und Autonomie treten erst dann auf, wenn es um die Frage geht, wie frei sich der Einzelne angesichts neuer Möglichkeiten verhalten kann (vgl. Teil D).

Das Konzept der Freiheit bezieht sich auf die Wünsche und Präferenzen einer Person hinsichtlich konkreter Zusammenhänge, d.h. darauf, was eine Person in einer bestimmten Situation tun möchte. Autonomie lässt sich demgegenüber als Fähigkeit zur Selbstbestimmung verstehen, bei der die Fähigkeit zur reflektierenden Selbstbewertung von zentraler Bedeutung ist.

Typischerweise beeinträchtigen Eingriffe in die Freiheit eines Handelnden, d.h. die Ausübung von Zwang oder Gewalt, auch seine Autonomie. Wird einer Person beispielsweise gegen ihren Willen eine bestimmte medizinische Behandlung aufgezwungen, so wird hierdurch sowohl in ihre Freiheit eingegriffen als auch in ihre Möglichkeit, selbst die für sie akzeptablen Behandlungsformen zu bestimmen, d.h. in ihre Autonomie.

Gerald Dworkin (1988) stellt jedoch wichtige Unterschiede zwischen Freiheit und Autonomie heraus. So wird beispielsweise bei Täuschungen oder bei Betrug zwar nicht in die Freiheit einer Person eingegriffen, wohl aber deren Autonomie beeinträchtigt. Um ein Beispiel John Lockes aufzugreifen: Eine Person, die in eine Gefängniszelle gebracht wird und davon überzeugt wird, dass alle Türen abgeschlossen sind, obwohl in Wirklichkeit eine Türe zu öffnen wäre, ist zwar im Grunde frei, die Zelle zu verlassen. Weil sie jedoch aufgrund der Fehlinformation diese Handlungsmöglichkeit nicht ausschöpft, ist ihre Fähigkeit, zu tun was sie tun möchte, eingeschränkt. Die Selbstbestimmung einer Person, d.h. ihre Autonomie, kann demnach auch auf anderem Wege als durch Freiheitsbeschränkungen beeinträchtigt werden (vgl. Kap. B.4.3.2.).

Zudem beeinträchtigt nicht jede Verminderung von Freiheit gleichzeitig auch die Fähigkeit einer Person, in autonomer Weise ihr Leben zu gestalten. Man denke beispielsweise an Odysseus, der befiehlt, an den Mast seines Schiffes gebunden zu werden und alle seine darauf folgenden Bitten, losgebunden zu werden, zu ignorieren (Dworkin 1988). Odysseus trifft diese Vorsichtsmaßnahmen um sicher zu gehen, nicht vom betörenden Gesang der Sirenen angelockt zu werden. Auf eigenen Wunsch wird seine Freiheit beschränkt, um sein Überleben zu sichern. Auch wenn sein Verhalten angesichts des Gesangs der Sirenen nicht freiwillig sein mag und er vielmehr in dieser Situation gerne von seinen Fesseln befreit wäre, muss hier eine übergeordnete Dimension berücksichtigt werden. Indem seine Freiheit in Übereinstimmung mit seinen Wünschen beschränkt wird, wird seinen Absichten und Plänen entsprochen.

Wird also lediglich berücksichtigt, ob die Wünsche erster Ordnung gefördert oder behindert werden, wie dies geschieht, wenn vorrangig der Freiheitsgesichtspunkt in den Vordergrund gerückt wird, so wird die Fähigkeit von Personen, über ihre Wünsche und Intentionen zu reflektieren und ihnen gegenüber Einstellungen einzunehmen, übergangen (vgl. Kap. B.3.1.). Diese für Selbstbestimmung zentrale übergeordnete Ebene kommt erst innerhalb des Autonomiekonzepts zum Tragen.

Autonomie und Freiheit sind demnach zwei unterschiedliche, jedoch eng miteinander verbundene Konzepte. So sind Freiheit und Kontrolle über wichtige Aspekte des eigenen Lebens zwar nicht gleichzusetzen mit Autonomie, sie bilden jedoch wichtige Voraussetzungen dafür, dass eine Person ihr Leben in selbstbestimmter, autonomer Weise gestalten kann.

Überlegungen, welche sich auf Freiheitsgesichtspunkte beziehen, werden in dieser Studie in den Kapiteln Handlungsfreiheit (Kap. B.4.1.), Wahlfreiheit (Kap. B.4.2.) und Entscheidungsfreiheit (Kap. B.4.3.) in detaillierter Form besprochen.

2. Autonomie und Personsein

In enger Wechselbeziehung mit dem Autonomiekonzept steht das Konzept der autonomen Person: Überlegungen zur Autonomie beziehen sich immer auf Personen, ebenso wie die Fähigkeit und Möglichkeit zur Autonomie bei der Charakterisierung von Personen eine große Rolle spielt.

Der Begriff der Person ist ein schillernder Begriff, der eine Vielzahl verschiedener Bedeutungen umfasst. Mit seiner Hilfe soll ein dem Menschen zukommender Sonderstatus ausgedrückt werden (Mahowald 1995; Beckmann 1996; Spaemann 1996).[8] Ursprünglich bedeutet der Begriff »persona« Maske, Rolle, Charakter, wobei hiermit zunächst die Figuren eines Theaterstücks gemeint sind. Eine maßgebliche Definition des Begriffs der Person wurde von Boethius gegen Ende des 5. Jahrhunderts vorgenommen, indem er Person als »individuelle Substanz einer vernunftbegabten Natur« definiert (Beckmann 1996: 285/286). Person ist demzufolge eine Substanz, d.h. unverändert bleibende Trägerin von Eigenschaften, die sich neben Naturhaftigkeit und dem Besitz von Rationalität insbesondere durch Individualität auszeichnet. Jeder Mensch ist eine einzigartige, durch ganz bestimmte Eigenschaften gekennzeichnete, individuelle Person. Diesen Ansatz führt Thomas von Aquin fort, indem er Personen beschreibt als »Individuen, die ‚per se' existieren und das *dominum sui actus* haben, die Herrschaft über ihre eigenen Handlungen« (zitiert aus Spaemann 1996: 41). Personen handeln durch sich selbst, d.h. sie sind frei.

Personen lassen sich charakterisieren als handlungsfähige, freie Wesen, die über Rationalität verfügen, und sich selbst als freie Wesen, als Verursacher ihrer Handlungen, betrachten. Personen nehmen ihre Umwelt bewusst wahr; sie besitzen Ich-Bewusstsein und sind in der Lage, sich zu sich

---

8 Allerdings ist der Personenstatus nicht auf Menschen beschränkt. Vielmehr umfasst er alle Wesen mit entsprechenden Charakteristika, zum Beispiel auch – so sie denn existieren – extraterrestrische Wesen, Engel, oder Tiere mit entsprechenden Eigenschaften.

selbst zu verhalten. Sie sind soziale, kommunikationsfähige Wesen, die untereinander in vielfältiger Weise Beziehungen im familiären und gesellschaftlichen Kontext ausbilden. Für Personen charakteristisch ist die Fähigkeit zu reflektierender Selbstbewertung. So besitzen Personen nicht nur Wünsche und Motive, bestimmte Dinge zu tun oder nicht zu tun, sie verfügen vielmehr auch über die Fähigkeit, diese Wünsche und Motive zu bewerten. Auch der Besitz eines Interesses an der eigenen Existenz wurde als für Personen charakteristische Eigenschaft beschrieben (Dennett 1981; Frankfurt 1981; Brody 1988; Tooley 1990; Mahowald 1995; Beckmann 1996; Engelhardt 1996; Müller 1996; Spaemann 1996).

Jemandem den Personenstatus zuzuschreiben heißt, ihn als in moralischer Hinsicht relevantes Gegenüber anzuerkennen und ihm einen besonderen Status, eine besondere Würde zuzusprechen. Während die einen Positionen diesen Status allen Menschen in gleicher Weise zuschreiben (siehe zum Beispiel Beckmann 1996; Müller 1996; Spaemann 1996; Eibach 1997), entwickelte sich in der Folge John Lockes (Locke 1690/1981) eine andere Sichtweise, gemäß welcher das Personsein vom Besitz bestimmter Eigenschaften abhängig gemacht wird.

Demzufolge werden nicht alle Menschen gleichermaßen auch als Personen bezeichnet, vielmehr wird ihnen der Personenstatus lediglich aufgrund des Besitzes bestimmter, zumeist mentaler Eigenschaften wie Rationalität, Ich-Bewusstsein etc. zugeschrieben. Dieser Sichtweise zufolge können manche menschliche Wesen, so zum Beispiel Embryonen und Föten, aber auch komatöse, schwer geistig behinderte oder demente Patienten, zwar als Menschen, nicht aber als Personen bezeichnet werden. Eine solche Trennung zwischen Mensch- und Personsein bringt eine Vielzahl praktischer, sozialer und ethischer Implikationen mit sich, die zumeist mit der Ansicht in Verbindung stehen, Menschen, die keine Personen sind, kämen eine geringere Schutzwürdigkeit und weniger Rechte zu (Singer 1984; Leist 1990; Tooley 1990; Beckmann 1996; Engelhardt 1996; Wald 1996). Will man innerhalb dieser Sichtweise auch Menschen, die nicht Personen sind, Schutz und den Besitz bestimmter Rechte zuschreiben, so müsse dies gemäß H. Tristram Engelhardt (1996) auf der Grundlage der Bedeutung geschehen, die diesen Menschen von anderen Personen beigemessen wird. So könne Menschen ein »Personenstatus aus sozialen Überlegungen« zugeschrieben werden, wodurch diese so behandelt werden, als wären sie Personen. Dieser Position zufolge kann man also unterscheiden zwischen einem Personenstatus im eigentlichen, strengen Sinne (strict personhood), der moralisch Handlungsfähige umfasst, und einem Personenstatus im sozialen Sinn (social personhood), der durch verschiedene konsequenzialistische Überlegungen gerechtfertigt ist.

Im Zusammenhang des Personbegriffs spielen Autonomie und Freiheit als für Personen charakteristische Eigenschaften eine große Rolle: Personen sind freie, handlungsfähige Wesen, denen es aufgrund des Besitzes von Handlungs- und Willensfreiheit zukommt, so oder auch anders zu handeln. Aufgrund dieser Freiheit können ihnen ihre Handlungen zugeschrieben werden, aufgrund dieser Freiheit sind sie für ihre Handlungen verantwortlich. Personen sind verantwortungsvolle Handlungssubjekte mit Rechten und Pflichten, d.h. Wesen, die in moralischer Hinsicht von besonderer Relevanz sind. Für Immanuel Kant besitzen Personen absoluten Wert, sie sind Zweck an sich selbst (Kant 1785/1991).

Der enge Zusammenhang zwischen Personbegriff und Autonomie wird in besonderer Weise durch den von Stanley Benn (1988) vertretenen Ansatz verdeutlicht. Benn unterscheidet zwischen »natural persons« und »moral persons«. Voraussetzung dafür, eine »natural person« zu sein, ist, bestimmte kausale Fähigkeiten zu besitzen und sich dieser Fähigkeiten auch bewusst zu sein. »Natural persons« sehen sich als intentional Handelnde, als kausale Verursacher von Handlungen – obwohl die Handlungen einer »natural person« in vielfältiger Weise durch mannigfache äußere Einflüsse mitbestimmt sind. Sich seiner selbst als einer »natural person« bewusst zu sein, heißt, davon überzeugt zu sein, dass es tatsächlich auf die eigene Entscheidung, und damit auf die eigene kognitive Bewertung der jeweiligen Situation sowie die eigenen Präferenzen und Prinzipien, ankommt. Eine »natural person« entwickelt eigene, von ihr als wertvoll und anstrebenswert angesehene Projekte. Mit dem Begriff der »natural person« verbunden ist Benn zufolge die Verpflichtung jeder »natural person«, die in der Lage ist, die Bedeutung eigener Projekte zu erfassen und wertzuschätzen, den Status jeder anderen Person als Urheber eigener Projekte zu respektieren. Der Begriff der »natural person« führt daher zum Begriff der »moral person«, im Rahmen dessen jede »natural person« in ihrer Eigenschaft als Projektentwickler zu einem gewissen Grad Anspruch darauf besitzt, bei der Planung und Verfolgung ihrer Projekte nicht von anderen »natural persons« gestört oder behindert zu werden. Jeder, der die Anerkennung seines moralischen Personseins aufgrund seines naturalen Personseins fordert, ist daher verpflichtet, diesen Respekt auch allen anderen zu gewähren, welche die gleichen Voraussetzungen erfüllen. Es wird also eine enge Verknüpfung zwischen naturalem und moralischem Personsein hergestellt.

Der Respekt, den Personen einander schulden, ist demzufolge verankert in der gegenseitigen Anerkennung als Subjekte von Interessen und Entwickler von Projekten, wobei an jede Person die gleichen Forderungen nach Rücksichtnahme und nach Unterlassung unzulässiger Übergriffe gestellt werden. Dies gilt auch dann, wenn jemand die Projekte des anderen für an sich wertlos hält. So beruht die Forderung nach Rücksichtnahme auf die Projekte anderer nicht auf dem Wert des jeweiligen Projektes, sondern darauf, dass es sich um das Projekt einer Person handelt.

Die enge Verbindung zwischen Autonomiekonzept und Personbegriff wird auch bei der von Gerald Dworkin vertretenen Position deutlich (Dworkin 1988). Auch er begründet das Verbot, andere unter Missachtung ihrer eigenen Zwecke und Interessen zu behandeln, mit der Vorstellung von Personen als unabhängige Quellen moralischen Handelns, die über Ich-Bewusstsein und die Fähigkeit zu zielgerichtetem Handeln verfügen.[9] Indem eine Person nach Autonomie strebt, gestaltet sie ihr eigenes Leben und verleiht ihm Sinn. Weil Personen Wesen sind, die ihr eigenes Leben gestalten, ihre eigenen Werte bilden sowie Pläne und Projekte entwickeln, müssen ihre Interessen berücksichtigt werden und ihre Projekte Wertschätzung erfahren. Demnach kommt Personen moralischer Respekt zu, weil sie die Fähigkeit besitzen, sich selbst zu definieren.

Die letztgenannten Positionen besitzen für die im Rahmen dieser Studie erfolgende Argumentation zentrale Bedeutung. Denn durch sie wird nicht nur die für Personen charakteristische Fähigkeit zur selbstbestimmten Lebensgestaltung betont, sondern auch ein enger Zusammenhang hergestellt zwischen dem Respekt gegenüber Personen und der Achtung der von ihnen frei gewählten und verfolgten Ziele und Projekte. Insofern vermag dieser Zusammenhang als grundlegende Begründung zu dienen für die Forderung nach Respekt gegenüber den von Personen in wohl informierter, freier und selbstbestimmter Weise getroffenen Entscheidungen,

---

9 Auch wenn diese Fähigkeit bei verschiedenen Personen in stark unterschiedlichem Grade ausgeprägt sein mag, ist hier in moralischer Hinsicht lediglich relevant, dass eine Person diese Fähigkeit zu einem bestimmten Mindestmaß besitzt.

nicht zuletzt im medizinischen Kontext (Kap. C.I.2., Kap. D.II., Kap. D.III. und Kap. D.IV.).

3. Autonomiefähigkeit und Autonomie in konkreten Situationen

Grundsätzlich ist zu unterscheiden zwischen der generellen Autonomiefähigkeit einer Person, welche die Fähigkeit meint, zu autonomen Entscheidungen und freien Handlungen in der Lage zu sein und das eigene Leben in die Hand zu nehmen, und der Möglichkeit einer Person, in einer bestimmten Situation aufgrund der konkreten Lebensumstände, insbesondere der Abwesenheit einschränkender Faktoren, autonom zu entscheiden bzw. frei zu handeln. Insgesamt gehört zu den Voraussetzungen für Autonomie also sowohl die generelle Fähigkeit, Autonomie auszuüben, als auch die Möglichkeit hierzu. Sowohl die Autonomiefähigkeit als auch die Autonomieverwirklichung in konkreten Situationen besitzt graduellen Charakter, d.h. beide können in mehr oder weniger umfassendem Maße realisiert sein.

Im Rahmen dieser Studie soll insbesondere die Frage behandelt werden, inwieweit autonomiefähige Personen in der Lage sind, in bestimmten medizinischen Situationen autonom zu entscheiden und frei zu handeln, d.h. inwieweit es ihnen möglich ist, ihre generelle Autonomiefähigkeit umzusetzen. Hierfür werden zunächst die Voraussetzungen von Autonomiefähigkeit (Kap. B.3.1.) sowie allgemeine Voraussetzungen autonomer Entscheidungen bzw. selbstbestimmter Handlungen in konkreten Situationen (Kap. B.3.2.) näher untersucht. Die sich anschließenden Kapitel (Kap. B.4.) dienen dazu, in detaillierter Weise die Voraussetzungen für Autonomieverwirklichung in konkreten Situationen herauszuarbeiten. Neben einer Diskussion von Handlungsfreiheit (Kap. B.4.1.), Wahlfreiheit (Kap. B.4.2.) und Entscheidungsfreiheit (Kap. B.4.3.) werden dabei auch Mechanismen beschrieben, über die in den jeweiligen Zusammenhängen Beeinträchtigungen der entsprechenden Freiheiten auftreten können.

1. Autonomiefähigkeit und ihre Voraussetzungen

Mit Autonomiefähigkeit wird die Fähigkeit einer Person umschrieben, in selbstbestimmter Weise ihr Leben zu gestalten. Drei unterschiedliche Komponenten können als Voraussetzung der für Personen charakteristischen Autonomiefähigkeit beschrieben werden: Handlungsfähigkeit, Rationalität und Unabhängigkeit (Miller 1995). Im Folgenden sollen diese drei Voraussetzungen näher charakterisiert werden.

Mit dem Besitz der als erster Voraussetzung für Autonomiefähigkeit genannten Handlungsfähigkeit (agency) geht das Bewusstsein seiner selbst als eines Wesens einher, das Wünsche und Intentionen besitzt und hiervon ausgehend handelt, um zu deren Verwirklichung beizutragen. Gemäß einer weit verbreiteten Sichtweise unterscheiden sich Menschen durch den Besitz von Handlungsfähigkeit von allen anderen Lebewesen. Denn Tiere besitzen demnach zwar Wünsche; allerdings kommt ihnen nicht die Fähigkeit des Bewusstseins ihrer Selbst zu, sodass sie sich ihrer Wünsche nicht bewusst sind und sie daher auch nicht wollen können, dass diese in Handlungen umgesetzt werden (Benn 1988; Miller 1995).[10]

Die Bedeutung der Handlungsfähigkeit wurde insbesondere von Alan Gewirth betont (Gewirth 1978, 1982, 1990; Steigleder 1992). Gemäß der Grundannahme des von Gewirth vertretenen Theorieansatzes besteht aus der Sicht eines jeden Handelnden bzw. Handlungsfähigen immer schon eine Verbindung zwischen Tatsachen und Werten. Denn jeder Handelnde beabsichtigt mit seiner Handlung, ein Ziel zu erreichen, das für ihn einen Wert darstellt. Da der Handelnde bestrebt ist, seine als positiv bewerteten Ziele zu erreichen, muss er notwendigerweise auch seine Handlungsfähigkeit, welche die grundlegende Voraussetzung für das Erreichen seiner Ziele darstellt, wertschätzen. Als konstitutive Merkmale bzw. unmittelbar notwendige Bedingungen des Handelns betrachtet Gewirth Willentlichkeit bzw. Freiheit (freedom) und Zweckgerichtetheit bzw. Wohlergehen (well-being). Hierbei stellt Willentlichkeit bzw. Freiheit das konstitutive Merkmal des Handelns in seinem prozeduralen Aspekt dar, d.h. die Voraussetzung dafür, dass der Handelnde in der Lage ist, ohne von außen auferlegten Zwang in Kenntnis der relevanten Umstände sein Handeln selbst zu bestimmen. Demgegenüber wird unter Zweckgerichtetheit bzw. Wohlergehen das konstitutive Merkmal des Handelns in seinem inhaltlichen As-

10 Ausgenommen sind hier bestimmte Arten nicht-menschlicher Primaten, denen manche Positionen durchaus den Besitz dieser Fähigkeit zuschreiben.

pekt verstanden. Es bezieht sich einerseits auf das Ziel der jeweiligen Handlung, andererseits darauf, dass der Handelnde überhaupt die grundsätzlichen Voraussetzungen besitzt, um seine Ziele erreichen zu können.

Die zweite, als Voraussetzung für Autonomiefähigkeit genannte Komponente stellt die Fähigkeit zur rationalen Entscheidungsfindung dar. Rationalität lässt sich zunächst umschreiben als Fähigkeit, in vernunftbestimmter Weise Entscheidungen zu treffen, um bestimmte Ziele zu erreichen. Die Fähigkeit zur rationalen Entscheidungsfindung zu besitzen heißt, Gründe angeben zu können für die vertretenen Ansichten, d.h. in der Lage zu sein, in Übereinstimmung mit allgemein geteilten Kriterien Rechenschaft abzulegen.

Eine Person muss über verschiedene Voraussetzungen verfügen, um zur rationalen Entscheidungsfindung fähig zu sein (Raz 1986; Dworkin 1988; Crittenden 1993; Miller 1995): Ihre Überzeugungen müssen nachvollziehbaren Wahrheitskriterien unterworfen sein; sie muss in der Lage sein, Verpflichtungen zu erkennen und hiervon ausgehend zu handeln; sie muss Entscheidungsalternativen entwickeln und bewerten können sowie aufgrund von Werten und Überzeugungen zu einer Entscheidung gelangen können.

Entscheidungsfähigkeit setzt generell das Vorhandensein eines gewissen Maßes an Ich-Bewusstsein voraus. Eine Person, die eine Wahl treffen will, muss sich der ihr zur Verfügung stehenden Optionen bewusst sein. Sie muss sich im Klaren sein, dass sich ihr Leben über einen längeren Zeitraum hinweg erstreckt, und muss dies bei Entscheidungen, die wichtige Aspekte ihres Lebens betreffen, berücksichtigen. Sie muss fähig sein zu ermessen, inwieweit verschiedene Optionen unterschiedliche und unter Umständen lang anhaltende Auswirkungen auf ihren Lebensverlauf besitzen. Auch Fragen der personalen Identität müssen daher in diesem Kontext Berücksichtigung finden.

Im medizinischen Kontext stellt die Entscheidungsfähigkeit eines Patienten (Einwilligungsfähigkeit, Kompetenz) die entscheidende Voraussetzung des *informed consent* dar (Kap. C.I.3.).

Bezüglich des als dritte Voraussetzung für Autonomiefähigkeit genannten Aspekts der Unabhängigkeit ziehe ich anstelle des Begriffs »Unabhängigkeit« den inhaltlich im Wesentlichen äquivalenten Begriff der »Willensfreiheit« vor. Durch diese Umbenennung soll die Unterscheidung verdeutlicht werden zwischen internen Aspekten, welche die Willensfreiheit und damit die Autonomiefähigkeit betreffen, und externen Einflüssen, welche in konkreten Situationen die Unabhängigkeit einer Person einschränken können (Kap. B.4.3.2.).

In diesem Zusammenhang wurde – beispielsweise von Gerald Dworkin (1976) – die Ansicht vertreten, eine Person sei, bedingt durch ihre persönliche Geschichte und ihre soziale Eingebundenheit, gar nicht in der Lage, ihre Überzeugungen, Prinzipien und Regeln selbst zu wählen. Vielmehr entwickelt sich jede Person langsam in gesellschaftlicher und psychologischer Hinsicht in einer vorgegebenen Umgebung, und wird hierbei bezüglich ihrer Ansichten und Einstellungen in hohem Maße von den Eltern, der Familie sowie gesellschaftlichen und kulturellen Aspekten beeinflusst. Demnach spielen viele Faktoren bei der Erklärung von Meinungen und Handlungen eine Rolle. Dworkin zufolge betrifft Autonomie daher das Verhältnis zwischen dem »Selbst« und all den Faktoren, die zur Erklärung von Verhalten herangezogen werden können.

So mag sich eine Person mit den Einflüssen, die sie motivieren, identifizieren; sie mag sie sich einverleiben, und sich als eine Person sehen, die in einer bestimmten Art und Weise zu Handlungen angetrieben wird. Oder sie mag es ablehnen, durch diese äußeren Faktoren beeinflusst zu werden, und stattdessen wünschen, durch andere Einflüsse motiviert zu werden. Diese Fähigkeit zur reflektierenden Selbstbewertung, in der die eigenen Ansichten, Wünsche, Präferenzen und Ähnliches bewertet und ihnen gegenüber Einstellungen entwickelt werden, kann man beschreiben als Fähigkeit zur Bildung von Urteilen zweiter Stufe. Diese für Personen charakteristische Fähigkeit kann der auch bei Tieren vorhandenen Fähigkeit zur Bildung von Wünschen erster Stufe, d.h. von unreflektierten Wünschen, gegenüber gestellt werden (Frankfurt 1981).

Um autonom zu sein, müssen Dworkin zufolge die Identifikationen zweiter Ordnung einer Person mit ihren Motivationen erster Ordnung übereinstimmen. Diese notwendige, aber nicht hinreichende Bedingung für Autonomie bezeichnet Gerald Dworkin (1976) als »Authentizität« (vgl. Kap. B.4.3.2.1.). Diese Ansicht besitzt große Ähnlichkeit mit der von Harry G. Frankfurt entwickelten Position, gemäß welcher eine Person dann Willensfreiheit besitzt, wenn sie in der Lage ist, ihre Wünsche erster Stufe mit der Bewertung dieser Wünsche, d.h. mit den Volitionen zweiter Stufe, in Einklang zu bringen (Frankfurt 1981).

Demgegenüber ist es gemäß der von Dworkin später vertretenen Position jedoch nicht die Identifikation oder mangelnde Identifikation, die entscheidend für Autonomie ist, sondern die Fähigkeit, zu fragen, ob sich jemand mit den Gründen, aufgrund derer er jetzt handelt, identifizieren werde oder ob er sie verwerfen werde (Dworkin 1988). Dieser Sichtweise zufolge steht Autonomie mit der Fähigkeit von Individuen in Verbindung, ihre Motivationen erster Ordnung nicht nur gründlich zu überprüfen, sondern sie auch zu ändern, wenn sie dies wünschen. So mag als Voraussetzung für Autonomie plausibel erscheinen, dass eine Person hätte anders handeln können, wenn es hierfür gute und hinreichende Gründe gegeben hätte (Dworkin 1988).[11]

2. Autonomie in konkreten Situationen

Nachdem im vorigen Abschnitt auf die Autonomiefähigkeit und ihre Voraussetzungen eingegangen wurde, soll nun die in konkreten Kontexten bestehende Möglichkeit zur Autonomieverwirklichung diskutiert werden. So ist eine bestimmte Entscheidung in dem Maße autonom und eine Handlung in dem Maße frei, in dem eine Person ihre generelle Autonomiefähigkeit in diesem jeweiligen konkreten Kontext umsetzen kann. Hierbei spielt neben einigen Voraussetzungen, die auf Seiten der entscheidenden bzw. handelnden Person gegeben sein müssen, insbesondere das Ausmaß, in dem andere Personen deren Autonomie achten, eine große Rolle.

Bei der Analyse von Autonomieverwirklichung in konkreten Situationen sind genau genommen zwei Ebenen zu unterscheiden: Zum einen die Entscheidungsebene, die sich mit der Autonomie von Entscheidungen beschäftigt, und zum anderen die Handlungsebene, welche sich darauf bezieht, inwieweit Handlungen ohne äußeren Zwang durchgeführt werden. Während Autonomie streng genommen auf der Entscheidungsebene anzusiedeln ist, bezieht sich die Freiheit von Handlungen darauf, inwieweit eine

11 Zur Verdeutlichung sei auf das viel diskutierte Beispiel eines Drogenabhängigen zurückgegriffen: Gemäß einer Position, die lediglich die Übereinstimmung von Volitionen erster und zweiter Stufe betont, wird ein Drogenabhängiger, der nicht in der Lage ist, seine Sucht aufzugeben, und der dennoch gerne in der Gewalt dieser Zwänge lebt, als autonom bezeichnet (Dworkin 1976; Frankfurt 1981). Allerdings ist er letztlich keineswegs frei, denn er wird sich die Droge verabreichen, unabhängig davon, ob er dies möchte oder nicht. Dadurch, dass er sich mit seiner Sucht identifiziert, kann sein Handeln zwar als authentisch bezeichnet werden; ein solches Verhalten erscheint jedoch in hohem Maße passiv. Um autonom zu sein, muss vielmehr Dworkin (1988) zufolge auch die Möglichkeit bestehen, seine Ansicht tatsächlich zu ändern.

Person in der Lage ist, in Abwesenheit von Zwängen jeglicher Art frei zu handeln. Allerdings kommt einer Trennung dieser beiden Ebenen in erster Linie theoretischer Wert zu, denn wird die Frage der Entscheidungsfreiheit im konkreten Kontext untersucht, so spielen jenseits der abstrakten Entscheidungsebene immer auch die jeweiligen Rahmenbedingungen eine entscheidende Rolle. Denn durch das Vorhandensein äußerer oder innerer Zwänge, durch das Fehlen wichtiger Informationen, durch die Abwesenheit adäquater Wahlalternativen etc. wird letztlich nicht nur die Freiheit von Handlungen beeinträchtigt, sondern auch die Entscheidungsebene tangiert, da Entscheidungen immer vor dem Hintergrund der im konkreten Kontext vorhandenen Möglichkeiten getroffen werden müssen. Aspekte, welche die Handlungsfreiheit oder die Wahlfreiheit einschränken, wirken sich daher auf indirekte Weise auch negativ auf die Entscheidungsfreiheit aus.

Die Achtung der Autonomie von Personen kann als Verzicht beschrieben werden, Handlungen durchzuführen, die mit den autonomen Wahlentscheidungen und Handlungen anderer Personen interferieren. Hierzu gehört der Verzicht darauf, andere Personen äußeren Zwängen zu unterwerfen durch das Ausüben von physischem oder psychischem Druck oder durch die Manipulation von Informationen. Da Autonomie graduellen Charakter besitzt, setzt ein Recht auf Achtung der Autonomie nicht voraus, dass tatsächlich Autonomie zu einem maximalen Grad verwirklicht ist, sondern lediglich das Vorhandensein eines ausreichenden Ausmaßes an Autonomie (Faden/Beauchamp 1986; Childress 1990; Schöne-Seifert 1996).

In diesem Zusammenhang wurde dafür plädiert, das Autonomieprinzip angemessener als »Prinzip der Achtung der Autonomie« zu bezeichnen. Wie James Childress (1990) erläutert, trägt eine solche umfassendere Bezeichnung dazu bei, eine bei der Formulierung »Autonomie« bzw. »Autonomieprinzip« nahe liegende Schwerpunktsetzung, welche die möglichst umfassende Verwirklichung der jeweils eigenen Autonomie betrifft, zu vermeiden.[12] Denn ein derartiges Ideal unterscheidet sich deutlich von einem Prinzip der Achtung der Autonomie anderer Personen. Während bei ersterem die Verwirklichung und die Bedingungen der Verwirklichung von Autonomie einer Person im Vordergrund stehen, betrifft letzteres die Ver-

12 So veränderten Tom L. Beauchamp und James F. Childress in der dritten Ausgabe von *Principles of Biomedical Ethics* (1989) die Formulierung »the principle of autonomy« in »the principle of respect for autonomy« (Childress 1990).

pflichtung eines jeden, die Autonomie anderer zu achten, und möglichst nicht durch kontrollierende Einflüsse in die Autonomie anderer Personen einzugreifen (Childress 1990).

Die prominenteste Version einer solchen Forderung nach Respekt der Autonomie anderer stellt die zweite Formulierung des kategorischem Imperativs dar: »Handle so, dass du die Menschheit sowohl in deiner Person, als in der Person eines jeden andern jederzeit zugleich als Zweck, niemals bloß als Mittel brauchest« (Kant 1785/1991: 79). Im Mittelpunkt steht hierbei, andere als Personen zu behandeln, als rationale Wesen mit eigenen Zielen (vgl. Kap. B.2.).

Eine solche grundlegende Verpflichtung zum Respekt der Autonomie von Personen stellt für Personen die Rechtfertigungsbasis dar für das Recht, in autonomer Weise Entscheidungen zu treffen. Sie bezieht sich jedoch nicht nur auf Unterlassungspflichten, d.h. die Pflicht negative Beeinflussungen zu unterlassen, sondern besitzt auch vielfältige positive Implikationen.

Allerdings bildet natürlich die Klärung der Frage, was unter Autonomie in konkreten Situationen und ihren Voraussetzungen zu verstehen sei, die Grundlage für die Möglichkeit von Aussagen darüber, wie sich die Achtung der Autonomie einer Person im konkreten Fall äußert.

Ruth Faden und Tom Beauchamp charakterisieren den Begriff »autonome Handlungen«[13] folgendermaßen: X handelt nur dann autonom, wenn folgende Bedingungen erfüllt sind, wobei jede dieser drei Bedingungen eine notwendige Voraussetzung autonomer Handlungen darstellt:

1.) X handelt intentional;
2.) X handelt mit Verstehen der Situation, d.h. X versteht, um was es geht;
3.) X handelt ohne kontrollierende (äußere) Einflüsse (Faden/Beauchamp 1986: 238).

Da sowohl die Verstehensbedingung als auch die Bedingung der Abwesenheit von Kontrolle gradueller Natur sind, besitzt auch das Ausmaß der Autonomieverwirklichung in konkreten Situationen graduellen Charakter.

Diese Beschreibung »autonomer Handlungen« befindet sich inhaltlich in großer Nähe zum Modell des *informed consent* (vgl. Kap. C.I.2.). Sie besitzt

13 Ruth Faden und Tom Beauchamp unterscheiden nicht in der oben beschriebenen Weise zwischen der Entscheidungs- und der Handlungsebene. Vielmehr verwenden sie den Begriff der »autonomen Handlung«, der letztlich beide Gesichtspunkte umfasst.

für Faden und Beauchamp große Bedeutung bei der Diskussion von im Kontext des *informed consent* stehenden autonomiebezogenen Überlegungen. Bereits hier wird deutlich, dass für diese Charakterisierung des Begriffs »autonome Handlungen« – und somit auch für Autonomieüberlegungen im Umfeld des *informed consent* – in erster Linie die Freiheit *von* kontrollierenden Einflüssen in konkreten Handlungs- und Entscheidungssituationen, d.h. der Gesichtspunkt der negativen Freiheit, im Mittelpunkt des Interesses steht, während dem Aspekt der selbstbestimmten Lebensgestaltung hier keine wesentliche Bedeutung zugemessen wird.

Will man die Voraussetzungen für Autonomieverwirklichung in konkreten Situationen eingehender diskutieren, so müssen die von Faden und Beauchamp (1986) genannten Bedingungen autonomer Handlungen jedoch spezifiziert sowie um einige Aspekte erweitert werden.

Während Faden und Beauchamp mit dem dritten Punkt ihrer Voraussetzungen autonomer Handlungen hauptsächlich die Beschreibung einschränkender Faktoren in den Vordergrund rücken, möchte ich im Rahmen dieser Studie eine andere Schwerpunktsetzung wählen. Diese besteht nicht so sehr in der Betonung der Bedeutung der Abwesenheit kontrollierender Einflüsse, sondern vielmehr in der Umschreibung geeigneter Voraussetzungen für Autonomieverwirklichung. So lässt sich das Vorhandensein von Nichtkontrolle, d.h. die Abwesenheit von kontrollierenden Einflüssen, auch charakterisieren als Vorhandensein von Freiheit. Hierbei lassen sich verschiedene Freiheitsaspekte unterscheiden: Freiheit bezüglich der Durchführung der geplanten Handlung (Handlungsfreiheit), Freiheit bezogen auf die zur Verfügung stehenden Wahlmöglichkeiten (Wahlfreiheit) sowie Freiheit auf der Ebene der Entscheidungsfindung (Entscheidungsfreiheit). Diese verschiedenen Freiheitsaspekte sowie die verschiedenen Möglichkeiten, kontrollierende Einflüsse auszuüben, werden anschließend eingehend in den Kapiteln Handlungsfreiheit (Kap. B.4.1.), Wahlfreiheit (Kap. B.4.2.) und Entscheidungsfreiheit (Kap. B.4.3.) diskutiert.

Aspekte, die sich mit der zweiten von Faden und Beauchamp genannten Voraussetzung »autonomer Handlungen«, dem adäquaten Verstehen der relevanten Umstände, beschäftigen, werden im Themenbereich des *informed consent* besprochen (Kap. C.I.3.). Zudem erscheint wichtig, nicht nur das adäquate Verstehen der relevanten Informationen zu betonen, sondern auch den Gesichtspunkt der rationalen Entscheidungsfindung und der Authentizität zu berücksichtigen (Kap. B.4.3.2.). Darüber hinaus sei mit einer ausführlichen Diskussion der Wahlfreiheit der Einsicht Rechnung getragen, dass auch die Zahl und die Beschaffenheit der zur Verfügung stehenden Optionen von Bedeutung ist bei der Frage, inwieweit in einer konkreten Situation Autonomie realisiert werden kann (Kap. B.4.2.).

4. Voraussetzungen für die Umsetzung von Autonomie

Verschiedene Voraussetzungen müssen gegeben sein, damit eine Person in der Lage ist, ihre Autonomiefähigkeit umzusetzen, d.h. in autonomer Weise Entscheidungen zu treffen und in freier Weise Handlungen durchzuführen, um auf diesem Wege selbstbestimmt ihr Leben zu gestalten. Diese Voraussetzungen für die Umsetzung von Autonomie werden im Folgenden in den Kapiteln Handlungsfreiheit (Kap. B.4.1.), Wahlfreiheit (Kap. B.4.2.) und Entscheidungsfreiheit (Kap. B.4.3.) näher untersucht.

1. Handlungsfreiheit

In freier Weise erfolgende Handlungen tragen ihren Ursprung in der Fähigkeit der handelnden Person, aufgrund eingehender Reflexion autonom zu entscheiden, welche Handlung durchgeführt werden soll. Nicht von ungefähr bestehen daher sehr enge Verbindungen zwischen Handlungsfreiheit und Entscheidungsfreiheit, wobei Entscheidungsfreiheit eher den mentalen, geistig ausgerichteten Reflexionsprozess und dessen Beeinflussungsmöglichkeiten betrifft, während sich Handlungsfreiheit stärker auf die Umstände des Handelns bezieht. Beim Gesichtspunkt der Wahlfreiheit stehen demgegenüber Anzahl und Qualität der Wahlmöglichkeiten im Vordergrund.

1.) Handlungen

Handlungen stellen den auf Intentionen beruhenden Teil des Verhaltens von Personen dar; Handeln ist bewusstes, absichtliches Verhalten. Zwischen dem Handlungskonzept und dem Gesichtspunkt der Übernahme von Verantwortung bestehen enge Verbindungen. Hierbei ist nicht nur an retrospektive Verantwortungszuschreibung zu denken, sondern auch an Zukunftsverantwortung, welche eine auf Folgenabschätzung beruhende Vorsorge- und Fürsorgeverantwortung einschließt. Von solcherart beabsichtigten Handlungen müssen Vorgänge und Dinge unterschieden werden, die eine Person unbeabsichtigt bewirkt und herbeiführt, und für die sie keine Verantwortung trägt. Die traditionelle Handlungstheorie beschäftigt sich zumeist mit individuellem Handeln und der Zuschreibung individueller Handlungsverantwortung. Angesichts einer stetig steigenden Bedeutung kollektiv getroffener Handlungsentscheidungen – auch im Bereich der Medizin – kommt jedoch handlungstheoretischen Modellen, die sich auf kollektives oder soziales Handeln beziehen und sich mit der Frage beschäftigen, wie solches Handeln einzelnen beteiligten Akteuren zugeschrieben werden kann, wachsende Bedeutung zu (Faden/Beauchamp 1986; Donagan 1987; Benn 1988; Maring 1991; Lenk 1992; Nida-Rümelin 1996; Irrgang 1997).

Will man erklären, warum eine Person eine Handlung durchgeführt hat, so spielt hierbei einerseits die Fähigkeit dieser Person eine Rolle, die jeweilige Handlung durchzuführen, andererseits bedarf es zur konkreten Durchführung auch entsprechender Intentionen und Motive. So werden ausgehend von Motiven handlungsbezogene Intentionen gebildet, die bei Vorhandensein entsprechender Fähigkeiten in Handlungen umgesetzt werden. Intentionale Handlungen können beschrieben werden als Handlungen, die angestrebt werden in Übereinstimmung mit dem Plan des Handelnden von der in Frage stehenden Tat. Hierbei muss es sich nicht immer um Dinge handeln, die gewollt werden, sondern es kann sich auch um Dinge und Faktoren handeln, die lediglich um eines anderen Zieles willen in Kauf genommen werden.

Handlungen lassen sich jedoch nicht allein durch die Überzeugungen oder Wünsche des Handelnden erklären – denn Überzeugungen oder Wünsche werden nicht notwendigerweise in Handlungen umgesetzt. Vielmehr sind bei einer Umsetzung in Handlungen auch propositionale Einstellungen beteiligt, die darauf ausgerichtet sind, bestimmte Dinge tatsächlich herbeizuführen. Handlungen kommen demzufolge zustande, wenn ein Wunsch, dass ein bestimmtes Ziel erreicht werden solle, Anlass zu umfassenden Überlegungen gibt, wie dieses Ziel erreicht werden kann. Gemäß aristotelischer Sichtweise können menschliche Handlungen durch dreierlei

Komponenten erklärt werden: 1) das Vorhandensein eines zielgerichteten Wunsches, 2) die durch reifliche Überlegung zustande gekommene Überzeugung, dass eine bestimmte, in der eigenen Macht stehende Handlungsart in wirksamer Weise dazu dienen würde, dieses Ziel zu erreichen sowie 3) als Ergebnis dessen die Auswahl einer derartigen Handlung.

So lässt sich unterscheiden zwischen einem unmittelbar empfundenen Verlangen auf der einen Seite, und einem zielgerichteten Wunsch und der – nach eingehender Überlegung zustande gekommenen – Wahl einer zum Erreichen des Zieles geeigneten Handlung auf der anderen Seite. Von eingehender Überlegung kann erst dann die Rede sein, wenn tatsächlich darüber reflektiert wird, wie ein vorhandener Wunsch erfüllt werden kann. Das Durchführen entsprechender Überlegungen setzt voraus, dass der zugrunde liegende Wunsch als so wichtig angesehen wird, dass er realisiert werden soll. Hiervon muss eine wesentlich unverbindlichere Ebene unterschieden werden, auf der überlegt wird, wie ein vorhandener Wunsch möglicherweise erfüllt werden *könnte*. Dieses lediglich hypothetische Verfahren beschäftigt sich in allgemeiner Weise mit Möglichkeiten, ohne zunächst eine konkrete Umsetzung in eine Handlung anzustreben. So mögen zwei verschiedene Personen mit stark unterschiedlichen Charakteren zwar im Grunde die gleichen Wünsche besitzen, sich aber dadurch unterscheiden, dass es jeweils unterschiedliche Wünsche sind, über deren tatsächliche Umsetzung sie sich in eingehender Weise Gedanken machen, und aufgrund derer sie schließlich handeln (Anscombe 1966; Donagan 1987).

Auf vielen Gebieten erweist es sich für den Einzelnen als Frage der persönlichen Entscheidung, welche Wünsche tatsächlich in die Tat umgesetzt werden. Grundlegende Voraussetzung für das Erfüllen eines Wunsches stellt zunächst dessen Realisierbarkeit dar – sei es in der jeweiligen individuellen Eingebundenheit des Einzelnen, sei es im allgemeinen Kontext der praktisch-technischen Machbarkeit. Viele Wünsche, wie zum Beispiel der Wunsch, fliegen zu können oder unsterblich zu sein, werden aufgrund genereller natürlicher Gegebenheiten immer auf der hypothetischen Ebene bleiben. Allerdings ermöglichen neuere technische Entwicklungen – nicht zuletzt im medizinischen Bereich – teilweise auch die Verwirklichung von Wünschen, die bislang als lediglich hypothetisch gelten konnten (vgl. Teil D).

2.) Handlungen im privaten Bereich und Handlungen im öffentlichen Bereich

Da Handlungen nicht selten Auswirkungen nach sich ziehen, welche auf die eine oder andere Weise neben den handelnden Personen selbst auch Dritte betreffen, spielt bei Überlegungen zur Handlungsfreiheit eine zentrale Rolle, inwieweit außen stehende, unbeteiligte Personen von den Handlungen anderer negativ beeinträchtigt werden. In diesem Zusammenhang formuliert John Stuart Mill in seiner Schrift »Über die Freiheit« als allgemeine Regel:

> »Immer wenn ein bestimmter Schaden oder ein bestimmtes Schadens-Risiko entweder für ein Individuum oder für die Öffentlichkeit gegeben ist, gehört der Fall nicht mehr in den Bereich der Freiheit, sondern in den der Moral oder des Gesetzes« (Mill 1859/1987: 98).

So lässt sich die Kernaussage von auf Mill zurückgehenden Positionen folgendermaßen formulieren: Solange eine Person anderen mit ihren Handlungen keinen Schaden zufügt, ist sie frei, zu tun was sie tun möchte. Mills Überlegungen bezogen sich hierbei auf die Frage, inwieweit und unter welchen Umständen es dem Staat erlaubt sei, in die Freiheit des Einzelnen einzugreifen. Sie sind zunächst in erster Linie als Plädoyer dafür zu deuten, den einzelnen Bürger bei Handlungen, die nur ihn selbst betreffen, vor staatlicher Einflussnahme zu schützen (vgl. Kap. C.II.2.2.).[14]

Derartige Sichtweisen wurden auch als »minimalistisch« bezeichnet, da bei diesen Positionen das maßgebliche Kriterium dafür, ob eine Handlung oder ein Lebensstil moralisch richtig oder falsch ist, darin besteht, ob anderen hierdurch Schaden zugefügt wird. Wie Daniel Callahan (1981) beschreibt, habe eine derartige Ethik vor allem in den letzten Jahrzehnten in westlichen Ländern weite Verbreitung gefunden, wobei fälschlicherweise Mills Prinzip, das sich ursprünglich lediglich auf die Beziehung zwischen Individuum und Staat bezog, so adaptiert wurde, dass es das Moralverhalten selbst im allgemeinen Sinne umfasst. Viele der negativen individualistischen Implikationen dieser Positionen seien auf die – auch von Mill vorgenommene – strikte Trennung zwischen öffentlichem Leben einerseits und Privatsphäre andererseits zurückzuführen sowie auf die Annahme, in bei-

---

14 Auch innerhalb des deutschen Rechtssystems wird eine solche Unterscheidung getroffen: Als Privatsache beurteilte Handlungen sind grundsätzlich nicht rechtswidrig (Merkel 2001).

den Bereichen herrschten unterschiedliche moralische Standards. Solche Positionen seien zur starren und rigorosen Toleranz verpflichtet: Denn solange das Verhalten Einzelner nicht nachgewiesenermaßen zur Schädigung der Allgemeinheit führt, besteht dieser Zugangsweise zufolge für Außenstehende keine Legitimation, dieses Verhalten in Frage zu stellen oder zu kritisieren. Vor einem solchen Hintergrund werde das Herausbilden und Verfolgen gemeinschaftlicher Werte erschwert, wenn nicht gar verunmöglicht (vgl. Kap. A.3.4.).

Jedoch ist eine derartige strikte Trennung zwischen öffentlichem und privatem Leben bei kritischer Betrachtung nur äußerst schwer möglich, da es, wenn überhaupt, dann nur sehr wenige private Handlungen gibt, die keinerlei öffentliche Zusammenhänge implizieren. So würde eine Annahme rein privater Handlungen letztlich die völlige Unabhängigkeit des Einzelnen voraussetzen, und zwar auch in Bezug auf Nahrung, Kultur und Sprache, d.h. im Grunde die Abwesenheit jeglichen öffentlichen Lebens (Callahan 1981).

In Bezug auf Autonomie-Überlegungen mag die klare Trennung zwischen Privatem und Öffentlichem und das Zuordnen von Handlungen als dem privaten Bereich zugehörig – und damit der moralischen Beurteilung entzogen – als legitimierendes Argument für das Verfolgen persönlicher Interessen und Vorlieben dienen.

Werden bestimmte Bereiche als dem privaten Sektor zugehörig betrachtet, so wird hiermit nicht zuletzt auch dem jeweils einzelnen Individuum die Verantwortung für die in diesen Bereichen durchgeführten Handlungen zugeschrieben. Eine solche Individualisierung von Verantwortung erscheint jedoch insbesondere in den Fällen, in denen für die handelnde Person gesellschaftliche Gründe eine maßgebliche Rolle spielen, äußerst problematisch (vgl. Kap. D.V.1.).

3.) Handlungsfreiheit als Abwesenheit äußerer Zwänge

Der Begriff der Handlungsfreiheit repräsentiert ein sehr komplexes Konzept. Generell lässt sich hier unterscheiden zwischen der *Freiheit von* einschränkenden äußeren Einflüssen, so zum Beispiel der Abwesenheit von Zwängen, Ängsten, Nöten oder Krankheiten, und der *Freiheit etwas zu tun*, so zum Beispiel der Freiheit, sich für bestimmte Dinge zu entscheiden, zu rennen, zu lesen etc. Freiheit liegt unabhängig davon vor, ob sie auch tatsächlich ausgeübt wird und in eine Handlung umgesetzt wird. So kann auch dann davon gesprochen werden, Person A besitze die Freiheit, x zu tun, wenn sie x nicht ausführt (vgl. Kap. B.1.2.).

Gemäß weit verbreitetem Verständnis wird unter Handlungsfreiheit die Freiheit verstanden, zu tun, was man tun möchte. Dem Alltagsverständnis von Freiheit zufolge ist jemand in dem Maße frei, in dem niemand in sein Handeln eingreift, in dem er ungehindert durch andere handeln kann. Auf den Aspekt der Freiheit von negativen äußeren Einflüssen bezieht sich die folgende allgemein gehaltene Definition, gemäß welcher Freiheit in Bezug auf Handelnde als triadische Relation umschrieben werden kann: »The free agent Alan is free to Φ in relation to some possible frustrating condition F« (Benn 1988: 125/126). F ist eine Bedingung, deren Abwesenheit nötig ist, soll eine Person die Freiheit besitzen, eine bestimmte Handlung auszuführen.

Allgemein kann nur dann davon gesprochen werden, es liege Unfreiheit vor, bestimmte Dinge zu tun, wenn es sich hierbei um etwas handelt, das sinnvollerweise beabsichtigt werden kann. Es besteht nicht bereits dann Unfreiheit, wenn jemand aufgrund fehlender Fähigkeiten, aufgrund natürlicher Gegebenheiten, oder aufgrund der generellen Unmöglichkeit, bestimmte Handlungen unter bestimmten Bedingungen durchzuführen, nicht in der Lage ist, bestimmte Dinge zu tun (vgl. Kap. B.1.2.). Unfreiheit entsteht vielmehr durch das Ausüben von Zwang, das Androhen von Strafe etc.

Demgegenüber wurde jedoch im Rahmen von auf den britischen Philosophen Thomas Hobbes zurückgreifenden Positionen die Ansicht vertreten, durch die Androhung von Strafen werde eine Person nicht in ihrer Freiheit eingeschränkt, vielmehr erhalte sie lediglich ein zusätzliches Handlungsmotiv. Denn die handelnde Person besitze auch angesichts ungünstiger Bedingungen dennoch die Freiheit, sich für oder gegen eine bestimmte Option zu entscheiden, auch wenn diese durch die Androhung von Strafe wesentlich weniger attraktiv gemacht wurde. Eine nicht sehr plausible Implikation dieser Ansicht wäre jedoch, jemanden, der trotz Androhung von schwersten Strafen eine Handlung durchführt, für frei zu halten, während jemand, der angesichts der Drohung die beabsichtigte Handlung unterlässt, demnach unfrei sei. Hinzu kommt, dass dieser Position zufolge eine Person auch dann noch für ihr Tun zur Verantwortung gezogen werden kann, wenn sie dem Druck nachgegeben hat. Dem mag man entgegen halten, in solchen Zwangssituationen bestehe keine Freiheit und keine wirkliche Wahl, sodass eine Person für Taten unter Zwang auch nicht zur Verantwortung gezogen werden könne. Allerdings ist hier immer eine sorgfältige Abwägung erforderlich zwischen der beabsichtigten Handlung und den angedrohten Konsequenzen. Ein Rekurs auf fehlende Handlungsfreiheit erscheint nur dann akzeptabel, wenn die mit einer beabsichtigten Handlung verbundenen Kosten aufgrund äußeren Zwangs zu hoch wären (Benn 1988).

So kann von Unfreiheit nicht die Rede sein, wenn ein bestimmter Handlungsverlauf nur unter Inkaufnahme gewisser Kosten oder Nachteile durchgeführt werden kann. Denn mit der Wahl einer bestimmten Handlungsoption geht immer der Verzicht auf diejenigen Optionen einher, für die man sich nicht entschieden hat. Unfreiheit entsteht vielmehr durch das Auferlegen von Schwierigkeiten in Situationen, in denen diese normalerweise nicht vorhanden wären. Das Vorliegen von Zwang und Unfreiheit setzt voraus, dass andere Menschen durch Einschränkung der zur Verfügung stehenden Handlungsmöglichkeiten willentlich den Bereich beeinträchtigen, innerhalb dessen eine Person ansonsten frei handeln könnte, d.h. eine Person wird von anderen daran gehindert, ein Ziel zu erreichen. Gehen Einschränkungen der Optionen auf natürliche Vorgänge zurück, so kann demgegenüber nicht sinnvoll von Freiheit und Unfreiheit gesprochen werden (Berlin 1969; Benn 1988).

Allerdings wird nicht in jedem Fall, in dem die Handlungen einer Person auf irgendeine Weise Einfluss auf eine andere Person besitzen, deren Freiheit beeinträchtigt – solange die zur Verfügung stehenden Optionen nicht eindeutig eingeschränkt werden. Denn letztlich beeinflusst jedes Angebot, jede Bitte um Unterstützung oder jede Anfrage die Handlungsmöglichkeiten einer Person, indem sich neue Handlungsoptionen auftun. Solange hierdurch jedoch nicht die Fähigkeiten des Handelnden beeinträchtigt werden, die neuen Optionen gegen die bereits vorhandenen anderen Optionen abzuwägen, entscheidet der Handelnde selbst, ob er das Angebot annehmen oder der Bitte nachgehen soll oder nicht.[15]

Derartige Ansätze, welche Freiheit als Möglichkeit umschreiben, zu tun, was man tun möchte, wurden jedoch auch kritisiert. So impliziert ein derartiges Konzept der negativen Freiheit, dass eine Person, die realisiert, dass sie nicht tun kann, was sie tun möchte, lediglich ihre Wünsche auszulöschen oder zu ändern braucht, um frei zu sein. Ein derartiges Streben nach

---

15 Sieht man einmal von Erpressungsversuchen und Ähnlichem ab (vgl. Kap. B.4.1.4.).

Selbstbestimmung und Unabhängigkeit trägt jedoch die Gefahr in sich, asketische Züge der Selbstverleugnung anzunehmen. Hierbei wird quasi ein strategischer Rückzug angetreten in einen Bereich, der von äußeren Einflüssen nicht mehr eingenommen werden kann (Berlin 1969; Benn 1988 und Kap. D.V.2.).

Isaiah Berlin (1969) weist auf einen hiermit in Zusammenhang stehenden Aspekt hin: Auch die Suche nach gesellschaftlicher Anerkennung ähnelt in mancher Hinsicht dem Wunsch, ein freier, selbstständig Handelnder zu sein. Denn das Selbstbild eines Menschen wird in hohem Maße vom gesellschaftlichen Umfeld bestimmt; es hängt auch davon ab, was andere über einen Menschen denken und wie andere auf ihn reagieren. Berlin zufolge ergebe sich die Unfreiheit, über die Einzelne oder Gruppen von Menschen klagen, häufig aus dem Fehlen von Anerkennung. Denn Menschen streben nicht nur nach Freiheit von äußeren Zwängen oder nach Selbstvervollkommnung, sondern auch danach, nicht ignoriert oder verächtlich behandelt zu werden, und als Individuum in ihrer jeweiligen Einmaligkeit adäquat anerkannt zu werden. So kann sich jemand in dem Maße unfrei fühlen, in dem er nicht als selbstbestimmtes, individuelles Wesen wahrgenommen wird, oder er kann sich als Mitglied einer nicht anerkannten oder nicht ausreichend respektierten Gruppe unfrei fühlen. Trotz dieser Nähe zum Freiheitsgedanken zielt der Wunsch nach Status und Anerkennung jedoch nicht direkt auf Freiheit, sondern vielmehr auf den Wunsch nach besserem Verstandenwerden, nach Berücksichtigung von Interessen und gleichberechtigter Verbundenheit.

4.) Die Freiheit eingrenzende Zwänge

Die Abwesenheit von durch andere ausgeübten Kontrollen oder Zwängen kann also als zentrale Voraussetzung von Handlungsfreiheit beschrieben werden. Völlig unkontrollierte Handlungen lassen sich charakterisieren als Handlungen, die (1) entweder nicht das Ziel eines Versuchs anderer waren, Einfluss zu nehmen, oder (2) wenn sie das Ziel eines Versuchs zur Einflussnahme darstellen, so war dieser entweder nicht erfolgreich oder er führte nicht dazu, den Handelnden in irgendeiner Weise von seinem Handlungswunsch oder von seiner Überzeugung abzubringen (Faden/Beauchamp 1986: 258). Entsprechende Einflüsse kommen aus verschiedenen Quellen und können verschiedene Formen annehmen: Androhungen körperlicher

Gewalt, Versprechungen, finanzielle Vorteile, begründete Argumente, Lügen und Ähnliches.

J.P. Day (1977) unterscheidet eine große Zahl verschiedener Möglichkeiten der Beeinflussung. Als gewaltsame Möglichkeiten der Einflussnahme beschreibt er: Zwingen, Drohen sowie extremere Formen von Einschüchterung, Versuchung, Tyrannei und Provokation. Als gewaltfreie Möglichkeiten der Einflussnahme nennt er demgegenüber: Anordnen, Bitten, Anbieten, Überzeugen, Raten, Warnen, Loben, Tadeln, Belohnen, Bestrafen und Abschrecken.

Gemäß Ruth R. Faden und Tom L. Beauchamp (1986) lassen sich drei Hauptkategorien von Einflussnahmen unterscheiden, zwischen denen jedoch keine scharfe Trennung möglich ist: Überzeugung, Manipulation, und Zwang. So kann eine Person beeinflusst werden ohne in irgendeiner Weise unter der Kontrolle der beeinflussenden Person zu stehen, solange die Person auf der Grundlage dessen, was sie selbst will, handelt, und nicht aufgrund von Unterwerfung unter den Willen und die Ziele der Einfluss nehmenden Person (Überzeugung). Demgegenüber sind vollständig kontrollierte Handlungen gänzlich dominiert vom Willen anderer (Zwang). Zwischen beiden Extremen existiert ein Kontinuum: Einflüsse können in unterschiedlichem Maße manipulierende Wirkung besitzen (Manipulation). Bei der Zuschreibung der Einflussnahme zu einer dieser drei Kategorien (Überzeugung, Manipulation und Zwang) spielt jeweils auch der subjektive Standpunkt eine zentrale Rolle, d.h. wie die jeweilige Person die sie betreffende Einflussnahme empfindet und welche Wirkungen diese auf sie besitzt. Denn Personen sind in unterschiedlichem Maße in der Lage, sich versuchter Einflussnahme zu widersetzen (Faden/Beauchamp 1986).

Im Rahmen dieses Kapitels wird nur der Aspekt der Zwangsausübung weiter verfolgt, während Überlegungen zu Manipulation und zu Überzeugungsstrategien im Kapitel B.4.3.2. näher ausgeführt werden.

Als Zwangsausübung können all jene Einflussnahmen beschrieben werden, durch welche die Handlungsfreiheit der solcherart unter Druck gesetzten Person vermindert oder unter Umständen ganz beschnitten wird. Zentral in diesem Zusammenhang ist die Frage, ab wann äußere Einflüsse als so gravierend bezeichnet werden können, dass sie als Zwang gelten können und die Freiheit des Handelnden tatsächlich in moralisch signifikanter Weise einschränken, und wann im Gegensatz dazu zwar von inneren oder äußeren Einflüssen, aber keineswegs von die Handlungsfreiheit einer Person unzulässig einschränkenden Zwängen gesprochen werden kann. Denn letztlich erfolgt jegliche menschliche Handlung unter dem Einfluss vielfältiger Rahmenbedingungen, seien es individuelle und gesellschaftliche Zielsetzungen und Erwartungen, seien es die realistischen Möglichkeiten in einer konkreten Situation.

Von verschiedenen Autoren wurden unterschiedliche Umschreibungen dessen, was als Zwang gelten kann, vorgenommen. Hierbei spielt eine zentrale Rolle, dass eine Person durch das Eingreifen einer anderen Person zum Durchführen einer Handlung gebracht werden soll, die sie ansonsten nicht tun würde.

Ruth R. Faden und Tom L. Beauchamp umschreiben Zwangsausübung folgendermaßen:

»*Coercion* occurs if one party intentionally and successfully influences another by presenting a credible threat of unwanted and avoidable harm so severe that the person is unable to resist acting to avoid it« (Faden/Beauchamp 1986: 261).

Joseph Raz (1986) beschreibt Zwang – ausgehend von einer Definition von Robert Nozick (1972) – durch eine komplexe Folge von Bedingungen.[16] Diese Definition bezieht sich auf die Ausübung von Zwang durch das Aussprechen von Drohungen, wobei eine Äußerung nur dann als Zwang ausübende Drohung verstanden werden kann, wenn im Falle des Nichtgehorsams mit einer schwerwiegenden Bestrafung zu rechnen ist. Die Tatsache, dass eine Person unter Zwang gehandelt hat, stellt entweder eine

16 Raz 1986: 148/149:
»P coerces Q into not doing act A only if:
A
(1) P communicates to Q that he intends to bring about or have brought about some consequence, C, if Q does A.
(2) P makes this communication intending Q to believe that he does so in order to get Q not to do A.
(3) That C will happen is, for Q, a reason of great weight for not doing A.
(4) Q believes that it is likely that P will bring about C if Q does A and that C would leave him worse off, having done A, than if he did not do A and P did not bring about C.
(5) Q does not do A.
(6) Part of Q's reason for not doing A is to avoid (or to lessen) the likelihood of C by making it less likely that P will bring it about.
B
P's actions which conform to the conditions set out in A are prima facie wrong.
C
The fact that Q acted under those circumstances is a reason for not blaming him for not doing A«.

Rechtfertigung oder eine vollständige Entschuldigung für ihre Handlung dar.

J.P. Day umschreibt Zwangsausübung folgendermaßen: »B compels (or coerces) A to D if and only if B makes A retrievably unable to -D by Eing A« (Day 1977: 265). Für Day ist hierbei von zentraler Bedeutung, dass es für A nicht in grundsätzlicher Weise verunmöglicht wurde, D zu tun, d.h. dass nicht A's generelle Fähigkeit, D zu tun, beeinträchtigt wurde, sondern lediglich dessen Freiheit, D zu tun. Zu einem späteren Zeitpunkt wird A wieder in der Lage sein, D zu tun. So stellt also auch nicht jede Verminderung der Handlungsoptionen eine Beschränkung der Freiheit von A dar. Denn wenn B in nicht wieder gut zu machender Weise A beeinträchtigt, so beschränkt er nicht A's Freiheit, sondern seine Fähigkeiten (vgl. Kap. B.1.2.).

Allerdings werden im Rahmen der genannten Definitionen lediglich direkte Androhungen unliebsamer Konsequenzen berücksichtigt, bei denen eine Person oder Institution ausgemacht werden kann, welche eine Drohung ausspricht. Indirekte Effekte, wie sie durch die Verkettung verschiedener Umstände oder durch indirekte Auswirkungen von Handlungen erfolgen können, in denen also weder einer Person noch einer Institution zugeschrieben werden kann, eine Drohung auszusprechen, werden hiervon nicht erfasst. In diesen nicht berücksichtigten Bereich fallen jedoch gesellschaftliche Zwänge, die nicht in Form von direkt drohender Gewalt von einer bestimmten Person oder Institution ausgehen, die allerdings zumeist auch nicht so stark sind, dass sie die Wahl bestimmter Optionen völlig verunmöglichen.

Charakteristisch für Zwangsandrohungen ist, dass sie für die bedrohte Person die zur Verfügung stehenden Handlungsoptionen verringern. So mag man die Ansicht vertreten, allein durch die Androhung von Gewalt, d.h. über die Verringerung der Zahl der zur Verfügung stehenden Handlungsoptionen, werde die Situation der bedrohten Person mit großer Wahrscheinlichkeit verschlechtert. Dieser Position liegt zunächst die Annahme zugrunde, es sei für eine rationale Person immer besser, über eine größere Zahl von Handlungsoptionen zu verfügen (Raz 1986).[17] Demgegenüber

17 Gerald Dworkin (1988) wendet sich hingegen gegen diese Annahme, indem er aufzeigt, in welch vielfältiger Hinsicht das Vorhandensein zusätzlicher Handlungsoptionen zum Auftreten neuer, zusätzlicher Handlungszwänge führen kann. Allerdings unterscheiden sich die von Dworkin beschriebenen, möglicherweise entstehenden Handlungszwänge deutlich von der von Raz vertretenen Zwangs-

wird durch ein nicht mittels Zwang unterstütztes Angebot die Zahl der zur Verfügung stehenden Optionen nicht verringert, oft hingegen sogar erhöht. Allerdings kann auch durch ein zusätzliches Angebot eine Person in unzulässiger Weise beeinflusst werden, etwa wenn unfaire Rahmenbedingungen vorliegen, wenn die Person nicht über ausreichend Kenntnisse verfügt, das Angebot zu bewerten oder wenn sie aus anderen Gründen nicht in der Lage ist, die Implikationen richtig abzuschätzen (Raz 1986). So gibt es denn verschiedene Ansichten hinsichtlich der Frage, ob neben Drohungen nicht auch extreme Angebote zu einer Beschränkung von Freiheit führen können: Es wurde vertreten, dass sowohl Drohungen als auch Angebote zu Freiheitsbeschränkungen führen können, wenn die Drohung sehr stark oder das Angebot sehr verlockend ist, aber auch, dass dies nur Drohungen, nicht jedoch Angebote bewirken, oder aber keines von beiden (Day 1977; Raz 1986).

Bei den Implikationen von unter Zwang durchgeführten Handlungen muss zwischen zwei Aspekten unterschieden werden: Einerseits kann die Ausübung von Zwang die Autonomie einer Person durch die mit der erzwungenen Handlung einhergehenden Konsequenzen beeinflussen. Andererseits beeinträchtigen Zwangsausübung und Manipulation die Autonomie auch durch die zugrunde liegende Intention. So mag die Ausübung von Zwang in vielen Fällen in erster Linie schädlich sein, weil sie eine Person zu einem nicht-autonom handelnden Wesen degradiert, und nicht so sehr aufgrund der direkt greifbaren Folgen, die unter Umständen nicht besonders schwerwiegend sein mögen (Raz 1986).

Im Allgemeinen wird angenommen, dass eine unter Zwang handelnde Person gezwungen wurde, die erzwungene Handlung durchzuführen, und dass diese Handlung gegen ihren Willen erfolgte. Eine unter Zwang stehende Person muss jedoch nicht notwendigerweise gegen ihren Willen handeln (Raz 1986). Vielmehr kann eine Person durchaus auch dazu gezwungen werden, eine Handlung auszuführen, die sie sowieso durchführen wollte. Eine solcherart unter Zwang stehende Person bedauert allerdings die Umstände, unter denen sie steht und die sie dazu bringen, in einer bestimmten Weise zu handeln. Joseph Raz spezifiziert in diesem Zusammenhang die Bedingungen, unter denen von Zwang gesprochen werden kann, folgendermaßen:

---

definition, denn Dworkin argumentiert nicht auf der Basis von direkten Zwangsandrohungen, sondern ausgehend von indirekten Effekten (vgl. Kap. B.4.2.).

»A person is forced to act in a certain way if (1) he regrets the fact that he is in the circumstances he believes himself to be in and which are his reasons for acting as he does, and (2) his action is justified or excused« (Raz 1986: 151/152).

Demzufolge ist es also möglich, dass eine Person gezwungen wird, so zu handeln, wie sie sowieso handeln wollte. Außerdem werden bei dieser Zugangsweise nicht nur direkte, mit unmittelbarer Strafandrohung verbundene Zwänge berücksichtigt, vielmehr wird die Perspektive erweitert für zwingende Umstände, die nicht auf direkte Androhungen von Strafe durch eine Person oder Institution zurückgehen. Gemäß dieser Definition wird nicht impliziert, dass eine unter Zwang handelnde Person bedauert, was sie tut bzw. getan hat, sondern lediglich, dass sie die relevanten Umstände bedauert. So mag eine Person es sogar begrüßen, zu einer Handlung gezwungen zu werden, die sie im Grunde zwar tun möchte, in deren Umfeld aber unter Normalbedingungen die eigene Abneigung oder Schwerfälligkeit größer ist als der Wunsch, diese Handlung auszuführen.[18]

Hier gelangt die Vorstellung einer erzwungenen Handlung zweifellos an ihre Grenzen, wenn auch solche Situationen durchaus aus dem Alltagsleben sehr vertraut sind. So kann beispielsweise für einen Arbeitswütigen jeder Anlass, länger im Büro zu bleiben, ein willkommenes Ereignis darstellen, das einerseits seinen eigenen Wünschen entgegenkommt und andererseits sein Verhalten vor seiner Umwelt rechtfertigt. Inwieweit eine ähnliche Konstellation, in der innere Wünsche vor dem Hintergrund äußerer Einflüsse eine verstärkte Wahrscheinlichkeit der Umsetzung sowie eine verstärkte Legitimation erhalten, auch gesehen werden kann im Umfeld von Familienplanungsentscheidungen, insbesondere im Zusammenhang der genetischen Frühdiagnostik, soll in Kapitel D.IV.4.2. diskutiert werden.

2. Wahlfreiheit

Wahlfreiheit umschreibt die Möglichkeit, in freier Weise zwischen verschiedenen Optionen wählen zu können. Das Vorhandensein einer Wahl setzt zunächst voraus, dass mehrere, verschiedenartige Optionen zur Verfügung stehen, unter denen ausgewählt werden kann; für jede der Hand-

18 Raz 1986: 152: »The person being forced welcomes the fact that the choice is made easy for him, while regretting that his weakness, or some other circumstance, make him unable to choose for the right reasons.«

lungsoptionen sprechen jeweils unterschiedliche Gründe. Eine Wahl findet daher stets in Anbetracht miteinander in Konflikt stehender Überlegungen statt; im Zuge der Wahl muss auf ein Gut zugunsten eines anderen verzichtet werden.

Personen treffen ihre Wahlentscheidungen vor dem Hintergrund einer großen Zahl situationsgebundener Determinanten, von denen zu einem beträchtlichen Teil abhängt, welche Wahlentscheidung im jeweiligen Kontext getroffen wird. So gelangen in konkreten Entscheidungssituationen unterschiedliche Menschen aufgrund jeweils verschiedener Ansichten, unterschiedlicher äußerer und persönlicher Bedingungen und verschiedenartiger individueller Lebensgeschichten zu unterschiedlichen Wahlentscheidungen (Morison 1984; Raz 1986; Donagan 1987).

Eine Wahlsituation kann durch objektive Wahlvoraussetzungen (objective choice conditions) und subjektive Wahlvoraussetzungen (subjective choice conditions) charakterisiert werden (Benn 1988). Zu den objektiven Voraussetzungen gehören die Fähigkeiten des Handelnden und die ihm zur Verfügung stehenden Mittel sowie die Abwesenheit von beeinträchtigenden Hindernissen. Darüber hinaus gehört hierzu der mit der jeweiligen Wahl verbundene Verzicht auf andere Möglichkeiten (opportunity costs). Die subjektiven Wahlvoraussetzungen umfassen einerseits die Einschätzungen des Handelnden hinsichtlich der objektiven Wahlvoraussetzungen, so zum Beispiel hinsichtlich seiner Fähigkeiten oder hinsichtlich des Ausmaßes der ihm zur Verfügung stehenden Mittel und deren Angemessenheit. Andererseits gehören hierzu die Ansichten des Handelnden darüber, welche Dinge er für anstrebenswert und welche Aktivitäten er für sinnvoll hält, d.h. die Gesamtheit seiner Präferenzen, Ziele und Prinzipien. Diese führen, zusammen mit seiner Einschätzung hinsichtlich der konkret vorliegenden Wahlsituation, zur jeweiligen Wahlentscheidung.

Ein Eingriff in die Freiheit einer Person kann durch eine tatsächliche oder mögliche Beeinträchtigung einer oder beider dieser Bereiche vorgenommen werden. Dies kann über eine Verschlechterung der objektiven Wahlvoraussetzungen erfolgen, beispielsweise wenn relevante Mittel nicht zur Verfügung gestellt oder entzogen werden, oder wenn durch das Aussprechen von Drohungen die Kosten von Handlungsoptionen steigen, sodass bestimmte Optionen für die Person nicht mehr attraktiv bzw. nicht mehr wählbar werden. Die Freiheit einer Person kann auch beeinträchtigt werden durch unzulässige Veränderungen der subjektiven Wahlvoraussetzungen. So kann eine Person durch Fehlinformationen in die Irre geführt werden, beispielsweise wenn sie falsche Angaben über die ihr zur Verfügung stehenden Mittel oder falsche Informationen über das Verhalten ihrer Umgebung erhält. Über eine Einflussnahme auf die Ansichten und Präferenzen von Personen, d.h. über die Beeinflussung der subjektiven Wahlvoraussetzungen, kann also deren Wahlentscheidung bestimmt werden, ohne dass hierbei die objektiven Bedingungen der Wahlsituation in irgendeiner Weise verändert werden. Auf diesem Weg werden Personen unter Umständen der Freiheit beraubt, Dinge zu tun, zu denen sie ohne weiteres in der Lage gewesen wären.

In diesem Zusammenhang wird erneut die enge Verbindung zwischen Wahlfreiheit, Handlungsfreiheit und Entscheidungsfreiheit deutlich. So kann das Verringern der Zahl der zur Verfügung stehenden Wahlmöglichkeiten nicht nur im Kontext der Wahlfreiheit diskutiert werden, sondern auch als Eingriff in die Handlungsfreiheit interpretiert werden, während andere Aspekte im Umfeld von Wahlentscheidungen in hohem Maße die Entscheidungsebene betreffen. Eine strikte Trennung zwischen den verschiedenen Teilaspekten Handlungsfreiheit, Wahlfreiheit und Entscheidungsfreiheit kann daher nicht vorgenommen werden.

In diesem Kapitel sollen schwerpunktmäßig die mit Wahlfreiheit in direkter Weise zusammenhängenden Gesichtspunkte diskutiert werden. Hierzu wird zunächst auf den Wert von Wahl und Wahlmöglichkeiten eingegangen (Kap. B.4.2.1.). Anschließend werden Kriterien zur näheren Beschreibung von Wahlsituationen diskutiert (Kap. B.4.2.2.). So lassen sich Wahlsituationen näher charakterisieren durch die Zahl der zur Verfügung stehenden Wahlmöglichkeiten (Kap. B.4.2.2.1.), durch das Ausmaß der mit einer tatsächlichen Aktualisierung der entsprechenden Wahlmöglichkeiten verbundenen Schwierigkeiten (Kap. B.4.2.2.2.) sowie durch die Qualität der zur Verfügung stehenden Wahlmöglichkeiten (Kap. B.4.2.2.3.).

1.) Wert von Wahl und Wahlmöglichkeiten

Dem Vorhandensein von Wahl und Wahlmöglichkeiten kann sowohl instrumenteller als auch intrinsischer Wert zugeschrieben werden (Dworkin 1988). Die erste Form der Argumentation schreibt Wahlmöglichkeiten Wert zu, weil das Vorhandensein von Wahlmöglichkeiten kausal dazu beiträgt, andere Güter zu erzielen. Zusätzliche Wahlmöglichkeiten erhöhen die Wahrscheinlichkeit, dass hierdurch die vorhandenen Wünsche erfüllt werden. So mag man sich beim Kauf eines Kleidungsstückes eine große Auswahl wünschen in der Hoffnung, dass sich unter den zusätzlichen Optionen etwas besser Geeignetes als unter den bereits vorhandenen Optionen befinden könnte. Auch in Fällen, in denen die bereits existierenden Optionen in idealer Weise die derzeitigen Präferenzen befriedigen, kann das Bereitstellen zusätzlicher Optionen von Vorteil sein, so beispielsweise wenn sich die Präferenzen ändern, und es durch die größere Auswahl dann besser möglich ist, die veränderten Präferenzen zufrieden zu stellen. Zudem mag gerade das Ausprobieren zusätzlicher, ursprünglich nicht ausgenutzter Optionen zu einer Veränderung der Präferenzen führen. Darüber hinaus kann man dem Vorhandensein einer großen Auswahl instrumentellen Wert zuschreiben, da das Auswählen unter verschiedenen Möglichkeiten vielen Menschen Freude und Zufriedenheit bereitet. Auch trägt das Treffen von Wahlentscheidungen dazu bei, bestimmte Fähigkeiten und Charaktereigenschaften zu entwickeln. So wird eine Person eher Selbstvertrauen oder Urteilsvermögen ausbilden, wenn sie häufig Wahlentscheidungen trifft, als wenn sie sich generell eher passiv verhält. In stärkerer Weise wird der Wert von Handlungsoptionen herausgestellt durch die Ansicht, das Vorhandensein von Wahl und von Wahlmöglichkeiten besitze intrinsischen Wert, d.h. sei um seiner Selbst willen wünschenswert. Demnach müsste der Wert umso größer sein, je mehr Wahlsituationen und je mehr Wahlmöglichkeiten zur Verfügung stehen.

Demgegenüber vertritt Gerald Dworkin (1988) die Ansicht, dass nicht dem Vorhandensein von Wahl und von Wahlmöglichkeiten intrinsischer Wert zukommt, sondern vielmehr der Tatsache, als Wesen betrachtet und anerkannt zu werden, das in der Lage ist, Wahlentscheidungen zu treffen. Denn die Fähigkeit zum Treffen von Wahlentscheidungen begründet die Vorstellung davon, was es heißt, eine Person, ein moralisch handelndes Wesen zu sein, dem gegenüber von anderen Respekt geschuldet wird (vgl. Kap. B.2.). Zudem stellen sich Wahlmöglichkeiten als entscheidend für die Gestaltung eines guten Lebens dar. Denn eine Person, die Entscheidungen trifft und insgesamt gesehen ihr Leben entwirft, misst generell dem Vorhandensein von Wahlmöglichkeiten Wert zu, da sie wesentlich sind für die Verwirklichung dessen, was als gutes Leben angesehen wird. So wird das jeweilige Leben in hohem Maße dadurch zum eigenen Leben, dass es durch eigene Wahlentscheidungen gestaltet wurde, d.h. dass es aus verschiedenen Alternativen ausgewählt wurde. Dem Vorhandensein von Wahl und Wahlmöglichkeiten kommt demzufolge als notwendiger Bestandteil dieses größeren, im Zusammenhang des Personseins stehenden Komplexes Wert zu.

2.) Kriterien adäquater Wahlsituationen

Das Vorhandensein von Wahl und Wahlmöglichkeiten stellt eine zentrale Voraussetzung für personale Autonomie dar. Um Autonomie verwirklichen zu können, muss eine Person nicht nur die Möglichkeit besitzen, eine Wahl zu treffen, sondern sie muss hierbei auch über ein adäquates Ausmaß an Wahlmöglichkeiten mit bestimmten Eigenschaften verfügen. So setzt Autonomie das Vorhandensein einer geeigneten Zahl verschiedener Optionen voraus – wenn auch hieraus nicht der Anspruch auf das Vorhandensein einer ganz bestimmten Option abgeleitet werden kann (Raz 1986).

Das bloße Vorhandensein von Alternativen reicht allerdings nicht aus. Vielmehr hängt Isaiah Berlin (1969) zufolge das Ausmaß der Freiheit von fünf Faktoren ab:

1) Von der Zahl der zur Verfügung stehenden Möglichkeiten;
2) Von der Schwierigkeit, diese Möglichkeiten zu aktualisieren;
3) Von der Bedeutung, die diese Möglichkeiten im Lebensplan des Handelnden angesichts seines Charakters und seiner Lebensumstände besitzen;
4) Von dem Ausmaß, in dem sie durch bewusstes menschliches Handeln ermöglicht oder unzugänglich gemacht werden;
5) Vom Wert, den der Handelnde, aber auch die ihn umgebende Gesellschaft, den unterschiedlichen Möglichkeiten beimisst.

All diese Größen müssen bei einer Evaluierung berücksichtigt werden, wenn es auch – wie Berlin zugesteht – schwierig sein mag, im konkreten Kontext zu den einzelnen Aspekten präzise Angaben zu machen.

Im Folgenden soll auf diese, die Adäquatheit von Handlungsoptionen charakterisierenden Punkte näher eingegangen werden. Zunächst wird daher der Gesichtspunkt der Zahl der Wahlmöglichkeiten besprochen (Kap. B.4.2.2.1.) sowie Schwierigkeiten bei der Aktualisierung der Wahlmöglichkeiten (Kap. B.4.2.2.2.). Die Bedeutung, welche den Wahlmöglichkeiten im Lebensplan des Handelnden zukommt (Punkt 3), soll – auf dieser allgemeinen Ebene – gemeinsam betrachtet werden mit dem Wert, den der Handelnde sowie die umgebende Gesellschaft diesen Wahlmöglichkeiten beimisst (Punkt 5), da diese beiden Aspekte eng zusammenhängen (Kap. B.4.2.2.3.). Hinsichtlich des Aspekts 4), der das Ausmaß betrifft, in dem die Wahlmöglichkeiten durch bewusstes menschliches Handeln beeinflusst werden, sei auf das Kapitel Handlungsfreiheit verwiesen (Kap. B.4.1.).

1. Zahl der Wahlmöglichkeiten

Die grundlegende Voraussetzung für Wahlfreiheit und jegliche Form von Wahl ist das Vorhandensein mehrerer verschiedener Wahlmöglichkeiten. Denn nur wenn mehrere Optionen zur Verfügung stehen, wird einer Person überhaupt die Möglichkeit eröffnet, die für sie günstigste Option auszuwählen.

Gemäß weit verbreiteter Ansicht ist es für rationale Individuen immer vorzuziehen, über mehr Wahlmöglichkeiten zu verfügen als über weniger. Zunächst scheint dies eine sehr plausible Annahme zu sein, da zusätzliche Optionen – wenn sie ohne Zwang angeboten werden – zusätzliche Handlungsmöglichkeiten eröffnen, unter denen der Handelnde in freier Weise auswählen kann (Raz 1986; Benn 1988; Dworkin 1988). So ist ein Hauptargument für den Standpunkt, mehr Wahlmöglichkeiten seien immer besser als weniger, die Ansicht, ein Handelnder könne durch das Vorhandensein zusätzlicher Handlungsoptionen nicht schlechter gestellt sein als ohne diese zusätzlichen Optionen, da er ja nicht gezwungen sei, irgendeine dieser neuen zusätzlichen Optionen zu wählen.

Die Ansicht, es sei für rationale Individuen immer vorzuziehen, über mehr Handlungsoptionen zu verfügen als über weniger, wurde jedoch auch in Frage gestellt. So formuliert Joseph Raz:

»It would be a mistake to think that those who believe, as I do, in the value of personal autonomy necessarily desire the extension of personal choice in all relationships and pursuits. They may consistently with their belief in personal autonomy wish to see an end to this process, or even its reversal« (Raz 1986: 394).

Anhand verschiedener Beispiele beleuchtet Gerald Dworkin in dem Kapitel »Is more choice better than less?« seines Buches »The Theory and Practice of Autonomy« (Dworkin 1988) unerwünschte Implikationen, die sich aus dem Vorhandensein gestiegener Wahlmöglichkeiten ergeben können. Obwohl er auf mögliche negative Auswirkungen erhöhter Wahlmöglichkeiten aufmerksam macht, argumentiert Dworkin jedoch nicht, das Auftreten unerwünschter Effekte solle in genereller Weise als Grund gelten, die Zahl der zur Verfügung stehenden Wahlmöglichkeiten und Handlungsoptionen einzuschränken. Allerdings mag seiner Ansicht zufolge das Auftreten unerwünschter Implikationen durchaus in bestimmten Situationen zu der Einschätzung führen, es sei anstrebenswert, über gewisse Optionen nicht zu verfügen.

Insbesondere in fünf Bereichen führt Dworkin negative Implikationen gestiegener Handlungsoptionen an. Diese betreffen (1) die Kosten der Entscheidung, (2) die für die Wahlentscheidung zu tragende Verantwortung, (3) gesellschaftliche Einflüsse auf den Entscheidungsträger, (4) Rückwirkungen auf die Entscheidungssituation und (5) soziale Konsequenzen. Diese fünf Bereiche sollen im Folgenden kurz erläutert werden:

(1) Die Kosten der Entscheidung und die Belastungen der Entscheidungsfindung: Hierzu gehören zunächst die Investitionen an Zeit und Geld, die eine Person veranschlagen muss, um sich eingehend über die zur Wahl stehenden Möglichkeiten zu informieren. Denn nur vor dem Hintergrund detaillierten Wissens um die jeweiligen Handlungsalternativen und Zusammenhänge kann in sinnvoller Weise eine Entscheidung getroffen werden. Hinzu kommt ein häufig hoher Einsatz an Zeit und Kraft für die eigentliche Entscheidungsfindung. Unter Umständen können in diesem Zusammenhang auch psychische Belastungen auftreten, die sich aus dem Bewusstsein ergeben, eine Entscheidung zu treffen bzw. getroffen zu haben, die weit reichende Implikationen besitzt.

(2) Die für die Wahlentscheidung zu tragende Verantwortung: So kommt die Frage nach der Verantwortung immer dann ins Spiel, wenn eine Person nicht den Zufall, das Schicksal oder andere Personen über künftige Entwicklungen bestimmen lässt, sondern aktiv in den Verlauf der Dinge eingreift und selbst eine Wahlentscheidung trifft.

(3) Gesellschaftliche Einflüsse auf den Entscheidungsträger: In dem Maße, in dem sich die Entscheidungsspielräume bestimmter Personen erweitern, steigt auch für Außenstehende die Möglichkeit, durch Sanktionen auf die Entscheidungsträger Einfluss auszuüben. Häufig lässt sich ein derartiger Einfluss auf einfachste Weise durch einen intensiven Appell an die mit der Entscheidung verknüpfte Verantwortung des Entscheidungsträgers erreichen.

(4) Rückwirkungen auf die Entscheidungssituation: Neue Handlungsmöglichkeiten treten in vielfache Wechselwirkung mit den alten, ursprünglich vorhandenen Optionen und können zu einer deutlichen Veränderung der Ausgangssituation führen. So verändert sich durch das Vor-

handensein neuer Handlungsmöglichkeiten die Einstellung gegenüber den früheren Optionen, was signifikant die Wahrscheinlichkeit beeinflussen kann, mit der sich Personen für bestimmte Handlungsmöglichkeiten entscheiden.

(5) Soziale Konsequenzen: In manchen Situationen ist durchaus fraglich, ob es für Einzelne auch dann noch wünschenswert ist bestimmte Freiheiten zu erlangen, wenn diese nur unter der Bedingung erreicht werden können, dass alle Mitglieder der Gesellschaft diese zusätzlichen Optionen besitzen. So mögen sich aus den gesellschaftlichen Konsequenzen einer breiten Verfügbarkeit bestimmter Freiheiten unter Umständen starke Beeinträchtigungen der Freiräume gerade derjenigen Personengruppen ergeben, für welche die zusätzlichen Optionen von größter Bedeutung sind.

Dieser Argumentation zufolge mag es durchaus rational für Individuen sein, die Möglichkeit, gewisse Wahlmöglichkeiten zu besitzen, zurückzuweisen, da sie bei Vorhandensein entsprechender Wahlmöglichkeiten versucht wären, diese Wahl auch zu treffen, sie aber von vornherein schon wissen, dass dies schädlich für ihre langfristigen Interessen wäre (Dworkin 1988).[19] Allerdings muss eine solche Entscheidung, selbst in freier Weise auf bestimmte Wahlmöglichkeiten zu verzichten, deutlich unterschieden werden von einem Eingreifen Außenstehender mit dem Ziel, die für andere zur Verfügung stehenden Handlungsoptionen zu verringern. Hier gebietet die Achtung der Autonomie große Zurückhaltung davor, die Wahlmöglichkeiten anderer Personen einzuschränken, auch wenn dies in deren eigenen Interesse sein mag (vgl. Kap. C.II.1.3.2.).

Im Zusammenhang prädiktiver genetischer Diagnostik, insbesondere im Bereich der genetischen Frühdiagnostik, mag man ein Gebiet sehen, in dem durch das Bereitstellen zusätzlicher Handlungsoptionen beträchtliche negative Implikationen in den von Dworkin genannten Bereichen auftreten können (vgl. Kap. D.IV.4.).

2. *Schwierigkeiten bei der Aktualisierung der Wahlmöglichkeiten*

In Bezug auf das Vorhandensein von Wahlfreiheit betrifft ein weiterer sehr wichtiger Aspekt die Frage, mit welchen Schwierigkeiten es verbunden ist,

19 Es lässt sich hier eine gewisse Nähe zu Paternalismus-Überlegungen feststellen (Dworkin 1972 und Kap. C.II.1.3.2.).

die vorhandenen Wahlmöglichkeiten auch tatsächlich zu wählen. In diesem Zusammenhang wird thematisiert, inwieweit Wahlmöglichkeiten, die im Grunde – zumindest theoretisch – zur Verfügung stehen, auch genützt werden können. Schwierigkeiten bei der tatsächlichen Aktualisierung von Wahlmöglichkeiten können zunächst durch persönliche Eigenschaften des jeweiligen Individuums bedingt sein, jedoch sind hier auch die Art der Wahlmöglichkeiten, äußere Rahmenbedingungen sowie zuvor getroffene Wahlentscheidungen von Relevanz.

Wahlentscheidungen werden letztlich immer vor dem Hintergrund verschiedenartigster Einflüsse getroffen. Von hypothetisch gedachten völlig freien Wahlentscheidungen, bei denen alle Möglichkeiten in gleichem Maße Beachtung finden, kann daher – schon allein aufgrund der biologischen Rahmenbedingungen des jeweiligen Menschen – nicht die Rede sein (Morison 1984). Trotz der unbestreitbaren subjektiven Erfahrung, bei Wahlentscheidungen in freier Weise unter den zur Verfügung stehenden Optionen eine Wahl zu treffen, muss anerkannt werden, dass die jeweiligen Wahlmöglichkeiten begrenzt sind auf die Realbedingungen und auf die Optionen, die tatsächlich – unter Zuhilfenahme vergangener Erfahrungen – vergegenwärtigt werden. Darüber hinaus mögen in gewissem, allerdings unklarem Ausmaß frühere Erlebnisse, denen sich die betreffende Person nicht mehr bewusst ist, eine Rolle spielen.

Die zur Verfügung stehenden Wahlmöglichkeiten sollten sowohl Optionen mit langfristigen, durchdringenden Auswirkungen, als auch Optionen mit kurzfristigen, geringfügigen Auswirkungen sowie Optionen, welche die dazwischen liegende Spannweite abdecken, umfassen. Dies ermöglicht, langfristige Projekte zu verfolgen und langfristige Beziehungen und Verpflichtungen einzugehen sowie diese über den Zeitverlauf hinweg zu entwickeln und zu modifizieren. Zudem deckt dies auch die Möglichkeit ab, über vergleichsweise triviale Dinge des Alltagslebens zu entscheiden. Diese Bedingung einer breiten Spannweite ermöglicht einer Person mittel- und langfristig, ihr eigenes Leben zu gestalten. Denn Personen treffen nicht ein für allemal Entscheidungen, denen dann für den Rest ihres Lebens bedingungslos Folge geleistet werden muss. Vielmehr werden, über den Zeitverlauf hinweg, immer wieder aufeinander folgende Wahlentscheidungen getroffen und neue Ziele entworfen und angestrebt, wobei spätere Entscheidungen frühere Entscheidungen modifizieren können, sei es, dass sie diese relativieren, sei es, dass sie diese weiter unterstützen und begonnene Projekte vorantreiben. Allerdings muss hierbei bedacht werden, dass durch vorangegangene Wahlentscheidungen unter Umständen in hohem Maße die Möglichkeit beeinflusst wird, in der Zukunft freie Wahlentscheidungen zu treffen (Raz 1986).

Die vorhandenen Wahloptionen müssen so beschaffen sind, dass sie ohne Inkaufnahme größerer Schwierigkeiten und Hindernisse gewählt werden können. Für Wahlfreiheit spielt daher auch die Abwesenheit von Zwang bei der Wahlentscheidung eine große Rolle. Wenn eine Person nur die Wahl hat, bestimmte Handlungen auszuführen oder aber ihr Leben zu verlieren, so kann nicht von einer adäquaten Wahlmöglichkeit gesprochen werden. Will man feststellen, ob eine Handlung frei oder unter Zwang erfolgt, so reicht es jedoch nicht aus, zu fragen, ob die entsprechende Person tut, was sie zu tun wünscht. Denn auch angesichts von schwerwiegenden Drohungen könnte man immer noch formulieren, die bedrohte Person handele wie sie selbst es möchte, wenn sie sich dazu entscheidet, dem äußeren Druck nachzugeben; im Grunde hätte sie sich der Drohung widersetzen können (vgl. Kap. B.4.1.3.). Um festzustellen, wann die Handlungsgründe Beeinträchtigungen der Freiheit des Handelnden darstellen und wann nicht, müssen vielmehr die Volitionen zweiter Stufe des Handelnden betrachtet werden, d.h. seine Einstellungen zu der Situation, mit der er konfrontiert ist und in der er handeln muss. So ist hier entscheidend, ob er unzufrieden ist über den Verlauf der Dinge oder ob er innerlich mit dem Handlungsverlauf übereinstimmt. Demnach ist es nötig, die Präferenzen des Handelnden zu betrachten hinsichtlich der Frage, inwieweit er mit bestimmten Wahlmöglichkeiten konfrontiert sein möchte. Will man die Wahlmöglichkeiten näher bewerten, muss demzufolge die Ebene der »Meta-Wahlentscheidungen« (meta-choices) untersucht werden (Nozick 1972; Dworkin1988).

3. Qualitative Beschaffenheit der Wahlmöglichkeiten

Ein weiterer Aspekt von großer Wichtigkeit für die Adäquatheit der zur Verfügung stehenden Wahlmöglichkeiten ist der Wert bzw. die Qualität der vorhandenen Optionen (Raz 1986).

Als ein Kriterium lässt sich hier die Vielfältigkeit der Optionen nennen. So stellt eine Wahl zwischen vielen sehr ähnlichen Möglichkeiten keine wirkliche Wahl dar. Man vergleiche hier die Möglichkeit, zwischen fünf Äpfeln eine Frucht auszuwählen, mit der Möglichkeit, zwischen Apfel, Birne, Banane, Ananas und Kiwi eine Frucht auszusuchen.

Außerdem dürfen die zur Wahl stehenden Handlungsoptionen nicht allesamt trivialen Charakter besitzen, d.h. es darf sich nicht nur um Optionen ohne Bedeutung und ohne signifikante Auswirkungen handeln. Ein Beispiel für solche Wahlmöglichkeiten wäre, jetzt oder ein wenig später eine Mahlzeit zu sich zu nehmen.

Als ein weiteres Kriterium lässt sich beschreiben, dass die zu treffende Wahlentscheidung nicht im Wesentlichen von existenziellen persönlichen Bedürfnissen, d.h. von dem Bestreben, sein eigenes Leben zu schützen, dominiert sein sollte. Eine Wahlentscheidung wird dann von diesem Bestreben beherrscht, wenn alle Optionen bis auf eine das Fortbestehen des eigenen Lebens recht unwahrscheinlich machen. Diese Überlegung bezieht sich nicht nur auf das physische Überleben, sondern auch auf die grundsätzlichen Inhalte, an denen eine Person ihr Leben ausrichtet. So hängt das Wohlbefinden eines Menschen in hohem Maße von seinen persönlichen Beziehungen und zentralen Projekten ab; wird verhindert, dass jemand die für ihn zentralen Ziele verfolgt, so unterminiert dies in hohem Maße sein Wohlbefinden. Hängt die Lebensgestaltung eines Menschen stark von einem bestimmten Ziel ab, so würde eine Entscheidungssituation, in der alle Wahlmöglichkeiten bis auf eine zur Aufgabe dieses zentralen Zieles führen würden, für diesen Menschen eine ernsthafte Zwangslage bedeuten. Denn seine Wahlentscheidung wäre dominiert von dem Bestreben, das Leben, das er führt, zu bewahren. Hierbei geht es nicht um das rein körperliche Überleben, sondern um das Beibehalten wesentlicher Teile dessen, was das Leben eines Menschen ausmacht und was für ihn wichtig ist. Allerdings besteht hier durchaus auch die Möglichkeit, sich den Zusammenhängen zu widersetzen, für die Folgen quasi mit dem Verlust des bisherigen Lebensstils zu »bezahlen« und sich ein neues Leben aufzubauen (Raz 1986 und Kap. B.4.1.4.).

Solche Situationen, die eine Person zu Wahlentscheidungen zwingen, welche von der Notwendigkeit bestimmt werden, die Voraussetzungen eines für sie lohnenden Lebens aufrechtzuerhalten, können von einzelnen Personen durch Zwangsausübung hervorgerufen werden. Sie können aber auch auf vielfältige Weise durch äußere Rahmenbedingungen, biologische und medizinische Gegebenheiten oder gesellschaftliche Einflüsse bedingt sein.

Als hiermit in enger Verbindung stehende, zentrale Voraussetzung adäquater Wahlmöglichkeiten lässt sich das Vorhandensein mehrerer in moralischer Hinsicht akzeptabler Optionen beschreiben (Raz 1986). Soll Autonomie Wert zukommen, so setzt dies eine Wahlmöglichkeit zwischen verschiedenen anstrebenswerten Gütern voraus. So kann Autonomie nicht von einer Person erreicht werden, die ständig um moralisches Überleben kämpft, d.h. der, will sie in moralischer Hinsicht richtig handeln, letztlich keine Wahl bleibt (vgl. Kap. D.V.2.).

3. Entscheidungsfreiheit

Entscheidungsfreiheit stellt ein vielschichtiges Konzept dar, im Rahmen dessen eine große Zahl verschiedenartiger Aspekte Berücksichtigung finden. Vielfältige Umstände wie beispielsweise das Vorhandensein adäquater Wahlmöglichkeiten oder die Abwesenheit von Zwang spielen hier eine Rolle. Allerdings ist der Gesichtspunkt der Entscheidungsfreiheit unabhängig davon zu sehen, ob tatsächlich auch Handlungsfreiheit besteht.

Die generelle Fähigkeit einer Person, Entscheidungen zu treffen, d.h. ihre Entscheidungsfähigkeit, stellt die grundlegende Voraussetzung für Entscheidungsfreiheit dar (vgl. Kap. B.3.1. und Kap. C.I.3.1.). Eine Person kann nur dann eine freie Entscheidung treffen, wenn sie über eine ausreichende Menge an Informationen verfügt, welche die für die Entscheidung relevanten Zusammenhänge umfasst. Darüber hinaus muss die Person in der Lage sein, die erhaltenen Informationen zu verstehen, in adäquater Weise zu gewichten und die Bedeutung für die anstehende Entscheidung zu erfassen. Die genannten Aspekte werden im Bereich der Medizinethik in intensiver Weise im Zusammenhang des *informed consent* diskutiert, bei dem die freie, wohl informierte Entscheidungsfindung im Mittelpunkt steht. Sie werden im Kapitel C.I.3. behandelt.

Im Rahmen dieses Kapitels seien lediglich diejenigen im Zusammenhang mit Entscheidungsfreiheit stehenden Gesichtspunkte näher untersucht, die im Kontext des *informed consent* zumeist nicht berücksichtigt werden. Sie betreffen zum einen den einer Person zur Verfügung stehenden Spielraum, in freier Weise ihre Zustimmung zu geben zu Handlungen oder Eingriffen, von denen sie betroffen ist, oder aber ihre Kooperation zu verweigern (Kap. B.4.3.1.). Zum anderen werden hier die Gesichtspunkte der Authentizität und Unabhängigkeit von Entscheidungen besonders beleuchtet. Dabei wird untersucht, ob die Entscheidungen einer Person tatsächlich ihre eigenen Entscheidungen darstellen, d.h. ob sie ihre eigenen

Werte und Präferenzen widerspiegeln, oder ob sie maßgeblich von anderen beeinflusst sind (Kap. B.4.3.2.).

1.) Freie Zustimmung

H. Tristram Engelhardt hat in »The Foundations of Bioethics« (1986, 1996) die Bedeutung der freien Zustimmung aller Beteiligten in den Vordergrund gestellt. Für Engelhardts Ansatz einer säkularen Ethik stellt das auf dem Autonomieprinzip basierende »Zustimmungsprinzip« die entscheidende Grundannahme dar. Sein Autonomieverständnis bezieht sich dabei in erster Linie auf die Fähigkeit von Personen, in freier Weise ihre Zustimmung zu geben und Übereinkünfte zu treffen.[20]

Zentraler Ansatzpunkt Engelhardts ist: Will man in einer pluralen Gesellschaft in friedfertiger Weise Konfliktsituationen und Auseinandersetzungen zwischen Personen beenden, die unterschiedliche moralische Sichtweisen vertreten, so muss die Freiheit aller an der Auseinandersetzung Beteiligten berücksichtigt werden. Dies erfolgt durch das Einholen der Zustimmung aller von einer Handlung Betroffenen. Engelhardt nennt die Notwendigkeit, die Zustimmung aller Beteiligten zu erhalten, das »principle of permission«, deutsch »Zustimmungsprinzip«. Alle Personen, die dieses Prinzip achten, bilden gemeinsam die friedfertige Gemeinschaft. Trotz der Pluralität moralischer Ansichten innerhalb der Gemeinschaft gibt es dennoch – durch das »Zustimmungsprinzip« – ein für alle Mitglieder zugängliches Verständnis davon, was es heißt, mit moralischer Autorität zu handeln. Moralische Autorität ergibt sich in dieser von unterschiedlichen moralischen Sichtweisen geprägten Gemeinschaft aus der Übereinstimmung derjenigen, die beschlossen haben, zusammenzuwirken. Durch die freie Zustimmung der Beteiligten kommt demzufolge moralische Autorität zustande.

Allerdings darf niemand zur Zustimmung gezwungen werden. Wenn sich eine Person in friedfertiger Weise weigert, einer bestimmten Vereinbarung zuzustimmen, dann muss akzeptiert werden, dass es in einer Gruppie-

20 Diese Sicht der Autonomie zeigt sich nicht zuletzt daran, dass Engelhardt das für diesen Ansatz zentrale Prinzip in der früheren, 1986 erschienenen Fassung der »Foundations of Bioethics« (Engelhardt 1986) nicht als »principle of permission«, d.h. als Zustimmungsprinzip, sondern als »principle of autonomy«, d.h. als Autonomieprinzip, bezeichnete.

rung oder bezüglich einer gewissen Fragestellung Grenzen der Übereinstimmung gibt. In diesem Zusammenhang dürfe keine »nichtkonsentierte Gewalt gegen den Unschuldigen«[21] (unconsented-to force against the innocent) ausgeübt werden, wie beispielsweise ein Versprechen zu brechen oder physischen oder psychischen Zwang auszuüben.

Im Zentrum dieses von H. Tristram Engelhardt entwickelten Ethik-Konzeptes steht die Achtung der Freiheit des Einzelnen; diese Freiheit des Einzelnen kann nicht durch Mehrheitsentscheidungen überstimmt werden. Im Rahmen des Ansatzes wird jedoch Freiheit an sich nicht als fundamentaler anzustrebender Wert angesehen, noch kommt der Friedfertigkeit eine besondere Wertschätzung zu, denn dies würde ja die Einnahme eines besonderen moralischen Standpunktes voraussetzen.[22] Vielmehr betrachtet Engelhardt den Respekt der Freiheit der von einer Handlung Betroffenen als notwendige und hinreichende Bedingung für ein in moralischer Hinsicht gerechtfertigtes Handeln.

Insgesamt lassen sich innerhalb dieses Ansatzes zwei verschiedene Dimensionen unterscheiden: einerseits die in einer pluralistischen Gesellschaft geltende – auf dem »Zustimmungsprinzip« aufbauende – säkulare Ethik, die keine konkreten Inhalte besitzt und die daher in der Lage ist, die verschiedenen moralischen Gruppierungen zu umfassen, sowie andererseits die in einzelnen moralischen Gruppierungen vorkommenden inhaltsreichen Konzepte, die zu einer bestimmten Vorstellung hinsichtlich des guten Lebens und hinsichtlich inhaltlich festgelegter moralischer Verpflichtungen führen.

Da auf der allgemeinen Ebene keinerlei konkrete Handlungsziele ausgezeichnet werden können, werden durch das »Zustimmungsprinzip« in erster Linie Unterlassungsrechte und Unterlassungspflichten beschrieben, d.h. die Verpflichtung, nicht zu handeln, wenn nicht die Zustimmung aller von der Handlung Betroffenen erreicht wurde. Positive Rechte und Pflichten ergeben sich nur, wenn es darum geht, Versprechen und Verträge einzuhalten. Es resultiert die Maxime: »Do not do to others that which they would not have done unto them, and do for them that which one has contracted to do« (Engelhardt 1996: 123).

---

21 Begriff übernommen von Steigleder (1992).

22 Engelhardt differenziert hier – in Anlehnung an die von Robert Nozick vorgenommene Unterscheidung zwischen »moralischen Zielen« und »moralischen Nebenbedingungen« – zwischen Freiheit als Wert und Freiheit als Nebenbedingung (Nozick 1974).

Bezogen auf den medizinischen Kontext kann dem »Zustimmungsprinzip« zentrale Bedeutung im Umfeld des *informed consent* zugeschrieben werden (Kap. C.I.2.). Allerdings zeigt sich auch, dass dieses Prinzip allein keineswegs ausreicht, will man konkrete inhaltliche Aussagen über angemessene Gesundheitsversorgung treffen. Denn abgesehen von Unterlassungspflichten besitzen Ärzte, Pflegekräfte und Gesellschaft auch vielfältige positive Verpflichtungen in Bezug auf die Versorgung und Unterstützung von Patienten. Innerhalb Engelhardts Ansatz werden diese mithilfe des – allerdings deutlich untergeordneten – Prinzips des Wohltuns festgelegt (Kap. C.II.1.1.).

Im Folgenden sollen – ausgehend von Engelhardts »Zustimmungsprinzip« – in allgemeiner Weise einige grundlegende Überlegungen zur Bedeutung der freien Zustimmung der von einer Handlung Betroffenen durchgeführt werden. Hierbei werden in erster Linie einige im medizinischen Kontext relevante Implikationen und Schwierigkeiten von Positionen, die den Gesichtspunkt der freien Zustimmung in starker Weise hervorheben, verdeutlicht.

Detaillierter zu diskutierende Aspekte ergeben sich insbesondere in drei Bereichen. Diese betreffen zunächst die Frage, wer überhaupt zum Kreis der Betroffenen gezählt werden kann (Kap. B.4.3.1.1.). Ein weiterer Bereich betrifft die Notwendigkeit, die Bewertung der jeweiligen Entscheidungssituation in die Überlegungen einfließen zu lassen (Kap. B.4.3.1.2.). Ein dritter Punkt beschäftigt sich mit der Frage des Einflusses der Verhandlungstaktik auf das Verhandlungsergebnis (Kap. B.4.3.1.3.).

1. Kreis der Betroffenen

Im konkreten Umgang mit dem »Zustimmungsprinzip« ergeben sich nicht selten Schwierigkeiten aus der Unklarheit, wer als ein von einer bestimmten Handlung Betroffener bezeichnet werden kann, d.h. wessen Zustimmung vor der Durchführung einer Handlung eingeholt werden muss.

Diese Frage stellt sich im medizinischen Kontext insbesondere im Umfeld von Verfahren, die auf die eine oder andere Weise ganze Familien oder gar weite Teile der Bevölkerung betreffen können. Im Bereich medizinischer Innovationen ist hier etwa an Überlegungen hinsichtlich der Durchführung klinischer Xenotransplantationsstudien oder die Zulassung verbrauchender Embryonenforschung zu denken. Muss hier nur die Zustimmung der direkt betroffenen Personen eingeholt werden, oder sind hier nicht auch – zugegebenermaßen auf indirekte Weise – andere Mitglieder der Gesellschaft betroffen und daher zu berücksichtigen? Eine entsprechende Forderung mag sich durch ein nicht auszuschließendes Risiko für die Bevölkerung legitimieren, zum Beispiel bei der Durchführung erster klinischer Xenotransplantationen durch ein bislang ungewisses Risiko einer Infektion mit Retroviren (Hüsing u.a. 1998, 2001; Schicktanz 2002), oder auch dadurch, dass sich – wie beispielsweise bei der Forschung an menschlichen Embryonen – Teile der Bevölkerung durch gewisse Praktiken (in ihrer Würde) angegriffen sehen (Birnbacher 1996 und Kap. C.II.2.2.1.). Schwierigkeiten ergeben sich auch bei Fragen im Umfeld von – derzeit allerdings fiktiven – Maßnahmen wie beispielsweise bei Eingriffen in die menschliche Keimbahn oder beim reproduktiven Klonen von Menschen, bei denen die direkt Betroffenen, d.h. die Personen, die sich aus den *in vitro* modifizierten Embryonen entwickeln werden, grundsätzlich vor dem Eingriff nicht zustimmen können. Bei solchen, in hohem Maße risikobehafteten Verfahren, bei denen Autonomiefähigkeit und Lebensqualität der resultierenden Personen starke Beeinträchtigungen erfahren können, kann nicht generell deren mutmaßliche Zustimmung vorausgesetzt werden.

Darüber hinaus schränkt sich der Kreis der in moralischer Hinsicht als relevant erachteten Fragen deutlich ein, wenn in zentraler Weise auf die freie Zustimmung, und hiermit auf das Vorhandensein von Einwilligungsfähigkeit bei den von einer Handlung Betroffenen, rekurriert wird. So sind gemäß Engelhardts Verständnis in erster Linie solche Handlungen moralisch relevant, die Personen betreffen, d.h. Individuen, die über Ich-Bewusstsein und Rationalität verfügen und sich als freie und verantwortungsvolle Entitäten wahrnehmen. Handlungen an Embryonen, Feten, schwer geistig behinderten oder senilen Menschen werden aufgrund deren fehlender Einwilligungsfähigkeit generell in eine andere, in moralischer Hinsicht weniger problematische Kategorie eingeordnet – es sei denn, ihnen wird ein »Personenstatus aus sozialen Überlegungen« zugeschrieben (vgl. Kap. B.2.).

Allerdings betrifft diese Neigung, nur vollwertige Mitglieder der friedfertigen Gemeinschaft als Betroffene zu berücksichtigen – wenn auch innerhalb gewisser Grenzen, welche die allgemeine Achtung gegenüber Personen gebietet – auch den Umgang mit Personen, die aufgrund einer generellen Ablehnung des »Zustimmungsprinzips« keine Mitglieder der friedfertigen Gemeinschaft sind. Hier zeigt sich eine gewisse Ähnlichkeit des von Engelhardt vertretenen Ansatzes mit kommunitaristischen Positionen (Wildes 1997).

2. Bewertung der Situation

Eine weitere Schwierigkeit bezieht sich auf den rein prozeduralen Charakter des »Zustimmungsprinzips«. Generell ist mit der Feststellung, dass die Einigung über eine Fragestellung auf eine bestimmte Art und Weise zustande kam, nichts über deren Inhalt und dessen moralische Legitimität gesagt. Innerhalb des von H. Tristram Engelhardt vertretenen Ansatzes lassen sich, abgesehen von der Bedingung der Zustimmung, keine konkreten allgemein verbindlichen Inhalte für ein Handeln mit moralischer Autorität ausmachen, denn dies würde das Einnehmen eines bestimmten moralischen Standpunktes voraussetzen. Durch dieses Verständnis von Ethik können generell keine Inhalte beschrieben und vorgegeben werden, vielmehr kann lediglich das Verfahren zur Konfliktlösung bereitgestellt werden. Jedoch erschöpft sich die Rolle von Ethik keineswegs darin, zu ermitteln, ob vor Durchführen einer Handlung auf gewaltlose Weise eine Einigung über die jeweilige Handlung zustande kam. Denn es geht Ethik in zentraler Weise auch um die Inhalte der jeweils beabsichtigten Handlung und der jeweiligen Übereinkunft. So ist es nicht schon deshalb zulässig, eine bestimmte Handlung durchzuführen, weil sich alle beteiligten Personen darauf geeinigt haben. Auch kann keineswegs angenommen werden, einer Person könne durch Handlungen, denen sie zugestimmt hat – seien es ihre eigenen, seien es die Handlungen anderer – kein Schaden zugefügt werden (Feinberg 1971).

Insbesondere erweist sich als problematisch, dass innerhalb des von Engelhardt vertretenen Theorieansatzes kein Raum dafür besteht, die zur Entscheidung anstehenden Alternativen zu bewerten und den Gütegrad der verfügbaren Handlungsoptionen in die Überlegung einzubeziehen. Denn abgesehen von der Hürde, dass die Betroffenen zustimmen müssen, gibt es kein Kriterium um eine bestimmte Maßnahme in inhaltlicher Hinsicht zu bewerten. Soll eine freie Entscheidung zwischen unterschiedlichen Handlungsoptionen getroffen werden, so spielt jedoch durchaus nicht nur die Tatsache eine Rolle, dass grundsätzlich eine Wahlmöglichkeit besteht und folglich von den betreffenden Personen die Zustimmung für eine bestimmte Option gegeben oder aber verweigert werden kann. Vielmehr sind auch die Zahl und die Qualität der zur Entscheidung anstehenden

Handlungsoptionen von großer Relevanz sowie die Abwesenheit von durch andere Personen willentlich verursachten Einschränkungen der Handlungsoptionen. Denn nur wenn auch wirklich akzeptable Handlungsalternativen zur Verfügung stehen, kann überhaupt von freier Entscheidung die Rede sein (vgl. Kap. B.4.1.4. und Kap. B.4.2.).

So ist die Autonomie der Betroffenen auch dann wesentlich eingeschränkt, wenn sie zwar in ungezwungener Weise ihre Zustimmung zu einer von mehreren Handlungsoptionen geben können, wenn aber – unnötigerweise – die zur Verfügung gestellten Handlungsoptionen als unbefriedigend anzusehen sind. Insbesondere wenn aus strategischen Gründen nur schlechte, ungenügende Handlungsoptionen angeboten werden, sodass die betroffenen Personen durch das Fehlen besserer Alternativen indirekt zu einer bestimmten Wahl gedrängt werden, kann nicht aus der Zustimmung der Betroffenen auf die Rechtmäßigkeit des Abkommens geschlossen werden. Im medizinischen Kontext wäre hierbei etwa an eine Wahlmöglichkeit zwischen mehreren, voraussichtlich schlecht wirksamen Behandlungsmöglichkeiten zu denken, wenn gleichzeitig im Grunde eine bessere Behandlungsform vorhanden wäre, über die der Patient jedoch – beispielsweise aus Kostengründen – nicht verfügen kann.

Angesichts der engen Verwobenheit von Möglichkeiten, nicht nur in expliziter, sondern auch in impliziter und indirekter Weise seine Zustimmung oder Ablehnung zu äußern, kann es darüber hinaus im Einzelfall recht schwierig sein, festzustellen, ob nun tatsächlich eine Zustimmung vorliegt. Des Weiteren muss vor dem Hintergrund, dass im Allgemeinen wesentlich mehr Dinge hingenommen und geduldet werden als direkte Zustimmung finden würden, unterschieden werden zwischen den Dingen, die jemand hinnimmt, und den Dingen, denen jemand explizit zustimmt (Robison 1997).

Darüber hinaus erscheint problematisch, dass – haben die betreffenden Personen erst einmal zugestimmt – alle weiteren Aspekte ihrer Situation, auch solche, die ihre Autonomie betreffen, keine große Relevanz mehr besitzen. Betroffene, die sich ungerecht behandelt fühlen oder die mit ihrer Situation unzufrieden sind, sei es, weil die Entwicklung eine unvorhergesehene Wende genommen hat, weil sie das mit einer bestimmten Handlung einhergehende Risiko unterschätzt haben oder weil sie sich der direkten oder indirekten Folgen nicht völlig bewusst waren, besitzen keine Legitimation, sich zu beschweren, wenn sie zuvor ihre Zustimmung gegeben haben.

3. Verhandlungstaktik und Verhandlungsposition

Die freie Zustimmung der Betroffenen stellt einen wesentlichen Aspekt des von Engelhardt entwickelten Theorieansatzes dar. Diese Zustimmung darf nicht durch die Ausübung von Gewalt erzielt werden, wie zum Beispiel durch körperliche Gewalt, Zwang, Täuschung, das Androhen von Vertragsbruch oder das Zurückhalten notwendiger Informationen. Allerdings wird von H. Tristram Engelhardt hierbei keineswegs die Anwendung von »friedfertiger Manipulation« ausgeschlossen, wie sie beispielsweise erfolgt, wenn die Gesprächspartner über die wahren Absichten im Dunkeln gelassen werden oder wenn durch das anfängliche Äußern überzogener Forderungen die eigentliche Position schließlich als »Minimalanspruch« durchgesetzt wird.

Das Ergebnis von Auseinandersetzungen, im Rahmen derer die Zustimmung der Betroffenen erhalten werden soll, hängt also letztlich in hohem Maße vom Verhandlungsgeschick und von den kommunikativen Fähigkeiten der Beteiligten ab. Wer die Fähigkeit besitzt, andere durch geschickte Taktik zu beeinflussen und indirekt unter Druck zu setzen, oder wer es versteht, Forderungen zu stellen, die nicht erfüllt werden können, um auf diesem Wege mehr zu erreichen als er anders erreichen würde, wer also insgesamt geschickt verhandeln kann, um fällige Kompromisse zu verhindern und so die eigene Position besser durchzusetzen, wird hier größere Erfolge erzielen (Robison 1997).

Bei kritischer Betrachtung setzt Engelhardts Ansatz daher im Grunde nicht den respektvollen Umgang von Personen miteinander voraus, in dem die Standpunkte der anderen Personen geachtet werden und eine gemeinsame Lösung eines gemeinsamen Problems gesucht wird. Als einzige Bedingung wird vielmehr lediglich das Verbot, Gewalt auszuüben, formuliert. Manipulationen des Gegenüber sind zulässig, solange »the individual being manipulated can still act, that is, choose, and be held responsible« (Engelhardt 1996: 308). Vor diesem Hintergrund kommt der Fähigkeit, andere zu beeinflussen, eine große Rolle zu.

Hierbei ist auch der Status der Verhandlungspartner von Bedeutung. Bestehen große Ungleichheiten der Verhandlungspartner in Stellung und Fähigkeiten, kann daher im Grunde nicht die Bereitschaft der Beteiligten erwartet werden, gegenseitige Zustimmung als Mittel zur Lösung moralischer Konflikte zu betrachten, solange ungleiche Ausgangsbedingungen dafür sorgen, dass einige während der Auseinandersetzung über gravierende Nachteile verfügen (Weiner 1997). Denn das Vorhandensein von Ungleichheit unter den Gesprächspartnern gefährdet die Fähigkeit der Personen mit geringerem Bildungsstand, geringerem Einkommen oder weniger Macht, in genuiner Weise ihre freie Zustimmung zu geben. Daher kann für die schlechter Gestellten das »Zustimmungsprinzip« – welches ja lediglich auf die Unterlassung fremder Eingriffe zielt – als Mittel zur Konfliktlösung nicht ausreichend sein. Vielmehr bildet gemäß der von Rory B. Weiner vertretenen Position darüber hinausgehend die Verpflichtung aller Beteiligten, gravierende und für die Verhandlungssituation relevante Ungleichheiten zu beseitigen, eine wichtige Voraussetzung dafür, dass gegenseitige Übereinstimmung als Mittel zur Festlegung von Rechten und Verpflichtungen akzeptiert werden kann (Weiner 1997).[23]

In diesem Zusammenhang kann man auch die Verpflichtung des Arztes sehen, Patienten im Kontext des *informed consent* in umfassender Weise aufzuklären (Kap. C.I.2.).

2.) Authentizität und Unabhängigkeit

Ein zentraler Gesichtspunkt von Entscheidungsfreiheit umfasst die Möglichkeit einer Person, unabhängig eine Entscheidung treffen zu können, und hierbei nicht durch äußere Einflüsse, Manipulationen oder Zwänge eingeschränkt zu werden. Anders als Zwangsausübungen, durch welche die einer Person zur Verfügung stehenden Optionen verringert werden (Kap. B.4.1.4.), interferiert das Ausüben von Manipulationen nicht mit den einer Person verfügbaren Handlungsoptionen. Vielmehr wird durch Manipulationen die Art und Weise verändert, in der eine Person ihre Entscheidungen trifft, Präferenzen ausbildet oder Zielvorstellungen entwickelt. Das Vermitteln falscher Informationen, das unzutreffende Darstellen von Handlungsoptionen, das Ausnützen persönlicher Schwächen des Gegenüber oder das Versprechen extremer Belohnungen stellen solche manipulativen Einflüsse dar (Beauchamp/Childress 1979, 2001; Faden/Beauchamp 1986; Raz 1986; Dworkin 1988).

Allerdings müssen diese Formen unzulässiger Manipulationen unterschieden werden von Einflussnahmen und Zusammenhängen, die im Umfeld einer jeden Entscheidung eine Rolle spielen, die jedoch nicht als Ausübung von Zwang oder Manipulation angesehen werden können. Hierzu

---

23 Vor diesem Hintergrund entwickelt Weiner (1997) ein »Principle of Cooperative Beneficence«, das dazu beitragen soll, diese Ungleichheiten zu beseitigen.

gehören Einflüsse wie beispielsweise Interessen anderer Familienmitglieder, juristische Zusammenhänge, oder konfligierende Wünsche, Interessen und Bedürfnisse. Anders als bei manipulativer Einflussnahme wird eine Person hierbei durch Überzeugungsprozesse dazu bewegt, auf der Basis von Gründen in freier Weise bestimmte Einstellungen, Haltungen etc. anzunehmen und sich zu Eigen zu machen. Jedoch mag es auch hier im Einzelfall schwierig sein, eine klare Unterscheidung zu treffen zwischen situativen Rahmenbedingungen und unangemessenen Einflüssen.

Zudem kann die eigene Entscheidungsfreiheit auch durch starkes Verinnerlichen der Meinung anderer beeinträchtigt werden. Dies geschieht beispielsweise, wenn der Einfluss gesellschaftlich weit verbreiteter Ansichten oder die Meinung nahe stehender Personen so stark an Bedeutung gewinnt, dass eine Person nicht mehr nach ihren eigenen Werten und Einstellungen entscheidet, sondern nach dem, was andere für richtig halten oder was andere mutmaßlich von ihr erwarten.

Im folgenden Kapitel seien zur näheren Diskussion der Bedeutung von Unabhängigkeit für die Entscheidungsfreiheit zwei Gesichtspunkte hervorgehoben: Authentizität (Kap. B.4.3.2.1.) und substanzielle Unabhängigkeit (Kap. B.4.3.2.2.).

1. Authentizität

Die Entscheidung bzw. Handlung einer Person ist authentisch, wenn sie im Einklang steht mit den Werten und Einstellungen sowie den mittel- und langfristigen Lebensplänen dieser Person. Die Frage nach der Authentizität einer Handlung ist grundsätzlich nur dann sinnvoll, wenn mit der Handlung ernsthafte Implikationen verknüpft sind; Fragen des Geschmacks oder der Präferenzen, die weitgehend folgenlos bleiben, sind hier nicht von Bedeutung, so zum Beispiel wenn sich ein gewohnheitsmäßiger Teetrinker für Kaffee entscheidet. Eine Handlung ist dann nicht authentisch, wenn sie nicht in Übereinstimmung mit den üblichen Einstellungen dieser Person steht, wenn sie unerwartet oder ungewöhnlich ist und keine überzeugende Erklärung für sie angeboten werden kann. So mögen insbesondere aus einer akuten Belastungssituation heraus Entscheidungen entstehen, die sich nicht in Übereinstimmung mit bisherigen Äußerungen der jeweiligen Person und mit einer sinnvollen Langzeitperspektive befinden. Unter Umständen mögen schwerwiegende Vorfälle im Leben einer Person erkennbar sein, die Auslöser für nicht authentisches Verhalten darstellen. Allerdings ist hierbei immer auch zu berücksichtigen, dass sich die Werte, Einstellungen und Lebenspläne einer Person im Laufe der Zeit durchaus ändern können. Solche Veränderungen führen dann unter Umständen nur scheinbar zu nicht authentischem Verhalten.

Authentizität bildet einen zentralen Gesichtspunkt in Gerald Dworkins Reflexionen zur Autonomie (Dworkin 1976, 1988). Gemäß der von Dworkin vertretenen Position ist eine Entscheidung dann authentisch, wenn sie wirklich der entscheidenden Person zugeschrieben werden kann, d.h. wenn es tatsächlich ihre Entscheidung ist. Im Mittelpunkt steht hierbei die Haltung, die eine Person den sie motivierenden Einflüssen gegenüber einnimmt: Wenn sie sich mit den äußeren Einflüssen identifiziert, sie assimiliert, und sich selbst als Person betrachtet, die auf diese Weise beeinflusst werden möchte, so kann eine entsprechend motivierte Handlung als authentisch bezeichnet werden. Hier zeigt sich eine große Nähe zu Harry G. Frankfurts Volitionen zweiter Stufe (Frankfurt 1981). Im Vordergrund dieses Ansatzes steht, dass der Handelnde sich mit seinen Präferenzen, Verhaltensweisen und Motivationen identifiziert bzw. sie akzeptiert; die Wünsche, Motivationen oder Prinzipien können von verschiedenen Quellen herrühren – zentral ist, dass die Person sie sich durch Reflexion zu Eigen gemacht hat (vgl. Kap. B.3.1.).

So kann man es als wesentlichen Bestandteil von Autonomie betrachten, über das eigene Denken nachzudenken und die eigenen Standards, Annahmen und Vorstellungen sowie die Standards, Annahmen und Vorstellungen der zugehörigen gesellschaftlichen Gruppe zu hinterfragen (Crittenden 1993). Bernard Berofsky (1996) betrachtet Autonomie denn in erster Linie als Befreiung einer Person von den Ursprüngen all der Ideen, Vorstellungen, Emotionen und Wünsche, die ihr unangemessen erscheinen und die auf Erziehung, äußere Einflüsse etc. zurückzuführen sind.

Moralische Reflexion, verstanden als das Akzeptieren der moralischen Werte, nach denen eine Person handelt, kann in enger Beziehung gesehen werden zur Authentizität dieser Person (Downie/Telfer 1971; Dworkin 1976, 1988; Miller 1981). So legt eine Person durch moralische Reflexion fest, was für eine Person sie sein will. Durch Vergleich mit diesem Entwurf können die Handlungen und Entscheidungen dann als authentisch oder nicht authentisch bezeichnet werden.

R.S. Downie und Elizabeth Telfer (1971) beschreiben moralische Individualität als einen Bestandteil von Autonomie. Im Mittelpunkt steht hierbei, dass die Person im moralischen Bereich eine gewisse Freiheit vor dem

Urteil anderer besitzt, dass sie in gewissem Sinne auf sich selbst angewiesen ist. Moralische Individualität umfasst diesem Ansatz zufolge drei wesentliche Aspekte. Zunächst gehört hierzu: Die moralbezogenen Ansichten eines Menschen müssen in einem minimalen Sinne seine eigenen sein, d.h. nicht vollständig auf eine wie auch immer geartete Autorität (Kirche, Eltern, Staat) zurückgehen. Moralische Individualität umfasst demnach des Weiteren das Recht, einen eigenen Standpunkt zu entwickeln, d.h. selbst zu ermitteln, was zu tun ist. Hierzu gehört auch die Verpflichtung anderer, eine Person nicht durch das Ausüben von unangemessenem Druck, durch Fehlinformationen etc. an diesem Prozess zu hindern, sowie die Pflicht, die auf diesem Weg von einer Person erzielten Schlussfolgerungen zu respektieren. Der dritte Aspekt umfasst den Anspruch, in den Bereichen, in denen dies möglich ist, aufgrund der eigenen moralischen Ansichten beurteilt zu werden, und nicht aufgrund der Meinung anderer.

Insgesamt ist allerdings durchaus umstritten, ob Authentizität als Kriterium für autonome Entscheidungen gelten kann, d.h. ob und in welchem Sinne Entscheidungen und aus Entscheidungen hervorgehende Handlungen, sollen sie autonom sein, authentischen Charakter besitzen müssen. Hierbei geht es vor allem um die Frage, inwieweit selbstbestimmten Handlungen wohlüberlegte Bewertungen zugrunde liegen müssen.

So lehnen beispielsweise Faden und Beauchamp (1986) eine Authentizitätsforderung ab, welche verlangt, dass Handlungen die Werte, Haltungen, Motivationen und Lebenspläne widerspiegeln müssen, welche eine Person sich nach eingehender Reflexion zu Eigen gemacht hat. Vielmehr halten sie eine solcherart verstandene Authentizität nicht für eine notwendige Bedingung autonomer Handlungen. Dies einerseits aus theoretischen Gründen: So liege dem Modell ein infiniter Regress auf Volitionen immer höherer Stufe zugrunde, zudem seien Volitionen erster und zweiter Stufe als nicht unabhängig voneinander zu sehen. Des Weiteren befürchten sie, eine Authentizitätsbedingung, welche die bewusste, aus Reflexion hervorgegangene Identifikation mit der eigenen Motivation voraussetzt, sei zu anspruchsvoll und zu restriktiv. Denn viele Handlungen, die gemeinhin als autonom gelten, müssten Faden und Beauchamp zufolge aufgrund dieser Bedingung als nicht-autonom bezeichnet werden, da sie z.T. automatisch erfolgen oder auf soziokulturelle Zusammenhänge zurückgehen, und sich die Handelnden der Motivationen, welche den Handlungen zugrunde liegen, oft nicht umfassend bewusst sind.[24] Eine solche Authentizitätsbedingung schränke in signifikanter Weise den Bereich von Handlungen, die als autonome Handlungen respektiert werden, ein. Durch die Forderung nach Authentizität entstehe »Interpretationsspielraum«, der nach Belieben genützt werden könne, indem Handlungen als authentisch bzw. nicht authentisch interpretiert werden. Auf diesem Wege werde ein Übergehen der Entscheidungen von Personen begünstigt.

Der Gesichtspunkt der Authentizität spielt im medizinischen Kontext beim *informed consent* im Zusammenhang der Entscheidungsfindung des Patienten eine große Rolle (vgl. Kap. C.I.3.4.).

2. Substanzielle Unabhängigkeit

Von Unabhängigkeit und unabhängiger Entscheidungsfindung kann in zweierlei Hinsicht gesprochen werden, d.h. es lässt sich unterscheiden zwischen prozeduraler Unabhängigkeit (procedural independence) und substanzieller Unabhängigkeit (substantive independence) (Dworkin 1988). Ein Fehlen prozeduraler Unabhängigkeit liegt vor, wenn Dritte in entscheidender Weise Einfluss auf eine Person ausüben, sodass nicht davon die Rede sein kann, dass diese Person tatsächlich ihre eigene Wahlentscheidung trifft. Hierbei kann es sich um unzulässige Eingriffe wie Manipulation und Täuschung handeln oder um zulässige Einflüsse, wie beispielsweise durch Erziehung oder durch Erfordernisse sozialer Rollen. Eine Abwesenheit substanzieller Unabhängigkeit besteht hingegen, wenn eine Person aus freien Stücken ihre Unabhängigkeit aufgibt, sei es die gedankliche Unabhängigkeit, sei es die Unabhängigkeit bei Handlungen, um in prozedural unabhängiger Weise zu tun was andere von ihr verlangen.

Zumeist wird die Ansicht vertreten, sowohl prozedurale als auch substanzielle Unabhängigkeit sei ein essenzieller Bestandteil von Autonomie (Downie/Telfer 1971; Wolff 1979; Mill 1987; Berofsky 1996). Die Bedeutung substanzieller Unabhängigkeit kommt in einer Formulierung von R.S. Downie und Elizabeth Telfer deutlich zum Ausdruck:

---

24 Als Beispiele nennen sie das Anhalten vor roten Ampeln oder das Wählen einer bestimmten Partei bei politischen Wahlen. Hier fließen immer kulturelle Annahmen und fundamentale Werte mit ein, welche wohl nur äußerst selten einer kritischen Reflexion unterzogen und anschließend verinnerlicht wurden. Dennoch werden derartige Handlungen im Allgemeinen betrachtet als dem Handelnden selbst zuzuschreiben, als seine eigenen Handlungen (Faden/Beauchamp 1986).

»An autonomous agent must be independent-minded. He must not have to depend on others for being told what he is to think or do ... a person is ›autonomous‹ to the degree that what he thinks and does cannot be explained without reference to his own activity of mind« (Downie/Telfer 1971: 301).

Diesen Sichtweisen zufolge verlangt Autonomie, dass der Handelnde die Kontrolle über seine Entscheidungen und Handlungen behält und sein unabhängiges Urteil nicht aufgibt.

Als problematisch an Positionen, welche die Bedeutung von substanzieller Unabhängigkeit betonen, erweist sich jedoch, dass die Handlungen einer jeden Person zu einem gewissen Grad durch die Bedürfnisse, Wünsche und Nöte anderer bestimmt sind, sodass Personen im Allgemeinen weder völlig unabhängig sind noch rein selbst bestimmt. Man mag wie Gerald Dworkin (1988) gar anzweifeln, ob das Erreichen von substanzieller Unabhängigkeit tatsächlich ein wünschenswertes Ziel darstellt – repräsentiert es doch letztlich das Fehlen einer Eingebundenheit in zwischenmenschliche Beziehungen und in soziale Zusammenhänge. Eine Autonomiekonzeption, für welche substanzielle Unabhängigkeit einen wesentlichen Faktor darstellt, erscheint demnach als nicht mit anderen zentralen Werten konsistent, da sie Autonomie für tendenziell unvereinbar mit Gehorsam, Gesetzestreue, Loyalität, Verpflichtungen und zwischenmenschlichen Bindungen betrachtet (Wolff 1979; Dworkin 1988).

Einen der Hauptgründe für eine Charakterisierung von substanzieller Unabhängigkeit als wichtigen Bestandteil des Autonomie-Ideals bildet Gerald Dworkin (1988) zufolge die enge Verknüpfung zwischen Autonomie und der Übernahme von Verantwortung für begangene Handlungen. Allerdings ist gemäß der von Dworkin vertretenen Position die Ansicht, nur eine selbst entscheidende Person sei für ihre Taten verantwortlich oder könne für diese zur Verantwortung gezogen werden, nicht zutreffend. Vielmehr entkommt demnach eine Person, die den Dingen ihren Lauf lässt oder andere für sich entscheiden lässt, hierdurch nicht der Verantwortung für ihr Tun. Denn auch wer auf seine substanzielle Unabhängigkeit verzichtet und tut was andere ihm sagen, trägt exakt für diesen Verzicht bzw. dafür, dass er nicht über sein Tun nachdenkt, die Verantwortung. Lediglich für Handlungen, die durch Zwangsausübung anderer oder durch gezielte Fehlinformationen zustande kamen und somit gegen den eigenen Willen erfolgten, mag demzufolge die Verantwortung an andere übergehen.

Vor diesem Hintergrund betrachtet Dworkin (1988) auch eine Person, die sich in freier Weise dazu entschieden hat, den Anweisungen einer anderen Person zu folgen, die also freiwillig ihre substanzielle Unabhängigkeit aufgegeben hat, als autonom. Solange eine Person über prozedurale Unabhängigkeit verfügt, ist sie dieser Position zufolge autonom, auch wenn sie sich in prozedural unabhängiger Weise dazu entschieden hat, fortan den Anordnungen einer persönlichen, religiösen oder politischen Autorität zu entsprechen. Demnach kann nicht davon ausgegangen werden, eine Person gebe die Verantwortung für ihre Handlungen ab, nur weil sie in authentischer Weise ihre substanzielle Unabhängigkeit aufgegeben hat und die Handlungsanweisungen anderer befolgt; denn sie trägt für diese Entscheidung, sich dem Willen anderer unterzuordnen, die Verantwortung.[25]

Zur Verdeutlichung zieht Dworkin den Vergleich zwischen einer egoistischen Person und einer Person, die sich um andere sorgt und die Bedürfnisse anderer als Grund dafür ansieht, ihre eigenen Pläne und Projekte zu verändern. Zwar mag die egoistische Person deutlich freier sein als die Person, die sich um andere kümmert, aber zu diskutieren bleibt, ob sie auch autonomer ist. Positionen, die substanzielle Unabhängigkeit als einen wesentlichen Gesichtspunkt von Autonomie betrachten, sind dieser Ansicht. Dieser Sichtweise stellt Dworkin die zentrale Bedeutung zwischenmenschlicher Beziehungen für das Personsein gegenüber. Demzufolge muss gesehen werden: Wer mit anderen in Beziehung tritt und einem anderen Menschen oder einem Zusammenhang verpflichtet ist, akzeptiert immer auch, dass die eigenen Handlungen und Wünsche zu einem gewissen Grad bestimmt werden von den Wünschen und Bedürfnissen anderer. Denn eine Person definiert sich über diese Verpflichtungen, sie stellen einen Bestandteil des von ihr gewählten Lebens dar. So besteht in ähnlicher Weise auch das Eingehen von Versprechen darin, sich selbst auf einen bestimmten Handlungsverlauf zu verpflichten. Hierbei wird die Zahl der zur Verfügung stehenden Handlungsoptionen eingeschränkt, man besitzt in diesem bestimmten Zusammenhang nicht mehr die Freiheit, zu tun, was man tun möchte. Diese freiwilligen Beschränkungen der eigenen Freiheit sind jedoch zu unterscheiden von Eingriffen Außenstehender in die Zahl der zur Verfügung stehenden Optionen (vgl. Kap. B.4.1.4.).

25 Dieser Sichtweise zufolge behält ein Patient, der die volle Verantwortung für eine anstehende Entscheidung dem behandelnden Arzt überträgt, seine Autonomie, solange diese Übertragung in prozedural unabhängiger Weise erfolgt. Demgegenüber wird eine solche Vorgehensweise von anderen Positionen (Wolff 1979) mit dem Verlust von Autonomie gleichgesetzt (vgl. Kap. C.I.).

Allerdings billigt Dworkin (1988) durchaus einen gewissen Zusammenhang zwischen Autonomie und substanzieller Unabhängigkeit zu, indem er einige kontingente Verbindungen zwischen der Autonomie einer Person und ihren Werten sieht. So erscheint plausibel, dass Personen, die im Alltagsleben kritisch über ihr eigenes Wertesystem reflektieren, generell eine kritische Einstellung gegenüber Denkweisen besitzen werden, die auf einem unreflektierten Akzeptieren von Autorität, Tradition und Gewohnheit beruhen. Derartige Personen werden substanzieller Unabhängigkeit tendenziell einen hohen Wert zumessen.

Dem Gesichtspunkt der substanziellen Unabhängigkeit kommt bei Fragen des Umgangs mit prädiktiver genetischer Diagnostik und den auf diesem Wege erzielten Analyseergebnissen im familiären Kontext zentrale Bedeutung zu (vgl. Kap. D.II.4. und Kap. D.III.3.1.).

Teil C: Autonomie im medizinisch-therapeutischen Kontext

Mithilfe der Ausführungen des vorangegangenen Teils B konnte das Vorhandensein eines breiten Spektrums an Positionen zum Autonomiebegriff verdeutlicht werden. So spielt in der zeitgenössischen englischsprachigen philosophischen Literatur eine große Zahl verschiedener Facetten eine Rolle, wobei im Zentrum der Autonomiediskussion die Möglichkeit einer Person steht, in selbstbestimmter Weise ihr Leben zu gestalten. Zudem werden innerhalb der philosophischen Literatur Handlungsfreiheit, Wahlfreiheit und Entscheidungsfreiheit als wichtige Aspekte bzw. Voraussetzungen von Autonomie in detaillierter Weise beschrieben, sowie hiermit in Zusammenhang stehende Fragen nach der Beschaffenheit von Wahl- und Entscheidungssituationen, nach Willensfreiheit, Unabhängigkeit, der Abwesenheit von Manipulation und Zwang, und vielfältige weitere Fragestellungen diskutiert.

Im sich anschließenden Themenbereich (Teil C) soll nun der Bedeutung, der Reichweite und den Implikationen von Autonomie im medizinisch-therapeutischen Kontext nachgegangen werden. So wird der Patientenautonomie in den letzten Jahrzehnten zunehmende Bedeutung zugemessen, was sich im verstärkten Betonen der Bedeutung der freien, wohl informierten Zustimmung des Patienten zu einer beabsichtigten medizinischen Behandlung, d.h. des *informed consent*, widerspiegelt. Im Folgenden wird vor dem Hintergrund einer Diskussion der Arzt-Patient-Beziehung in detaillierter Weise auf den *informed consent* eingegangen und seine verschiedenen Komponenten beschrieben (Kap. C.I.).

Hierbei wird deutlich werden: Das breite Bedeutungsspektrum der innerhalb der Philosophie anzutreffenden Diskussion zum Autonomiekonzept steht in deutlichem Gegensatz zur inhaltlichen Füllung des Autonomiebegriffs, wie er zumeist innerhalb medizinischer Zusammenhänge im Umfeld des *informed consent* verwendet wird. Während in der philosophischen Autonomiediskussion der Gesichtspunkt der selbstbestimmten Lebensgestaltung im Vordergrund steht, erfolgt bezogen auf den *informed consent* eine Verengung der Sichtweise, wobei in erster Linie Überlegungen zur negativen Freiheit, d.h. zur Abwesenheit *von* Zwängen in konkreten

Entscheidungssituationen, im Vordergrund stehen (Kap. C.I.3.4. und Kap. E.1.).

Entscheidungen innerhalb der Medizin erfolgen jedoch nicht nur unter Berücksichtigung der Patientenautonomie. Auch Gesichtspunkte wie das Wohlbefinden des Patienten, Gesundheit und Krankheit, ärztliche Fürsorge, Nichtschadensverpflichtungen, Gerechtigkeit, finanzielle Fragen etc. spielen hier eine große Rolle. Im Rahmen prinzipienbasierter kohärentistischer Ansätze werden diese Gesichtspunkte im Zusammenhang des Benefizienzprinzips (Fürsorgeprinzip), des Nonmalefizienzprinzips (Nichtschadensprinzip) und des Gerechtigkeitsprinzips diskutiert.

Im Anschluss an die Diskussion der Patientenautonomie und des *informed consent* wird daher auf die Bedeutung dieser weiteren, im Rahmen prinzipienbasierter kohärentistischer Theorien zentralen Prinzipien eingegangen und ihre jeweiligen Verbindungen zu Autonomie herausgearbeitet und diskutiert (Kap. C.II.).

I. PATIENTENAUTONOMIE IN DER MEDIZIN: INFORMED CONSENT

Innerhalb der Medizin wird das Autonomiekonzept zumeist im Zusammenhang mit dem *informed consent* diskutiert. So ist es seit einiger Zeit in westlichen Ländern als allgemein anerkannter Standard medizinischer Praxis anzusehen, vor Durchführen einer medizinischen Maßnahme schriftlich die freiwillige Zustimmung des Patienten einzuholen, nachdem er umfassend über seinen Gesundheitszustand, den beabsichtigten Eingriff, dessen Chancen und Risiken sowie über alternative Behandlungsoptionen informiert wurde. Dies gilt ebenso für den Umgang mit Probanden vor dem Beginn klinischer Studien. Im englischen Sprachraum wird diese Vorgehensweise unter dem Begriff des *informed consent* zusammengefasst. Deutsche Umschreibungen für diesen Begriff wären etwa »Einwilligung nach Aufklärung«, »freiwillige Zustimmung nach vollständiger Aufklärung« oder »Informierte Einwilligung«, wobei häufig auch der englische Begriff direkt übernommen wird. Das Modell des *informed consent* erhält besonders starke Betonung in angloamerikanischen Ländern. Auch in Deutschland besitzt es zentrale Bedeutung, während ihm beispielsweise in Frankreich geringere Relevanz zugeschrieben wird.[26] In nicht-westlichen Gesellschaften, in denen traditionell Autonomie geringere Bedeutung beigemessen wird, kommt auch dem *informed consent* keine zentrale Stellung zu.

Die durch den *informed consent* implizierte Betonung des Selbstbestimmungsrechts des Patienten ist historisch gesehen relativ neu. Gemäß traditioneller, bis weit in das 20. Jahrhundert vorherrschender Sichtweise lässt sich die Beziehung zwischen Arzt und Patient in hohem Maße als von Asymmetrie geprägt bezeichnen: Der an einem körperlichen Gebrechen, Unwohlsein, Schmerzen etc. leidende Patient wendet sich Hilfe suchend an einen Arzt, welcher Kraft seiner Autorität alle nötigen Entscheidungen hinsichtlich des Verlaufs der medizinischen Behandlung zum Wohle des

26 Zur Situation in Frankreich siehe Maio 2002.

Patienten trifft. Ärztliche Anordnungen wurden in dieser, von paternalistischem Handeln geprägter Beziehung nicht in Frage gestellt. In westlichen Industrienationen ist diesbezüglich in den letzten Jahrzehnten jedoch ein grundlegender Wandel festzustellen. So rückt innerhalb der Arzt-Patient-Beziehung zunehmend der Aspekt der Selbstbestimmung des Patienten in den Vordergrund, welcher das Recht des Patienten impliziert, selbst über den Verlauf der ihn betreffenden medizinischen Maßnahmen zu entscheiden.

Im folgenden Kapitel erfolgt eine Darstellung des Wandels der Arzt-Patient-Beziehung weg von paternalistisch geprägten Zusammenhängen hin zu Ansätzen, in denen der Patientenautonomie und damit dem *informed consent* steigende Bedeutung beigemessen wird (Kap. C.I.1.). Anschließend wird in detaillierter Weise auf die Bedeutung des *informed consent* innerhalb der Arzt-Patient-Beziehung eingegangen (Kap. C.I.2.1.) sowie Autonomie als die zentrale Grundlage des *informed consent* beschrieben (Kap. C.I.2.2.). Die verschiedenen Voraussetzungen und Komponenten eines *informed consent* werden in den darauf folgenden Kapiteln diskutiert (Kap. C.I.3.).

1. Die Arzt-Patient-Beziehung im Wandel der Zeit

Das ärztliche und pflegerische Ethos ist seinem Ursprung nach ein Ethos der Fürsorge (Buchanan 1978; Malcolm 1988; Wolff 1989; Loewy 1995; Eibach 1997; Vollmann 1999). Demzufolge stand und steht die Erwartung des Kranken nach medizinischer Hilfe und das Heilungsversprechen des Arztes im Mittelpunkt der individuellen Arzt-Patient-Beziehung. Ärztliches Handeln hat sich dabei am gesundheitlichen Wohl des Kranken zu orientieren (»salus aegroti suprema lex«), unter Berücksichtigung der Verpflichtung, keinen Schaden zuzufügen (»nil nocere«).

Gemäß den Ausführungen von Jay Katz (1984) besaß in den vergangenen Epochen die Aufklärung des Patienten durch den Arzt sowie die Zustimmung des Patienten zu ärztlichen Behandlungsmaßnahmen nur äußerst geringe Bedeutung; der Arzt sah sich vielmehr verpflichtet und autorisiert, zum Wohle des Patienten zu handeln. Das Patientenwohl wird in diesem Zusammenhang angesehen als ermittelbar anhand medizinischer Sachverhalte und Kriterien, für die der Arzt Expertenwissen besitzt. Persönliche Wünsche und Werte des Kranken spielen in diesem Kontext keine Rolle (Katz 1984; Faden/Beauchamp 1986). Diese Sichtweise ist jedoch nicht unumstritten (Wiesemann 1997). So stellt beispielsweise der Historiker Martin S. Pernick (1982) die Aufklärung des Patienten und das Bemühen um Zustimmung des Patienten als wichtigen Bestandteil der medizinischen Tradition des 19. Jahrhunderts dar. Demgegenüber lag der Position anderer Autoren zufolge (Katz 1984; Winau 1996) die Intention des Arztes im 19. Jahrhundert im Zusammenhang mit der Übermittlung von Informationen jedoch primär darin, durch Informationen über die Behandlung ein konstruktives Mitwirken des Patienten bei der Therapie zu erzielen; ihm ging es nicht so sehr darum, seine Zustimmung zur Behandlung zu erhalten.

So bedeutet der Begriff »Paternalismus« im medizinischen Kontext in erster Näherung »väterliche Fürsorge« des Arztes für den Patienten (Wolff

1989). Als Ursprung paternalistischer Haltungen wird vielfach die im Corpus Hippocraticum überlieferte hippokratische Tradition gesehen. Der hippokratische Eid und andere auf diesem klassischen Modell basierende ärztliche Gelöbnisse berufen sich auf die ärztliche Tradition wie auch das ärztliche Standesethos und stellen die Gesundheit des Patienten in den Mittelpunkt. Das ärztliche Handeln orientiert sich demnach nicht am Willen des Patienten und an dessen persönlicher Einstellung, sondern vielmehr daran, dem Wohlergehen und der Gesundheit des Patienten dienlich zu sein, und hierfür die nach Einschätzung des Arztes geeigneten Maßnahmen zu ergreifen (Veatch 1984; Leven 1997; Labisch/Paul 1998; Anselm 1999).[27]

Ziel paternalistischer Vorgehensweisen ist es, das Zufügen körperlichen oder seelischen Schadens zu verhindern oder einen Nutzen für den gesundheitlichen Zustand des Patienten zu erreichen (Buchanan 1978; Gillon 1986; Richter 1992; Loewy 1995; Anselm 1999). Bei paternalistischen Maßnahmen wird im Interesse des Wohlergehens, der Gesundheit oder des Lebenserhalts des Patienten eine Entscheidung getroffen, ohne zuvor die (volle) Zustimmung des Patienten zur Durchführung dieser Maßnahme einzuholen. Paternalistische Handlungen werden im Allgemeinen darüber gerechtfertigt, dass der zu vermeidende Schaden wesentlich größer ist als der sich durch die Missachtung der Patientenautonomie ergebende Schaden.

Zentral für paternalistische Vorgehensweisen ist die Ansicht, der Arzt könne aufgrund seiner medizinischen Kenntnisse besser als der betroffene Patient darüber entscheiden, was in medizinischer Hinsicht für den Patienten gut ist. Zugunsten paternalistischen Handelns lässt sich neben der detaillierten medizinischen Kenntnisse des Arztes auch vorbringen, der Patient stehe in dem Moment, in dem eine Entscheidung hinsichtlich einer diagnostischen oder therapeutischen Maßnahme gefordert wird, in einer besonderen, durch die Krankheit beeinflussten Situation, die durch außer-

27 Dieser von einigen Autoren hergestellte Zusammenhang zwischen hippokratischen Schriften und paternalistischer Tradition wurde jedoch von Juliane C. Wilmanns infrage gestellt (Wilmanns 1997). Gemäß der von ihr vertretenen Sichtweise müssen vielmehr entsprechende Formulierungen des hippokratischen Eides, denen zufolge der Arzt seine Verordnungen nach seinem Vermögen und Urteil zum Nutzen des Patienten zu treffen habe, im Zusammenhang einer Diskussion um die Sorgfaltspflichtverletzung gesehen werden und repräsentieren daher ein Sich-Bescheiden des Arztes angesichts beschränkter therapeutischer Möglichkeiten.

gewöhnliche physische, psychische und soziale Gegebenheiten geprägt ist. Eine nüchterne, auf rationalen Überlegungen basierende Entscheidung sei in einer solchen Situation nicht möglich (Komrad 1983; Jonas 1989; Eibach 1997). Allerdings können auch hoch angesetzte Forderungen an die Entscheidungsauthentizität (Kap. B.4.3.2.1.) oder an das Verstehen (Kap. C.I.3.3.) und die Einwilligungsfähigkeit des Patienten (Kap. C.I.3.1.) in versteckter Weise durch paternalistische Haltungen motiviert sein (Beauchamp/Childress 1979, 2001; Hossenfelder 2001).

Detaillierte Ausführungen zu verschiedenen Formen paternalistischen Handelns sowie zur Abwägung zwischen Patientenwohl und Autonomie des Patienten finden sich im Kapitel »Paternalismus« (Kap. C.II.1.3.2.).

In den letzten Jahrzehnten wird innerhalb der Arzt-Patient-Beziehung zunehmend das Selbstbestimmungsrecht des Patienten betont, und die Beziehung zwischen Arzt und Patient als Partnerschaft beschrieben, in der den persönlichen Ansichten und dem Willen des Patienten große Bedeutung zugemessen wird. Diese Veränderung setzte erst relativ spät ein; ihr ging ein langer historischer Prozess voraus (Katz 1984; Faden/Beauchamp 1986; Malcolm 1988; Schöne-Seifert 1996; Winau 1996; Wiesemann 1997; Hildt 2001, 2004).

Wie Rolf Winau (1996) anhand verschiedener historischer Beispiele belegt, gab es eine explizit formulierte Verpflichtung zur Zustimmung nach Aufklärung zumindest auf dem Gebiet der kurativen Medizin bis ins 20. Jahrhundert hinein in Deutschland nicht. In einem im Jahre 1891 vom preußischen Minister des Inneren erlassenen Zirkular war demnach zum ersten Mal in einem öffentlich zugänglichen Text vom Willen des Patienten, genauer vom Willen von medizinisch zu behandelnden Gefangenen, die Rede. In detaillierter Weise wurde die Notwendigkeit einer Einwilligung nach Aufklärung als Voraussetzung für die Durchführung von Experimenten am Menschen in der Verfügung des preußischen Kultusministers vom 29. Dezember 1900 formuliert. Demzufolge ist die Durchführung einer sachgemäßen Belehrung und die anschließende Zusage der betreffenden Person, die nicht minderjährig sein darf, Voraussetzung für die Durchführung von Forschung an Menschen. In den 1931 veröffentlichten »Richtlinien für neuartige Heilbehandlung und für die Vornahme wissenschaftlicher Versuche am Menschen« wurde eine zweckentsprechende Belehrung und eindeutige Zustimmung, die schriftlich zu dokumentieren ist, gefordert. Allerdings war die Wirkung dieser Anweisungen und Richtlinien gering – die Verbrechen während des Nazi-Regimes konnten sie nicht verhindern.

Missbräuchliche Humanexperimente rückten in besonderer Weise beim Nürnberger Ärzteprozess ins internationale öffentliche Bewusstsein. Hier wurde von richterlicher Seite im Jahr 1947 der »Nürnberger Kodex« (1947) formuliert, welcher ethische Minimalstandards für die Durchführung von Forschung am Menschen festlegt. Der »Nürnberger Kodex« stellt historisch gesehen die erste externe Ethikvorschrift für Ärzte dar – zuvor wurden Fragen des richtigen Umgangs mit Patienten und Probanden ausschließlich innerhalb der Ärzteschaft geregelt. So formulierte der Nürnberger Kodex die Verpflichtung, vor Durchführen jeglicher Forschung an Menschen die freiwillige und informierte Zustimmung der Patienten und Probanden einzuholen. Als Beginn der Beschäftigung mit inhaltlichen Überlegungen zum *informed consent* wird daher oft der Nürnberger Ärzteprozess genannt. Das Modell des *informed consent* stammt aus dem juristischen Kontext; der Begriff trat zum ersten Mal auf im Jahre 1957 in den USA bei der Rechtsprechung hinsichtlich eines ärztlichen Kunstfehlers *(Salgo v. Leland Stanford Jr. University Board of Trustees)* (Katz 1984; Faden/Beauchamp 1986). 1964 wurde die Forderung, vor Durchführen von Forschung an Menschen die freie, wohl informierte Zustimmung der Patienten bzw. Probanden einzuholen, in die vom Weltärztebund verabschiedete »Deklaration von Helsinki« übernommen und erhielt somit den Status einer intraprofessionellen Selbstbindung. Kriterien und Voraussetzungen des *informed consent* sowie angemessener Forschungsvorhaben wurden darin weiter präzisiert.[28] Insbesondere auch durch Henry Knowles Beechers Artikel über den Einsatz von Menschen in der medizinischen Forschung (Beecher 1966) wurde verstärkt die Aufmerksamkeit auf den Missbrauch von Menschen zu Forschungszwecken gelenkt, und hiermit einhergehend die Bedeutung von *informed consent*, adäquater Aufklärung und Achtung der Selbstbestimmung der Betroffenen hervorgehoben (Schöne-Seifert 1996).

Durch die verstärkte Betonung der Notwendigkeit des formalen *informed consent* rückte die Patientenautonomie als Gegenkonzept zu einer paternalistisch-hippokratischen Fürsorge-Ethik zunehmend in den Vordergrund. So ist in westlichen Industrienationen in den letzten Jahrzehnten eine kontinuierliche Veränderung der Arzt-Patient-Beziehung festzustellen,

28 Die Deklaration von Helsinki ist beispielsweise abgedruckt im Anhang des von H.-M. Sass (1989) herausgegebenen Sammelbandes »Medizin und Ethik« (S. 366–371).

welche von einer abnehmenden Neigung zur Unterstützung paternalistischer Haltungen und von einer verstärkten Betonung des Aspekts der Selbstbestimmung des Patienten geprägt ist. Der Patient verlässt sich nicht mehr vorbehaltlos auf den Arzt im Vertrauen auf die ärztliche Autorität, sondern sieht den Arzt zunehmend als Partner (Wolff 1989; Richter 1992; Vollmann 1999; Hildt 2001).

Für diese Entwicklung spielen verschiedene medizinische und sozioökonomische Veränderungen eine große Rolle (Malcolm 1988; Wolff 1989; Richter 1992; Sass 1992; Loewy 1995). Einerseits wurden in der Medizin in den letzten Jahrzehnten bahnbrechende Errungenschaften erzielt (Intensivmedizin, Organtransplantation etc.), andererseits wurden Grenzen der Machbarkeit sowie mit neuen Entwicklungen einhergehende Gefahren deutlich. Hinzu kommt: Die neuen technologischen Verfahren erfordern eine zunehmende Spezialisierung des Arztes, was eine erhöhte Kompartimentalisierung nach sich zieht. Hierdurch wird der Patient nicht mehr durchgängig von einer ärztlichen Bezugsperson, der er vertraut, behandelt und begleitet, sondern von verschiedenen Personen, was eine gewisse Anonymisierung mit sich bringt. Ein weiterer Aspekt kann unter dem Schlagwort »Säkularisierung der Medizin« beschrieben werden (Wolff 1989). Im Zuge einer gesellschaftlichen Entwicklung, die Tabus und Traditionen in Frage stellte, rückten – insbesondere angesichts der vielfältigen technologischen Veränderungen – auch Medizin und Ärzteschaft in den Mittelpunkt öffentlicher Diskussion und wurden so ihres Nimbus beraubt. Zudem wird es angesichts eines in westlichen Industrienationen weit verbreiteten Wertepluralismus immer schwieriger, von den individuellen Wertehierarchien, Einstellungen und Lebenskonzeptionen der Betreffenden abzusehen und Handlungen im medizinischen Kontext nur dem Ziel der Gesundheit oder des Lebenserhaltes unterzuordnen. Nicht zuletzt wurde durch den steigenden Bildungsstand der Bevölkerung die Basis geschaffen für eine Mitbestimmung und Selbstbestimmung des Patienten (vgl. Kap. A.1.).

Durch diese vielfältigen Einflüsse hat sich der Abstand zwischen Arzt und Patient deutlich verringert; das Arzt-Patient-Verhältnis ist zunehmend weniger vom vertrauensvollen Aufschauen zur Person des Arztes geprägt. In steigendem Maße rücken vielmehr wissenschaftliche Aussagen, welche die Basis für die medizinischen Entscheidungen darstellen, in den Vordergrund. Hierdurch wird auch für den Patienten die therapeutische Effizienz verschiedener Behandlungsformen, und hiermit einhergehend die Behandlungsentscheidung, in gewissem Maße nachvollziehbar. Hinzu kommt das steigende Bewusstsein, dass auch der Arzt zumeist kein sicheres Wissen über den Erfolg der beabsichtigten Behandlung besitzt, sondern vielmehr lediglich auf mit gewisser Wahrscheinlichkeit eintretende Prognosen rekurriert sowie Nutzen-Risiko-Überlegungen einsetzt.

2. *Informed consent*

Ruth Faden und Tom Beauchamp (1986) unterscheiden zwischen zwei unterschiedlichen *informed consent*-Bedeutungsvarianten. Gemäß der ersten Bedeutung (»sense 1«) lässt sich der *informed consent* beschreiben als Handlung, durch die der Patient bzw. Proband den behandelnden Arzt in autonomer Weise dazu autorisiert, bestimmte Maßnahmen vorzunehmen. Ein *informed consent* in »sense 1« wird dann gegeben, wenn ein Patient oder Proband (1) nach Verstehen aller wesentlichen Gesichtspunkte, (2) in Abwesenheit von durch andere ausgeübten kontrollierenden Einflüssen, (3) intentional (4) einen Arzt zur Durchführung einer medizinischen Maßnahme autorisiert.[29] Zwar können Arzt und Patient den Entscheidungsfindungsprozess gemeinsam betreiben und gemeinsam eine Entscheidung erreichen, aber letztlich ist es der Patient bzw. Proband, der die Autorisierung vornimmt.

Demgegenüber bezieht sich die zweite Bedeutung (»sense 2«) des Begriffs »*informed consent*« nicht darauf, ob eine autonome Bevollmächtigung vorliegt, sondern auf ihre auf den jeweiligen Kontext bezogene juristische Wirksamkeit oder Gültigkeit. Im Vordergrund steht hierbei, ob die gültigen Regeln und Richtlinien für das Verfahren zur Gabe des *informed consent* eingehalten wurden. In diesem Zusammenhang werden Regeln für eine adäquate Aufklärung beschrieben sowie Kriterien angegeben, anhand derer ermittelt werden kann, ob der Patient die erhaltene Information auf adäquate Weise erfasst hat. Hierzu gehört die Notwendigkeit, ein entsprechendes Formular zu unterschreiben, über genügend Zeit für eingehende Überlegungen zu verfügen, oder Ähnliches.

So kann ein *informed consent* in »sense 1« aufgrund fehlender Konformität mit den geltenden Regeln und Bestimmungen unter Umständen die Anforderungen eines *informed consent* in »sense 2« nicht erfüllen, ebenso wie ein

---

29 Vgl. die Nähe zu der von Faden und Beauchamp (1986) vorgenommenen Definition »autonomer Handlungen« (Kap. B.3.2.).

in »sense 2« gültiger *informed consent* keine Zustimmung gemäß »sense 1« sein muss, da die Regeln und Bestimmungen für »sense 2« nicht notwendigerweise zu einer autonomen Autorisierung führen. Durch die Klassifizierung in »sense 1« und »sense 2« soll nicht suggeriert werden, ein *informed consent* müsse entweder der einen oder der anderen Gruppe zugeordnet werden können – vielmehr spielen bei einem *informed consent* immer beide Aspekte eine Rolle. »Sense 1« kann dabei als Modell für »sense 2« angesehen werden: Richtlinien und Regeln zur Gabe eines wirksamen *informed consent* (»sense 2«) müssen in Übereinstimmung mit den Standards von »sense 1« getroffen werden.

In den folgenden Unterkapiteln wird nun auf die Bedeutung des *informed consent* für die Arzt-Patient-Beziehung eingegangen (Kap. C.I.2.1.) sowie die zentrale Stellung autonomiebezogener Gesichtspunkte für die Begründung der Bedeutung des *informed consent* herausgearbeitet (Kap. C.I.2.2.).

1. Bedeutung des *informed consent* innerhalb der Arzt-Patient-Beziehung

Das Konzept des *informed consent*, demzufolge medizinische Maßnahmen bei einem Patienten nur vorgenommen werden dürfen, wenn er zuvor in ausreichendem Maße über die Behandlungsmöglichkeiten informiert wurde und seine freie, ausdrückliche Zustimmung zum beabsichtigten Eingriff gegeben hat, besitzt seine Basis im Selbstbestimmungsrecht des Kranken. Es kommt dem in westlichen Gesellschaften weit verbreiteten Streben nach individueller Freiheit entgegen; nicht zuletzt deshalb trifft es in den letzten Jahrzehnten generell auf hohe Akzeptanz. Die Forderung nach Sicherung des *informed consent* wird zumeist gerechtfertigt durch Rekurs auf Selbstbestimmung, Autonomie, Freiheit, Integrität oder Würde des Patienten bzw. Probanden, oder aber über dessen Nutzen (Appelbaum u.a. 1987; Dworkin 1988; Malcolm 1988; Wear 1993).

Generell gilt die Notwendigkeit der Bereitstellung des *informed consent* nur bei Personen, die in der Lage sind, eigenständige Entscheidungen zu treffen. In einer Reihe von Fällen kann der *informed consent* jedoch nicht eingeholt werden (Faden/Beauchamp 1986; Appelbaum u.a. 1987; Dworkin 1988; Malcolm 1988; Wear 1993; Irrgang 1995). Dies gilt zunächst im

Rahmen der Notfallmedizin bei akuter Lebensgefahr des Patienten. Hier kann angesichts der Dringlichkeit der medizinischen Hilfeleistung die Zustimmung der betroffenen Person jedoch zumeist vorausgesetzt werden (»implizite Zustimmung«). Bei Patienten, die aus anderen Gründen dauerhaft oder vorübergehend zur Gabe des *informed consent* nicht fähig sind, so zum Beispiel Kinder, komatöse Patienten, geistig Behinderte oder Patienten mit schweren psychischen Störungen, muss stellvertretend von einer anderen Person, die mit dem Patienten in enger Verbindung steht und die Interessen des Patienten vertritt, der *informed consent* gegeben werden gemäß dem mutmaßlichen Willen des Patienten (»stellvertretende Zustimmung«, proxy consent). Hierfür kommen Eltern, gesetzliche Vertreter oder aber eine vom Patienten benannte Person in Frage.

Weitere Ausnahmen vom *informed consent* ergeben sich bei ausdrücklichem Verzicht des Patienten auf seine Entscheidungsautorität (»waiver«). So mag sich ein Patient in voller Kenntnis der Tatsachen in freier Weise dazu entschließen, den behandelnden Arzt darum zu bitten, ihn nicht über den Verlauf der Behandlung zu informieren oder um Entscheidungen hinsichtlich der weiteren Behandlungsoptionen zu befragen. Auch wenn ein solcher Verzicht durchaus in autonomer Weise getroffen werden kann, muss im therapeutischen Kontext in detaillierter Weise untersucht werden, warum ein Patient darauf verzichten möchte, am Entscheidungsfindungsprozess hinsichtlich der weiteren, seine eigene Gesundheit maßgeblich betreffenden Behandlung teilzunehmen. Problematisch ist ein solcher »waiver« insbesondere dann, wenn der Eindruck entsteht, der Patient entziehe sich hierdurch wichtiger, ihn selbst betreffender Entscheidungen und verweigere hierdurch die Übernahme von Verantwortung (Wear 1993). Analogien – aber auch wichtige Unterschiede – zum im Kontext der genetischen Diagnostik viel diskutierten »Recht auf Nichtwissen« ergeben sich hier (vgl. Kap. D.II.1.3. und Kap. E.1.).

Hinzu kommen Fälle paternalistischen Handelns, in denen der Arzt eine umfassende Aufklärung des Patienten für schädlich erachtet und den Patienten daher partiell in Unkenntnis über dessen gesundheitlichen Zustand und die vorgenommenen Behandlungen lässt (»therapeutic privilege«). Ein solches paternalistisches Vorgehen, durch welches die Patientenautonomie direkt betroffen ist, bedarf einer detaillierten Rechtfertigung (vgl. Kap. C.II.1.3.2.).

Durch den *informed consent* wird dem Patienten bzw. der Versuchsperson das Recht zugestanden, Entscheidungen zu fällen, die das eigene Leben betreffen, auch wenn der behandelnde Arzt über bessere Kenntnisse bezüglich der medizinischen Situation verfügen mag. Hierbei spielt die in einer pluralistischen Gesellschaft anzutreffende Vielfalt der individuellen Wertvorstellungen eine große Rolle. In vielen Bereichen sind allgemeingültige Werthierarchien, auf die sich Therapieentscheidungen stützen könnten, nicht vorhanden. Vielmehr wird in zunehmendem Maße gesehen, dass in Situationen, in denen individuelle Weltanschauungen eine große Rolle spielen, den jeweiligen Patienten häufig am besten gedient ist, wenn sie selbst maßgeblich über den Behandlungsverlauf entscheiden können. Ziel des *informed consent* ist es demnach, dem Patienten die Möglichkeit zu geben, selbstbestimmt über den Behandlungsverlauf zu entscheiden, und auf diesem Wege eine medizinische Betreuung bereitzustellen, die seinem Wohlbefinden am besten dient (Veatch 1982; White 1994 und Kap. C.II.1.3.). Allerdings erfolgt diese Selbstbestimmung nicht quasi »im Alleingang«, vielmehr wird die Entscheidungsfindung in vielfältiger Weise unterstützt durch das jeweilige soziale Umfeld, d.h. durch Familienmitglieder, Freunde, Ärzte, Pflegepersonal etc. (Brody 1992; Anselm 1999).

Das Modell des *informed consent* lässt sich auch als Ausdruck »guter klinischer Praxis« sehen. Denn die durchzuführenden, häufig sehr komplexen diagnostischen oder therapeutischen Verfahren erfordern eine gute Compliance, d.h. eine konstruktive Mitarbeit des Patienten, die nur über umfassende Information und freiwillige Zustimmung des Patienten zur geplanten Maßnahme zu erreichen ist. Eine Mitwirkung des Patienten an der Entscheidung bringt für die Behandlung vielfältige medizinische und psychologische Vorteile mit sich. So besteht insbesondere bei lebensstilbedingten Erkrankungen durch die Einbeziehung des Patienten eine erhöhte Chance, dass dieser seine Lebensgewohnheiten ändert (Katz 1984; Malcolm 1988; Sass 1992; Wear 1993; Heinrich 1997).

Zudem wird durch das Einholen des *informed consent* eine bessere Kommunikation zwischen Arzt und Patient erreicht, was die Position des Patienten im Arzt-Patient-Verhältnis stärkt und das Vertrauensverhältnis zwischen Arzt und Patient fördert. Durch die Informationsübermittlung an den Patienten werden die Voraussetzungen für eine selbstbestimmte Entscheidung geschaffen. Hierdurch entsteht nicht zuletzt ein gewisser Schutz des Patienten gegenüber einem – ansonsten möglicherweise – übermächtigen Arzt, wodurch dem Patienten ermöglicht wird, ggf. eine ihm unerwünschte Behandlung abzulehnen. So trägt der *informed consent* zur Vermeidung von Nötigung, Manipulation oder Zwang bei (O'Neill 2003). Man mag daher die Notwendigkeit eines *informed consent* in gewissem Sinne auch durch das Nichtschadensprinzip begründet sehen.[30] Auf der anderen Seite besitzt – gerade bei schwierig zu entscheidenden Situationen – der explizit geäußerte Patientenwille auch schützende Funktion für den Arzt, wenn dieser in Übereinstimmung mit dem Patientenwillen handelt.

Bei Entscheidungen im medizinischen Kontext kommt jedoch nicht nur der Autonomie des Patienten, sondern auch der Autonomie des Arztes eine große Rolle zu. Trotz der großen Bedeutung der Patientenautonomie darf die Aufgabe des Arztes nicht lediglich als sich beschränkend auf diejenige eines ausführenden Organs zur Verwirklichung der Patientenwünsche gesehen werden (vgl. Kap. C.II.1.2. und Kap. C.II.2.2.). Denn der beteiligte Arzt muss als unmittelbar Handelnder die Verantwortung für den beabsichtigten Eingriff übernehmen bzw. mittragen können, und zwar sowohl in persönlicher und moralischer als auch in juristischer Hinsicht. Zwischen Patientenautonomie und Selbstbestimmungsrecht des Arztes können daher Spannungen auftreten, wenn sich die Patientenentscheidung in starkem Widerspruch zu dem vor dem Hintergrund der medizinischen Erfahrung gefällten Urteil des Arztes befindet.[31] In diesem Zusammenhang können vielfältige Probleme auftreten, so zum Beispiel wenn sich der Patientenwille in der konkreten Situation nicht durchführen lässt, oder wenn Entscheidungen von Patienten unüberlegt getroffen werden oder schlecht begründet sind (vgl. Kap. C.II.1.3.2.). Auch können Patienten über falsche Annahmen hinsichtlich ihrer tatsächlichen Wünsche oder Bedürfnisse verfügen; zudem mag zwischen Arzt und Patient zwar Einigkeit über das anzustrebende Ziel herrschen, jedoch Uneinigkeit darüber, wie dieses Ziel zu erreichen ist (Beauchamp/Childress 1979, 2001; Katz 1984; Faden/Beauchamp 1986; Malcolm 1988; Wear 1993; White 1994; Heinrich 1997).

Zusätzlich zur Aufgabe, die Selbstbestimmung des Patienten bzw. Probanden zu ermöglichen, werden dem *informed consent* weitere wichtige Funk-

30 Allerdings ist durch den *informed consent* immer auch die Freiheit des Einzelnen gewährleistet, sich für die Option mit größeren Risiken zu entscheiden.

31 Besonders deutlich wird dies bei einer Verweigerung lebenserhaltender, aus ärztlicher Sicht jedoch dringend nötig erscheinender Maßnahmen durch den Patienten (Miller 1981). Auch im Umfeld von Entscheidungen über Schwangerschaftsabbrüche werden entsprechende Konflikte besonders stark wahrgenommen (Hepp 1996).

tionen zugeschrieben (Beauchamp/Childress 1979, 2001; Katz 1984; Malcolm 1988; Wolff 1989). Eine solche Funktion kann in der Förderung rationaler Entscheidungsfindungsprozesse gesehen werden, was nicht zuletzt auch dazu führt, die beteiligten Ärzte zu einer selbstkritischen Haltung anzuregen. Des Weiteren trägt der *informed consent* zur Erhöhung des Kenntnisstandes der Bevölkerung hinsichtlich verschiedener Behandlungsmöglichkeiten und medizinisch-naturwissenschaftlicher Fortschritte bei und dient damit der Förderung eines öffentlichen Diskurses über neue Entwicklungen der biomedizinischen Forschung.

Allerdings wurde die in den letzten Jahren erfolgende zunehmende Betonung des *informed consent* auch von verschiedener Seite kritisiert. So wurde das Einholen des *informed consent* – gerade in den 1960er und 1970er Jahren – von vielen Ärzten als wertloses und Zeit verschwendendes Unterfangen bezeichnet. Kritiker des *informed consent* neigen zu der Annahme, Patienten seien nicht in der Lage, genügend Informationen über medizinisch-technische Zusammenhänge aufzunehmen und zu verstehen, um in sinnvoller und rationaler Weise am Entscheidungsfindungsprozess teilzunehmen. Der ungleiche Wissensstand zwischen Arzt und Patient könne durch den *informed consent* nicht überwunden werden. So belegen Studien, dass Patienten weder die erhaltene Information adäquat verstehen noch sich die jeweiligen Angaben richtig merken können, wodurch eine Beteiligung am Entscheidungsprozess erschwert bzw. verunmöglicht wird (Cassileth u.a. 1980; Malcolm 1988).

Des Weiteren werde bei einer starken Betonung des Selbstbestimmungsrechts des Patienten übersehen, dass durch die Krankheit und das Abhängigkeitsverhältnis zum Arzt die Integrität und das Entscheidungsvermögen des Patienten in hohem Maße eine Beeinträchtigung erfahren können. Hans Jonas spricht in diesem Zusammenhang von »Quasi-Autismus der Krankheitsfixation« (Jonas 1989: 248). Daher dürfe die große Bedeutung, die hier der Fürsorgepflicht des Arztes zukommt, nicht übersehen werden (Wolff 1989; Wear 1993; Eibach 1997). Bei den meisten Patienten ist ein gewisser krankheitsbedingter Einfluss sicher nicht zu leugnen. Generell ist ein Patient umso schlechter in der Lage, über die durchzuführende Behandlung zu entscheiden, je schlimmer seine Erkrankung und je komplizierter die Art der Behandlung ist. Hier wird die Notwendigkeit deutlich, möglichst frühzeitig, d.h. vor Eintreten gravierender Symptome, über das Auftreten möglicher Konfliktsituationen im Umgang mit verschiedenen Behandlungsoptionen nachzudenken und mit Angehörigen darüber zu sprechen, sowie sich in Fällen, in denen im Zuge des Krankheitsverlaufs Änderungen der persönlichen Ansichten und Bewertungen auftreten, detailliert mit der Frage nach der Adäquatheit dieser Veränderungen auseinanderzusetzen. Derartige krankheitsbedingte, die Autonomie einschränkende Faktoren spielen im Kontext der prädiktiven genetischen Diagnostik zumeist keine Rolle, da hier in den allermeisten Fällen Personen zu einem Zeitpunkt, zu dem sie (noch) von keinerlei Krankheitsanzeichen betroffen sind, vorstellig werden (vgl. Teil D).

Ein weiterer Ansatzpunkt für Kritik am *informed consent*, der in gleicher Weise den therapeutischen wie den diagnostischen Kontext betrifft, bezieht sich auf die Gefahr, den Patienten mit der Notwendigkeit einer Entscheidungsfindung zu überfordern. So wurde vorgebracht, durch die lückenlose Aufklärung des Patienten über Risiken entstehe in erster Linie eine große Verunsicherung des Patienten und nicht so sehr ein Beitrag zu eigenständiger Entscheidungsfindung. Denn der Patient erhalte – im Bestreben des Arztes, paternalistische Tendenzen zu vermeiden – zwar wertneutrale Informationen über medizinische Zusammenhänge und über verschiedene Behandlungsmöglichkeiten, jedoch werde der Patient mit den erhaltenen Informationen, welche nicht selten in fundamentaler Weise das eigene Leben betreffen, dann schließlich allein gelassen. Die tiefe »Wahrheit« hinter den richtigen Sachinformationen bleibe dabei verborgen (Eibach 1997).

Auch wurde kritisiert, bei der umfassenden Informationsübermittlung stehe für den Arzt häufig im Vordergrund, sich vor möglichen juristischen Konsequenzen schützen zu wollen; dies erscheint besonders dann problematisch, wenn die Entscheidung über die Art der Behandlung im Grunde bereits gefallen ist, und die umfassende Aufklärung vor allem erfolgt, um den Arzt juristisch abzusichern (Malcolm 1988; Eibach 1997). Ein weiterer Kritikpunkt am Modell des *informed consent* bezieht sich auf die diesem innewohnende Neigung, defensivmedizinische Strategien zu unterstützen. So mag die Angst vor juristischen Konsequenzen Ärzte dazu bringen, aus übermäßiger Vorsicht zusätzliche – von Patientenseite erwünschte – diagnostische oder therapeutische Verfahren einzusetzen, auch wenn diese Verfahren aus medizinischer Sicht unnötig sind. Durch eine derartige umfassende Absicherung soll dem Vorwurf ärztlicher Nachlässigkeit entgegengewirkt werden (Malcolm 1988; Wolff 1989).

Darüber hinaus besteht auf Seiten des Arztes die tendenzielle Gefahr, im Zuge eines formalen Festhaltens an der Notwendigkeit des *informed consent* eine eingehende Reflexion über mit der jeweiligen Behandlungsform verknüpfte moralische Problembereiche zu vernachlässigen.[32] Insbesondere bei neuartigen Behandlungsformen sind viele Variablen zu berücksichtigen, deren individuelle und gesellschaftliche Auswirkungen oft nicht unmittelbar erkennbar sind. Der Patient bzw. die Versuchsperson kann diese komplexen Zusammenhänge in der Regel nur in wesentlich geringerem Umfang erfassen als der behandelnde Arzt. In dem Maße, in dem dieser die Autonomie des Patienten bzw. der Versuchsperson in den Vordergrund stellt, besteht jedoch von Seiten des Arztes die Gefahr, entsprechende Überlegungen hinsichtlich möglicher Implikationen zu vernachlässigen, da die diesbezügliche Verantwortung – scheinbar – an den Patienten bzw. an die Versuchsperson weitergegeben wurde. So besteht insgesamt die Tendenz, durch Betonen der Patientenautonomie die Verantwortung des Arztes auf den sachlichen, medizinisch-technischen Aspekt seines Handelns zu reduzieren und eine umfassende Gesamtverantwortung zu vernachlässigen (Morison 1984; Wolff 1989).

Trotz dieser – zum Teil durchaus berechtigten – Kritikpunkte am Modell des *informed consent* und an dessen Begleitumständen ist der *informed consent* seit einiger Zeit in westlichen Gesellschaften allgemein akzeptierter Standard ärztlichen Handelns. Die zentrale Stellung des *informed consent* gründet sich im Recht der jeweiligen Patienten, Klienten oder Probanden, in selbstbestimmter Weise auf den Behandlungsverlauf bzw. auf die zu ergreifenden medizinischen Maßnahmen Einfluss zu nehmen. Mit dieser auf die Autonomie der Betroffenen zurückgreifenden Rechtfertigung des *informed consent* beschäftigt sich das folgende Kapitel.

---

32 James F. Childress (1990) sieht diese mit einem zu starken Betonen des Prinzips der Achtung der Autonomie einhergehende Problematik besonders deutlich im Bereich klinischer Forschungsstudien gegeben, bei denen nicht selten die informierte freiwillige Zustimmung des Probanden in den Mittelpunkt gestellt wird. Durch diese Autonomie-Betonung werden demnach andere wichtige Faktoren mit moralischer Relevanz, die erfüllt sein müssen, bevor eine Person um Einwilligung zur Teilnahme an einer Studie befragt wird, vernachlässigt, wie beispielsweise das Design der Studie, die Erfolgswahrscheinlichkeit, das Nutzen-Risiko-Verhältnis oder die Auswahl der Studienteilnehmer.

2. Autonomie als zentrale Basis des *informed consent*

Bei der Begründung der Relevanz des *informed consent* werden zumeist Aspekte wie Schutz der Autonomie und der Freiheit, aber auch der Privatsphäre, genannt, wobei diese Begriffe häufig als quasi äquivalent betrachtet werden. Allerdings liegen wesentliche Unterschiede zwischen diesen drei Konzepten vor (Dworkin 1988).

So besteht der Schutz der Privatsphäre eines Menschen darin, Kontrolle darüber auszuüben, inwieweit Informationen über ihn selbst anderen verfügbar sind. Beeinträchtigungen der Privatsphäre eines Menschen bestehen typischerweise in der unerwünschten Beobachtung seines Verhaltens oder seiner Kontakte zu anderen Menschen. Zwar bestehen zwischen dem Autonomiekonzept und der Achtung der Privatsphäre gewisse Verbindungen, insbesondere da die Achtung der Privatsphäre einen wichtigen Aspekt der Achtung von Personen darstellt und die Möglichkeit eines Menschen fördert, Autonomie zu verwirklichen. Allerdings liegen auch wichtige Unterschiede zwischen beiden Konzepten vor.[33] Insbesondere steht beim *informed consent* der Informationsfluss vom Arzt zum Patienten im Mittelpunkt, und nicht die Kontrolle des Patienten über Informationen bezüglich seiner Person. Die Notwendigkeit des *informed consent* lässt sich daher nicht auf die Notwendigkeit der Achtung der Privatsphäre zurückführen.

In gleicher Weise bestehen wichtige Unterschiede zwischen dem Schutz der Freiheit und der Achtung der Autonomie (vgl. Kap. B.1.2.). Während der Begriff »Freiheit« zunächst mit der Möglichkeit einer Person umschrieben werden kann, innerhalb einer gegebenen Situation zu tun, was sie zu tun wünscht, kommt der für Personen charakteristischen Fähigkeit, über ihre Wünsche und Werte zu reflektieren und ihnen gegenüber Einstellungen einzunehmen sowie Pläne zu entwickeln, erst innerhalb des Autonomiekonzeptes Bedeutung zu. Nur das Autonomiekonzept ermöglicht eine adäquate Beschreibung von Selbstbestimmung.

Will man für die Notwendigkeit des *informed consent* plädieren, so muss dies demzufolge auf der Basis von Autonomie – und nicht von Freiheit

33 So wird beispielsweise durch eine Täuschung oder durch das Übermitteln von Fehlinformationen in die Autonomie eines Menschen eingegriffen, aber nicht in dessen Privatsphäre, während andererseits beispielsweise durch das Abhören von Telefongesprächen zwar die Privatsphäre verletzt wird, aber nicht die Autonomie beeinträchtigt wird.

oder Schutz der Privatsphäre – erfolgen. Denn sowohl die historischen Wurzeln des *informed consent* als auch dessen Begründung und Rechtfertigung liegen in erster Linie beim Autonomiekonzept (Kap. C.I.2.).[34] Das Bestreben, dem Patienten möglichst umfassende Autonomie zu ermöglichen, d.h. ihn möglichst selbst über den weiteren Verlauf der Behandlung, und damit über seine zukünftige Lebenssituation, entscheiden zu lassen, ist das zentrale Anliegen des *informed consent.*

Der Zusammenhang zwischen Autonomie und der Notwendigkeit des *informed consent* kann auf zweierlei Weise gesehen werden (Dworkin 1988). Einerseits lässt er sich als Ursache-Wirkungs-Beziehung beschreiben. So bildet im Allgemeinen der *informed consent* die Voraussetzung für die Sicherung und Förderung der Autonomie des Patienten. Im Gegensatz zu diesem empirischen Zusammenhang kann man die Bemühungen, den *informed consent* des Patienten zu erhalten, auch direkt als Ausdruck der Achtung der Autonomie des Patienten sehen. Dieser Sichtweise zufolge ist der Zusammenhang zwischen *informed consent* und Autonomie ein notwendiger. So zeigt sich die Achtung der Person darin, ihre freiwillige Zustimmung zu einer beabsichtigten Behandlung zu erreichen (Kap. B.2.). Diese Zustimmung nicht anzustreben, und die Entscheidungen und Pläne einer Person sowie ihre eigene Vorstellung von sich selbst und von ihren Interessen nicht zu berücksichtigen, stellt demzufolge immer eine Verletzung der Autonomie dar.

Inzwischen besteht ein weitgehender Konsens über die Notwendigkeit, die wohl informierte Zustimmung der von den jeweiligen geplanten medizinischen Maßnahmen Betroffenen einzuholen (Faden/Beauchamp 1986; Appelbaum u.a. 1987; Malcolm 1988; Wear 1993; Hossenfelder 2001). So verlangt die Achtung der Autonomie, den *informed consent* des Patienten bzw. der Versuchsperson einzuholen, auch wenn hierdurch nicht die individuell oder sozial nützlichste Möglichkeit gewählt werden sollte, und auch wenn hierbei die Beteiligten nicht vor der Übernahme großer Risiken bewahrt werden können.

Die besondere Bedeutung des Autonomiekonzepts innerhalb der Medizin ergibt sich nicht zuletzt auch aus der besonderen Stellung der Gesundheit und der körperlichen Verfasstheit eines Menschen. Da Personen

34 Neben Autonomie kommt jedoch auch den Aspekten des Nichtschadens und der Nützlichkeit eine gewisse, wenn auch nur untergeordnete Rolle zu (vgl. Kap. C.I.2.1.).

in essenzieller Weise durch ihren Körper existieren, ist die Sorge um den eigenen Körper eng mit der eigenen Identität verknüpft. Ziele und Werte eines Menschen sind unentrinnbar mit dem Schicksal seines Körpers verbunden. Vor diesem Hintergrund kann man der Autonomie des Patienten – und nicht etwa der Ansicht von Experten – bei medizinischen Entscheidungen auch deshalb eine solch zentrale Rolle zuschreiben, weil der Patient in zwingender, unentrinnbarer Weise an seinen Körper gebunden ist, und für den Patienten (anders als bei Entscheidungen beispielsweise über den Bau eines Hauses, denn hier kann ja umgezogen werden) keinerlei Möglichkeit besteht, den Folgen der Entscheidung zu entkommen (Dworkin 1988).[35]

Eine eingehende Diskussion des *informed consent* und der dahinter stehenden Autonomiekonzeption darf sich nicht nur auf die in erster Linie juristisch relevante Frage beschränken, ob die explizite Zustimmung des Patienten erhalten wurde, sondern muss hinterfragen, inwieweit diese Zustimmung auf einer autonomen Entscheidung beruht.

Hierzu erfolgen im sich anschließenden Kapitel detaillierte Überlegungen über die Elemente eines *informed consent*, mit deren Hilfe die für einen gültigen *informed consent* erforderlichen Bedingungen und Voraussetzungen angegeben werden können.

35 Im Gegenzug lässt sich jedoch auch folgern: Wenn ein Verwehren von Autonomie darüber gerechtfertigt werden kann, dass es zum Wohle der körperlichen Verfasstheit des Patienten erfolgt, so mag im medizinischen Kontext manches für paternalistische Vorgehensweisen sprechen (Dworkin 1988 und Kap. C.II.1.3.2.).

3. Elemente des *informed consent*

Das Zusammenwirken zwischen Arzt und Patient (bzw. Versuchsperson) mit dem Ziel, einen *informed consent* zu erreichen, d.h. der Vorgang der Aufklärung durch den Arzt und der anschließenden Zustimmung des Patienten, muss bestimmte Kriterien erfüllen, soll es sich um einen auf einer freien Entscheidung beruhenden *informed consent* in »sense 1« gemäß der von Faden und Beauchamp (1986) vorgenommenen Differenzierung handeln.

Zur genaueren Analyse lässt sich zwischen verschiedenen notwendigen Elementen eines *informed consent* unterscheiden (Beauchamp/Childress 1979, 2001; Faden/Beauchamp 1986). So kann man zunächst eine Einteilung vornehmen in »Informationselemente« und »Zustimmungselemente«, also in Aspekte, die mit der Aufklärung des Patienten über den beabsichtigten Eingriff zu tun haben, und Aspekte, die sich auf die Einwilligung des Patienten zu diesem Eingriff beziehen. Bei den Informationselementen kann unterschieden werden zwischen der Aufklärung des Patienten durch den beteiligten Arzt und dem Formulieren eines Handlungsplans (Kap. C.I.3.2.) sowie dem Verstehen, Gewichten und Erfassen der erhaltenen Informationen durch den Patienten (Kap. C.I.3.3.). Die Zustimmungselemente umfassen die freie Entscheidung des Patienten zur Zustimmung oder aber zur Verweigerung der Zustimmung zu einer bestimmten Behandlung sowie ggf. die Autorisierung des Arztes. Im Falle der Zustimmung wird der Arzt durch den Patienten dazu autorisiert, eine bestimmte Behandlung vorzunehmen (Kap. C.I.3.4.). Die grundlegende Voraussetzung eines *informed consent* stellt die generelle Einwilligungsfähigkeit des Patienten bzw. Probanden, d.h. seine Kompetenz, dar (Kap. C.I.3.1.).

1. Einwilligungsfähigkeit (Kompetenz)

Die Kompetenz des Patienten, d.h. seine generelle Fähigkeit, auf der Basis der übermittelten Informationen rational begründete Entscheidungen zu treffen, stellt die Grundvoraussetzung eines jeden *informed consent* dar (Beauchamp/Childress 1979, 2001; Faden/Beauchamp 1986; White 1994). Faden und Beauchamp (1986) beschreiben Kompetenz als »gatekeeping concept for *informed consent* in sense 2«, d.h. nur wenn eine Person über Kompetenz verfügt, ist in entsprechenden Situationen das Einholen eines *informed consent* angebracht.

Menschen können zeitweise oder auf Dauer ihre Entscheidungsfähigkeit (Kap. B.3.1.) verlieren, beispielsweise durch psychische Erkrankungen, Hirnschädigungen, neurodegenerative Krankheiten, geistige Zurückgebliebenheit, Traumata, Bewusstlosigkeit, schwere Depressionen oder Alkoholismus. Darüber hinaus können Angst, Abhängigkeit oder starke Schmerzen das Urteilsvermögen deutlich einschränken, ebenso wie Krankheiten unter Umständen starken Einfluss auf die Integrität und das Entscheidungsvermögen von Patienten besitzen können. Auch Kinder gelten allgemein als nicht zu kompetenten Entscheidungen fähig.[36] In all diesen Fällen treffen Vertreter oder Vormünder stellvertretend im Sinne der Betroffenen die anstehenden Entscheidungen, wobei Fürsorge-Gesichtspunkte im Vordergrund stehen. Bei Kindern entscheiden zumeist stellvertretend die Eltern, zu Ausnahmen siehe Kap. D.II.1.2. (Appelbaum u.a. 1987; Buchanan/Brock 1989; Wolff 1989; Wear 1993; Pickl 1997).

Kompetenz ist keine Alles-oder-Nichts-Eigenschaft, die ab einem bestimmten Schwellenwert vollständig vorhanden wäre; vielmehr besitzt sie graduellen Charakter. Zwischen den Extremen völlig kompetenter Menschen einerseits und völlig nicht kompetenter, d.h. geschäftsunfähiger, Menschen andererseits erstreckt sich ein weiter Bereich, in dem Entscheidungsfähigkeit teilweise vorhanden ist. Zudem müssen Veränderungen der Entscheidungsfähigkeit über den Zeitverlauf hinweg berücksichtigt werden. Gerade bei relativer oder intermittierender Inkompetenz ergibt sich hier häufig eine Grauzone, in der es besonders schwierig ist festzustellen,

---

36 Allerdings besteht eine zunehmende Tendenz, nicht lediglich das Kriterium des Alters als ausschlaggebend für das Festlegen von Kompetenz bei Jugendlichen einzusetzen, sondern auf individuelle Weise die Entscheidungsfähigkeit Minderjähriger zu ermitteln (Melton u.a. 1983; Faden/Beauchamp 1986; Dickenson 1999).

ob jemand in der Lage ist, eine Entscheidung zu treffen (Faden/Beauchamp 1986; Brody 1988; Wear 1993; White 1994).

Als außerordentlich erschwerend bei Fragen um die Entscheidungsfähigkeit eines Patienten erweist sich, dass es keine allgemein anerkannte, explizit formulierte Definition für »Kompetenz« gibt. So herrschen in den verschiedenen Fachrichtungen wie Medizin, Rechtswissenschaften, Philosophie, Psychologie oder Psychiatrie recht unterschiedliche Sichtweisen vor. »Kompetenz« im weiteren Sinne ist die Fähigkeit, eine Aufgabe auszuführen. Generell lässt sich hier unterscheiden zwischen allgemeiner Kompetenz (general competence) und aufgabenspezifischer Kompetenz (specific competence) (Faden/Beauchamp 1986; Appelbaum u.a. 1987; Wear 1993; White 1994).

Eine Person besitzt allgemeine Kompetenz, wenn sie fähig ist, ihr Alltagsleben zu regeln, d.h. wenn sie allgemein gesprochen in der Lage ist, Informationen aufzunehmen und hiervon ausgehend Entscheidungen zu treffen. So lässt sich die Ansicht vertreten: Jeder, der im Alltagsleben in der Lage ist, erfolgreich Entscheidungen zu treffen, ist auch im medizinischen Kontext in der Lage, Entscheidungen zu treffen und einen *informed consent* zu geben (Abernethy 1984).

Demgegenüber ist Kompetenz, verstanden im aufgabenspezifischen Sinne, kontextabhängig. Hier wird detailliert untersucht, ob eine Person zu einer bestimmten Aufgabe fähig ist, d.h. Kompetenz muss demzufolge immer in Bezug auf eine bestimmte Aufgabe ermittelt werden (Culver/Gert 1982; White 1994). So besitzt jemand dann aufgabenspezifische Kompetenz, wenn er weiß, welche Handlungen nötig sind um eine bestimmte Aufgabe zu bewältigen, und wenn er die zum Ausführen dieser Handlungen benötigten Fähigkeiten besitzt. Hier liegt die Ansicht zugrunde, dass das Vorhandensein der Fähigkeit, das Alltagsleben kompetent zu meistern, nichts darüber aussagt, ob jemand in der Lage ist, im konkreten medizinischen Kontext einen *informed consent* zu geben.

Während Virginia Abernethy (1984) Kompetenz als allgemeine Fähigkeit versteht und dafür plädiert, die Wahlentscheidungen von im normalen Leben entscheidungsfähigen Personen unabhängig von den Umständen der Entscheidung zu respektieren, wird Kompetenz von den meisten Autoren kontextabhängig betrachtet. Die Entscheidungsautorität einer Person und der Respekt, der ihren Wahlentscheidungen entgegengebracht werden muss, hängen demzufolge von der jeweiligen Situation ab (Culver/Gert 1982). Dieser Ansicht zufolge bezieht sich die Kompetenz eines

Menschen jeweils auf einen bestimmten Zusammenhang. In dem Maße, in dem sich die Bedingungen ändern, muss sie jeweils neu ermittelt werden. Zudem wurde dafür plädiert, Kompetenz in Abhängigkeit der Folgen einer Entscheidung zu sehen: Je ernster die zu erwartenden Folgen sind, desto strengere Kriterien für die Bestimmung von Kompetenz werden von Vertretern dieser Sichtweise angelegt. So wird gerade im medizinischen Kontext bei folgenreichen Entscheidungen, zum Beispiel bei Verweigerung lebensrettender Behandlung, zumeist genauer hinterfragt, ob jemand tatsächlich entscheidungsfähig ist, als wenn es sich um vergleichsweise triviale Entscheidungen handelt (Gaylin 1982; Abernethy 1984; Drane 1985).

Allerdings sind solche Überlegungen nicht unumstritten. So spricht sich Raanan Gillon (1986) dafür aus, die Anforderungen an Patientenautonomie im medizinischen Kontext nicht zu anspruchsvoll zu gestalten, sondern vergleichbar mit entsprechenden Anforderungen an Autonomiewahrnehmung in anderen Bereichen, so zum Beispiel wenn es darum geht, zu heiraten oder juristisch gültige Verträge abzuschließen. Stephen Wear (1993) gibt angesichts der Tatsache, dass Menschen im Alltagsleben oft gefährliche Optionen wählen, zu bedenken, dass es unangemessen sei, sie gerade im medizinischen Kontext davon abhalten zu wollen. Becky Cox White (1994) spricht sich denn auch dagegen aus, Kompetenz in Abhängigkeit der mit der Entscheidung verknüpften Folgen zu definieren. Relevant ist dieser Ansicht zufolge vielmehr, ob Entscheidungen gemäß einem Verfahren getroffen werden, im Rahmen dessen Personen in der Lage sind, ihre Handlungsalternativen zu ermitteln und korrekt abzuschätzen, welche Wahrscheinlichkeit für jede Alternative besteht, das erwünschte Ergebnis zu erreichen (Wear 1993; White 1994). Entscheidungen mit »schlechten« Folgen, d.h. mit Folgen, die nicht dem Wohl des Entscheidungsträgers dienen, sind demnach kein Hinweis auf Inkompetenz. Dieser Sichtweise zufolge darf die Schwere der mit der Entscheidung einhergehenden Folgen bei der Festlegung von Kompetenz keine Rolle spielen.

Im medizinischen Kontext wird Kompetenz zumeist dann hinterfragt, wenn sich Patienten in der einen oder anderen Weise auffällig oder seltsam verhalten, so zum Beispiel wenn jemand kein Interesse zeigt, an Entscheidungen hinsichtlich des weiteren Behandlungsverlaufs teilzunehmen, wenn jemand die relevanten Tatsachen nicht erfassen kann und nicht auf sich beziehen kann, oder wenn er nicht in der Lage ist, schließlich eine Entscheidung zu treffen. Der häufigste Anlass, die Kompetenz eines Patienten in Frage zu stellen, ist in der Praxis dann gegeben, wenn der Patient eine empfohlene Therapie verweigert; bei Compliance des Patienten wird häufig weniger kritisch geurteilt. Das Ablehnen eines aus Sicht des Arztes äußerst nahe liegenden Behandlungsvorschlags oder die Bitte um andere Behandlung sollten jedoch keineswegs voreilig als Zeichen von Inkompetenz interpretiert werden (Buchanan/Brock 1989; White 1994).

Als Kriterien für Entscheidungsfähigkeit im medizinischen Kontext werden zumeist folgende Fähigkeiten gesehen: die Fähigkeit, die relevanten Informationen zu verstehen; die Fähigkeit, die Bedeutung dieser Informationen für die eigene Situation richtig einschätzen zu können; die Fähigkeit, mit den erhaltenen Informationen vernünftig umgehen zu können, sodass in einen logischen Prozess des Abwägens von Optionen eingetreten werden kann; sowie die Fähigkeit, eine Wahlentscheidung zu äußern (Abernethy 1984; Faden/Beauchamp 1986; Berg u.a. 1996).[37]

Angesichts der Schwierigkeiten, eindeutig festzulegen, was »Entscheidungskompetenz« (competence to consent) im konkreten medizinischen Kontext bedeutet, gestaltet sich die Entwicklung, Anwendung und Interpretation entsprechender Testverfahren zur Ermittlung von Entscheidungskompetenz nicht unproblematisch. Gerade durch neuere Verfahren zur Feststellung von Entscheidungskompetenz (Appelbaum/Grisso 1995; Grisso/Appelbaum 1998), insbesondere durch die MacArthur Treatment Competence Study (Appelbaum/Grisso 1995), wurden hier große Fort-

---

37 Eine detaillierte Definition der Voraussetzungen von Entscheidungsfähigkeit, welche kognitive und affektive Fähigkeiten berücksichtigt, liefert Becky Cox White (1994; vgl. Kap. B.3.1.). Die Kompetenz, im medizinischen Bereich in freier Weise einen *informed consent* zu geben, kann als ein Beispiel hierfür gesehen werden. Becky Cox White (1994) beschreibt – aufbauend auf einem von Abernethy (1984) beschriebenen Konzept – neun Kriterien für Einwilligungsfähigkeit, welche sich unter vier breitere Kategorien (I-IV) einordnen lassen:
I. Informabilität, sie setzt sich zusammen aus den Fähigkeiten:
(1) Informationen aufzunehmen
(2) wichtige Informationen als solche zu erkennen
(3) sich Informationen zu merken
II. Kognitive und affektive Fähigkeiten:
4) Situationen mit sich selbst in Beziehung zu setzen
(5) vernünftig über Alternativen nachzudenken
(6) Alternativen hierarchisch anzuordnen
III. Fähigkeit, eine Wahlentscheidung zu treffen:
(7) Fähigkeit, eine Option auszuwählen
(8) sich in die getroffene Wahl ergeben, sich abfinden mit der getroffenen Wahl
IV. Fähigkeit, den Entscheidungsfindungsprozess zu überdenken:
(9) Fähigkeit, anhand nachvollziehbarer Gründe zu erklären, wie man zu seiner Entscheidung kam.

schritte erzielt, wenn sich auch im konkreten Einzelfall häufig nicht eindeutig ermitteln lässt, inwieweit ein Patient nun wirklich entscheidungsfähig ist (White 1994).

Allerdings wurde kritisiert, dass in den traditionellen Modellen zur Entscheidungskompetenz nur die kognitiven Fähigkeiten einer Person berücksichtigt werden, während emotionale Faktoren vernachlässigt werden. Daher wurde vorgeschlagen, auch das Vorhandensein gefühlsmäßiger Fähigkeiten als notwendigen Bestandteil von Kompetenz zu betrachten (White 1994; Charland 1998). So fehlen einer Person in Abwesenheit von Emotionen wichtige entscheidungsrelevante Informationen, was eine Infragestellung der Fähigkeit dieser Person zur Entscheidungsfindung nach sich ziehen kann (White 1994; Churchland 1996).[38]

Trotz dieser wichtigen Bedeutung emotionaler Faktoren lässt sich jedoch gegen eine Einbeziehung emotionaler Aspekte in die – nicht zuletzt auch juristisch relevanten – Kriterien von Kompetenz vorbringen, dass sich große Probleme ergeben würden beim Versuch, emotionale Fähigkeiten eindeutig zu definieren sowie Kriterien zu finden, anhand derer das Vorhandensein der so definierten emotionalen Fähigkeiten zuverlässig festgestellt werden kann. Zudem würden nur sehr wenige Menschen aufgrund des Fehlens von Emotionen als »nicht kompetent« bezeichnet werden (Appelbaum 1999).

38 Ähnliche Schlussfolgerungen lassen sich aus Antonio Damasios Untersuchungen über den Einfluss von Hirnverletzungen in Regionen des Gehirns, die normalerweise für emotionale Funktionen benötigt werden, auf das Verhalten ziehen (Damasio 1994). Als Beispiel sei der als »Elliot« bezeichnete Patient sowie weitere Patienten mit ähnlichen Verletzungen des Frontallappens angeführt, die sich trotz normaler Werte bei Standard-Intelligenz- und Persönlichkeitstests sowie bei detaillierten Tests, welche die Fähigkeit zur Entscheidungsfindung untersuchten, auffällig verhielten und deren Alltagsleben von vielfältigen Schwierigkeiten wie wiederholtem Arbeitsplatzverlust, wiederholten Scheidungen und sozialer Isolation geprägt war. Damasio sieht in der eingeschränkten Fähigkeit dieser Patienten, Emotionen zu empfinden, den Grund für die – trotz Normalität bei kognitiven Tests – in ihrem Alltagsleben auftretenden Schwierigkeiten. So verhalten sich diese Patienten außergewöhnlich ruhig und unbeteiligt, auch wenn Zusammenhänge mit sehr hohem emotionalem Gehalt besprochen werden. Durch das Fehlen normaler emotionaler Reaktionen verfügen sie Antonio Damasio zufolge nicht über erforderliche Informationen, die allein durch Emotionen übermittelt werden könnten.

2. Aufklärung und Information

Soll ein Patient in freier und wohl informierter Weise eine Entscheidung über den künftigen Behandlungsverlauf treffen, so muss zunächst auf Patientenseite genügend Wissen über den eigenen Gesundheitszustand und über die medizinischen Aspekte der anstehenden Entscheidung vorhanden sein. Von Seiten des Arztes besteht daher eine entsprechende Aufklärungspflicht, um dem Patienten eine selbstbestimmte Entscheidung für oder gegen die Durchführung einer bestimmten medizinischen Maßnahme zu ermöglichen. Im aufklärenden Arzt-Patient-Gespräch kommen sowohl die Verantwortung des Arztes für den Patienten zum Ausdruck als auch die Achtung und der Respekt vor dessen Personsein. Der Patient soll durch das Aufklärungsgespräch nicht lediglich informiert werden. Vielmehr soll seine Entscheidungskompetenz verbessert werden. Ziel ist es, dem Patienten wirkliches Verständnis zu ermöglichen, auf die Ängste und die besondere Situation des Patienten einzugehen sowie dem Patienten auch die eigene ärztliche Sichtweise zu vermitteln (Loewy 1989; Wear 1993; Schöne-Seifert 1996; Pickl 1997).

Hinsichtlich der Frage, wie viel Information nötig ist um einen Patienten in die Lage zu versetzen einen *informed consent* zu geben, lassen sich drei verschiedene Informationsebenen unterscheiden (Beauchamp/Childress 1979, 2001; Faden/Beauchamp 1986; Wear 1993):

(1) Die für die medizinische Tätigkeit des Arztes günstige Informationsmenge (»Professional Standard«).

(2) All das, was eine vernünftige Person gerne wissen würde (»Reasonable Person Standard«).

(3) All das, was individuelle Patienten oder Versuchspersonen wissen möchten (»Subjective Standard«).

Gemäß einer in früheren Jahrzehnten weit verbreiteten, auf dem Informationsniveau (1) basierenden Handhabung wird lediglich gefordert, Patienten in dem Maße über Risiken etc. zu informieren, in dem dies aus Sicht der behandelnden Ärzte vertretbar ist. Dieser Position zufolge ist es Aufgabe des Arztes, im besten medizinischen Interesse des Patienten zu handeln, wobei die Informationspflicht des Arztes diesem medizinischen Urteil untergeordnet wird. Hier stellt also nicht die Autonomie des Patienten die Richtschnur für das Ausmaß der Patientenaufklärung dar, sondern vielmehr Leitlinien der ärztlichen Behandlung und das Benefizienzprinzip.

Dieser Ansatz erscheint jedoch aus heutiger Sicht problematisch. So stellt die Informationsmenge, die eine Person benötigt um eine Entscheidung treffen zu können, keine lediglich aus dem medizinischen Urteil hervorgehende technische Größe dar, sondern sie ergibt sich unter Berücksichtigung der verschiedensten Lebensaspekte. Hinzu kommt, dass die erhaltene Information so wenig wie möglich von Wertvorstellungen und Zielen der behandelnden Ärzte beeinflusst sein sollte. Die genannte Vorgehensweise birgt jedoch die Gefahr, indirekt die Werte und Ziele der Ärzteschaft zu transferieren. Denn die beteiligten Ärzte und Forscher mögen die Chancen und Risiken eines Verfahrens unter Umständen ganz anders einschätzen als ein normales Mitglied der Bevölkerung. Insbesondere besteht die Tendenz, das wissenschaftliche Verdienst und den gesellschaftlichen Nutzen der von ihnen angewendeten innovativen Methoden recht hoch anzusetzen. Bei klinischen Studien mag darüber hinaus eine gewisse Neigung bestehen, im Bestreben, die Zustimmung der jeweiligen Person für die Durchführung der Studie zu erhalten, primär die Möglichkeiten und Chancen des Verfahrens darzustellen und die Risiken tendenziell zu verschweigen. Diese Problematik der Interessenkollision kann in gewissem Umfang auch bei normaler medizinischer Praxis vorliegen, bei der möglicherweise im Vordergrund steht, die eigenen Einkünfte zu sichern, ein bestimmtes teures Gerät optimal auszunützen oder Ähnliches.

Demgegenüber umfasst der »Reasonable Person Standard« all diejenigen Informationen, die statistisch gesehen eine vernünftige Person in den jeweiligen Umständen für wichtig erachten würde und von denen angenommen werden kann, dass Personen in der Lage sind, sie in adäquater Weise aufzunehmen und zu erfassen. Die Aufklärung bezieht sich auf die Fragen eines fiktiven durchschnittlichen Normalpatienten. Im Zusammenhang dieser Position wird die Verpflichtung gesehen, den Patienten in adäquater Weise aufzuklären, um ihm so eine autonome Entscheidungsfindung zu ermöglichen. Durch diesen Zugang über die Aufklärung eines fiktiven, statistischen Patienten wird das Aufklärungsverfahren standardisiert. Allerdings erweist es sich hier als schwierig, in konkreten Zusammenhängen den genauen Gehalt und Umfang der erforderlichen Informationsmenge anzugeben. Dies gilt insbesondere angesichts der großen Bedeutung, die dem persönlichen und sozialen Umfeld der jeweiligen individuellen Patienten zukommt, wenn es um zunächst scheinbar in erster Linie medizinische Entscheidungen geht. Hinzu kommt der häufig recht große Einfluss religiöser Überzeugungen, aber auch Einflüsse durch Vorurteile,

Ängste etc. spielen hier eine Rolle. Daher erscheint es fraglich, ob die für einen durchschnittlichen vernünftigen Patienten als relevant angesehene Informationsmenge tatsächlich auch all das umfasst, was für den jeweils einzelnen, individuellen Patienten in seinem jeweiligen persönlichen Lebenskontext von Relevanz ist.

Sich bezüglich des Aufklärungsumfangs vollständig an den subjektiven Interessen und Bedürfnissen eines Patienten zu orientieren (vgl. (3)) erscheint jedoch ebenso wenig angebracht angesichts der Tatsache, dass Patienten oft gar nicht wissen, welche Informationen für eine adäquate Entscheidung in ihrer jeweiligen Situation angemessen oder nötig sind. Tom L. Beauchamp und James F. Childress (1979, 2001) schlagen daher vor, bei der Patientenaufklärung eine Kompromisslösung zwischen (2) und (3) anzuwenden: Zusätzlich zur Übermittlung all der Informationen, die von einer statistischen vernünftigen Person für wichtig erachtet werden würden, soll auf die verbleibenden Fragen des jeweiligen individuellen Patienten eingegangen werden. Voraussetzung hierfür ist es jedoch, dem Patienten für die Artikulation dieser Fragen im Rahmen eines vertrauensvollen Arzt-Patient-Gespräches genügend Raum zu lassen. Dies erlaubt dem Patienten, die eigenen Sorgen und Bedürfnisse vorzubringen und die aufgrund seiner persönlichen Fragen erhaltenen Informationen in adäquater Weise in die Entscheidungsfindung einzubeziehen. In ähnlicher Weise plädieren Ruth Faden und Tom Beauchamp (1986) dafür, dem Patienten erst eine Basisaufklärung zu geben, an welche sich ein individuelles Gespräch mit dem Patienten anschließt, in dem die konkrete Situation des Patienten besprochen wird und der Patient zum Nachfragen eingeladen wird. Ziel dieser Vorgehensweise ist ein gemeinsamer Zugang zur jeweiligen Situation.

Einer solchen Konzeption zufolge ist es also letztlich der Patient – und nicht der Arzt – der bestimmt, wann ein ausreichender Informationsstand erreicht ist. Hierzu gehört auch das Recht des Patienten auf Nichtwissen, d.h. die Möglichkeit, sich in autonomer Weise dafür zu entscheiden, nicht informiert werden zu wollen (Beauchamp/Childress 1979, 2001; Faden/Beauchamp 1986; Anselm 1999).

Zu den nötigen Bestandteilen adäquater Patientenaufklärung gehören Informationen über den allgemeinen Gesundheitszustand des Patienten und über das spezifische Gesundheitsproblem, dessen Behandlung im Mittelpunkt steht. Die empfohlene Behandlung mit ihrem zu erwartenden Nutzen, mögliche Komplikationen und Risiken, alternative Behandlungsmöglichkeiten sowie die Prognose ohne Behandlung sollten eingehend besprochen werden und dem Patienten die Möglichkeit gegeben werden, weitere Fragen zu stellen. Generell ist hierbei wichtig, den breiteren Kontext der anstehenden Entscheidung aufzuzeigen und im Gespräch die medizinische Vorgeschichte des Patienten, aber auch seine gesamte Lebenssituation und zukünftige Pläne, anzusprechen und zu berücksichtigen. Außerdem muss – gerade auch im Zusammenhang mit klinischen Studien – für den Betreffenden die Möglichkeit bestehen, zu jeder Zeit die Zustimmung zur Behandlung zurückzuziehen. Als zusätzliche Angaben dienen Informationen über nicht klar nennbare Risiken oder über die verantwortlichen Personen. Im Einzelfall mögen zusätzliche Angaben wichtig sein (Beauchamp/Childress 1979, 2001; Faden/Beauchamp 1986; Appelbaum u.a. 1987; Wear 1993).

Von Patientenseite besteht zumeist ein hohes Informations- und Aufklärungsbedürfnis (Appelbaum u.a. 1987; Wear 1993; Vollmann 1999). So möchten die allermeisten Patienten – in einer Größenordnung von über 90 Prozent der Patienten – Informationen erhalten und intensiv am jeweiligen Entscheidungsfindungsprozess teilnehmen. Ärzte neigen dazu, diese Patientenwünsche zu unterschätzen (Faden/Beauchamp 1980; Wear 1993).

Erschwerend wirkt hier häufig auch die Komplexität der zur Diskussion stehenden Behandlungsverfahren; durch die Entwicklung moderner, hoch technisierter Diagnose- und Therapiemöglichkeiten, welche dem Patienten häufig fremd bleiben, wird für den Patienten ein Verständnis der Situation erschwert. Hinzu kommt eine Tendenz zur Rationalisierung unter Zeitdruck, was negative Auswirkungen auf das Ausmaß der Aufklärung und den Umfang der Patientengespräche besitzt. Denn angemessene Patientenaufklärung durch den Arzt ist sehr zeitintensiv, wobei zusätzlicher Zeitaufwand aus Sicht vieler Ärzte nicht angemessen honoriert wird, was im ärztlichen Alltag eine Tendenz zur Rationierung der Patientengespräche aus finanziellen Gründen nach sich ziehen mag (Pickl 1997; Kern u.a. 1999).

Bei der Diskussion adäquater Patientenaufklärung ist jedoch nicht nur die Menge der übermittelten Informationen zu berücksichtigen, sondern auch die Art und Weise sowie die Umstände, unter denen die Informationen vermittelt werden. Aufklärung darf sich hier nicht lediglich auf das Lesen eines Informationsblattes durch den Patienten beschränken, wobei das anschließende Unterschreiben als Zustimmung gewertet wird; vielmehr ist ein intensives Gespräch zwischen Arzt und Patient erforderlich, im

Rahmen dessen Übereinstimmung zwischen Arzt und Patient über den weiteren Behandlungsverlauf erzielt wird. Nicht zuletzt besitzt das mündliche Aufklärungsgespräch beruhigende Funktion und dient der emotionalen Begleitung des Patienten. Um eine adäquate Übermittlung der jeweiligen Inhalte zu gewährleisten, muss die Aufklärung in geeigneten Situationen erfolgen, d.h. nicht zwischen Tür und Angel, sowie nicht in Momenten, in denen der Patient nicht aufnahmefähig ist (vgl. Kap. C.I.3.3.).

In Bezug auf die Bedingungen von Aufklärungsgesprächen wurde von den Patienten vor allem Zeitmangel und das Äußern unverständlicher Aussagen durch zu leises oder zu schnelles Sprechen sowie durch den Gebrauch zu vieler Fachbegriffe kritisiert. Das Erhalten nur unzureichender Informationen über die Wirkung und vor allem über die Nebenwirkungen der verabreichten Medikamente wurde bemängelt. Außerdem wurde von den Patienten als Problem empfunden, dass ihnen zu wenig Raum gegeben wurde, Fragen zu stellen, bzw. dass dies häufig durch entmutigende Signale unterdrückt wurde (Faden/Beauchamp 1986; Pickl 1997; Vollmann 1999).

Allerdings kann das im Rahmen der Patientenaufklärung erlangte Wissen auch negative Implikationen mit sich bringen. Kenntnisse über den zu erwartenden Krankheitsverlauf, über Risiken und Nebenwirkungen mögen beim Patienten Gefühle von Angst und Hoffnungslosigkeit auslösen oder zu dem Eindruck führen, unter Entscheidungsdruck zu stehen – wodurch das Wohlbefinden des Kranken beeinträchtigt werden kann. Gegen eine umfassende Patientenaufklärung wurde daher vorgebracht, durch die Aufklärung könne dem Patienten, gerade wenn es sich um eine infauste Prognose handelt, möglicherweise signifikant geschadet werden. So galt es im hippokratischen Schrifttum als problematisch, den Patienten vollständig aufzuklären, da sich hierdurch in vielen Fällen der Zustand der Patienten verschlechtere (Bergdolt 1998).

Auch wenn sich bezüglich der Verbreitung und der Akzeptanz paternalistischer Haltungen in den letzten Jahrzehnten einiges geändert haben mag (vgl. Kap. C.I.1.), ist es gegenüber Patienten mit schlechten Prognosen immer noch eine nicht selten anzutreffende Vorgehensweise, über den zu erwartenden Krankheitsverlauf nicht vollständig aufzuklären oder aber – zum (mutmaßlichen) Wohle des Patienten – zu lügen (Buchanan 1978; Schade/Muslin 1989; Bickeböller 1999; Frewer 1999).

Diese paternalistische Autonomieverletzung wird von Arztseite zumeist gerechtfertigt mit dem Argument, durch die Wahrheit über den voraussichtlichen Verlauf werde der Patient zusätzlich beunruhigt, was ihm jegliche Hoffnung nehme und sich negativ auf seinen Gesundheitszustand auswirke. Das Vorenthalten von Informationen über eine schlechte Prognose wurde auch damit legitimiert, dass Patienten häufig nicht von sich aus nachfragten, und dass daher nicht unaufgefordert zusätzliche Information übermittelt werden müsse, die dem Patienten möglicherweise schade. Angesichts unsicherer Prognose könnten zudem ohnehin häufig keine klaren Aussagen gemacht werden.

Außerdem führe die umfassende Aufklärung über eine bevorstehende Behandlung dazu, den Patienten unnötig zu ängstigen, insbesondere wenn es sich um Informationen über das Risiko eines Behandlungsfehlschlags handelt (Ingelfinger 1972; Malcolm 1988). So wurden als negative Folgen das Auftreten von erhöhter Ängstlichkeit, von Unruhe, Grübeln oder Schlafstörungen benannt. Darüber hinaus wurde die Ansicht vertreten, die Patientenaufklärung, insbesondere die Information über Risiken, führe zu einem Anstieg der Behandlungsverweigerung. Diese Ansicht wurde jedoch durch verschiedene Studien widerlegt. So konnte gezeigt werden, dass Patienten vielmehr häufiger die Behandlung verweigern, wenn sie nicht ausreichend informiert wurden. Während einige Studien in Richtung eines aufklärungsbedingten Anstiegs der Ängste der Patienten weisen, berichten andere Studien über eine Verminderung der Ängste und der Besorgtheit der Patienten durch umfassende Aufklärung, d.h. über einen günstigen medizinischen Einfluss (Morgan/Schwab 1986; Wear 1993; Pickl 1997; Vollmann 2000). Einige Studien zeigten bis zu einem gewissen Grad das Auftreten eines »Nocebo-Effektes«, d.h. die Häufigkeit und Intensität bestimmter Nebenwirkungen schien als Folge der Aufklärung über mögliche Nebenwirkungen anzusteigen (Cassileth u.a. 1980; Wear 1993).

Generell problematisch ist bei einem absichtlichen Zurückhalten von Informationen die Schwierigkeit, genaue Kriterien dafür anzugeben, in welchen Fällen die zu erwartende negative Beeinflussung so groß sein wird, dass sie ein Zurückhalten von Informationen rechtfertigen könnte, bzw. wie hoch das Risiko für das Auftreten derartiger negativer Auswirkungen sein müsste um eine entsprechende Vorgehensweise zu legitimieren. Bei diesen Fragen stehen nicht so sehr allgemein gültige Überlegungen und Kriterien im Vordergrund, vielmehr spielt hier die individuelle Situation des jeweiligen Patienten, sein persönliches Umfeld, seine Bewältigungsstrategien etc. eine große Rolle.

Allerdings kann auch aufgrund des Wohlergehens der betroffenen Patienten dafür plädiert werden, umfassend aufzuklären und die Wahrheit zu übermitteln (Bok 1978; Wear 1993). Dieser Argumentation zufolge gestaltet sich bei umfassender Betrachtung beispielsweise die Täuschung eines todkranken Patienten zumeist als schädlicher für den Patienten als das Übermitteln der Wahrheit (vgl. Kap. C.II.1.3.1.). Denn durch eine auf Täuschung beruhende Vorgehensweise wird der Patient um die Möglichkeit autonomer Wahlentscheidungen gebracht, was vielfältige Implikationen mit sich bringt, so zum Beispiel wenn der Patient aufgrund falscher Annahmen seine Zustimmung zu experimentellen oder aggressiven Therapien gibt, die er ansonsten nicht akzeptieren würde. Die Arzt-Patient-Beziehung wird durch die Täuschung in hohem Maße beeinträchtigt. Darüber hinaus wird ein todkranker Patient der Möglichkeit beraubt, »letzte Dinge« zu regeln, sodass insgesamt gesehen die dem Patienten noch verbleibende Zeit einen unauthentischen Charakter erhält.

Ein wissentliches Zurückhalten von Informationen spielt außer bei Patienten mit infauster Prognose im therapeutischen Kontext beim Einsatz von Placebos eine Rolle. Zudem besitzt es bei randomisierten klinischen Studien sowie im Rahmen der psychologischen Forschung Bedeutung.[39]

Darüber hinaus besteht jedoch auch die Möglichkeit, dass Patienten sich weigern, wichtige Informationen wahrzunehmen, d.h. einige Patienten wollen unter Umständen nur weniger Informationen zur Kenntnis nehmen als dem »Reasonable Person Standard« entspricht. In therapeutischen Situationen mag der fehlenden Bereitschaft, sich detailliert über das beabsichtigte Verfahren aufklären zu lassen, die fehlende Kraft zugrunde liegen, den Risiken – beispielsweise einer bevorstehenden Operation – bewusst ins Auge zu sehen und sich mit den Gefahren des bevorstehenden Verfahrens zu konfrontieren. Hier mag das große Vertrauen, das Patienten zumeist in ihre Ärzte setzen, eine wichtige Rolle spielen.

---

39 Eine Täuschung erscheint im Umfeld klinischer Studien allenfalls dann zulässig, wenn sie nötig ist um wichtige Informationen, die anderweitig nicht erhalten werden können, zu erzielen, und wenn mit dem Vorhaben für den Patienten nur ein minimales Risiko verbunden ist. Als Mindestmaß muss gefordert werden, dass der Proband über die Option einer Teilnahme an einer Studie, welche die Möglichkeit einer Placebo-Behandlung oder einer Täuschung beinhaltet, aufgeklärt wurde und seine freie Zustimmung zur Teilnahme gab.

In diesem Zusammenhang wurde die Ansicht vertreten: Wer sich weigert, die dem »Reasonable Person Standard« entsprechende Informationsmenge zu akzeptieren, sei nicht in der Lage, seinen *informed consent* zu geben (Beauchamp/Childress 1979, 2001; Schöne-Seifert 1999). In einer solchen Situation besteht einerseits die Möglichkeit, auf die Durchführung der Behandlung zu verzichten bis eine entsprechende Informationsübermittlung stattgefunden hat. Hierbei wird auf indirekte Weise eine Person dazu gezwungen, die als relevant erachteten Informationen zur Kenntnis zu nehmen, und zwar entgegen dem von ihr geäußerten Wunsch. Andererseits besteht die Möglichkeit, die Zustimmung eines Patienten zur Durchführung einer Behandlung zu akzeptieren, auch wenn diese nicht auf der Basis adäquater Informiertheit erfolgt. Beide Alternativen erscheinen nicht unproblematisch. Bei der ersten wird die Selbstbestimmung des Patienten durch Aufdrängen unerwünschter Informationen verletzt, bei der zweiten ist eine autonome Entscheidung des Patienten aufgrund fehlender Kenntnisse nicht möglich.

Der Wunsch, nicht wissen zu wollen, d.h. verfügbare Informationen nicht erhalten zu wollen, spielt – allerdings mit veränderter Schwerpunktsetzung – auch im Umgang mit prädiktiver genetischer Diagnostik eine große Rolle. Auf diesen Zusammenhang wird ausführlicher in Teil D eingegangen (Kap. D.II.).

Zusammenfassend lässt sich bezogen auf Arzt-Patient-Gespräche und andere Maßnahmen zur Patientenaufklärung im medizinisch-therapeutischen Kontext für eine am individuellen Patienten ausgerichtete Vorgehensweise plädieren, bei der im Vordergrund steht, dem Patienten Informationen zu übermitteln, die ihm das Treffen selbstbestimmter Entscheidungen über den weiteren Behandlungsverlauf ermöglichen. Neben allgemeingültigen Aspekten der Informationsweiterleitung und einer grundlegenden Ausrichtung am »Reasonable Person Standard« muss hierbei immer auch die individuelle Situation des Patienten, seine persönliche Vorgeschichte, sein familiäres und soziales Umfeld und Ähnliches berücksichtigt werden.

Die bisher durchgeführten Überlegungen beziehen sich auf den medizinisch-therapeutischen Kontext, bei dem die Aufklärung bereits erkrankter Personen über die jeweilige Krankheit sowie verfügbare Therapiemöglichkeiten im Mittelpunkt steht. Eine andere Situation liegt jedoch vor, wenn es um den Wunsch geht, *vor* Ausbrechen einer Krankheit Kenntnisse darüber zu erhalten, ob bzw. mit welcher Wahrscheinlichkeit künftig eine bestimmte Krankheit auftreten wird. Entsprechende Fragen im Kontext der postnatalen prädiktiven genetischen Diagnostik werden in Kap. D.II.1. diskutiert.

3. Verstehen der Information

Um in freier Weise einen *informed consent* geben zu können, muss die betreffende Person – ausgehend von adäquater Aufklärung über die Rahmenbedingungen der anstehenden Entscheidung – in der Lage sein, die erhaltene Information in angemessener Weise zu verstehen und einzuordnen. Hierbei ist zu unterscheiden zwischen einer möglicherweise bestehenden generellen Unfähigkeit, erhaltene Informationen richtig zu erfassen, wie sie zum Beispiel bei Kleinkindern, bei Vorliegen vorübergehender oder dauerhafterer geistiger Beeinträchtigungen etc. vorliegt (Kap. C.I.3.1.), und der Schwierigkeit kompetenter Personen, aufgrund ungünstiger situativer Rahmenbedingungen bestimmte Dinge zu verstehen.

Eine zentrale Problematik des *informed consent* spiegelt sich denn auch in der Frage wider, inwieweit Patienten die durch ärztliche Aufklärung erhaltenen Informationen in adäquatem Maße erfassen, um hiervon ausgehend in freier, wohl informierter Weise ihre Zustimmung geben zu können. Zunächst einmal betreffen diese Überlegungen das Verständnis der Patienten über die grundlegende Absicht des *informed consent*-Verfahrens. Gemäß verschiedener Studien scheinen sich die Patienten über den Sinn des *informed consent*-Prozesses nicht im Klaren zu sein, sondern vielmehr davon auszugehen, das Unterschreiben der Aufklärungsformulare diene in erster Linie dazu, den Arzt zu schützen (Cassileth u.a. 1980; Wear 1993). Demzufolge ist es zunächst einmal wichtig, den Patienten bewusst zu machen, dass sie selbst die Entscheidungsträger sind, und sie zu ermutigen, aktiv an der Entscheidungsfindung teilzunehmen.

Zudem wurde angezweifelt, ob Patienten die medizinischen Zusammenhänge wirklich verstehen, und ob sie tatsächlich in der Lage sind, den erwarteten oder erhofften Nutzen einer Behandlung gegen vorhandene Risiken abzuwägen (Beauchamp/Childress 1979, 2001; Malcolm 1988; Wear 1993). Denn im Zusammenhang des *informed consent* muss der Patient die erhaltenen Informationen nicht nur aufnehmen, er muss auch in der

Lage sein, sie in angemessener Weise auf seine konkrete individuelle Situation anzuwenden. Diesen Bedenken mag man das Bestreben entgegenhalten, durch möglichst objektive Aufklärungsverfahren, so beispielsweise mithilfe des »Reasonable Person Standard«, dieser Schwierigkeit entgegenzuwirken – allerdings kann hierdurch natürlich nichts darüber ausgesagt werden, wie die erhaltenen Informationen nun tatsächlich vom jeweiligen Patienten verarbeitet werden können. Schwierigkeiten beim Verstehen treten insbesondere dann auf, wenn Informationen in unklarer, nicht zusammenhängender oder verworrener Weise dargeboten werden oder wenn die Informationsweiterleitung in ungeeigneten Situationen erfolgt, sodass die jeweiligen Inhalte nicht adäquat übermittelt werden.

In verschiedenen Studien wurde untersucht, in welchem Maße sich Patienten die erhaltenen Informationen merken können. Die Studien zeigen unterschiedliche Ergebnisse, jedoch entwirft keine von ihnen hinsichtlich des *informed consent* ein günstiges Bild. Gemäß der von Bengler u.a. (1980) durchgeführten Studie erinnerten sich die Patienten 2 Stunden nach Gabe des *informed consent* durchschnittlich an 72 Prozent der übermittelten Informationen. Drei Monate nach der Aufklärung sank dieser Wert auf 61 Prozent ab. Morgan und Schwab (1986) stellten fest, dass durchschnittlich nur 37 Prozent der vor einer Augenoperation mitgeteilten Informationen von den Patienten verstanden wurden. Auch wenn die Studien über Schwachstellen verfügen,[40] so zeigen sie doch: Es kann keineswegs ohne weiteres davon ausgegangen werden, dass die Patienten sich die erhaltenen Informationen merken können; vielmehr kann grob gesehen lediglich eine Erinnerungsrate von circa 50 Prozent angenommen werden. Hinzu kommt: Das Verstehen nimmt in dem Maße ab, in dem der Schweregrad der Erkrankung zunimmt (Cassileth u.a. 1980; Wear 1993).

Um die erhaltenen Informationen in angemessener Weise verstehen und verarbeiten zu können, müssen verschiedene Voraussetzungen gegeben sein. Verstehen der Information erfordert zunächst einmal eine grundlegende Krankheitseinsicht sowie ein Minimum an medizinischem Wissen. Aus der persönlichen Lebensgeschichte des Patienten stammende Gründe oder aber gesellschaftliche Einflüsse können eine große Rolle dabei spielen, wie eine im medizinischen Kontext erhaltene Information aufgenommen

40 So fehlen z.T. Angaben über den genauen Inhalt und die Qualität der Kommunikation, welche die Patienten erhalten hatten. Ebenso wurde beispielsweise in der Studie von Morgan und Schwab bei den im Durchschnitt 75 Jahre alten Patienten nicht auf Kompetenz getestet (Roth/Meisel 1981; Wear 1993).

und vor dem jeweiligen persönlichen Lebenshintergrund bewertet wird (Starr/Zawacki 1999). Grundlegende Voraussetzung für das richtige Verstehen der übermittelten Informationen stellt auch das Vorhandensein von ausreichend Zeit zum Überlegen dar. Der Zeitfaktor ist oft sehr wichtig, um Abstand zu gewinnen und um die Möglichkeit zu erhalten, die aufgetretenen Probleme mit Verwandten und Freunden zu besprechen; vor diesem Hintergrund können dann noch weitere Fragen gestellt werden.

Eine Voraussetzung für das adäquate Verstehen und Verarbeiten der erhaltenen Informationen besteht zudem in der Abwesenheit einiger Missverständnisse und Fehleinschätzungen, deren Vorhandensein ansonsten zu irrationalen Einschätzungen führen würde (Brock/Wartman 1990). Dabei handelt es sich um Erwartungen, Einstellungen und Ängste, die auf Patientenseite entstehen können, wenn die relevanten medizinischen Informationen und Begleitumstände nicht richtig verstanden werden. Hierzu gehört beispielsweise die Notwendigkeit, jede Form unangemessener Zeitpräferenz zu vermeiden. So besteht häufig eine Tendenz, das Auftreten von Schaden oder von Nutzen in der ferneren Zukunft wesentlich schwächer zu bewerten als wenn diese Ereignisse in unmittelbarer zeitlicher Nähe auftreten (Parfit 1984; Birnbacher 1988). Eine andere, auf ungenügende Verarbeitung zurückzuführende Haltung besteht in einer irrationalen Einstellung gegenüber Risiken, welche sich äußert in Aussagen wie: »Aber mir wird das schon nicht passieren«. Auf der anderen Seite können starke, unangemessene Ängste vor einer Behandlung zur Verweigerung notwendiger Maßnahmen durch den Patienten führen. Beispiele hierfür sind etwa übersteigerte Befürchtungen angesichts einer bevorstehenden Narkose, oder die Angst davor, im Rahmen einer Operation »aufgeschnitten« zu werden.

Vor diesem Hintergrund muss daher auch die Möglichkeit bedacht werden, dass Patienten – trotz Vorliegen einer adäquaten Menge an Informationen – ihre Entscheidungen aufgrund unzutreffender Ansichten fällen könnten oder bei der Entscheidungsfindung von Gefühlen oder Ängsten geleitet werden könnten, die einer rationalen Überprüfung nicht standhalten. So mag man mit einer starken Betonung der Patientenautonomie die Gefahr verbunden sehen, Patienten unhinterfragt beim Wort zu nehmen und umzusetzen, was sie verlangen, obwohl diese die Zusammenhänge nicht wirklich verstanden haben (vgl. Kap. C.I.2.1.).

4. Entscheidungsfindungsprozess und freie Zustimmung

Aufbauend auf der erhaltenen Information setzt auf Patientenseite ein Prozess des reflektierenden Verarbeitens ein, der schließlich zu einer Entscheidung führt. Diese muss im Zusammenhang des *informed consent* schriftlich dokumentiert und durch Unterschrift des Patienten bestätigt werden.

Der Entscheidungsfindungsprozess des Patienten, als dessen Ergebnis entweder eine Zustimmung zur in Frage stehenden medizinisch-therapeutischen Behandlung oder aber deren Ablehnung steht, ist ein komplexer Vorgang. Hierzu muss eine Person sich der Handlungsoptionen und der mit diesen einhergehenden Konsequenzen bewusst sein, sie muss die Alternativen in rationaler Weise gegeneinander abwägen und auf der Grundlage dieser Abschätzung anhand von gründlicher Überlegung schließlich eine Entscheidung treffen.

Schwierigkeiten ergeben sich, wenn – auch nach eingehendem Überprüfen und ausgiebigem Thematisieren im Rahmen von Arzt-Patient-Gesprächen – die Entscheidung des Patienten ärztlichem Urteil entgegensteht, d.h. wenn ein Patient das Durchführen einer therapeutischen Maßnahme ablehnt, die aus medizinischer Sicht angebracht und mit großen Erfolgsaussichten verknüpft ist, oder wenn ein Patient auf der Durchführung einer Behandlung beharrt, die aus medizinischer Sicht nicht angemessen ist. In solchen Fällen besteht für den behandelnden Arzt die Verpflichtung, dem Patienten beizustehen, eine freie, wohlüberlegte, angemessene und für den jeweiligen Patienten authentische Entscheidung zu treffen, um somit die Wahrung von Patientenautonomie zu ermöglichen (Kap. B.4.3.2.).

Die Basis der Forderung, eine Patientenentscheidung müsse authentisch sein, wenn sie als autonom respektiert werden soll, liegt in der Annahme, dass es Aufgabe des Arztes ist, seine Patienten vor Entscheidungen zu bewahren, die nicht mit deren subjektivem Wertesystem übereinstimmen und folglich inkohärent sind (Miller 1981; Schöne-Seifert 1996). Solche Inkohärenz kann beispielsweise entstehen, wenn in weiter Zukunft liegende Risiken oder Schwierigkeiten unterschätzt oder die negativen Implikationen kurzfristiger Belastungen überschätzt werden. Bei entsprechenden Überlegungen muss immer auch berücksichtigt werden, dass sich die Werte, Präferenzen und Einstellungen eines Menschen über den Zeitverlauf hinweg ändern können.

Besonders problematisch sind Fälle, in denen unauffälliges, konformes Entscheidungsverhalten vorliegt, das der Arzt oder andere beteiligte Dritte nicht weiter hinterfragen, das aber in Wirklichkeit nicht authentisch ist, da es dem persönlichen Wertesystem des Betreffenden nicht entspricht, sondern vielmehr auf äußere Einflussnahme zurückgeht (Kap. B.4.3.2.1.).

Allerdings wurde die Authentizitätsforderung auch kritisiert, da sie Patienten überfordere und zu einer Bevormundung von Patienten ermuntern könne (Faden/Beauchamp 1986). Insbesondere führe sie dazu, ungewöhnliche und nichtkonforme Entscheidungen als nicht authentisch in Frage zu stellen und abzutun.

Als besonders schwierig stellt sich dar, im konkreten medizinischen Zusammenhang zu ermitteln, ob der jeweilige Patient auf der Basis von eingehender moralischer Reflexion handelt, d.h. ob er seine eigenen moralischen Werte hinterfragt und schließlich akzeptiert hat (Miller 1981). Obgleich dieser Aspekt der moralischen Reflexion bei der theoretischen, philosophisch-ethischen Diskussion des Autonomiekonzepts eine große Rolle spielt, erscheint es unangemessen, diese Ebene in den medizinischen Kontext mit einzubringen. Denn ein Einbeziehen des Aspekts der moralischen Reflexion würde die Ansprüche zu hoch schrauben, die an einen Patienten gestellt werden, wenn es darum geht, eine Entscheidung bezüglich der Durchführung einer medizinischen Maßnahme zu treffen.

Becky Cox White (1994) schreibt Emotionen eine wichtige eigenständige Funktion bei der Entscheidungsfindung zu, da sie wichtige Informationen zum Entscheidungsfindungsprozess beisteuern; so berücksichtigen Personen, bei welcher Alternative sie sich am besten fühlen würden. Demzufolge signalisiert das Vorhandensein von Emotionen insbesondere die Kompatibilität oder Inkompatibilität der verschiedenen Wünsche erster Ordnung untereinander; ein Konflikt zwischen Wünschen führt im Allgemeinen zum Auftreten negativer Emotionen. Werden diese Emotionen wahrgenommen, so können sie als Stimulus für Bemühungen dienen, die dazu führen, den Konflikt in Übereinstimmung mit der Gesamtheit der Werte einer Person zu lösen. Außerdem können gefühlsmäßige Reaktionen Entscheidungen bekräftigen. So können zuversichtliche oder beruhigende Gefühle nach einer schweren Entscheidung zu der Überzeugung beitragen, dass die getroffene Wahl richtig war; Gefühle von Unwohlsein und Furcht können einen dazu bringen, eine getroffene Entscheidung zu überdenken (White 1994; Charland 1998). Demnach sollten Patienten ermutigt werden, sowohl affektive als auch kognitive Informationen in den Entscheidungsfindungsprozess einfließen zu lassen. So ist es wichtig, nicht nur mögliche Alternativen zu nennen, sondern auch die Patienten aufzufordern, sich zu überlegen, welche Gefühle sie mit den verschiedenen Ergebnissen verbinden würden. Auf diesem Weg wird es für Patienten erleichtert, die erhaltene Information auf sich selbst und auf ihre persönlichen Werte und Werthierarchien zu beziehen (White 1994 und Kap. D.II.2.).

Im therapeutischen Kontext wurde häufig infrage gestellt, ob ein Patient in der konkreten, von krankheitsbedingten Einflüssen geprägten Situation tatsächlich in der Lage sei, eine selbstbestimmte freie Entscheidung zu treffen (Kap. C.I.2.1.). So besteht gerade bei Vorliegen schwerer, lebensbedrohlicher Erkrankungen eine starke Abhängigkeit des Patienten von medizinischer Hilfe, was zu einer großen Bereitschaft des Patienten führen kann, sich auf die angebotenen ärztlichen Maßnahmen einzulassen und auch wenig aussichtsreichen Behandlungsversuchen zuzustimmen in der Hoffnung, die vorgeschlagene Behandlung möge ihm Linderung oder Heilung verschaffen.

Stephen Wear (1993) zeichnet ein nachdenklich stimmendes Bild über den *informed consent* und über das Ausmaß der hierdurch verwirklichten Patientenautonomie. Seiner Einschätzung nach suchen die meisten Patienten einen Arzt auf, um dessen Expertise bei der Identifizierung und Lösung von gesundheitlichen Problemen, mit denen sie nicht länger allein zurechtkommen, zu erhalten. Sie kommen demzufolge nicht zum Arzt, um über medizinische Zusammenhänge unterrichtet zu werden, noch achten sie genau auf die bereitgestellten Informationen. Insbesondere sehen sie sich demnach nicht als Entscheidungsträger, da es sich um Dinge handelt, über die sie kein Fachwissen verfügen. Zudem besitzen gemäß dieser Ansicht auch Patienten, die in der Lage wären, sich an der anstehenden Entscheidung zu beteiligen, häufig nicht genügend Zeit, die komplexen und einer ständigen Entwicklung unterworfenen Zusammenhänge zu erfassen und über sie nachzudenken. Der *informed consent* ist dieser Ansicht zufolge eine Fiktion, welche eine einfachere Wahrheit hinter sich birgt, nämlich die des Patienten, der wählt, ob er dem Urteil des Arztes *vertrauen* soll oder nicht (Wear 1993).

Generell muss bei Überlegungen zum *informed consent* gesehen werden, dass sich das Ausmaß der durch den *informed consent* verwirklichbaren Autonomie letztlich immer auf die Möglichkeiten und die Realisierbarkeit in der jeweiligen Situation bezieht. Im medizinisch-therapeutischen Kontext können hier angesichts der Eingebundenheit in ein Gesamtsystem mit vielfältigen, nicht zuletzt finanziellen, Rahmenbedingungen durchaus beträchtliche Einschränkungen der Möglichkeiten zur Selbstbestimmung auftreten. Durch den *informed consent* und den hiermit einhergehenden Aufklärungs- und Entscheidungsfindungsprozess wird angestrebt, den Patienten innerhalb gegebener Rahmenbedingungen ein möglichst großes Maß an Autonomiewahrnehmung zu ermöglichen.

Zu detaillierten Ausführungen zum Entscheidungsfindungsprozess, zur Frage der Entscheidungsfreiheit und der freien Zustimmung sei auf das Kapitel B.4.3. verwiesen.

Insgesamt ist festzustellen, dass bei der Diskussion der Patientenautonomie im medizinisch-therapeutischen Kontext nicht das breite Spektrum der in der philosophischen Literatur anzutreffenden Positionen zum Autonomiekonzept Verwendung findet, sondern vielmehr zumeist ein enges Verständnis des Begriffs zum Einsatz kommt. Autonomieüberlegungen beziehen sich im medizinisch-therapeutischen Kontext im Wesentlichen auf zwei Gesichtspunkte, die in direktem Zusammenhang mit der Möglichkeit zu freier, sich auf eine konkrete Entscheidungssituation beziehender Entscheidungsfindung stehen: auf das Vorhandensein einer ausreichenden Informationsmenge sowie auf die Abwesenheit äußerer Einflüsse, welche die Möglichkeit des betreffenden Patienten zu freier Entscheidungsfindung beeinträchtigen könnten. Überlegungen zur Freiheit kommen im Rahmen der Diskussion der verschiedenen Komponenten des *informed consent* in erster Linie als negative Freiheit, als Freiheit *von* äußeren Zwängen, zum Tragen. Demgegenüber finden autonomiebezogene Gesichtspunkte im eigentlichen Sinne, die sich auf Fragen der selbstbestimmten Lebensgestaltung beziehen, bei der Diskussion des *informed consent* im medizinischen Kontext lediglich am Rande – in erster Linie bei der Legitimation der Bedeutung des *informed consent* (Kap. C.I.2.2.) – Berücksichtigung.

II. WEITERE ZENTRALE MEDIZINETHISCHE PRINZIPIEN UND IHR VERHÄLTNIS ZU AUTONOMIE

In den vorausgegangenen Kapiteln wurde vor dem Hintergrund der Beschreibung prinzipienbasierter kohärentistischer Theorien intensiv auf die Bedeutung der Patientenautonomie eingegangen, wobei insbesondere der *informed consent* im Vordergrund stand. Autonomie stellt innerhalb der Medizin jedoch nicht den einzigen in ethischer Hinsicht relevanten Gesichtspunkt dar – auch vielfältige andere Aspekte wie der Umgang mit Gesundheit und Krankheit, die Fürsorgepflicht des Arztes, Gerechtigkeitsgesichtspunkte, Fragen der Finanzierbarkeit und Ähnliches spielen hier eine Rolle.

In dem von Tom Beauchamp und James Childress (1979, 2001) vertretenen prinzipienbasierten kohärentistischen Ethikansatz werden daher neben dem Autonomieprinzip drei weitere grundlegende, im medizinischen Kontext relevante Prinzipienkomplexe formuliert und in detaillierter Weise charakterisiert: das Benefizienzprinzip (Fürsorgeprinzip), das Nonmalefizienzprinzip (Nichtschadensprinzip) und das Gerechtigkeitsprinzip. Die vier Prinzipienkomplexe werden innerhalb des Theorieansatzes als im Wesentlichen gleichberechtigt angesehen. In Fällen, in denen die Aussagen der verschiedenen Prinzipien miteinander konfligieren, sind einzelfallbezogene Abwägungsentscheidungen erforderlich (Kap. A.3.).

In den sich anschließenden Kapiteln soll – vor dem Hintergrund der von Beauchamp und Childress vorgenommenen Prinzipien-Einteilung – eine nähere Charakterisierung dieser Themenkomplexe erfolgen sowie auf Zusammenhänge zu Autonomieaspekten eingegangen werden. Hierzu werden Fürsorge- und Nichtschadensgesichtspunkte, aber auch Fragen des Umgangs mit Gesundheit und Krankheit im Kapitel »Benefizienz: Wohlbefinden, Gesundheit und ärztliche Fürsorge« diskutiert (Kap. C.II.1.) sowie Gerechtigkeitsgesichtspunkte im Kapitel »Verteilungsgerechtigkeit in der Medizin« (Kap. C.II.2.).

Im Gegensatz zu der von Vertretern prinzipienbasierter Ansätze häufig eingesetzten Strategie, die Differenzen zwischen den verschiedenen Prinzipienkomplexen in den Vordergrund zu stellen, soll dabei innerhalb dieser Kapitel auf die teilweise recht engen Verbindungen zwischen den jeweiligen Gesichtspunkten und dem Autonomiekonzept aufmerksam gemacht werden (vgl. Kap. A.3.5.). Hierzu werden einerseits bei der Beschreibung von Benefizienz- und Gerechtigkeitsgesichtspunkten jeweils in besonderem Maße Positionen berücksichtigt, bei denen auf die eine oder andere Weise autonomiebezogene Überlegungen mit einfließen. Andererseits wird bei jedem Themenbereich in expliziter Weise auf Abwägungsfragen mit dem Autonomieprinzip eingegangen.

1. Benefizienz: Wohlbefinden, Gesundheit und ärztliche Fürsorge

Das Benefizienzprinzip (Fürsorgeprinzip), welches die Fürsorgeverpflichtung des Arztes für das Wohlbefinden seiner Patienten impliziert, stellt eine der zentralen, allgemein akzeptierten medizinethischen Grundannahmen dar. In inhaltlicher Hinsicht bestehen viele Verbindungen zum Nonmalefizienzprinzip (Nichtschadensprinzip), das die Verpflichtung des Arztes beschreibt, Patienten durch die jeweilige Behandlung nicht zu schaden. Diese beiden Prinzipien wurden innerhalb prinzipienbasierter Theorieansätze in detaillierter Weise charakterisiert (vgl. Kap. A.3.).

Im sich anschließenden Kapitel sei zunächst auf das Benefizienzprinzip (Fürsorgeprinzip) und auf das hiermit in enger Verbindung stehende Nonmalefizienzprinzip (Nichtschadensprinzip) eingegangen (Kap. C.II.1.1.). Bei Überlegungen hinsichtlich einer Verpflichtung zu benefizientem und nonmalefizientem Handeln im medizinischen Kontext spielt die Frage nach dem gesundheitlichen Wohlbefinden eines Menschen sowie der Gesundheits- und Krankheitsbegriff eine wesentliche Rolle. Mit diesen Grundbegriffen der Medizin beschäftigt sich daher das darauf folgende Kapitel (Kap. C.II.1.2.).

Im Anschluss daran wird auf den – zumeist als äußerst spannungsreich dargestellten – Zusammenhang zwischen Benefizienz und Autonomie eingegangen (Kap. C.II.1.3.). So treten Konflikte zwischen dem Autonomie- und dem Benefizienzprinzip immer dann auf, wenn ein Patient Entscheidungen trifft, deren Folgen ihm mit großer Wahrscheinlichkeit schaden werden, d.h. seinem Wohlbefinden bzw. seiner Gesundheit aus ärztlicher Sicht voraussichtlich abträglich sein werden. Überlegungen zum Wechselspiel zwischen Autonomie- und Benefizienzprinzip sind von besonderer Relevanz im Zusammenhang der Problematik paternalistischen Eingreifens, auf welche – in Weiterführung der obigen Überlegungen zur Arzt-Patient-Beziehung (Kap. C.I.1.) – hier in detaillierter Weise eingegangen werden soll (Kap. C.II.1.3.2.).

1. Benefizienz und Nonmalefizienz

Unter Benefizienz lässt sich zunächst ganz allgemein das Beitragen zum Wohlbefinden anderer verstehen; benefizientes Handeln kann als Handeln bezeichnet werden, mit dem beabsichtigt wird, anderen zu helfen. Es umfasst Handlungen aus Wohltätigkeit, Güte, Freundlichkeit oder Mitleid. Demgegenüber bezieht sich der Begriff Benevolenz, d.h. Wohlwollen, auf die entsprechende Charaktereigenschaft, d.h. auf die Neigung, zum Wohle anderer zu handeln (Beauchamp/Childress 1979, 2001; Buchanan 1982; Gillon 1986).

Der aus dem Angloamerikanischen stammende Begriff »principle of beneficence« wurde im Deutschen als »Fürsorgeprinzip« oder als »Wohltätigkeitsprinzip« übersetzt (Engelhardt 1989; Wolff 1989; Steigleder 1992; Eibach 1997). Allerdings wird mit jeder dieser deutschen Umschreibungen in inhaltlicher Hinsicht eine Verengung des Begriffs vorgenommen. Insbesondere kann ärztliches Handeln im Kontext prädiktiver genetischer Diagnostik – welches im weiteren Verlauf dieser Studie im Mittelpunkt stehen wird – in weiten Bereichen nicht sinnvoll durch Begriffe wie »Fürsorge« oder »Wohltätigkeit« beschrieben werden. Auch die Reichweite des neutraleren Begriffs »Prinzip des Wohltuns« (Birnbacher 1993) erweist sich für eine Diskussion des Umgangs mit prädiktiver genetischer Diagnostik als zu begrenzt. Daher werden im Rahmen dieser Studie die Begriffe »Benefizienz« und »Benefizienzprinzip« direkt aus dem Angloamerikanischen übernommen. Parallel hierzu wird dann – quasi aus Symmetriegründen – ebenso der Begriff »Nonmalefizienzprinzip« verwendet, obwohl sich hier die deutsche Umschreibung »Nichtschadensprinzip« auch für eine Diskussion des nicht-therapeutischen Kontextes prädiktiver genetischer Diagnostik als treffend darstellt.

Mit dem Benefizienzprinzip wird eine moralische Verpflichtung beschrieben, zum Wohle anderer zu handeln und ihnen zu helfen, ihre zentralen und legitimen Interessen voranzubringen. Von diesem Grundkonsens abgesehen ergibt sich jedoch in Abhängigkeit der jeweils vertretenen philosophisch-ethischen Grundposition und in Abhängigkeit der von der jeweiligen Position im Kontext des Benefizienzprinzips berücksichtigten Aspekte eine mehr oder weniger große Verpflichtung, zum Wohlbefinden anderer beizutragen. Man mag hier im Deutschen zwischen Handlungen des Wohltuns bzw. der Fürsorge und Handlungen der Wohltätigkeit unterscheiden. Wohltätigkeit mag dann – qua Unterscheidung von Wohltun oder Fürsorge – in den Bereich der eher freiwilligen, charitativen Handlungen eingeordnet werden.[41]

Das Benefizienzprinzip besitzt zumeist keinen streng verpflichtenden Charakter; viele der durch ein Streben nach Benefizienz motivierten Handlungen sind nicht obligatorisch. Denn es besteht keine moralische Verpflichtung, alle irgend möglichen Handlungen, welche anderen nützen würden, zu tun. Benefizientes Handeln kann daher in vielen Kontexten eher vor dem Hintergrund eines Ideals gesehen werden denn als Verpflichtung (Beauchamp/Childress 1979, 2001; Buchanan 1982).

Verschiedene Personen besitzen unter Umständen recht unterschiedliche Ansichten darüber, was unter benefizientem Handeln verstanden werden kann, da bis zu einem gewissen Grad die Einschätzung, welche Handlung in welchem Maße zum Wohlbefinden einer Person beiträgt, sehr subjektiv ist. Mit dieser Problematik des Benefizienzprinzips hat sich H. Tristram Engelhardt (1996) in kritischer Weise auseinandergesetzt. So thematisiert er die Schwierigkeit, dem Benefizienzprinzip in einer pluralen Gesellschaft, in der verschiedene Gruppierungen unterschiedliche Güterhierarchisierungen vornehmen, konkrete Inhalte zu verleihen. Ein Benefizienzprinzip, das die verschiedenen Gruppierungen umfassen soll, kann demnach nicht eine bestimmte Hierarchisierung von Gütern voraussetzen, sondern es kann nur in allgemeiner Form dafür eintreten, Personen Güter zukommen zu lassen. Bei konkreten Handlungen müssen demnach immer die Ansichten der Handlungsempfänger berücksichtigt werden. Engelhardt formuliert daher als Wohltätigkeitsprinzip in erster Näherung: »tue anderen, was *sie* für gut halten« (Engelhardt 1996: 113). Ähnliches gilt für Nichtschadensüberlegungen: So besitzt jede Person eine andere Vorstellung, was als Schaden aufzufassen ist, und welche Art von Schaden oder Schadensrisiko sie bereit ist, zugunsten welcher Ziele in Kauf zu nehmen (Gillon 1986; Engelhardt 1996).

Die grundlegende Forderung, gemäß den Vorstellungen der Handlungsempfänger zu handeln, spiegelt sich im medizinischen Kontext insbe-

41 Vor diesem Hintergrund lässt sich das von H. Tristram Engelhardt beschriebene »principle of beneficence« angesichts seines geringen Stellenwerts innerhalb des Engelhardt'schen Theoriekonzepts treffender als »Wohltätigkeitsprinzip« denn als »Fürsorgeprinzip« bezeichnen (Steigleder 1992 im Gegensatz zu dem von Walter Bohnacker übersetzten Engelhardt-Text 1989), während für andere Ansätze, welche dem Benefizienzprinzip eine größere Bedeutung zumessen, die Verwendung des Begriffs »Fürsorgeprinzip« angemessener erscheint (Eibach 1997).

sondere im *informed consent* (Kap. C.I.2.) und in der Problematik um paternalistische Vorgehensweisen wider (Kap. C.II.1.3.2.).

Ärzte und andere im medizinischen Bereich tätige Personen besitzen eine rollenspezifische Verpflichtung, das Wohlbefinden ihrer Patienten zu schützen und zu fördern. Diese Verpflichtung zum Wohltun begründet die Fürsorgepflicht des Arztes. Fürsorgeverpflichtungen des Arztes gegenüber seinen Patienten ergeben sich sowohl aus dem für alle Personen zutreffenden Kontext allgemeiner Benefizienz, als auch aus dem Vorhandensein besonderer Beziehungen zwischen Arzt, Patient und Gesellschaft, welche in Verpflichtungen zur allgemeinen und spezifischen Benefizienz von Seiten des Arztes münden (Beauchamp/Childress 1979, 2001; Gillon 1986).

Teilweise wird – gerade auch im medizinischen Kontext – unter dem Fürsorgeprinzip sowohl der Aspekt der Hilfeleistung (Benefizienz) als auch der Aspekt der Schadensvermeidung (Nonmalefizienz) verstanden (Wolff 1989; Frankena 1994). Denn in gewisser Hinsicht besteht zwischen anderen keinen Schaden zufügen und anderen Gutes tun ein Kontinuum; es kann hier – betrachtet man die Auswirkungen einer Handlung – häufig keine scharfe Grenze ausgemacht werden. Auf einer anderen Ebene lässt sich jedoch eine klare Unterscheidung treffen zwischen Benefizienz- und Nonmalefizienzprinzip: Während das Benefizienzprinzip fordert, dass aktive Schritte unternommen werden um anderen zu helfen, wird durch das Nichtschadensprinzip lediglich verlangt, Handlungen zu unterlassen, welche andere schädigen.

So lassen sich Benefizienzregeln in mehrfacher Hinsicht von Nonmalefizienzregeln unterscheiden (Beauchamp/Childress 1979, 2001): Auf Schadensvermeidung ausgerichtete Nonmalefizienzregeln führen zu Handlungsverboten, die in unparteiischer Weise befolgt werden müssen. Sie liefern Gründe für gesetzliche Verbote bestimmter Handlungsweisen. Demgegenüber formulieren Benefizienzregeln positive Handlungserfordernisse, denen nicht immer in unparteiischer Weise Folge geleistet werden muss. Sie liefern wenn überhaupt dann selten Gründe für eine explizite Bestrafung im Falle des Regelverstoßes. So sind Personen in moralischer Hinsicht verpflichtet, in solcher Weise zu handeln, dass anderen Personen kein bzw. möglichst geringer Schaden zugefügt wird; demgegenüber ist es jedoch zulässig, bei sich an Benefizienzüberlegungen ausrichtenden Handlungen parteiisch vorzugehen und vor allem diejenigen zu berücksichtigen, zu denen spezielle Beziehungen bestehen. Denn es ist zwar möglich, so zu handeln, dass niemandem Schaden zugefügt wird, aber es wäre unmöglich, gegenüber allen Mitmenschen benefizient zu handeln. Jedoch können Benefizienzregeln durchaus verpflichtenden Charakter besitzen, es sind nicht lediglich moralische Ideale. Beispielsweise besteht die generelle Verpflichtung, in unparteiischer Weise Fremden das Leben zu retten, wenn dies unter Inkaufnahme minimaler Risiken möglich ist.

Das Nonmalefizienzprinzip wird häufig mit der Formulierung »Primum nil nocere« wiedergegeben, d.h. die Forderung, keinen Schaden zuzufügen, wird als oberstes Prinzip beschrieben (Beauchamp/Childress 1979, 2001; Foot 1990). Allerdings erscheint eine derartige Verabsolutierung des Nichtschadensprinzips in vielen Zusammenhängen wenig zweckhaft. Denn gerade im Bereich der Medizin muss häufig eine Schädigung oder das Risiko einer Schädigung bei einer Person in Kauf genommen werden, um einen größeren Nutzen für diese Person zu erreichen. So mag es nötig sein, Abwägungsentscheidungen zu treffen, d.h. Schaden zuzufügen um einen Nutzen zu erreichen, oder das Risiko eines Schadens einzugehen um einen wahrscheinlichen Nutzen zu erzielen. Wäre »Primum nil nocere« tatsächlich das beherrschende Prinzip in der Medizin, würde sich ein solches Abwägen von vornherein verbieten, und jeglicher Eingriff, bei dem ein gewisses Risiko besteht, dem Patienten zu schaden, müsste unterlassen werden – dies wäre jedoch letztlich nahezu jede Form medizinischer Behandlung (Gillon 1986).

Eine strenge Gegenüberstellung von Benefizienz und Nonmalefizienz erscheint daher im medizinischen Bereich, in dem ärztliches Handeln im Vordergrund steht, nicht angebracht. Denn es ist Ziel der Medizin, Kranken und Leidenden zu helfen *und* Schaden zu vermeiden, indem eine Behandlung von Erkrankungen durchgeführt wird, eine Verschlechterung bestehender Erkrankungen und Schädigungen verhindert wird, und indem nach Möglichkeiten gesucht wird, in präventiver Weise ihr Auftreten zu verhindern. Nonmalefizienz wird daher von einigen Autoren lediglich als ein Aspekt von Benefizienz gesehen (Frankena 1994).

Auch im Rahmen dieser Studie wird eine entsprechende Zugangsweise gewählt, d.h. Überlegungen zu Benefizienz und Nonmalefizienz werden zusammengefasst im Kontext der ärztlichen Fürsorge durchgeführt. So kann die Verpflichtung zu ärztlicher Fürsorge als Verpflichtung zu benefizientem Handeln betrachtet werden, mit welcher die Forderung nach möglichst geringer negativer Beeinträchtigung einhergeht. Ärztliches Handeln erfährt seine Legitimation durch Überlegungen des Wohltuns im medizinischen Kontext, welche sich am Gesundheitsbegriff und am Krankheitsbegriff orientieren (Kap. C.II.1.2.).

2. Wohlbefinden, Gesundheit und Krankheit

Der Begriff »Wohlbefinden« beschreibt zunächst einen in vielerlei Hinsicht ausgeglichenen Zustand einer Person, der es ihr ermöglicht zu handeln, ohne durch größere gesundheitliche, soziale oder ökonomische Belastungen eingeschränkt zu sein.

Generell lässt sich unterscheiden zwischen objektivem und subjektivem Wohlbefinden. Subjektives Wohlbefinden wird bestimmt anhand der Selbstbeurteilung der jeweiligen Person über ihr Befinden. Wie Joseph Raz (1986) betont, hängt das subjektive Wohlbefinden einer Person, abgesehen von ihren biologisch bestimmten Bedürfnissen, in hohem Maße von ihren Zielen ab. Hierbei ist von zentraler Bedeutung, wie gut eine Person in der Lage ist, ihre selbst gewählten Ziele (in Bezug auf persönliche Beziehungen, Karriere, Freizeitaktivitäten etc.) zu erreichen bzw. inwieweit sie Ziele, die für sie nicht angemessen oder unerreichbar sind, als solche erkennt, aufgibt und neue Ziele entwickelt. Demgegenüber wird das objektive Wohlbefinden einer Person durch Beurteilung von außen festgestellt, unabhängig von den Präferenzen des jeweiligen Individuums. Hierbei werden nicht alle in irgendeiner Form zum Wohlbefinden beitragenden Faktoren berücksichtigt, sondern es spielen nur bestimmte, als wesentlich erachtete Bedürfnisse eine Rolle. Ansprüchen, die sich auf diese Bedürfnisse beziehen, kommt ein besonderes Gewicht zu (Scanlon 1975; Daniels 1985; Raz 1986; White 1994).

Auch Gesundheit kann im Kontext des Wohlbefindens gesehen werden. Dieser Zusammenhang wird durch die von der Weltgesundheitsorganisation (WHO) vorgenommene Definition des Gesundheitsbegriffs besonders deutlich, die – in weit gefasster Weise – »Gesundheit« als Zustand völligen körperlichen, geistigen und sozialen Wohlbefindens beschreibt: »Health is a state of complete physical, mental and social well-being and not merely the absence of disease or infirmity« (World Health Organization 1958).

Als Vorteil dieser Definition des Gesundheitsbegriffs kann gesehen werden: Der Begriff »Gesundheit« beschränkt sich nicht nur auf die Abwesenheit körperlicher Störungen – wie dies ursprünglich prägend für die naturwissenschaftliche Medizin war – vielmehr wird auch die soziale Dimension mit einbezogen. Jedoch kann ein solcherart umfassendes Wohlbefinden, das in gewisser Weise als persönliches Glück verstanden werden kann (Nordenfeldt 1993), nur äußerst selten erreicht werden. Interpretiert man diesen Gesundheitsbegriff eng, so drängt sich vielmehr der Schluss auf, im Grunde verfüge letztlich niemand über vollständige Gesundheit. Vor diesem Hintergrund wurde denn auch kritisiert, ein solcherart verstandener Gesundheitsbegriff steigere Wünsche und Erwartungen, die in diesem Umfang zumeist jedoch nicht erfüllt werden könnten (Rössler 1977, Hepp 1994). So konstatiert Hermann Hepp, »daß unter dem Einfluß des weitgefaßten Gesundheitsbegriffs der Weltgesundheitsorganisation (WHO) immer neue Anspruchshaltungen induziert und damit auch immer neue Weiterungen des Begriffs bzw. des Inhalts einer Heilbehandlung hervorgerufen werden« (Hepp 1994: 243).

Im Gegensatz zum oben beschriebenen weit gefassten Gesundheitsverständnis wird der Begriff »Gesundheit« jedoch zumeist in stärker eingeschränkter Weise verwendet, sodass er vorrangig die aus unmittelbar medizinischer Sicht relevanten Aspekte des Wohlbefindens umfasst. So ist es zentrale Aufgabe medizinischer Praxis und ärztlichen Handelns, Krankheit zu überwinden und Gesundheit zu erhalten (Trias von Diagnose, Therapie und Prävention).

Aus dieser, am gesundheitlichen Wohlbefinden des Patienten ausgerichteten Zielsetzung der Medizin und des ärztlichen Handelns resultieren Indikationen, welche medizinisches Eingreifen rechtfertigen. Eine solche Legitimation entsteht nicht bereits durch Befolgen der Wünsche der Betroffenen, oder allein durch Gabe des *informed consent*. Eine medizinische Maßnahme muss vielmehr an eine wie auch immer geartete Notwendigkeit geknüpft werden – ein Zusammenhang, der unter Umständen in beträchtlichem Maße die Bedeutung und Reichweite der Patientenautonomie einschränken kann (Honnefelder 1998; Lanzerath 1998; Lanzerath/Honnefelder 1998; von Engelhardt 1998).

Sowohl der Gesundheits- als auch der Krankheitsbegriff sind Grundbegriffe der Medizin; sie sind letztlich unscharf und nur schwer abgrenzbar. Für beide Begriffe existiert eine Vielzahl von Ansätzen zur Begriffsklärung. Viele Positionen beschreiben Gesundheit als die Abwesenheit von Krankheit, und unterwerfen nicht den Begriff der Gesundheit sondern den

Begriff der Krankheit einer detaillierten Charakterisierung. Daher soll zunächst näher auf den Krankheitsbegriff eingegangen werden.

Bei den verschiedenen, in Bezug auf den Krankheitsbegriff vorliegenden Definitionsvorschlägen kann unterschieden werden zwischen eher naturwissenschaftlich geprägten Ansätzen, welche das biologische Funktionieren eines Organismus in den Vordergrund stellen, und Ansätzen, die darüber hinausgehend in stärkerer Weise soziale und psychische Faktoren berücksichtigen.

Aus funktionalistischer Sicht, wie sie beispielsweise von Christopher Boorse (1977) oder – auf Boorse aufbauend – von Norman Daniels (1985) vertreten wird, werden Krankheiten als Abweichungen von einem sich statistisch ergebenden Normalverhalten angesehen, d.h. als biologische Dysfunktionalitäten.[42] Krankheit wird dieser Sichtweise zufolge charakterisiert als Abweichung vom natürlichen Funktionieren eines typischen Mitglieds einer Spezies. Gesundheit wird demgegenüber als Abwesenheit von Krankheit beschrieben, als arttypisches normales Funktionieren des Körpers, wobei es Aufgabe der biomedizinischen Wissenschaften ist, festzulegen, was unter »normalem Funktionieren« zu verstehen ist. Auch soziale Aspekte fließen hier mit ein.

Ausgehend von diesem biomedizinischen Modell kann unterschieden werden zwischen medizinischen Maßnahmen, welche der Prävention und Behandlung von Krankheiten dienen, und sonstigen, anderen Zielen dienenden Verwendungen. So sind Norman Daniels (1985) zufolge die in medizinischer Hinsicht relevanten Bedürfnisse einer Person diejenigen Bedürfnisse, die notwendig sind um das speziestypische normale Funktionieren zu erreichen oder aufrechtzuerhalten. Diese besitzen gemäß Daniels besondere Bedeutung, weil durch Beeinträchtigungen des normalen speziestypischen Funktionierens der Umfang an Möglichkeiten reduziert wird, welcher einer Person zur Verfügung steht und innerhalb dessen sie ihren Lebensplan oder ihre »Vorstellung des Guten« entwickeln kann. Denn durch Störungen des normalen Funktionierens werden Lebenspläne, die ansonsten geeignet für die jeweilige Person sind und die ihren realistischen

42 Lennart Nordenfeldt (1993) bezeichnet daher das Boorse'sche Konzept als »biostatistische Gesundheitstheorie«, denn: Als Richtschnur für normales Funktionieren wird der statistische Mittelwert der jeweiligen Spezies herangezogen.

Wünschen und Vorstellungen entsprechen, zunichte gemacht und verwandeln sich in unvernünftige, unpassende Entwürfe.[43]

Ein solcherart funktionalistischer Krankheitsbegriff wurde von verschiedener Seite als reduktionistisch kritisiert. Ihm wurden eine Reihe anderer Positionen gegenüber gestellt. Diesen Sichtweisen zufolge ist der Krankheitsbegriff nicht in erster Linie deskriptiv wie im biomedizinischen Modell angenommen, sondern die Begriffe Gesundheit und Krankheit werden als sowohl aus deskriptiven als auch aus normativen Komponenten bestehend betrachtet. Gesundheit oder Krankheit sind demnach keine von der Natur vorgegebenen Standards. Vielmehr liegen diesen Begriffen Werturteile zugrunde, die sich aus dem jeweiligen gesellschaftlichen Kontext ergeben. Demzufolge wird der Begriff »Krankheit« eingesetzt für physiologische und psychologische Störungen, um in verallgemeinernder Weise Phänomene zu beschreiben, die als unangenehm und störend empfunden werden. Mit der Bezeichnung eines Zustandes als »Krankheit« wird impliziert, dass der Zustand unerwünscht ist und einer Veränderung unterzogen werden soll. Insofern dient der Krankheitsbegriff nicht nur zur Beschreibung und Erklärung von Zuständen, sondern führt auch direkt zum Handeln. Ein so verstandener Krankheitsbegriff besitzt normativen Charakter: Er gibt an, was nicht sein soll (Engelhardt 1981; Lanzerath/Honnefelder 1998; Wiesing 1998).

Im Englischen wird bezüglich des Krankheitsbegriffs häufig eine Unterscheidung getroffen zwischen »disease« und »illness«. Der Begriff »disease« wird verwendet, um körperliche oder mentale Zustände zu beschreiben, die in kausalem Zusammenhang mit dem Auftreten einer Krankheit stehen. Demgegenüber werden mit dem Begriff »illness« jene Aspekte einer Krankheit beschrieben, die eine Person an sich feststellt und als unangenehm oder als pathologisch bewertet, d.h. als Anzeichen ihrer Krankheit interpretiert. Die Unterscheidung zwischen »disease« und »illness« trägt der

43 Diesem Ansatz zufolge sind Bedürfnisse, welche Voraussetzungen für das normale speziestypische Funktionieren darstellen, jedoch nicht deshalb von besonderer Bedeutung, weil normales Funktionieren und damit Gesundheit die Voraussetzung dafür darstellt, dass die jeweiligen selbst gewählten Ziele erreicht werden, wie auch immer diese im einzelnen Fall aussehen. Denn abgesehen davon, dass viele der selbst gewählten Ziele nicht notwendigerweise durch gesundheitliche Beeinträchtigungen unterminiert werden, können die Ziele oft so modifiziert werden, dass sie trotz vorhandener Funktionsstörungen erreicht werden können. Vielmehr geht es darum, bei der Auswahl adäquater Ziele möglichst freie Hand zu haben.

Tatsache Rechnung, dass Krankheiten einerseits eine objektiv feststellbare körperliche Störung zugrunde liegt, dass aber andererseits durch das Bezeichnen eines bestimmten körperlichen Zustandes als »Krankheit« auch in hohem Maße soziale, kulturelle und ideologische Bewertungen mit einfließen.[44] Krankheit erhält ihre eigentliche Bedeutung demnach erst durch die ihr gegenüber vorgenommene Bewertung. Hierbei gehen Werturteile und Erwartungen ein, die in hohem Maße gesellschaftlich geprägt sind. Auch der jeweilige Entwicklungsstand der medizinischen Technologien spielt dabei eine zentrale Rolle (Engelhardt 1976; Margolis 1976; Engelhardt 1981).

Mit derartigen Positionen geht jedoch auch ein nicht zu unterschätzendes Problem einher: Wird dem soziokulturellen Umfeld ein starker Einfluss zugeschrieben bei der Definition von Krankheit, so läuft der Krankheitsbegriff Gefahr, im jeweiligen sozialen Kontext zur Frage der Konvention zu werden. Insbesondere im Bereich prädiktiver genetischer Diagnostik und im Umfeld des Umgangs mit den Ergebnissen prädiktiver genetischer Analysen kann dieser Zusammenhang gesehen werden (vgl. Teil D).

Dirk Lanzerath und Ludger Honnefelder (1998) verwenden demgegenüber einen »praktischen Krankheitsbegriff«, für den die Bewertung des Betroffenen ein konstitutives Element darstellt. Bei dieser Bewertung spielen nicht nur medizinisch-naturwissenschaftliche Komponenten eine Rolle, es fließt auch eine Vielzahl psychischer, sozialer und kultureller Aspekte mit ein. Dieser praktische Krankheitsbegriff richtet sich aus an dem jeweiligen konkreten Kontext, in dem der Patient sich als krank und daher hilfsbedürftig betrachtet: Ein Patient wendet sich aufgrund einer Störung seines Wohlbefindens an einen Arzt mit der Erwartung, entsprechende Hilfe bei der Linderung oder Heilung der wahrgenommenen Symptome zu erhalten.

---

44 Demnach mag es auch Zustände geben, die nicht bewusst als Erkrankung (d.h. als »illness«) wahrgenommen werden, die aber als Erkrankung im Sinne von »disease« identifiziert werden (Engelhardt 1976). Eine solche Situation könnte man beispielsweise sehen, wenn sich eine Person, die von keinerlei Krankheitssymptomen betroffen ist, präsymptomatischer genetischer Diagnostik auf autosomal dominante Krankheiten wie beispielsweise Chorea Huntington unterzieht (vgl. Kap. D.I.2.1.). Auch wenn hier ein kausaler Zusammenhang zwischen dem Vorhandensein einer genetischen Mutation und dem künftigen Auftreten einer Erkrankung besteht, kann man andererseits eine nach Erhalt der Ergebnisse prädiktiver genetischer Diagnostik vorliegende Situation jedoch auch als vom Bewusstsein um »illness« geprägt bezeichnen, in der allerdings keinerlei aktuelle Krankheitssymptome vorliegen (vgl. Kap. D.I.1.).

Der Krankheitsbegriff leitet demzufolge sowohl die Erwartungen des Patienten als auch das Handeln des Arztes.
Ansätzen, welche Gesundheit als die Abwesenheit von Krankheit umschreiben, kann eine andere Betrachtungsweise gegenübergestellt werden, im Rahmen derer Gesundheit durch eine positive Charakterisierung beschrieben wird, ohne Rekurs auf Krankheit und den Krankheitsbegriff (Whitbeck 1981; Nordenfeldt 1987, 1993; Pörn 1993).

Man mag hier einen Zusammenhang zum mittelalterlichen Denken sehen, im Rahmen dessen Gesundheit eher als Fähigkeit verstanden wurde, Krankheit und Leid auszuhalten, und nicht so sehr als Abwesenheit von Krankheit (von Engelhardt 1998). So definiert denn auch Dietrich Rössler (1977) Gesundheit nicht als die Abwesenheit von Störungen, sondern als Kraft, mit ihnen zu leben. Durch eine solche Umschreibung soll der Tendenz begegnet werden, jede Schwäche oder jeden Mangel als Krankheit anzusehen, d.h. nur denjenigen als gesund zu betrachten, dem »nichts fehlt«. Hierbei spielt die Einsicht eine große Rolle, dass jeder seine eigenen Grenzen akzeptieren und innerhalb dieser Grenzen sein Leben gestalten muss. Krankheit wird vor diesem Hintergrund als partieller Verlust von Selbstständigkeit und Selbstbestimmung gesehen.

Im Mittelpunkt des insbesondere im psychosomatischen Kontext von Thure von Uexküll und Wolfgang Wesiack verwendeten systemtheoretischen Modells steht eine Sichtweise, gemäß welcher der Mensch als in Interaktion mit seinem sozialen Umfeld stehend betrachtet wird. Im Zusammenhang mit Gesundheit und Krankheit werden also nicht lediglich biologische Faktoren berücksichtigt, sondern die Gesamtheit der für einen Menschen relevanten biologischen, psychischen und sozialen Faktoren. Gesundheit stellt sich dar als ungestörtes Wechselspiel eines als psychophysische Einheit verstandenen Individuums mit seiner Umwelt, als Voraussetzung für die möglichst umfassende Verwirklichung von Autonomie des Einzelnen im gesellschaftlichen Kontext (von Uexküll/Wesiack 1991).

Lennart Nordenfeldt bezeichnet Ansätze, welche Gesundheit nicht über die Abwesenheit von Krankheit beschreiben, sondern den Menschen als sozial Handelnden sehen, als holistisch. Bei holistischen Beschreibungen des Gesundheitsbegriffs werden demnach zwei Aspekte betont. Einmal das Vorhandensein von Wohlbefinden bei Gesundheit bzw. das Vorhandensein von Leiden und Unwohlsein bei Krankheit. Zum anderen spielt die Fähigkeit einer Person eine zentrale Rolle, diejenigen Handlungen auszuführen, die sie im täglichen Leben auszuführen wünscht (Nordenfeldt

1987, 1993).[45] Demzufolge ist eine Person dann gesund, wenn sie fähig ist, unter Standardbedingungen ihre Ziele zu erreichen. Es bestehen unterschiedliche Ansichten darüber, Ziele welcher Art hiermit umfasst werden können. Während Nordenfeldt diese Ziele auf die lebenswichtigen Ziele eines Menschen (vital goals), d.h. auf ökonomische und soziale Absicherung, begrenzt (Nordenfeldt 1987, 1993), verstehen Caroline Whitbeck (1981) und Ingmar Pörn (1993) hierunter allgemein die wichtigen Ziele eines Individuums. Krankheit wird dann als Zustand verstanden, der die Fähigkeit eines Menschen einschränkt, seine Ziele zu erreichen.

Ingmar Pörn (1993) stellt den Gesundheitsbegriff in den Kontext einer »generalisierten Angepasstheit« (generalized adaptedness). Diese beschreibt er als ausgeglichenen Zustand, in dem jemand die generelle Fähigkeit besitzt, unter den für ihn charakteristischen Umweltbedingungen die in realistischer Weise ausgewählten Ziele zu erreichen. Vor diesem Hintergrund beschreibt Pörn jemanden als gesund, wenn er über dasjenige Repertoire an Fähigkeiten verfügt, welches seine »generalisierte Angepasstheit« erfordert. Demgegenüber ist jemand krank, wenn sein Repertoire an Fähigkeiten nicht adäquat ist.

Allerdings erweist es sich bei den zuletzt genannten Positionen als nicht einfach, den Bereich zu charakterisieren, welcher solcherart gravierende Beeinträchtigungen des Wohlbefindens und der Möglichkeit des Erreichens zentraler Ziele umschreibt, dass von einer Beeinträchtigung des gesundheitlichen Wohlbefindens gesprochen werden kann, welche ein medizinisches Eingreifen legitimiert und angemessen erscheinen lässt. Zwar spielen hier zweifellos auch subjektive Bewertungen eine Rolle, d.h. es hängt zum Teil von der jeweiligen Person und deren Coping-Mechanismen ab, wie gut sie mit bestimmten Einschränkungen umgehen kann. Jedoch kommt man auch hier nicht umhin, geeignete Kriterien für Beeinträchtigungen des körperlichen Wohlbefindens und der psychischen Stabilität zu bestimmen, durch welche der Bereich von in medizinischer Hinsicht behandlungsbedürftigen Störungen näher charakterisiert und von geringfügigen Schwankungen abgrenzt wird.

Insgesamt kann man bei den beiden Grundausrichtungen der verschiedenen Ansätze zum Gesundheitsbegriff eine Analogie sehen zu der von Isaiah Berlin (1969) diskutierten Unterscheidung zwischen Freiheit *von* etwas

45 Auch die Gesundheits-Definition der WHO ist demnach holistisch.

und Freiheit *zu* etwas (vgl. Kap. B.1.2.). Während das biomedizinische Modell, welches Gesundheit als die Abwesenheit *von* einschränkender Krankheit beschrcibt, gesehen werden kann im Zusammenhang mit dem Konzept der Freiheit *von* äußeren Zwängen, betrachtet das holistische Modell – ähnlich wie die Idee der Freiheit *zu* etwas – Gesundheit als Voraussetzung und Gesichtspunkt der Freiheit zu etwas, d.h. der Freiheit zum Erreichen von Zielen.

Insofern kommt dem holistischen Modell für den weiteren Verlauf dieser Studie besondere Bedeutung zu. Denn durch eine solche Zugangsweise, welche Gesundheit als Gesamtheit der körperlichen und mentalen Voraussetzungen selbstbestimmter Lebensgestaltung beschreibt, wird zum einen der positive Zusammenhang zwischen Gesundheit bzw. Wohlbefinden und Autonomie verdeutlicht. Zum anderen werden Implikationen beider Konzepte, die in die gleiche Richtung weisen, hervorgehoben (vgl. Kap. C.II.1.3.1.).

Zu entsprechenden Überlegungen im Zusammenhang des Umgangs mit prädiktiver genetischer Diagnostik siehe die Kapitel D.II.1.1., D.III.2. und E.2.1.

3. Zusammenhang: Benefizienz – Autonomie

Nachdem in den vorausgehenden Unterkapiteln auf das Benefizienzprinzip eingegangen sowie der Gesundheits- und Krankheitsbegriff diskutiert wurde, sei nun der Zusammenhang zwischen Benefizienzprinzip und Autonomieprinzip näher thematisiert. Auch wenn sich zweifellos ein gewisser positiver Zusammenhang zwischen beiden Prinzipien beschreiben lässt, wird jedoch gerade im medizinischen Kontext häufig ein starker Gegensatz zwischen den Implikationen des Benefizienzprinzips und des Autonomieprinzips gesehen und in den Vordergrund gestellt. Solche Spannungen lassen sich näher charakterisieren als Konflikt zwischen der Achtung der Patientenautonomie und der durch das Fürsorgeprinzip geforderten Förderung des Wohlbefindens des Patienten, so beispielsweise wenn sich Patienten für Verhaltensweisen entscheiden, die nach den Erfahrungen der Ärzte gefährlich oder gesundheitsschädlich sind. Gerade im Kontext paternalistischen Handelns wird dieser Gegensatz besonders deutlich. Daher wird im Anschluss an einige allgemein gehaltene Überlegungen über den

Zusammenhang zwischen Autonomie- und Benefizienzprinzip (Kap. C.II.1.3.1.) in ausführlicher Weise auf ärztlichen Paternalismus eingegangen (Kap. C.II.1.3.2.).

1.) Allgemeine Überlegungen

Grundsätzlich bestehen verschiedene Möglichkeiten, den Zusammenhang zwischen Benefizienz- und Autonomieprinzip zu beschreiben (Hildt 2005). Man kann, wie Beauchamp und Childress (1979, 2001) dies tun, Autonomie und Benefizienz als zwei weitgehend gleichberechtigte Prinzipien betrachten. Dieser Sichtweise zufolge hängt es vom jeweiligen speziellen Einzelfall ab, welchem Prinzip Vorrang zukommt. Gerade im medizinischen Kontext werden beide Prinzipien häufig in dieser Weise als im Wesentlichen gleichberechtigte Gegenspieler gesehen, aus deren ausgewogenem Kräfteverhältnis vielfältige Konflikte resultieren (vgl. Kap. A.3.). Auf derartige Positionen, welche sich in verstärktem Maße mit der Problematik um paternalistische Vorgehensweisen auseinandersetzen, sei daher im nächsten Unterkapitel eingegangen (Kap. C.II.1.3.2.).

Demgegenüber besteht jedoch auch die Möglichkeit, die Achtung der Autonomie generell möglichen Benefizienzverpflichtungen überzuordnen, oder auch, Autonomie als gegenüber ärztlicher Fürsorge untergeordnet zu betrachten. Des Weiteren können das Autonomie- und das Benefizienzprinzip auch in gewissem Sinne als am gleichen Strang ziehend angesehen werden. Im Folgenden seien diese letztgenannten Ansätze hinsichtlich des Zusammenspiels zwischen Autonomie und Benefizienz mit ihren jeweiligen Implikationen kurz skizziert.

Im Rahmen von H. Tristram Engelhardts Ansatz einer säkularen Ethik (1996) ist das »Zustimmungsprinzip«, das als Autonomieprinzip verstanden werden kann und sich vorrangig als Unterlassungsprinzip darstellt, generell dem Benefizienzprinzip übergeordnet (vgl. Kap. B.4.3.1.). Diesem Ansatz zufolge besitzen Unterlassungsrechte und -pflichten größere Absolutheit und eine größere Fähigkeit, in einer pluralen Gesellschaft zu bestehen als Wohltätigkeitsrechte und -pflichten. So reicht der Widerspruch einer anderen Person aus, um eine Verpflichtung zur Unterlassung entstehen zu lassen, wohingegen gegenseitige Übereinstimmung benötigt wird für eine konkrete Wohltätigkeitspflicht. Allerdings kann eine durch das Vorhandensein einer besonderen Abmachung bestehende Verpflichtung, ein bestimmtes Gut oder eine bestimmte Dienstleistung zur Verfügung zu stellen, genauso stark sein wie die Verpflichtung, nichts ohne die Zustimmung der Betroffenen durchzuführen.

Innerhalb des von Engelhardt entwickelten Ansatzes kann das Handeln des Arztes gesehen werden als sich ergebend nicht primär aufgrund von Wohltätigkeitsüberlegungen, sondern aufgrund explizit oder implizit unter Berücksichtigung des »Zustimmungsprinzips« geschlossener Verträge. Medizinische Maßnahmen sind demzufolge in erster Linie wegen gemeinsam beschlossener Behandlungsabmachungen – sei es zwischen Arzt und individuellem Patient, sei es zwischen Ärzteschaft und der Gesamtheit der Patienten – zu leisten. Darüber hinausgehend bestehen nur in äußerst untergeordneter Weise Verpflichtungen zum wohltätigen Eingreifen, insbesondere angesichts des in hohem Maße Unterlassungspflichten implizierenden »Zustimmungsprinzips«.

Während H. Tristram Engelhardt das Autonomieprinzip eindeutig dem Benefizienzprinzip vorordnet, gelangt beispielsweise Ulrich Eibach vor dem Hintergrund einer Kritik autonomiezentrierter Positionen zu einer entgegengesetzten Hierarchisierung (Eibach 1997). Ansätzen, welche die Autonomie des Einzelnen betonen, stellt Eibach eine aus dem christlichen Kontext entwickelte Sichtweise gegenüber, gemäß welcher nicht die freie Selbstbestimmung des Einzelnen im Mittelpunkt steht, sondern gemäß welcher sich Freiheit erst in den Grenzen endlichen »Geschöpfseins«, im Angewiesensein auf andere, verwirklicht. Zentral ist demnach nicht die Achtung vor der Freiheit eines Menschen, sondern die Achtung vor dessen Leben und Wohlergehen, da Leben und Wohlergehen über die Freiheit eines Menschen hinausgehen und Freiheit erst ermöglichen.

Im Gegensatz zu Autoren, welche den gerade im medizinischen Kontext häufig zu beobachtenden Konflikt zwischen Autonomie- und Benefizienz-Gesichtspunkten thematisieren und in den Vordergrund der Diskussion rücken, lässt sich jedoch auch eine positive Verbindung zwischen beiden sehen. Zu einer interessanten Position über den Zusammenhang zwischen Autonomie und Wohlbefinden kann man mit Joseph Raz (1986) gelangen. Raz geht zunächst von der Feststellung aus, dass die eigenen Handlungen zu einem wesentlichen Teil zum persönlichen Wohlbefinden einer Person beitragen. Gemäß einer eher als klassisch oder als herkömmlich zu bezeichnenden Position ist es nicht nötig, dass diese zum eigenen Wohlbefinden beitragenden Handlungen notwendigerweise auf einer freien Entscheidung beruhen. Es kann sich hierbei auch um Handlungen oder

Projekte handeln, die von den Umständen erzwungen wurden. Entscheidend für das Wohlbefinden der jeweiligen Person ist dieser Sichtweise zufolge, ob es gelang, diese Handlungen, Projekte und deren Folgen anzunehmen und in das eigene Lebenskonzept zu integrieren. Ein Beispiel hierfür wäre die Beziehung zwischen Eltern und ihren Kindern – eine Beziehung, welche die meisten Menschen bereitwillig annehmen und die zumeist zum zentralen Lebensinhalt wird, auch wenn weder Eltern noch Kinder sie frei wählen konnten (vgl. Kap. D.IV.).

Demgegenüber wird häufig, gerade in modernen westlichen Industriegesellschaften, eine Konzeption individuellen Wohlbefindens vertreten, welche das Ideal der Autonomie des Einzelnen in den Vordergrund rückt. Sie lässt die Sichtweise hinter sich, dass persönliches Wohlbefinden davon bestimmt ist, wie gut es gelingt, seinen Beschäftigungen und seinem Lebenszusammenhang Sinn abzugewinnen und sie für gut zu heißen. Vielmehr wird die freie Wahl der Ziele und Beziehungen als ein essenzieller Bestandteil individuellen Wohlbefindens gesehen. Im Hintergrund steht hierbei eine Betonung der individuellen Autonomie, gemäß welcher Personen – soweit möglich – über den Lebensverlauf hinweg durch das Treffen selbstbestimmter Entscheidungen ihr eigenes Schicksal in die Hand nehmen. Zentrales Ideal ist hierbei, gestalterisch in sein eigenes Leben einzugreifen (Raz 1986).

Während Vertreter der ersten Position bestrebt sind, die Möglichkeiten von Personen zu erhöhen, mit ihrem konkret widerfahrenen Schicksal zurechtzukommen, setzen Vertreter der zweiten Position stärker auf das Zur-Verfügung-Stellen zusätzlicher Handlungsoptionen, welche dazu beitragen sollen, das Auftreten ungünstiger Widerfahrnisse zu verhindern um das passive Erleiden-Müssen solcher schicksalhaften Situationen von vornherein zu vermeiden.

Diese beiden Ausrichtungen – williges Akzeptieren und Integrieren einerseits, selbstbestimmte Wahlentscheidungen andererseits – spiegeln grundsätzliche Lebenseinstellungen wider, deren Auswirkungen sich gerade auch im Bereich der prädiktiven genetischen Diagnostik zeigen. So ist die steigende Inanspruchnahme entsprechender Analyseverfahren nicht nur vor einem rein medizinischen Hintergrund zu sehen, sondern trägt ihre Wurzeln auch zum Teil in einer zunehmenden Betonung der Bedeutung freier Wahlentscheidungen.

Auch Becky Cox White (1994) betont den engen Zusammenhang zwischen dem Wohlbefinden einer Person und ihrem in autonomer Weise gewählten Wertesystem. So wählen Personen aus einer großen Anzahl von Werten, Zielen, Überzeugungen und Interessen diejenigen aus, die sie für am wichtigsten halten. Auf der Basis der hieraus resultierenden individuellen Werthierarchien bauen Personen dann anhand von Wahlentscheidungen ihr individuelles Lebenskonzept auf. Das Wohlbefinden einer Person hängt demnach zu einem großen Teil davon ab, inwieweit ihren Wünschen, Absichten und Zielen entsprochen wird.

Dieser Sichtweise zufolge besteht ein positiver Zusammenhang zwischen Autonomie- und Benefizienzprinzip: Da durch das Benefizienzprinzip gefordert wird, zum Wohle des Patienten zu handeln, und da dessen Wohlbefinden durch die Befriedigung seiner autonomen Wünsche gefördert wird, verlangt dieser Position zufolge das Benefizienzprinzip von behandelnden Ärzten das engagierte Bemühen, die autonomen Wünsche ihrer Patienten hinsichtlich der verfügbaren Behandlungsoptionen soweit möglich zu erfüllen. Demnach lässt sich kein genereller Gegensatz feststellen zwischen der Autonomie eines Patienten und dessen Wohlbefinden. Denn auch die Überlegungen des Patienten sind zumeist darauf ausgerichtet, Entscheidungen zu treffen, welche aus eigener Sicht ein möglichst gutes Weiterleben gewährleisten (Gillon 1986, 2003; White 1994; Rehbock 2002).

So kann im Autonomieerhalt bzw. in der Autonomieförderung auch ein wichtiger Gesichtspunkt von Benefizienz gesehen werden, ebenso wie fürsorgliches Handeln auf den Erhalt bzw. die Förderung von Autonomie ausgerichtet sein kann. Vor diesem Hintergrund stellt Autonomie nicht lediglich einen unabhängigen Wert dar, welcher im Zweifelsfall der Verwirklichung anderer Werte, wie zum Beispiel des Wohlergehens, entgegensteht. Vielmehr können Autonomie- und Benefizienzgesichtspunkte durchaus als »am gleichen Strang ziehend« betrachtet werden. Nicht zuletzt im Kontext des Umgangs mit prädiktiver genetischer Diagnostik und den auf diesem Wege erzielten Analyseergebnissen zeigt sich die Relevanz dieser Position (vgl. Teil D).

Jedoch sind nicht selten Patient und behandelnder Arzt unterschiedlicher Ansicht darüber, was unter Wohlbefinden und gutem Leben inhaltlich zu verstehen ist und wie es sich in adäquater Weise fördern lässt. Mit der hieraus resultierenden Problematik beschäftigt sich das folgende Kapitel.

2.) Benefizienz contra Patientenautonomie: Paternalismus

Bei Positionen, welche das Autonomie- und das Benefizienzprinzip als im Wesentlichen gleichberechtigt betrachten, tritt häufig verstärkt die Frage in den Vordergrund, wie im Konfliktfall, d.h. wenn beide Prinzipien gegensätzliche Implikationen mit sich bringen, vorzugehen sei. Als generelle Handlungsregel kann formuliert werden: Der Arzt darf den Patienten nur im Rahmen eines entsprechenden Patientenwillens behandeln, aber insgesamt nur zu dessen Wohlergehen. Hierbei sind beide Prinzipien ungefähr gleichrangig, was im Konfliktfall zu vielfältigen Entscheidungsschwierigkeiten führen kann. Diese Problematik wird besonders deutlich in Fällen paternalistischen Handelns, in denen die Patientenentscheidung übergangen wird zugunsten des (mutmaßlichen) Wohlergehens des Patienten. Aufbauend auf den in Kap. C.I.1. durchgeführten Überlegungen soll hier detaillierter auf das Paternalismus-Konzept und seine theoretische Reflexion eingegangen werden.

Philosophisch-ethische Überlegungen über paternalistisches Handeln und dessen Legitimationsbedarf haben in den letzten Jahrzehnten in hohem Maße zur Klärung des Paternalismus-Konzeptes beigetragen und besitzen für den medizinisch-therapeutischen Kontext große Relevanz. Allgemein gesprochen liegt paternalistisches Eingreifen dann vor, wenn jemand an einem Verhalten gehindert wird, dessen Folgen nur ihn selbst betreffen, d.h. wenn er daran gehindert wird, sich selbst Schaden zuzufügen.[46]

Allerdings ist die Gruppe von Personen, deren Wohl betroffen ist, nicht immer identisch mit der Gruppe von Personen, deren Freiheit Einschränkungen erfährt. Gerald Dworkin (1972) teilt daher paternalistisches Eingreifen in reine (»pure«) und gemischte (»impure«) Fälle ein. So sind bei reinem Paternalismus diejenigen Personen, deren Freiheit eingeschränkt wird, identisch mit den Personen, zu deren Nutzen die Einschränkungen erfolgen. Als Beispiel lässt sich hier die Verpflichtung für Insassen eines Autos, Sicherheitsgurte zu tragen, nennen. Bei gemischtem Paternalismus wird das Wohl einer Gruppe von Personen dadurch geschützt, dass die Freiheit von anderen Personen, d.h. von Personen, die nicht von der Maß-

46 Überlegungen zum Paternalismus beruhen also auf der Grundannahme, dass unterschieden werden kann zwischen Verhalten, das andere Menschen betrifft, und Verhalten, das in erster Linie die jeweilige Person selbst betrifft und nur auf indirekte und triviale Weise auch andere Menschen tangiert (vgl. Kap. B.4.1.2.).

nahme profitieren, beeinträchtigt wird. Ein Beispiel hierfür wäre das Verbot des Herstellens von Zigaretten. Gemischter Paternalismus lässt sich gemäß Dworkin von dem nicht-paternalistischen Vermeiden einer Schadenszufügung gegenüber Dritten dadurch unterscheiden, dass bei gemischtem Paternalismus der Schaden nicht automatisch eintritt, sondern vielmehr die aktive Mitarbeit des Opfers erfordert. Diese aktive Mitarbeit des Opfers – im Beispiel also das Rauchen von Zigaretten – soll durch die paternalistische Maßnahme verhindert werden. Ein weiteres Beispiel wäre die Approbationspflicht für Ärzte. So wird durch die Notwendigkeit einer Approbation die Freiheit der Ärzte eingeschränkt, aber die Interessen der potenziellen Patienten geschützt.

Paternalismus-Überlegungen beziehen sich also nicht notwendigerweise immer nur auf die individuelle Ebene, im medizinischen Kontext also auf die unmittelbare Arzt-Patient-Beziehung – auch wenn diese bei der Paternalismus-Diskussion zumeist im Vordergrund steht. Im Grunde kann auch auf überindividueller Ebene von paternalistischem Eingreifen gesprochen werden, so beispielsweise wenn aufgrund des Wohlergehens der (potenziell) Betroffenen von der Einführung oder vom Einsatz bestimmter medizinischer Verfahren abgesehen wird (vgl. Kap. E.2.2.).

Zudem können verschiedene Formen paternalistischen Handelns unterschieden werden. Zunächst lässt sich differenzieren hinsichtlich der Art und Weise, in der auf eine Person Einfluss ausgeübt wird (Patzig 1989). So kann »milder« Paternalismus als Handeln bezeichnet werden, das auf indirekte Weise auf die Präferenzen und das Verhalten von Personen Einfluss zu nehmen sucht, sei es durch Information oder durch Veränderung der Rahmenbedingungen, so beispielsweise durch Werbung, Erhöhen der Unkosten, oder durch Aufklären über die Risiken einer Handlung. Demgegenüber ist »harter« Paternalismus das Verhängen von Sanktionen, durch die jemand daran gehindert wird, etwas zu tun, was man als für ihn gefährlich oder schädlich betrachtet. Entsprechende Sanktionen wären beispielsweise gesetzliche Verbote oder physischer Zwang.

Auf Joel Feinberg geht die Unterscheidung zwischen starkem und schwachem Paternalismus zurück (Feinberg 1971). Für diese Unterscheidung dient als entscheidendes Kriterium, inwieweit eine Handlung gemäß den tatsächlichen Absichten des Handelnden erfolgt (»standard of voluntariness«). Demzufolge wird bei starkem Paternalismus eine Person gegen ihren Willen gehindert am Durchführen von Wahlentscheidungen oder Handlungen mit schädlichen Folgen, die diese Person in völlig freier und freiwilliger Weise unternimmt. Schwacher Paternalismus liegt demgegenüber immer dann vor, wenn die Person, für die stellvertretend entschieden wird, nicht fähig ist, in selbstständiger Weise ihre Interessen wahrzunehmen. Bei schwachem Paternalismus wird jemand daran gehindert, sich selbst zu schaden, wenn angenommen werden kann, dass derjenige nicht genau über die Folgen der Handlung informiert ist oder von falschen Annahmen ausgeht. Dies gilt ebenso, wenn es sich um Kinder, um nicht entscheidungsfähige Patienten oder um Personen handelt, die vorübergehend oder dauerhaft nicht zu wohlüberlegten Handlungen fähig sind, so beispielsweise wenn sich jemand in starker emotionaler Erregung befindet oder im Zustand von Trunkenheit (vgl. Kap. C.I.1. und Kap. C.I.3.1.). Hingegen liegt starker Paternalismus vor, wenn die Entscheidung einer Person, die zu kompetenter Selbstbestimmung in der Lage ist, übergangen wird. Bei starkem Paternalismus setzt sich jemand über den Willen einer Person hinweg und handelt bewusst gegen die autonomen Präferenzen einer anderen Person, weil er der Ansicht ist, auf diesem Wege Schaden von dieser Person abzuwenden.[47]

Während schwacher Paternalismus von vielen Autoren als zulässig innerhalb gewisser Grenzen und als vergleichsweise unproblematisch angesehen wird, ist eine Rechtfertigung starken Paternalismus wesentlich schwieriger, da hierbei eindeutig in die Freiheit und Autonomie der Betroffenen eingegriffen wird (Feinberg 1971; Veatch 1981; Patzig 1989; Schöne-Seifert 1996). Von zentraler Bedeutung ist hierbei ein Rekurs auf das ärztliche Fürsorge-Ethos und auf die Ansicht, in manchen Situationen könne das Wohlergehen des Patienten besser durch den Arzt gefördert werden als durch den Patienten selbst. Starker Paternalismus lässt sich demnach unter Umständen dann vertreten, wenn die (nur) hierdurch zu erreichende Minderung des Risikos bzw. Förderung des Patientenwohls groß, das Ausmaß der Autonomieverletzung jedoch relativ gering ist. So hält beispielsweise Patzig (1989) in Fällen, in denen Außenstehende nicht betroffen sind, lediglich »milde« Formen des »starken« Paternalismus für moralisch zulässig.

Demgegenüber lehnen Positionen, welche die Bedeutung der Autonomie in den Vordergrund stellen, paternalistisches Handeln generell ab. J. S. Mill beispielsweise spricht sich für ein absolutes Verbot paternalistischer Maßnahmen aus (Mill 1859/1987 und Kap. C.II.2.2.1.). Demzufolge

47 Erich H. Loewy (1995) bezeichnet starken Paternalismus auch als »krassen Paternalismus«.

darf niemals in die Freiheit eines Individuums eingegriffen werden mit dem Argument, dieses Eingreifen diene seinem Wohlergehen, solange die von ihm beabsichtigte Handlung lediglich ihn selbst betrifft.[48] So bildet für in der Mill'schen Tradition stehende Positionen für Außenstehende letztlich der Selbstschutz die einzige Rechtfertigung für das Anwenden von Zwang und Gewalt. Demgegenüber stellen die Ziele einer Person, ihr Wohlergehen oder ihre Zufriedenheit niemals eine ausreichende Rechtfertigung für ein Eingreifen durch andere dar. Diese Sichtweise beruht – neben der Überzeugung, ein Eingreifen verstoße gegen die Achtung des Personseins der beteiligten Akteure – in erster Linie auf der Ansicht, jede Person kenne ihre eigenen Interessen am besten und sei auch am besten in der Lage, diese durchzusetzen. Hierbei wird davon ausgegangen, dass die mit einer zwangsweisen Durchsetzung des (mutmaßlichen) Eigeninteresses einer Person durch andere verbundenen Nachteile größer sind als die hierdurch erzielbaren Vorteile.

Paternalismus wird häufig als Eingreifen in die Handlungsfreiheit einer Person beschrieben, welches gerechtfertigt wird durch Rekurs auf das Wohlergehen, die Bedürfnisse oder Interessen der betroffenen Person (Dworkin 1972). Jedoch stehen des Öfteren auch Aspekte wie Täuschung, Übermittlung von Fehlinformationen oder Untersagen von Hilfe und Unterstützung im Vordergrund. Der Aspekt der wohlmeinenden Täuschung wird in einer von Allen Buchanan vorgenommenen Definition berücksichtigt. Er umschreibt Paternalismus als »interference with a person's freedom of action or freedom of information, or the deliberate dissemination of misinformation« (Buchanan 1978: 372).

Bernard Gert und Charles M. Culver (Gert/Culver 1976; Gert 1988) kritisieren die weit verbreitete Sichtweise, gemäß welcher Paternalismus mit der Einschränkung von Freiheit einhergehe, als zu eng. Ihrer Ansicht nach können paternalistische Handlungen durchaus auch Handlungen sein, bei denen nicht in die Handlungsfreiheit eines anderen eingegriffen wird und bei denen niemand zu etwas gezwungen wird, so beispielsweise wenn jemand getäuscht wird, oder wenn jemand um Handlungsoptionen gebracht wird, die ansonsten vorhanden wären. So betrachten Culver und Gert als

48 Mill formuliert eine einzige Ausnahme von diesem Verbot paternalistischer Eingriffe. So sei ein Eingreifen zulässig, wenn jemand beabsichtigt, sich zum Sklaven zu machen, denn es müsse verhindert werden, dass sich jemand selbst der Freiheit beraubt, in Zukunft in freier Weise Wahlentscheidungen zu treffen und sein Leben zu gestalten.

ein essenzielles Charakteristikum paternalistischen Handelns, dass dieses das Brechen einer moralischen Regel ohne die Zustimmung des Betroffenen impliziert, wie beispielsweise einer Regel gegen Täuschung, gegen das Vorenthalten von Freiheit, gegen Töten oder das Verursachen von Schmerzen.[49]

Demgegenüber hält James Childress (1982) das Verletzen einer moralischen Regel nicht für ein notwendiges Element paternalistischen Handelns. Charakteristisch für paternalistisches Eingreifen ist seiner Ansicht zufolge vielmehr, dass es den Wünschen und Wahlentscheidungen des Patienten entgegensteht. Zentral ist hierbei die Weigerung des Arztes, die Wünsche und Entscheidungen des Patienten zu berücksichtigen, um stattdessen aufgrund des (mutmaßlich) besten Patienteninteresses zu handeln. Diese Argumentation bezieht sich auf die Achtung von Personen und auf die Notwendigkeit, deren autonome Wahlentscheidungen zu respektieren. So wird denn auch von den meisten Autoren das Prinzip der Achtung von Personen in den Vordergrund gestellt und der mit Paternalismus einhergehende Verstoß gegen diese Forderung betont. Demzufolge kommt der Fähigkeit und Möglichkeit, frei zu wählen, Wert zu, und zwar unabhängig davon, was gewählt wird (vgl. Kap. B.2.).

In diesem Zusammenhang spielt der Gesichtspunkt der Freiheit und der Achtung der freien Wahlentscheidungen einer Person eine zentrale Rolle. So mag man paternalistisches Eingreifen für gerechtfertigt halten, wenn es dazu dient, dem jeweiligen Individuum ein breiteres Spektrum an Freiheit aufrecht zu erhalten als ohne dieses Eingreifen vorhanden wäre (Dworkin 1972). Ähnlich argumentiert auch Douglas N. Husak, der in diesem Kontext von »freedom-maximizing paternalism« spricht (Husak 1980). Mit dieser Argumentationsweise kann beispielsweise das Eingreifen der Eltern im Rahmen der Erziehung ihrer Kinder oder das Anordnen von

---

49 Die genaue Definition für paternalistisches Verhalten von Gert und Culver lautet folgendermaßen:
»A is acting paternalistically towards S if and only if A's behavior (correctly) indicates that A *believes that*:
(1) his action is for S's good
(2) he is qualified to act on S's behalf
(3) his action involves violating a moral rule (or doing that which will require him to do so) with regard to S
(4) he is justified in acting on S's behalf independently of S's past, present, or immediately forthcoming (free, informed) consent
(5) S believes (perhaps falsely) that he (S) generally knows what is for his own good« (Gert/Culver 1976: 49/50).

Schulpflicht legitimiert werden. So kann angenommen werden, dass – in der Zukunft – das herangewachsene Kind diesen paternalistischen Maßnahmen zustimmen wird, auch wenn das Kind dies aktuell nicht tut. Ähnlich mag man auch gegenüber Erwachsenen paternalistisches Eingreifen für zulässig halten in Fällen, in denen dieses die Fähigkeit des Individuums, in rationaler Weise Überlegungen durchzuführen und seine eigenen Entscheidungen zu treffen, aufrecht erhält oder fördert. Eine solche Situation liegt bei dem aus der Odyssee entnommen Beispiel vor, bei dem Odysseus sich an einen Mast binden lässt und befiehlt, alle künftigen Wünsche, losgelöst zu werden, zu ignorieren, um den Verlockungen der Sirenen widerstehen zu können (Dworkin 1972 und Kap. B.1.2.).

Auch im medizinischen Kontext wurde paternalistisches Vorgehen mit der Fürsorgepflicht für die Autonomie des Betroffenen, welche eine vorübergehende Einschränkung seiner Selbstbestimmung rechtfertige, legitimiert (Dworkin 1972; Husak 1980). So lässt sich argumentieren, ein Patient verfüge aufgrund seines Kenntnisstandes und seiner Erkrankung über eingeschränkte Entscheidungsfähigkeit und benötige daher die Unterstützung und die medizinische Hilfe des Arztes, um seine Freiheit und Autonomie wiederzuerlangen. Demzufolge mag paternalistisches Eingreifen gerechtfertigt sein in Situationen, in denen jemand auf irrationale Weise handelt, d.h. wenn jemand einigen seiner Werte unangemessenes Gewicht zukommen lässt, oder wenn jemand – aus diesem oder jenem Grund – nicht in Übereinstimmung mit seinen vorliegenden Präferenzen und Wünschen handelt. Dies gilt insbesondere für Entscheidungen, bei denen Risiken eine Rolle spielen, die von den die Entscheidung treffenden Personen entweder nicht richtig verstanden wurden, oder deren Auswirkungen von den jeweiligen Personen nicht korrekt eingeschätzt werden, wie dies zum Beispiel der Fall ist, wenn zeitlich in weiter Ferne liegende Risiken nicht adäquat berücksichtigt werden. Auch in Fällen, in denen Entscheidungen unter extremem psychischen oder sozialen Druck getroffen werden, mag dieser Argumentation zufolge paternalistisches Eingreifen gerechtfertigt sein, so beispielsweise wenn jemand beabsichtigt, Selbstmord zu begehen. Bei all diesen Fällen spielt für die Legitimation paternalistischen Eingreifens eine zentrale Rolle, dass durch die Intervention die Freiheit der Person, an der paternalistisch gehandelt wird, gesichert wird (Dworkin 1972).

Im Zuge der Diskussion um paternalistisches Handeln hat Gerald Dworkin jedoch seine ursprüngliche Position (Dworkin 1972) modifiziert, und schlägt in »The Theory and Practice of Autonomy« (Dworkin 1988) einen wesentlich weiteren Ansatz vor, der auch über die von Gert und Culver (1976) vertretene Position hinaus geht.[50] Charakteristisch für Paternalismus ist demnach die unzulässige Aneignung der Entscheidung einer Person durch Dritte – jemand maßt sich an, für andere eine Entscheidung zu treffen. Paternalismus muss dieser Sichtweise zufolge als ein Verwehren von Autonomie gesehen werden, als das Ersetzen des Urteilens einer Person durch das Urteil anderer. Demnach spielt bei paternalistischen Handlungen eine zentrale Rolle, dass die betroffene Person nicht in dieser Weise behandelt werden möchte. Bei paternalistischen Handlungen wird einer Person eine Entscheidung aufgezwungen, und zwar entweder indem verhindert wird, dass sie tut, was sie zu tun beabsichtigt, oder indem in den Prozess der Entscheidungsfindung eingegriffen wird. So gesehen kann jede Art und Weise, andere Menschen zu beeinflussen, unter Umständen paternalistischen Charakter erhalten. Paternalismus kann demnach auch dann vorliegen, wenn jemand dazu gebracht wird, sich rationale Argumente anzuhören bevor er eine Entscheidung trifft. Entscheidend ist dieser Position zufolge, ob mit der jeweiligen Vorgehensweise angestrebt wird, einer anderen Person das eigene Urteil zu deren Wohl aufzuzwingen. Demnach ist es die Verletzung der Autonomie anderer Personen, und nicht der Verstoß gegen deren Freiheit, welche den Grund für die Legitimationspflicht paternalistischer Handlungen darstellt.

---

50 Denn auch durch die von Bernard Gert und Charles Culver vertretene Definition, die Paternalismus als das Verletzen einer moralischen Regel, als Verletzen der Rechte einer Person, beschreibt (Gert/Culver 1976), werden einige von Dworkin als Beispiele angeführte Fälle nicht abgedeckt. Hierzu gehört beispielsweise das Verhalten eines Mannes, der angesichts der Selbstmordabsichten seiner Frau seine eigenen Schlaftabletten versteckt. Bei dieser paternalistischen Handlung verletzt er keine moralische Regel. Ein Gleiches gilt, wenn ein Arzt in paternalistischer Weise darauf besteht, einem Patienten mehr Informationen zu übermitteln als dieser erfahren will.

2. Verteilungsgerechtigkeit in der Medizin

Gerechtigkeit lässt sich zunächst grob umschreiben als angemessenes und faires Verhalten in Hinsicht darauf, was anderen Personen geschuldet wird. Im allgemeinen Sprachgebrauch wird das Adjektiv »gerecht« verwendet, um auszudrücken, dass eine Handlung, ein Urteil oder ein Zustand dem Rechtsgefühl entspricht, dass ein Lohn oder eine Strafe als verdient angesehen wird, oder dass eine Person als redlich und unparteiisch charakterisiert werden kann.

Der Begriff »Verteilungsgerechtigkeit« bezieht sich auf die faire, angemessene Verteilung von Gütern innerhalb einer Gesellschaft. Probleme der Verteilungsgerechtigkeit treten unter Bedingungen auf, in denen die zu verteilenden Dinge knapp sind und in denen Kompetition vorliegt.

Es existieren eine Vielzahl verschiedener Gerechtigkeitstheorien, wobei allen Gerechtigkeitstheorien letztlich das formale Gerechtigkeitsprinzip zugrunde liegt: Gleiche sollen gleich behandelt werden, Ungleiche sollen in Abhängigkeit der relevanten Ungleichheiten ungleich behandelt werden. Dieses Aristoteles zugeschriebene Gerechtigkeitsprinzip setzt gleiche Berücksichtigung aller, Unparteilichkeit und Fairness voraus. Auf dieser allgemeinen Ebene findet es weite Akzeptanz. Das formale Gerechtigkeitsprinzip gibt allerdings nicht an, in welcher Hinsicht Gleiche gleich behandelt werden sollen, noch nennt es Kriterien um festzustellen, wann Gleichheit bzw. Ungleichheit vorliegt. Verschiedene materiale Gerechtigkeitsprinzipien, welche die relevanten Eigenschaften für Gleichbehandlung spezifizieren, wurden daher vorgeschlagen. So kann als Prinzip der Verteilungsgerechtigkeit gelten, jedem einen gleichen Anteil zukommen zu lassen, oder zu verteilen gemäß den individuellen Bedürfnissen, gemäß der Leistung, gemäß dem geleisteten Beitrag, gemäß der sozialen Rolle, gemäß dem jeweiligen Verdienst oder Ähnlichem (Tammelo 1977; Beauchamp/Childress 1979, 2001; Gillon 1986).

Im folgenden Kapitel werden im medizinischen Kontext stehende Fragen der Verteilungsgerechtigkeit diskutiert, wobei diese im Rahmen der vorliegenden Studie nur auf einer allgemeinen, grundsätzlichen Ebene behandelt werden können. Insgesamt werden jedoch auch hier Positionen, die Autonomiegesichtspunkte berücksichtigen, in den Vordergrund gestellt. Im Anschluss an Überlegungen zur gerechten Verteilung knapper Ressourcen in der Medizin (Kap. C.II.2.1.) wird eingehender auf den Zusammenhang zwischen Gerechtigkeit und Autonomie eingegangen (Kap. C.II.2.2.).

1. Gerechtigkeit und Gesundheit

Insgesamt gesehen rückt die Frage, wie begrenzte Ressourcen im Gesundheitswesen auf gerechte Weise verteilt werden können, in den letzten Jahren zunehmend in den Mittelpunkt. Probleme der Finanzierbarkeit und der Verteilungsgerechtigkeit wirken sich – in Zukunft voraussichtlich in steigendem Maße – in negativer Weise auf die Möglichkeit des Patienten zur Selbstbestimmung aus, indem sie die Angebote beschränken, die der behandelnde Arzt dem Patienten unterbreiten kann. So mag man zu der Einschätzung gelangen, der Selbstbestimmung des Patienten werde angesichts der gestiegenen Bedeutung von Patientenautonomie und *informed consent* in Zukunft nicht so sehr traditioneller ärztlicher Paternalismus entgegenstehen, sondern vielmehr die Problematik zunehmender finanzieller Beschränkungen (Daniels 1985; Vollmann 1999).

Bezüglich der Frage nach einer gerechten Verteilung medizinischer Güter können zunächst zwei Ebenen unterschieden werden: Zum einen die Mikroebene, auf der die Verteilung knapper Ressourcen zwischen einzelnen kompetierenden Individuen im Mittelpunkt steht, d.h. die Frage, wie gerechter Zugang zu den vorhandenen Verfahren erreicht werden kann. Zum anderen die Makroebene, bei der es auf gesellschaftlicher Ebene um Verteilungsfragen geht. Während auf der Mikroebene der einzelne Patient die zentrale Rolle spielt, stehen auf der Makroebene allgemeine Überlegungen im Mittelpunkt, die sich damit beschäftigen, welcher Art das Angebot medizinischer Maßnahmen sein sollte, um als gerecht bezeichnet werden zu können. Im Vordergrund stehen hier Fragen wie: Welche Verfahren erscheinen unter welchen Bedingungen angemessen, oder: Welche Verfahren sollen angeboten und finanziert werden im Vergleich zu anderen medizinischen Bereichen? Mikro- und Makroebene stehen jedoch immer auch im engen Wechselspiel miteinander. So spielen bei Überlegungen, die sich auf den einzelnen Patienten beziehen, immer auch die äußeren, gesellschaftlichen Rahmenbedingungen eine Rolle, ebenso wie bei Entscheidungen auf der Makroebene berücksichtigt werden muss, welche Implikationen sie auf die einzelnen Personen besitzen.

Norman Daniels (1985) vertritt bei Überlegungen hinsichtlich der gerechten Verteilung medizinischer Güter einen auf John Rawls aufbauenden Ansatz, indem er mithilfe des »principle of fair equality of opportunity« argumentiert: Jeder Person soll es ermöglicht werden, einen fairen Anteil des normalen Umfangs an Möglichkeiten (normal range of opportunity), welcher in der Gesellschaft verfügbar ist, zu erreichen. Der normale Bereich der Möglichkeiten wird bestimmt vom Umfang der Lebenspläne, die eine Person angesichts ihrer Talente und Fähigkeiten sinnvollerweise in ihrer jeweiligen Gesellschaft für sich entwickeln kann. Er hängt daher in hohem Maße von ihren Talenten und Fähigkeiten ab; auch die jeweiligen gesellschaftlichen Gegebenheiten spielen hier eine Rolle.

Individuelle Anteile werden daher im Allgemeinen nicht gleich sein. So ist das »principle of fair equality of opportunity« nicht darauf ausgerichtet, individuelle Unterschiede einzuebnen. Nur in Bereichen, in denen Unterschiede auf Krankheit und Behinderung zurückzuführen sind, wird ein Ausgleich gefordert. Denn aufgrund von Beeinträchtigungen durch Krankheit und Behinderung werden die Möglichkeiten einer Person eingeschränkt – verglichen mit dem Anteil des normalen Umfangs an Möglichkeiten, der ihr angesichts ihrer Talente und Fähigkeiten zur Verfügung stehen würde, wenn sie gesund wäre.

Aufgabe medizinischer Versorgung ist es demnach, diese Benachteiligungen auszugleichen. Medizinisches Handeln bezieht sich somit auf den Bereich gesundheitlicher Benachteiligungen und versucht, diese zu eliminieren mit dem Ziel, normales körperliches Funktionieren, und damit Chancengleichheit, zu erreichen. Durch das Kriterium des normalen speziestypischen Funktionierens können hierbei gerechtfertigte Ansprüche von übersteigerten Wünschen unterschieden werden (vgl. Kap. C.II.1.2.). Daniels Überlegungen beziehen sich zunächst auf die Makroebene: Das Ausmaß der Beeinträchtigung des normalen Bereichs der Möglichkeiten dient als grober Anhaltspunkt für die relative Wichtigkeit von medizinischen Bedürfnissen auf gesellschaftlicher Ebene. So ist es gemäß den von

Daniels formulierten Gerechtigkeitsüberlegungen vorrangig, diejenigen Krankheiten, welche eine große Beschränkung des einem Individuum zur Verfügung stehenden Anteils des normalen Bereichs der Möglichkeiten mit sich bringen, präventiv zu vermeiden, zu heilen oder auszugleichen.

Aufgabe der Institutionen zur Gesundheitsversorgung ist es demnach, mitzuhelfen, einen Rahmen aus Freiheiten und Möglichkeiten bereitzustellen, innerhalb dessen einzelne Individuen ihren fairen Anteil nutzen können um ihre jeweilige Lebenskonzeption zu verfolgen. Gemäß diesem Ansatz besteht von Seiten der Gesellschaft die positive Verpflichtung, Hindernisse wegzuräumen oder zu verringern, die einer Chancengleichheit im Wege stehen. Krankheit und Behinderung werden als unverdiente, willkürliche Einschränkungen der Möglichkeiten einer Person angesehen, ihre grundlegenden Ziele zu erreichen. Sie dürfen keinen Grund für unterschiedliche Behandlung darstellen, wenn es sich nicht um Eigenschaften handelt, bei denen die Möglichkeit besteht, sie zu erwerben oder zu überwinden.[51] Ebenso dürfen demzufolge niemandem Vorteile verwehrt werden aufgrund von nachteiligen Eigenschaften, für deren Vorhandensein die jeweilige Person nicht verantwortlich ist. Gemäß diesem auf Chancengleichheit beruhenden Ansatz stehen Benachteiligten Vergünstigungen zu, um die ungünstigen, benachteiligenden Eigenschaften, welche ihnen aufgrund der »Lotterie des Lebens« zukommen, zu verbessern und auszugleichen.[52]

Als erschwerend erweist sich im Zusammenhang dieses Ansatzes jedoch, dass die Gesundheit einer Person in hohem Maße auch vom eigenen Verhalten mitbestimmt wird. So sind persönliche Wahlentscheidungen – beispielsweise in Bezug auf Ernährung, Rauchen oder Risikosportarten –

51 Auch Erkrankungen, die auf genetische Faktoren zurückzuführen sind, können in diesen Bereich gesundheitlicher Beeinträchtigungen, für die eine Person nicht die Verantwortung trägt, eingeordnet werden (vgl. Teil D).

52 Insgesamt bleibt im Zusammenhang mit Überlegungen über einen Ausgleich bestehender gesundheitlicher Benachteiligungen die Schwierigkeit bestehen, eine Grenze zu ziehen zwischen Fällen, in denen von gesellschaftlicher Seite Ausgleichsleistungen geboten sind, und solchen, in denen dies nicht erforderlich ist. In diesem Kontext vertritt H. Tristram Engelhardt (1996) eine verglichen mit Norman Daniels wesentlich restriktivere Position, indem er unterscheidet zwischen Benachteiligungen, welche lediglich unglücklich und bedauerlich sind – hierzu würden beispielsweise genetisch bedingte Erkrankungen gehören – und auf unfaire Behandlung zurückgehende Benachteiligungen. Nur die letzteren müssen Engelhardt zufolge aus Gerechtigkeitsgründen ausgeglichen werden, während man bei der ersten Gruppe lediglich an das Wohlwollen anderer appellieren könne, um bestehende Ungleichheiten zu beseitigen.

zu einem beträchtlichen Teil verantwortlich für den unterschiedlichen Gesundheitszustand innerhalb der Bevölkerung. Darüber hinaus erfolgen nicht alle relevanten Entscheidungen hierbei persönlich durch die künftig von der jeweiligen Erkrankung Betroffenen, sondern werden teilweise auch von Eltern oder anderen Personen getroffen sowie vom jeweiligen gesellschaftlichen Umfeld mitbestimmt.

Im Hintergrund dieser Überlegungen steht die Frage, inwieweit der Einzelne verpflichtet ist, durch sein eigenes Verhalten die Chancen darauf, gesund zu bleiben oder länger zu leben, zu verbessern – insbesondere da durch die Gesundheit des Einzelnen zumeist auch andere Menschen und die Allgemeinheit betroffen sind. Zudem mag man fragen, inwieweit die Allgemeinheit berechtigt oder verpflichtet ist, Maßnahmen zu ergreifen, die den Einzelnen dazu bringen, eine solcherart angenommene Gesundheitspflicht zu erfüllen (Veatch 1981; Daniels 1985; Patzig 1989). Zugunsten gesellschaftlich motivierter Eingriffe in das Privatleben der einzelnen Mitglieder in diesem Zusammenhang können drei Hauptargumentationsweisen unterschieden werden. Die erste bezieht sich auf das wohlverstandene Eigeninteresse des Betroffenen und sieht ein Eingreifen im Kontext einer allgemeinen Verpflichtung, anderen im Rahmen ihrer Möglichkeiten bei der Erfüllung ihrer Bedürfnisse und der Verwirklichung ihrer Ziele beizustehen. In diesem Kontext lassen sich paternalistische Maßnahmen sehen (vgl. Kap. C.II.1.3.2. und Kap. E.2.2.). Außerdem kann man sich auf die gerechte Verteilung von Chancen und Kosten innerhalb der Gesellschaft berufen, und hier unter Umständen Sanktionen für entsprechende ungesunde Verhaltensweisen vorschlagen. Eine dritte, häufig als Zusatzargument dienende Argumentationsweise bezieht sich auf den sozialen Gesamtnutzen. So mag man argumentieren, durch gesunde und vernünftige Lebensweise und hiermit einhergehende Verringerung von Frühinvalidität entstünde hoher volkswirtschaftlicher Nutzen. Generell sind einer Einschränkung der freien Entfaltung des persönlichen Lebensstils des Einzelnen hier jedoch aufgrund von Autonomiegesichtspunkten vergleichsweise enge Grenzen gesetzt (vgl. Kap. D.III.3.2.2.).

Auch wenn dieser von Normal Daniels entwickelte Ansatz für einen Einsatz in einem realen medizinischen Kontext der weiteren Konkretisierung bedarf, so besitzt er für die im Rahmen dieser Studie verfolgte Argumentationsweise besondere Attraktivität. Denn er stellt eine große Nähe zwischen Gerechtigkeits-, Benefizienz- und Autonomieüberlegungen her, indem er eine gerechte Verteilung der innerhalb einer Gesellschaft vorhandenen Möglichkeiten zur Lebensgestaltung in den Mittelpunkt rückt und es als Aufgabe der Medizin betrachtet, Benachteiligungen aufgrund gesundheitlicher Beeinträchtigungen auszugleichen (vgl. Kap. E.2.1.).

2. Gerechtigkeit und Autonomie: Autonomie im gesellschaftlichen Kontext

Im zwischenmenschlichen und gesellschaftlichen Zusammenhang dürfen sich autonomiebezogene Überlegungen nicht auf die jeweils einzelne individuelle Person beschränken; vielmehr müssen immer auch die Interessen und Bedürfnisse der jeweils von den Handlungen einer Person betroffenen Individuen mitbedacht werden. So findet im gesellschaftlichen Kontext die Freiheit des Einzelnen vielfältige Beschränkungen im Interesse anderer Werte, wie beispielsweise der Gerechtigkeit, der Sicherheit, der Kultur, aber auch der Freiheit der Allgemeinheit.

Ein zentraler Gesichtspunkt im Zusammenhang mit Überlegungen zum Verhältnis zwischen Gerechtigkeit und Autonomie stellt die gerechte Verteilung von Freiheitsspielräumen und Möglichkeiten selbstbestimmter Lebensgestaltung zwischen verschiedenen Personen dar. Im Mittelpunkt steht hier die Frage, wie das Wechselspiel zwischen dem Einzelnen und der Gesellschaft beschaffen sein sollte, um dem einzelnen Mitglied in gesellschaftlich vertretbarem Maße möglichst große Autonomie zu ermöglichen.

Im Folgenden soll unterschieden werden zwischen Gesichtspunkten, die sich auf ein Unterlassen von Übergriffen seitens der Gesellschaft in die Freiheit des einzelnen Mitglieds beziehen (Kap. C.II.2.2.1.), und Überlegungen, die sich mit der Frage beschäftigen, inwieweit von Seiten der Gesellschaft eine Verpflichtung besteht, die Möglichkeiten ihrer einzelnen Mitglieder zur Autonomieverwirklichung zu fördern und zu unterstützen (Kap. C.II.2.2.2.).

1.) Unterlassen von Übergriffen in die Freiheit anderer

Hinsichtlich der Frage, wie weit die Gesellschaft legitimerweise in die Freiheit des Einzelnen eingreifen darf, stellt der von John Stuart Mill im Jahr 1859 publizierte Essay »On Liberty« auch heute noch für viele Überlegungen den zentralen Ausgangspunkt dar (Mill 1859/1987). Im Vordergrund steht hierbei die von Mill gesehene Notwendigkeit, die Freiheit des Einzelnen gegenüber der Gesellschaft zu schützen, und zwar nicht nur in politischer Hinsicht, d.h. bezogen auf den Schutz der Freiheit des Individuums gegenüber den Möglichkeiten politischer Unterdrückung, sondern auch in sozialer Hinsicht. So weist Mill eindringlich hin auf die Gefahr von – wie er es nennt – »Tyrannei der vorherrschenden Meinung und des vorherrschenden Gefühls« (Mill 1859/1987: 11). Zwar könne derartiger gesellschaftlicher, von der Mehrheit ausgeübter Druck nicht auf solch schwere Strafen zurückgreifen wie die verschiedenen Spielarten politischer Unterdrückung, jedoch bestehe hier für den Einzelnen eine geringere Möglichkeit, der sozialen Tyrannei zu entgehen, dringt diese doch viel tiefer in das Leben eines jeden ein. Mill spricht hier gar von der Versklavung der Seele.

Mills zentrales Anliegen ist es, ein angemessenes Ausmaß von Zwang und Kontrolle im Verhältnis zwischen Gesellschaft und Individuum zu bestimmen. Hierzu formuliert er folgendes Prinzip, dessen Gültigkeit er auf »menschliche Wesen in der Reife ihrer Fähigkeiten« beschränkt[53]:

> »Der einzige Zweck, der die Menschen, individuell oder kollektiv, berechtigt, in die Handlungsfreiheit eines der ihren einzugreifen, ist Selbstschutz. Die einzige Absicht, um deretwillen Macht rechtmäßig über irgendein Mitglied einer zivilisierten Gemeinschaft gegen seinen Willen ausgeübt werden kann, ist die, eine Schädigung anderer zu verhindern. Sein eigenes physisches oder moralisches Wohl ist kein ausreichender Grund. Er kann nicht rechtmäßig gezwungen werden, etwas zu tun oder zu unterlassen, weil es für ihn besser wäre, so zu handeln, weil es ihn glücklicher machen würde, weil so zu handeln nach der Meinung anderer klug oder sogar richtig wäre« (Mill 1859/1987: 16).

Hinter diesem Prinzip verbergen sich letztlich zwei Leitgedanken (Dworkin 1972): Der ersten Kernaussage zufolge ist Selbstschutz oder das Verhindern von Schaden, der anderen zugefügt werden soll, unter gewissen Umständen eine Rechtfertigung für die Ausübung von Zwang gegenüber Einzelnen. Demnach ist eine Einschränkung der Freiheit des Einzelnen nötig, wenn durch seine Handlungen die Interessen anderer berührt werden. Durch eine derartige Vorgehensweise soll ein möglichst großes Ausmaß an Autonomie aller Beteiligten verwirklicht werden, auch wenn hierdurch die Freiheit Einzelner punktuell eingeschränkt wird. Problematisch und nur im Einzelfall zu klären bleibt, wie weit eine derartige Freiheitseinschränkung im konkreten Fall gehen dürfte.

---

53 Es gilt also nicht für Kinder und minderjährige Jugendliche.

Gemäß der zweiten Kernaussage stellt es keine ausreichende Rechtfertigung dar, mit dem Argument, es werde zum Wohle einer Person gehandelt, gewaltsam in deren Handeln einzugreifen. Demzufolge ist ein Individuum der Gesellschaft für seine Handlungen keine Rechenschaft schuldig, solange diese Handlungen nur ihn selbst betreffen und nicht die Interessen anderer Menschen berühren.[54] In solchen Fällen sei die Gesellschaft lediglich berechtigt, durch Rat, Unterweisung, Überredung und Meidung persönlicher Kontakte ihr Missfallen oder ihre Missbilligung zum Ausdruck zu bringen. Darüber hinaus gehende Maßnahmen, wie zum Beispiel Verbote, seien jedoch unzulässig.

Der erste Leitgedanke betrifft also den Themenkreis der Achtung der Autonomie anderer (vgl. Kap. B.3.2.), der zweite impliziert eine generelle Ablehnung paternalistischer Übergriffe (vgl. Kap. C.II.1.3.2.).

Ausgehend von J. S. Mills Position lässt sich im medizinischen Kontext argumentieren, eine Person müsse immer dann frei sein, gemäß ihren eigenen Interessen und Präferenzen vorzugehen, wenn es sich um das Treffen von Entscheidungen hinsichtlich diagnostischer oder therapeutischer Maßnahmen handelt, die nur sie selbst betreffen. Streng genommen gilt dies jedoch nur, solange es sich bei den zur Entscheidung anstehenden Optionen um auf gesellschaftlicher Ebene kostenneutrale Alternativen handelt, d.h. solange die zur Debatte stehenden Alternativen gleich teuer sind bzw. solange der Patient die Kosten selbst übernimmt. Andernfalls wäre – und zwar über die zu tragende Finanzierung der Behandlung – die Gesellschaft letztlich mit betroffen. Zu diesen direkten finanziellen Implikationen der Entscheidung kommen Zusammenhänge, durch welche die Gesellschaft über Umwege involviert ist, zum Beispiel durch die Mitwirkung der beteiligten Ärzte, Schwestern und Pfleger oder durch das Bereitstellen entsprechender Verfahren. So ist keine der im medizinischen Bereich tätigen Personen verpflichtet, gegen ihre eigenen Überzeugungen zu handeln. Weitere die Allgemeinheit tangierende Zusammenhänge betreffen Implikationen, die sich daraus ergeben können, dass zwar eine Option ohne direkt entstehende zusätzliche Kosten gewählt wurde, dass aber durch Auswirkungen der Wahlentscheidung auf das langfristige Wohlerge-

54 Eine ähnliche Grundhaltung zeigt sich in der folgenden Umschreibung des Autonomieprinzips: »Insofar as an agent's choices do not infringe upon the rights and liberties of others, that person should be able to carry out his or her choices« (Brody 1990: 165).

hen des Patienten, auf seine Arbeitsfähigkeit, seine Pflegebedürftigkeit etc. auf indirekte Weise die Gesellschaft mit betroffen ist.

Hier zeigt sich erneut die Problematik der den Mill'schen Aussagen zugrunde liegenden strikten Unterscheidung zwischen Handlungen eines Menschen, die nur ihn selbst betreffen, und solchen, die auch andere betreffen (vgl. Kap. B.4.1.2.). Denn ein jeder Mensch ist Teil einer Gemeinschaft, und seine Handlungen wirken sich – wenn auch auf indirekte Art – zumeist auf die eine oder andere Weise auch auf seine Mitmenschen aus. Darüber hinaus kann die Ansicht vertreten werden, dass eine Person mit Verhaltensweisen und Handlungen, die zwar unmittelbar nur sie selbst betreffen, dennoch andere Personen, die dieses Verhalten missbilligen, auf indirekte Weise schädigt – und zwar, wenn andere dieses Verhalten als eine grobe Missachtung ihrer Gefühle betrachten und darin ein Unrecht gegen sich selbst sehen. Ausgehend von einer solchen Position mag von einzelnen Mitgliedern der Gesellschaft gefordert werden, von all jenen Handlungen abzusehen, die von der öffentlichen Meinung verurteilt werden (Mill 1859/1987; Birnbacher 1996).[55]

2.) Autonomie im Kontext gemeinsamer Güter

Gemäß in der Tradition des englischen Liberalismus stehenden Positionen wird im Zusammenhang mit Fragen der Autonomie im gesellschaftlichen Kontext in erster Linie die Verpflichtung thematisiert, unzulässige Eingriffe in die Freiheit anderer zu unterlassen. Allerdings sieht bereits J. S. Mill (1859/1987) als notwendige Ergänzung hierzu auch eine gewisse Verpflichtung zur Aufrechterhaltung gemeinsamer gesellschaftlicher Strukturen gegeben. Demzufolge schuldet jedes Individuum der Gemeinschaft eine Gegenleistung für den ihm von der Gemeinschaft zukommenden Schutz: Jeder ist verpflichtet, sich so zu verhalten, dass die Interessen und Rechte anderer nicht verletzt werden, und darüber hinaus seinen Anteil zu all den gemeinschaftlichen Einrichtungen, Institutionen etc. beizusteuern, die benötigt werden, um die Gesellschaft oder ihre Mitglieder vor Schädigungen und Störungen zu bewahren.

Jedoch wurde das in der liberalen Tradition J. S. Mills stehende Autonomieverständnis in vielfältiger Weise kritisiert aufgrund der hiermit im

55 Beispielsweise die Forschung an menschlichen Embryonen wurde in diesen Bereich eingeordnet (Birnbacher 1996 und Kap. B.4.3.1.1.).

gesellschaftlichen Kontext einhergehenden problematischen Implikationen (MacIntyre 1981; Callahan 1984; Cassell 1984; Benn 1988; Childress 1990; Baier 1994). Ein Hauptkritikpunkt betrifft die starke Betonung der Autonomie des Einzelnen, welche nicht selten auf Kosten der Bedeutung der persönlichen Beziehungen und Verpflichtungen des Einzelnen innerhalb der Gemeinschaft erfolgt (vgl. Kap. A.3.4.). So werde das Bedürfnis von Menschen nach sich gegenseitig unterstützenden Beziehungen vernachlässigt. Daher könne das Zusammenleben von Personen nicht lediglich durch Prinzipien geregelt werden, welche sich darauf beschränken, eine Pflicht zur Unterlassung von Übergriffen in die Freiheit anderer Personen zu formulieren. Demzufolge müssen auf gesellschaftlicher Ebene in verstärktem Maße auch andere Aspekte Berücksichtigung finden wie beispielsweise das Mitempfinden füreinander, die Sorge umeinander oder die Verpflichtung anderen zu helfen, sowie eine allgemeine Verpflichtung gegenüber der Gesellschaft, gesellschaftliche Praktiken und Institutionen aufrechtzuerhalten, welche diese Verpflichtungen fördern.

Vor diesem Hintergrund wurden daher auch Autonomieansätze entwickelt, die in erhöhtem Maße gesellschaftliche Aspekte berücksichtigen (Dworkin 1988; Crittenden 1993; Miller 1995). Diese Positionen betonen den sozialen Charakter von Personen und den gestaltenden Einfluss der Gesellschaft auf deren Werte und Präferenzen, aber auch auf deren Fähigkeit zur Autonomie. So erfordert Autonomiefähigkeit Sprache und Vernunft – beides ist nicht möglich ohne gesellschaftlich vorgegebene Praktiken und Standards. Autonomie kann demnach letztlich erst realisiert werden vor dem Hintergrund eines Netzwerks komplexer Rahmenbedingungen, welches vielfältige biologische bzw. medizinische Gegebenheiten, persönliche Beziehungen und gesellschaftliche Einflüsse umfasst.

Diesen Positionen zufolge kann Autonomie keineswegs mit Selbstgenügsamkeit, Ablehnung gesellschaftlicher Werte oder sozialer Isolation in Zusammenhang gebracht werden. Vielmehr besitzt demnach Autonomie in mehrfacher Hinsicht gesellschaftlichen Charakter. Dies gilt zunächst, da Personen nicht mit Autonomie geboren werden; vielmehr setzt Autonomie das Durchlaufen einer psychosozialen Entwicklung voraus. So entstehen die Ansichten und Überzeugungen einer Person nicht auf völlig unabhängige Weise, sondern sind immer bis zu einem gewissen Grad von Erziehung, Eltern und gesellschaftlichem Umfeld geprägt. Zudem benötigen Personen einen gesellschaftlichen Kontext, von dem sie sich unterscheiden, wenn auch nicht isolieren, können. Um überhaupt von einem gesellschaftlichen Rahmen zurücktreten und ihn kritisch beleuchten zu können, bedarf es einer Sprache, welche wiederum ein gesellschaftliches Produkt ist. Auch die Reflexion über gesellschaftlich vorgegebene Werte und Präferenzen, um sie anschließend entweder zu akzeptieren oder zu modifizieren – ein Charakteristikum autonomer Personen – kann nur in einem gesellschaftlichen, Autonomie fördernden Umfeld erfolgen.

In diesem Zusammenhang ist die von Joseph Raz (1986) entwickelte Autonomieposition von Interesse. Neben der Verpflichtung, anderen durch bestimmte Aktivitäten keinen unmittelbaren Schaden (Gewalt, Schmerz, Beleidigung, Kränkung, Ärgernis etc.) zuzufügen, betont er die darüber hinausgehende Verpflichtung, anderen Personen aus Gründen der Achtung ihrer Autonomie adäquate Optionen zur Verfügung zu stellen sowie die Möglichkeit, diese Optionen zu nutzen. So kann einer Person auch Schaden zugefügt werden, indem es unterlassen wird, ihre Situation zu verbessern, oder indem ihr verweigert wird, was ihr zusteht. Dieser Aspekt werde durch eine Sichtweise verschleiert, die davon ausgeht, dass einer Person Schaden zufügen heißt, sich einer Person gegenüber so zu verhalten, dass es ihr nach der Handlung schlechter geht als zuvor. Wie Raz herausgearbeitet hat, kann jemandem jedoch auch geschadet werden, indem es unterlassen wird, eine ihm gegenüber bestehende Verpflichtung einzulösen, wie beispielsweise dessen Situation zu verbessern.

Eine zentrale Voraussetzung für die Verwirklichung von personaler Autonomie stellt demzufolge das Vorhandensein eines ausreichenden Maßes qualitativ akzeptabler Handlungsoptionen dar (Kap. B.4.2.2.). Joseph Raz betrachtet daher zumindest einen Teil der gesellschaftlichen Rahmenbedingungen, die solche Handlungsoptionen gewährleisten, als kollektive Güter. Als Beispiel führt er hier die gesellschaftlich unterstützte Möglichkeit zur Eheschließung oder die Anerkennung gleichgeschlechtlicher Partnerschaften an. Da in einer Gesellschaft, in der solche Optionen verfügbar sind, den einzelnen Mitgliedern ermöglicht wird, ein autonomes Leben zu führen, kommt Raz zufolge solchen Möglichkeiten ein intrinsischer Wert zu.

Demnach kann nicht davon die Rede sein, es bestehe im gesellschaftlichen Kontext ein genereller inhärenter Konflikt zwischen der individuellen Freiheit des Einzelnen und den Bedürfnissen anderer. Obwohl die Freiheit eines Individuums manchmal mit den Interessen anderer konfligiert, hängt sie doch auch von den Interessen anderer ab, und kann nur verwirklicht werden mithilfe von kollektiven Gütern, die einem Einzelnen nur dann nützen, wenn sie für jedermann von Nutzen sind.

Durch diesen Ansatz wird die von öffentlicher Seite bestehende Verpflichtung hervorgehoben, im Rahmen des Möglichen günstige Bedingungen für eine möglichst umfassende Autonomieverwirklichung der einzelnen Mitglieder der Gesellschaft zu schaffen und ein adäquates Maß an Handlungsoptionen für die Bevölkerung bereitzustellen.

Auf die Relevanz entsprechender Überlegungen in Bezug auf einen adäquaten Umgang mit prädiktiver genetischer Diagnostik wird in den Kapiteln D.III.3.2., D.IV.5., E.2. und E.3. eingegangen.

Teil D: Autonomie im Kontext prädiktiver genetischer Diagnostik

Nachdem vor dem Hintergrund einer Beschreibung der vielfältigen Facetten des Autonomiekonzepts (Teil B) die im medizinisch-therapeutischen Zusammenhang im Umfeld des *informed consent* zumeist verwendete Autonomiekonzeption vorgestellt und diskutiert wurde (Teil C), wird im Folgenden auf einen medizinischen Bereich eingegangen, der sich in wesentlichen Gesichtspunkten unterscheidet von der Situation der therapiebezogenen Entscheidungsfindung.

Der sich nun anschließende Themenkomplex beschäftigt sich mit Bedeutung und Tragweite autonomiebezogener Gesichtspunkte im Kontext der prädiktiven genetischen Diagnostik und untersucht Auswirkungen prädiktiver genetischer Diagnostik auf die Freiheit und Autonomie von Personen. Sämtliche Überlegungen betreffen genetische Analyseverfahren, die im Bereich ärztlichen Handelns stehen und sich auf krankheitsrelevante Zusammenhänge beziehen (Kap. D.I.). Im Mittelpunkt steht hierbei die postnatale prädiktive genetische Diagnostik auf spät im Lebensverlauf ausbrechende Krankheiten. Im weiteren Verlauf dieser Studie werden die Unterschiede untersucht und herausgearbeitet zwischen der im klassischen medizinisch-therapeutischen Kontext eingesetzten Autonomiekonzeption und der inhaltlichen Füllung autonomiebezogener Überlegungen im Kontext prädiktiver genetischer Diagnostik.

Um die vielfältigen Zusammenhänge zu verdeutlichen, in denen autonomiebezogenen Gesichtspunkten im Umfeld prädiktiver genetischer Diagnostik Relevanz zukommt, wird im Rahmen dieser Studie unterschieden zwischen verschiedenen zeitlich aufeinander folgenden Phasen des Umgangs mit prädiktiven genetischen Analyseverfahren. Zunächst erfolgen Überlegungen zur Autonomie der betreffenden Personen angesichts der Möglichkeit, Kenntnisse über ihren genetischen Status zu erhalten. Hierbei steht die Frage nach der Möglichkeit einer Person im Mittelpunkt, sich in selbstbestimmter Weise für oder gegen die Inanspruchnahme einer prädiktiven genetischen Analyse zu entscheiden (Kap. D.II.). Ein weiterer großer Themenbereich betrifft Überlegungen zur Autonomie im Umgang mit den Ergebnissen prädiktiver genetischer Diagnostik, d.h. die Frage nach den

Auswirkungen von Kenntnissen hinsichtlich der genetischen Konstitution (Kap. D.III.). Neben Überlegungen zur selbstbestimmten Lebensgestaltung des Einzelnen (Kap. D.III.1. und Kap. D.III.2.) spielen hier im familiären und gesellschaftlichen Umfeld entstehende Zusammenhänge eine große Rolle (Kap. D.III.3.). In einem weiteren Abschnitt werden Auswirkungen postnataler prädiktiver genetischer Analysen auf Familienplanungsentscheidungen sowie Fragen des Einsatzes vorgeburtlicher genetischer Diagnostik diskutiert (Kap. D.IV.). Grundlegendere Überlegungen über die Möglichkeit einer Person zu selbstbestimmter Lebensgestaltung angesichts der Kenntnis der Ergebnisse einer prädiktiven genetischen Analyse runden diesen Themenkomplex ab (Kap. D.V.).

Zunächst erfolgt jedoch eine kurze Einführung in das Gebiet der prädiktiven genetischen Diagnostik.

I. PRÄDIKTIVE GENETISCHE DIAGNOSTIK: EINE EINFÜHRUNG

Die prädiktive genetische Medizin stellt ein sich rasch entwickelndes Gebiet mit zunehmender Bedeutung dar. Mithilfe prädiktiver genetischer Diagnostik können Aussagen über künftige Erkrankungswahrscheinlichkeiten von Personen getroffen werden, wodurch die Möglichkeit eröffnet wird, die allgemeine Lebensgestaltung am erhaltenen Analyseergebnis auszurichten sowie ggf. geeignete präventive oder therapeutische Maßnahmen zu ergreifen.

Generell erscheinen Verfahren prädiktiver genetischer Diagnostik umso angemessener, je stärker sie dem gesundheitlichen Wohlbefinden des Betreffenden dienen, je geringer das mit ihnen einhergehende Schadensrisiko ist und je eindeutiger sie im Dienste der Autonomie stehen. In Abhängigkeit der jeweils in Frage stehenden Krankheit und des zugehörigen Analyseverfahrens, der jeweiligen individuellen Person sowie ihrer familiären Situation ergeben sich hier unterschiedliche Zusammenhänge.

Im Rahmen dieses einführenden Kapitels soll zunächst das Gebiet der prädiktiven genetischen Medizin vorgestellt werden (Kap. D.I.1.). Anschließend wird auf verschiedene Einsatzmöglichkeiten postnataler prädiktiver genetischer Diagnostik eingegangen anhand von Analyseverfahren, mit deren klinischer Verwendung bereits langjährige Erfahrungen vorliegen (Kap. D.I.2.). Abschließend erfolgen einige grundlegende Überlegungen über Bedeutung, Aussagekraft und möglicherweise bestehende Besonderheiten der Ergebnisse prädiktiver genetischer Diagnostik verglichen mit in anderen medizinischen Kontexten stehenden Kenntnissen und Informationen (Kap. D.I.3.).

1. Prädiktive genetische Medizin

Durch große Fortschritte der molekulargenetischen Forschung rückte in den letzten Jahren verstärkt die Bedeutung genetischer Faktoren bei der Entstehung von Krankheiten ins Bewusstsein. So konnte – beschleunigt durch das Humangenomprojekt und die Entschlüsselung des menschlichen Genoms – im letzten Jahrzehnt eine große Zahl mit dem Entstehen von Krankheiten in Zusammenhang stehender Gene identifiziert werden. Allein circa 8.000 verschiedene, zum Teil sehr seltene, monogen bedingte Krankheiten sind derzeit bekannt. Genetische Komponenten wurden zudem festgestellt oder vorgeschlagen für eine Vielzahl weiterer Erkrankungen wie beispielsweise für Herzkreislauferkrankungen, verschiedene Krebserkrankungen, Osteoporose, Allergien, Diabetes mellitus, Fettleibigkeit, Asthma, und verschiedene mentale Erkrankungen (McKusick 1998 bzw. OMIM: http://www.ncbi.nlm.nih.gov/omim; Collins/McKusick 2001; Hennen u.a. 2001; Kaplan 2002; International HapMap Consortium 2003).

Mithilfe von DNA-Analysen ist es in zunehmendem Maße möglich zu ermitteln, inwieweit eine Person genetische Varianten trägt, die als für das Auftreten bestimmter Krankheiten verantwortlich bzw. mitverantwortlich betrachtet werden können. Derzeit sind Analyseverfahren auf über 1.000 genetisch bedingte oder mitbedingte Krankheiten und Behinderungen verfügbar (OMIM: http://www.ncbi.nlm.nih.gov/omim bzw. McKusick 1998; http://www.genetests.org).

Genetische Analyseverfahren werden mit zwei verschiedenen Zielsetzungen eingesetzt: einerseits um bei von Krankheitssymptomen betroffenen Patienten die jeweilige Diagnosestellung zu bestätigen und ggf. die Therapie am Analyseergebnis auszurichten sowie andererseits um zu ermitteln, ob eine Person bestimmte DNA-Veränderungen trägt, welche prädiktiv für das Auftreten eines klinischen Phänotyps sind. Dieser zweite breite Einsatzbereich, bei welchem aufgrund der genetischen Konstitution einer Person Wahrscheinlichkeitsaussagen über das künftige Auftreten bestimmter Krankheiten getroffen werden können, bildet das Gebiet prädiktiver genetischer Diagnostik. Prädiktive Medizin beschäftigt sich – anders als die klassische klinische Medizin – nicht mit bereits erkrankten Patienten, sondern ermöglicht es, Individuen mit Erkrankungsrisiko unter gesunden Individuen zu ermitteln. Prädiktive genetische Diagnostik ermöglicht die Vorhersage des späteren Auftretens einer Krankheit oder Aussagen über die Wahrscheinlichkeit des Auftretens einer Krankheit.[56]

Zunächst können generell verschiedene Formen prädiktiver genetischer Analysen unterschieden werden (Dausset 1996; Collins u.a. 1997; Wachbroit 1998; Collins/Guttmacher 2001; Bundesärztekammer 2003):

a) Präsymptomatische genetische Diagnostik auf autosomal dominante oder X-chromosomale Krankheiten; hierbei handelt es sich um Krankheiten, die (annähernd) unvermeidbar auftreten werden, wenn eine entsprechende Mutation vorhanden ist (zum Beispiel Chorea Huntington).
b) Suszeptibilitätstests auf multifaktoriell bedingte Krankheiten (zum Beispiel kardiovaskuläre Erkrankungen, verschiedene Krebsformen, Diabetes mellitus), bei deren Auftreten mehrere Gene bzw. vielfältige Wechselwirkungen mit Umweltfaktoren eine Rolle spielen. Das Ergebnis der prädiktiven genetischen Analyse gibt an, inwieweit ein erhöhtes Risiko für einen möglichen künftigen Krankheitsausbruch besteht (Prädisposition).
c) Genetische Analysen zur Ermittlung heterozygoter Carrier: Hierbei erfolgt eine Untersuchung auf Mutationen, die nur in homozygoter Form (bei autosomal-rezessivem Erbgang) oder hemizygoter Form (bei X-chromosomal rezessivem Erbgang) zu einer Erkrankung führen. Mithilfe entsprechender Analysen können heterozygote Personen ermittelt werden, bei denen die Krankheit zwar nicht im eigenen Phänotyp manifest werden wird, für welche das erhaltene Analyseergebnis jedoch unter Umständen Bedeutung im Zusammenhang mit Fragen der Familienplanung besitzt.[57]

56 Allerdings stellen prädiktive Verfahren nichts grundlegend Neues innerhalb der Medizin dar. So existieren auf anderen medizinischen Gebieten bereits seit längerem prädiktive Testverfahren (wie zum Beispiel verschiedene Biopsien), die auf unterschiedlichen phänotypischen Auffälligkeiten basieren und zum Teil auch bei klinisch gesunden Personen durchgeführt werden (Foucar 2001).

57 Entsprechende Einsatzmöglichkeiten bestehen auch für Träger bestimmter balancierter Chromosomenaberrationen.

Des Weiteren lässt sich eine Unterscheidung prädiktiver genetischer Analyseverfahren nach dem Testzeitpunkt im Lebensverlauf sowie nach der jeweiligen Zielgruppe vornehmen, d.h. in Abhängigkeit davon, ob die genetische Analyse bei erwachsenen Einzelpersonen, bei Paaren mit Kinderwunsch, bei Kindern oder aber pränatal durchgeführt wird. Darüber hinaus kann nach der für die Diagnostik in Frage kommenden Personengruppe unterschieden werden, d.h. abhängig davon, ob eine gezielte genetische Analyse bei Individuen ohne *a priori* erhöhtes genetisches Risiko oder bei einzelnen Mitgliedern von Hochrisikofamilien erfolgt, oder aber ob ein allgemeines Screening-Verfahren bei bestimmten Bevölkerungsgruppen oder der Gesamtbevölkerung durchgeführt wird.

Insgesamt unterlagen in den letzten Jahrzehnten sowohl die Zielgruppe als auch der Einsatzbereich prädiktiver genetischer Diagnostik einem Wandel: Während in der Vergangenheit genetische Analyseverfahren vor allem bezogen auf die kommende Generation eingesetzt wurden, d.h. im Zusammenhang mit Familienplanungsentscheidungen und Pränataldiagnostik (zum Beispiel Morbus Tay-Sachs, Mukoviszidose, Trisomie 21) sowie im Rahmen von Neugeborenen-Screenings (zum Beispiel Phenylketonurie), ist demgegenüber in den letzten Jahren ein zunehmendes Interesse an präsymptomatischen Analysen und an Suszeptibilitätstests, welche erwachsene Personen betreffen, festzustellen; Personen unterziehen sich hierbei einem Analyseverfahren, um Aussagen über ihre eigenen Krankheitsrisiken und möglichen künftigen Erkrankungen zu erhalten.[58]

Auch in Bezug auf das Spektrum der Analyseverfahren kann eine Entwicklung festgestellt werden. Anfangs standen vornehmlich die relativ selten auftretenden monogen bedingten Krankheiten im Mittelpunkt, bei denen eine bestimmte Mutation kausal nötig und hinreichend für das Auftreten einer Krankheit ist. Demgegenüber erfolgte eine zunehmende Öffnung des Blickwinkels: Wachsende Bedeutung und steigendes Interesse kommt inzwischen weiter verbreiteten Erkrankungen zu, an deren Entstehen Gene in komplexer Weise beteiligt sind, d.h. Erkrankungen, für deren Auftreten eine genetische Mutation weder kausal nötig noch hinreichend ist, sondern bei denen auch weitere Gene, das Verhalten und die Umwelt eine große Rolle spielen (zum Beispiel verschiedene Krebsformen sowie

58 Als besondere, sich in den letzten Jahren abzeichnende Einsatzbereiche prädiktiver genetischer Diagnostik sind hier darüber hinaus pharmakogenetische Untersuchungen sowie Untersuchungen auf überdurchschnittliche Krankheitsresistenzen zu nennen (Bundesärztekammer 2003).

Herz-Kreislauf-Erkrankungen). Eine Weiterentwicklung ist dahingehend festzustellen, dass zunehmend auch genetische Komponenten von komplexen menschlichen Verhaltensweisen erforscht werden, und genetische Diagnostik auf entsprechende, nicht krankheitsrelevante Aspekte zumindest innerhalb theoretischer Diskussionen in Erwägung gezogen wird. In diesen Bereich fällt beispielsweise die Forschung über genetische Aspekte der Intelligenz oder der Neigung zu aggressiven Verhaltensweisen (Rose 1995; Schüklenk u.a. 1997; Wachbroit 1998; Plomin 1999; Reiss 2000; Seel 2002; Nuffield Council on Bioethics 2003; Plomin/Walker 2003).

Während zu Beginn der Entwicklung nur eine recht kleine Gruppe von Familien mit schweren monogen bedingten Krankheiten die mögliche Zielgruppe entsprechender prädiktiver Analyseverfahren bildete, so hat sich die Situation im späteren Verlauf angesichts der großen Zahl potenziell Betroffener deutlich verändert. Von vielen Autoren wird für die Zukunft mit einer weiteren Zunahme des Einsatzes und der Bedeutung prädiktiver genetischer Diagnostik gerechnet (Lippman 1994; Ramsay 1994; Hubbard 1995; Sass 1996; ten Have 1997; Collins/Guttmacher 2001; Hennen u.a. 2001; Hoedemakers 2001; Kaplan 2002; Seel 2002; Silva 2002; Khoury u.a. 2003; Trent u.a. 2003; Hall u.a. 2004). Hierzu gehört auch die Erwartung einer breiteren Verfügbarkeit prädiktiver genetischer Diagnostik, sodass deren Einsatz nicht mehr in erster Linie auf Personen mit auffallender Familiengeschichte beschränkt bleiben wird, sondern entsprechende Analyseverfahren künftig auch in steigendem Maße für die allgemeine Bevölkerung verfügbar sein werden. So erwarten beispielsweise Francis S. Collins und Victor A. McKusick (2001), dass bereits im Jahr 2010 prädiktive genetische Analyseverfahren für circa ein Dutzend weit verbreitete Erkrankungen zur Verfügung stehen werden, welche Individuen erlauben werden, ihre jeweiligen Suszeptibilitäten zu erfahren, um so durch Lebensstilveränderungen, Diät, medizinische Überwachung oder pharmakologische Behandlung ihre Erkrankungsrisiken zu verringern.

Vor diesem Hintergrund einer sich abzeichnenden Ausweitung des Einsatzbereichs prädiktiver genetischer Diagnostik auf weite Bevölkerungsteile sieht Hans-Martin Sass durch die auf diesem Wege erhaltenen Analyseergebnisse und die hierdurch ermöglichte Nennung von Erkrankungsrisiken das Eintreten einer Revolution von Kopernikanischen Dimensionen in der Medizin gegeben (Sass 1996, 2003). Auch ökonomische Gründe scheinen für eine Verstärkung des Einsatzes prädiktiver Genetik zu sprechen, da prädiktive Analyseverfahren zur Krankheitsvermeidung beitragen können, wovon durch eine Verringerung der für therapeutische Maßnahmen erforderlichen Ausgaben eine Entlastung des Gesundheitssystems erhofft wird.[59]

Für diese sich abzeichnende Entwicklung, bei der in steigendem Maße genetische Erklärungen für das Auftreten von Gesundheit und Krankheit, aber auch für das Vorhandensein von Unterschieden zwischen Individuen, herangezogen werden, wurde von der kanadischen Sozialwissenschaftlerin Abby Lippman der Begriff »geneticization« – Genetifizierung – geprägt (Lippman 1994). Mit diesem Begriff wird auch das in diesem Zusammenhang festgestellte Bestreben umfasst, Gesundheitsprobleme zunehmend durch die Entwicklung und Anwendung neuer gentechnischer Verfahren in den Griff bekommen zu wollen.[60]

Eine mögliche weitere Ausdehnung des Einsatzes prädiktiver genetischer Diagnostik wird begünstigt durch die sich derzeit noch in der Entwicklung befindende DNA-Chip-Technologie, welche in schneller und kostengünstiger Weise die parallele Analyse einer großen Zahl genetischer Parameter erlaubt. Derzeit werden DNA-Mikroarrays zwar im Zusammenhang mit prädiktiver genetischer Diagnostik nur in vergleichsweise wenigen Bereichen eingesetzt, so zum Beispiel bei der gleichzeitigen Suche nach verschiedenen Mutationen des CFTR-Gens oder nach Mutationen in den BRCA-Genen (Cronin u.a. 1996; Hacia u.a. 1996; Fodor 1997; Council on Ethical and Judicial Affairs 1998; Hacia u.a. 1998; Henn 1998; Hacia/Collins 1999; Hacia u.a. 2000; Lappin u.a. 2001; Pe'er u.a. 2003; Strom u.a. 2004). Da jedoch durch die DNA-Chip-Technologie einige der finanziellen und technischen Beschränkungen der herkömmlichen Genanalyse aufgehoben werden, ist in ihrem Umfeld eine Entwicklung möglich, im Rahmen derer weite Teile der Bevölkerung gleichzeitig auf mehrere verschiedene Krankheiten oder Prädispositionen untersucht werden können,

59 Dieser finanzielle Vorteil wurde jedoch auch als nicht nachgewiesen in Frage gestellt, da durch weit verbreiteten Einsatz genetischer Analysen und die hierdurch ausgelöste große Zahl von Folgeuntersuchungen auf der anderen Seite auch von einer großen zusätzlichen Belastung des Gesundheitssystems auszugehen ist (Lippman 1992; Hoedemaekers/ten Have 1998a; Williams-Jones/Burgess 2004).

60 Diese Begriffsbildung wurde allerdings auch von verschiedener Seite stark kritisiert (Hedgecoe 2001; ten Have 2001). So lehnt beispielsweise Adam Hedgecoe die Erwartung einer zunehmenden Genetifizierung als unbegründet und empirisch nicht fundiert ab (Hedgecoe 1998, 2001).

was nicht zuletzt breit angelegte Screening-Verfahren ermöglicht (Kap. D.II.5.).

Angesichts der Möglichkeiten der prädiktiven Medizin, Krankheiten Jahre oder Jahrzehnte bevor sie ausbrechen vorhersagen zu können und Krankheitsrisiken sowie Risikofaktoren zu benennen, verschiebt sich der Schwerpunkt der Medizin von der akuten Versorgung erkrankter Personen zu nicht-akuten, langfristigen Formen der Gesundheitsversorgung (Sass 1996, 2003). Hierbei rückt der Präventionsgesichtspunkt immer stärker in den Vordergrund. Generell können drei Präventionsebenen unterschieden werden: Maßnahmen der primären Prävention betreffen das Vermeiden des Einsetzens oder des Vorkommens einer Krankheit. Unter sekundärer Prävention wird demgegenüber das Vermeiden oder die Verbesserung der Folgen einer Krankheit verstanden. Tertiäre Prävention hingegen ist um die Beschränkung der mit einer Erkrankung einhergehenden gesundheitlichen Beeinträchtigungen oder Behinderungen bemüht. Andere Autoren sprechen in diesem Zusammenhang nicht von primärer, sekundärer und tertiärer Prävention, sondern von primärer Prävention, therapeutischer Behandlung sowie Rehabilitation (Steel 1995; Bloom 1996). Gerade im Zusammenhang mit prädiktiver genetischer Diagnostik auf spät manifestierende Krankheiten besitzt das Präventionskonzept zentrale Bedeutung. Darüber hinaus erfolgt zuweilen auch ein Transfer des Begriffs auf den Bereich der Reproduktionsmedizin (vgl. Kap. D.IV.3.3.).

Insgesamt gesehen eröffnet prädiktive genetische Diagnostik also eine Strategie, bei der es – unter Bezugnahme auf die erhaltenen Analyseergebnisse – um einen angemessenen Umgang mit Risiken geht. Hierbei werden häufig Fragen der allgemeinen Lebensgestaltung tangiert, die nicht nur im medizinischen Bereich von Bedeutung sind, sondern auch vielfältige Auswirkungen auf das Selbstverständnis der jeweiligen Personen und ihrer Familien besitzen (Kap. D.V.). Diese im Umfeld der prädiktiven genetischen Diagnostik zunehmende Bedeutung der langfristigen, an Erkrankungsrisiken ausgerichteten selbstbestimmten Lebensgestaltung des Einzelnen deutet auf eine stärkere Rolle des Patienten (bzw. Klienten) im Rahmen der Arzt-Patient-Beziehung hin. In diesem Zusammenhang kann man die künftige Rolle des Arztes zunehmend als diejenige eines Beraters sehen, der seinen gesunden »Patienten« die durch prädiktive genetische Diagnostik erhaltenen Ergebnisse übermittelt und ihnen hilft, hiervon ausgehend in Eigenverantwortung präventive Entscheidungen zu treffen und umzusetzen, um langfristig gesund zu bleiben (»attentive surveillance«) (Kielstein/Sass 1992; Dausset 1996; Sass 1996; Stemerding u.a. 1997; Bayertz 1998; ten Have 2001).

Allerdings variiert der Nutzen prädiktiver genetischer Diagnostik stark in Abhängigkeit der jeweiligen konkreten Situation, d.h. in Abhängigkeit der prädiktiv zu diagnostizierenden Krankheit, der Höhe des Erkrankungsrisikos, der Genauigkeit der Risikovorhersage, der zur Verringerung des Erkrankungsrisikos verfügbaren Optionen, der zur Verfügung stehenden Therapiemöglichkeiten, der vorausgegangenen Erfahrungen der jeweiligen Person sowie der Bedürfnisse und Erfahrungen von Familienmitgliedern. Für die Bewertung eines prädiktiven genetischen Analyseverfahrens können zwei Gesichtspunkte als zentrale Eckpfeiler angegeben werden (Burke u.a. 2001): die klinische Validität, d.h. die Genauigkeit, mit welcher ein Gentest ein individuelles klinisches Resultat vorhersagt (vgl. Kap. D.I.2.), sowie die Verfügbarkeit wirksamer Behandlungsmöglichkeiten für die durch die genetische Analyse identifizierte Krankheit bzw. den ermittelten Risikostatus.

Durch prädiktive genetische Analyseverfahren lassen sich konkrete Vorhersagen darüber, wie stark ein bestimmtes Individuum betroffen sein wird, zumeist nicht treffen. Nur wenige genetische Vorhersagen sind absolut, da sich die Beziehungen zwischen DNA-Mutation und klinischer Manifestation zumeist äußerst komplex gestalten. Bei Vorliegen einer bestimmten genetischen Variante muss in vielen Fällen aufgrund verminderter Penetranz und/oder variabler Expressivität mit individuellen Unterschieden in der Inzidenz und im Charakter der Krankheitssymptome gerechnet werden. Das Vorhandensein einer bestimmten genetischen Variante kann daher zumeist nicht mit dem künftigen Auftreten einer Krankheit oder einer bestimmten Form der Krankheitsausprägung gleichgesetzt werden (Hubbard 1995; Dausset 1996; Hubbard/Lewontin 1996; Murken/Cleve 1996; Buselmaier/Tariverdian 1999; Paul 1999b).

Darüber hinaus muss gesehen werden, dass die prädiktive genetische Diagnostik zumeist jeglicher Form von Behandlungsmöglichkeit vorauseilt, sodass – abgesehen von Wahrscheinlichkeitsaussagen über das künftige Auftreten einer Erkrankung – derzeit häufig weder präventive noch kurative Behandlung angeboten werden kann.

Diese Aspekte betreffen auf die eine oder andere Weise jedes Verfahren prädiktiver genetischer Diagnostik. Da die Bedeutung der einzelnen Gesichtspunkte stark von der jeweiligen prädiktiv zu diagnostizierenden

Krankheit abhängt, soll nun anhand von Beispielen detaillierter auf einzelne Krankheiten, für welche bereits langjährige Erfahrungen mit postnataler prädiktiver genetischer Diagnostik vorliegen, eingegangen werden.

2. Verfahren postnataler prädiktiver genetischer Diagnostik

In den letzten Jahren wurden prädiktive genetische Analyseverfahren bei einer zunehmenden Zahl genetisch bedingter bzw. mitbedingter Krankheiten durchgeführt. Im Bereich präsymptomatischer genetischer Diagnostik auf spät manifestierende autosomal dominante Krankheiten sind hier insbesondere Analysen auf Chorea Huntington, Spinocerebelläre Ataxien (SCAs), familiäre Formen der Alzheimer-Krankheit sowie auf die Autosomal Dominant Polyzystische Nierenerkrankung (ADPKD) zu nennen. Bei den Prädispositionstests kommt hier genetischer Diagnostik auf vererbte Formen verschiedener Krebserkrankungen große Bedeutung zu, wie zum Beispiel dem genetisch bedingten Mamma- und Ovarialkarzinom oder verschiedenen Formen von Darmkrebs. Zu den genetischen Analysen zur Ermittlung heterozygoter Carrier gehören Verfahren zur Ermittlung des Heterozygoten-Status für Mukoviszidose, Muskeldystrophie Duchenne oder Morbus Tay-Sachs. Zusätzlich wird über mögliche künftige Einsatzbereiche prädiktiver genetischer Diagnostik bei weit verbreiteten Erkrankungen diskutiert, so zum Beispiel zur Ermittlung von Prädispositionen zu Herz-Kreislauf-Erkrankungen oder zum sporadischen Auftreten der Alzheimer-Krankheit.

Im Zusammenhang mit dieser sich abzeichnenden Ausweitung des Einsatzes prädiktiver genetischer Diagnostik wurde von verschiedener Seite vor einem voreiligen Einsatz entsprechender Analyseverfahren in der klinischen Praxis gewarnt, und stattdessen das Durchführen umfassender Studien über die Qualität des jeweiligen Analyseverfahrens und über Nutzen und Risiken eines positiven bzw. negativen Testergebnisses gefordert (Shickle/Chadwick 1994; Council on Ethical Judicial Affairs 1998; Enriquez 1998; Hoedemaekers/ten Have 1998a; Burke u.a. 2002).

Verschiedene qualitative Voraussetzungen müssen gegeben sein, soll ein Gentest in adäquater Weise eingesetzt werden können (Shickle/Chadwick 1994; Welch/Burke 1998; Yang u.a. 2000; Burke u.a. 2001,

2002; Bundesärztekammer 2003). Hier spielt die Sensitivität des Analyseverfahrens eine Rolle, d.h. seine Fähigkeit, wirklich-positive Ergebnisse zu liefern. Die Sensitivität beschreibt den Anteil betroffener Personen, in denen das Analyseergebnis positiv ist. Ein Verfahren mit hoher Sensitivität maximiert das Identifizieren der Betroffenen in der getesteten Population, d.h. es gibt relativ wenig falsch-negative Ergebnisse.[61] Demgegenüber umschreibt die Spezifität des Analyseverfahrens sein Vermögen, wirklich-negative Ergebnisse zu liefern. Die Spezifität gibt den Anteil nicht betroffener Personen an, bei denen das Analyseergebnis negativ ist. Bei einem Test mit hoher Spezifität werden vorrangig Personen mit der entsprechenden Mutation ermittelt, d.h. es gibt relativ wenig falsch-positive Ergebnisse.[62] Zentral für die Qualität eines Gentests ist seine klinische Validität, d.h. die Genauigkeit, mit welcher er ein klinisches Resultat vorhersagt. Der positiv prädiktive Wert (positive predictive value, PPV) stellt hierfür ein geeignetes Kriterium dar; er gibt den Anteil Betroffener unter Personen mit positivem Analyseergebnis an. Demgegenüber beschreibt der negativ prädiktive Wert (negative predictive value, NPV) die Wahrscheinlichkeit des Nichtauftretens der Krankheit im Falle eines negativen Analyseergebnisses, d.h. den Anteil Nichtbetroffener unter Personen mit negativem Ergebnis. Genetische Analyseverfahren mit hoher klinischer Validität testen also auf Mutationen mit hoher Penetranz und sagen daher zuverlässig hohe Risiken voraus.

Für die Bewertung eines Gentests ist auch die klinische Nützlichkeit (clinical utility) von zentraler Bedeutung, welche sich auf die Wahrscheinlichkeit bezieht, dass die DNA-Analyse zu einem verbesserten gesundheitlichen Ergebnis führen wird. Hierbei spielt das Vorhandensein von effektiven Präventions- oder Behandlungsmöglichkeiten für die durch genetische Analyse vorhergesagte Krankheit bzw. den festgestellten Risikostatus eine zentrale Rolle.

Im folgenden Kapitel soll zur Verdeutlichung der jeweiligen medizinischen Zusammenhänge näher eingegangen werden auf einige gut untersuchte

---

61 Sensitivität = $\frac{\text{wirklich positive Ergebnisse}}{\text{wirklich positive Ergebnisse + falsch negative Ergebnisse}}$

62 Spezifität = $\frac{\text{wirklich negative Ergebnisse}}{\text{wirklich negative Ergebnisse + falsch positive Ergebnisse}}$

Beispiele der drei oben aufgeführten Formen prädiktiver genetischer Diagnostik, für welche bereits umfassende Erfahrungen vorliegen. Im Mittelpunkt stehen dabei Analyseverfahren auf spät manifestierende Krankheiten, d.h. auf Krankheiten, die erst im Erwachsenenalter auftreten.

Als Beispiel für prädiktive genetische Diagnostik auf spät manifestierende Krankheiten mit fast vollständiger Penetranz soll dabei Chorea Huntington näher beschrieben werden (Kap. D.I.2.1.). Genetische Analysen zur Ermittlung von Tumorprädispositionen werden anhand der Familiären Adenomatösen Polyposis sowie des genetisch bedingten Mamma- und Ovarialkarzinoms diskutiert (Kap. D.I.2.2.). Darüber hinaus wird als Beispiel für Analysen zur Ermittlung heterozygoter Carrier autosomal rezessiv vererbter Erkrankungen auf Mukoviszidose eingegangen (Kap. D.I.2.3.). Zu genetischer Frühdiagnostik (Pränatal- und Präimplantationsdiagnostik) siehe Kap. D.IV.

1. Präsymptomatische genetische Diagnostik von Chorea Huntington

Mit präsymptomatischer genetischer Diagnostik auf Chorea Huntington liegen bisher längere und umfassendere Erfahrungen und Erkenntnisse vor als bei jeder anderen genetisch bedingten Krankheit, da bereits seit 1986 ein entsprechendes Verfahren der indirekten Gendiagnostik verfügbar ist. Den im Umgang mit präsymptomatischen Analysen von Chorea Huntington entwickelten grundlegenden Strategien und Vorgehensweisen kommt insofern eine besondere Bedeutung zu, als sie in erster Näherung übertragen werden können auf prädiktive genetische Analyseverfahren für eine Reihe anderer im Erwachsenenalter ausbrechender genetisch bedingter, insbesondere neurogenetischer, Erkrankungen – wenn sich auch die Zusammenhänge bei Chorea Huntington aufgrund der besonderen Schwere der Krankheit als besonders sensibel darstellen (Bird 1999b; Delatycki/Tassicker 2001; Goizet u.a. 2002).

Chorea Huntington, die Huntington'sche Krankheit, ist eine neurodegenerative Erkrankung mit autosomal-dominantem Erbgang und fast vollständiger Penetranz (Harper 1996; Murken/Cleve 1996; Buselmaier/Tariverdian 1999; Dose 2000). Sie kommt in der allgemeinen Bevölkerung mit einer Häufigkeit von circa 1/10.000 vor. Nachkommen betroffener Personen tragen ein 50-prozentiges *A-priori*-Risiko[63], ebenfalls an Chorea Huntington zu erkranken.

Bei Chorea Huntington tritt in erster Linie eine selektive Degeneration der mittelgroßen »spiny« Neuronen im Striatum ein, wobei jedoch auch andere Regionen, wie zum Beispiel der Cortex, von pathologischen Veränderungen betroffen sind. Bislang ist keine Therapie für Chorea Huntington verfügbar, wenn auch neuere Erkenntnisse in Bezug auf die Pathogenese der Erkrankung sowie in Bezug auf pharmakologische Eingriffsmöglichkeiten diesbezüglich Hoffnungen erwecken (Orr/Zoghbi 2000; Wellington/Hayden 2000; McMurray 2001; Georgiou-Karistianis u.a. 2003; Beal/Ferrante 2004; Duan u.a. 2004; Reading u.a. 2004; Tanaka u.a. 2004).

Klinische Krankheitsanzeichen treten zumeist zwischen dem 30. und 50. Lebensjahr auf, auch wenn der Krankheitsausbruch in seltenen Fällen bereits in der Kindheit oder aber erst im Alter von 80 Jahren erfolgen kann. Die Symptomatik ist geprägt von unwillkürlichen choreatischen Bewegungen, psychischen Störungen, einer Neigung zu vielfältigen psychiatrischen Erkrankungen sowie subcorticaler Demenz. Die Expressivität, d.h. die Schwere des klinischen Bildes, variiert stark. Circa 15–20 Jahre nach dem Ausbrechen der progressiven neuropsychiatrischen Krankheit tritt zumeist der Tod ein.

Wenn auch die Diagnose meistens auf motorischen Störungen basiert, treten bei einem großen Teil der Patienten Persönlichkeitsveränderungen und psychiatrische Symptome als erste Manifestation von Chorea Huntington auf. In der ersten Phase der Erkrankung sind häufig Reizbarkeit, Aggressivität, Ruhelosigkeit sowie Depressionen festzustellen, wobei oft auch Angstzustände, Zwangsvorstellungen und Teilnahmslosigkeit zu verzeichnen sind (Berrios u.a. 2002; Witjes-Ané u.a. 2002; Georgiou-Karistianis u.a. 2003).

Die Entwicklung prädiktiver genetischer Diagnostik von Chorea Huntington verlief in mehreren Schritten (Harper u.a. 2000; Hayden 2000): Im Jahre 1983 erfolgte die Lokalisation des für Chorea Huntington relevanten Gens durch Entdeckung eines DNA-Markers in der Nähe des Genorts für Chorea Huntington auf Chromosom 4 (Gusella u.a. 1983). Im Anschluss

---

63 Aufgrund des autosomal-dominanten Erbgangs beträgt das *A-priori*-Erkrankungsrisiko eines neugeborenen Kindes mit einem von Chorea Huntington betroffenen Elternteil 50 Prozent. Je älter die Person wird, ohne von der Erkrankung betroffen zu sein, desto geringer ist die Wahrscheinlichkeit, dass sie die für das Auftreten der Erkrankung relevante Mutation tatsächlich trägt (*A-posteriori*-Risiko).

hieran wurde 1986 mithilfe des DNA-Markers ein Verfahren indirekter Gendiagnostik entwickelt. Durch Kopplungsanalysen unter Beteiligung von Familienangehörigen wurden so präsymptomatische genetische Analysen ermöglicht, wobei eine erhöhte Fehlerrate aufgrund von Rekombinationen zwischen DNA-Marker und relevantem Gen in Kauf genommen werden musste. Das bei Chorea Huntington veränderte Gen konnte im Jahr 1993 identifiziert werden (Huntington's Disease Collaborative Research Group 1993). Das Identifizieren des Gens und die Kenntnis der für die Krankheitsentstehung relevanten Mutation schafften die Voraussetzungen für den Einsatz direkter Gendiagnostik, für welche – anders als bei Kopplungsanalysen – keine Proben weiterer Familienmitglieder benötigt werden.

Das bei Huntington-Patienten veränderte Gen IT 15 liegt auf dem kurzen Arm von Chromosom 4; es kodiert für das weit verbreitete Protein Huntingtin, welches möglicherweise eine Rolle beim Cytoskelett-Transport spielt (Trottier/Mandel-Yvon 2001; Szebenyi u.a. 2003; Trushina u.a. 2003; Ross 2004). Das IT 15-Gen enthält ein expandiertes Trinukleotid-Repeat (CAG), das bei Gesunden eine Länge zwischen 9 und 35 CAG-Blöcken besitzt, bei Patienten mit Chorea Huntington jedoch auf eine Repeat-Zahl von 36–250 verlängert ist. Menschen mit einer CAG-Länge von 36–39 können im Lebensverlauf unter Umständen symptomlos bleiben, da dieser Längenbereich eine unvollständige Penetranz besitzt. Die Länge der Trinukleotid-Repeat-Region bestimmt in hohem Maße den Zeitpunkt des Krankheitsausbruchs.

Es besteht eine Tendenz zur progressiven Expansion der Trinukleotid-Repeat-Region, welche in der Spermatogenese wesentlich stärker ausgeprägt ist als in der Oogenese. Nachkommen betroffener Männer besitzen daher im Durchschnitt längere CAG-Repeats, was zu einem früheren Krankheitsausbruch und einer schnelleren Progression der Erkrankung als bei ihren betroffenen Vätern führt (Antizipation). Nachkommen betroffener Mütter entwickeln Chorea Huntington in einem ähnlichen Alter wie ihre Mütter (Rubinsztein u.a. 1996; Brinkman u.a. 1997; Buselmaier/Tariverdian 1999; Georgiou-Karistianis u.a. 2003; Langbehn u.a. 2004; U.S.-Venezuela Collaborative Research Project 2004).

Neben postnataler präsymptomatischer genetischer Diagnostik auf Chorea Huntington ist seit 1986 für Risikofamilien Pränataldiagnostik verfügbar (Hayden u.a. 1987). In jüngster Zeit besteht zudem in einigen Ländern die Möglichkeit zur Präimplantationsdiagnostik (Kap. D.IV.1.).

2. Genetische Diagnostik zur Ermittlung von Tumorprädispositionen

Mithilfe von genetischen Suszeptibilitätstests werden genetische Faktoren ermittelt, welche ein erhöhtes Risiko für das künftige Auftreten einer multifaktoriell bedingten Krankheit mit sich bringen. Zu den multifaktoriell bedingten Krankheiten gehört eine große Zahl weit verbreiteter spät ausbrechender Erkrankungen, wie zum Beispiel verschiedene Krebsformen, koronare Herzerkrankungen, Diabetes mellitus oder Morbus Alzheimer. Relevant für das Auftreten dieser Erkrankungen sind nicht nur einzelne Gene, sondern ein komplexes Zusammenspiel zwischen den verschiedensten Umständen im menschlichen Körper, dem eigenen Verhalten und der Umgebung. Mit der Feststellung einer genetischen Prädisposition zu einer bestimmten Krankheit kann daher zumeist keine konkrete Aussage darüber getroffen werden, ob oder in welchem Maße eine Person tatsächlich von der jeweiligen Erkrankung betroffen sein wird.

Voraussagen darüber, mit welcher Wahrscheinlichkeit eine Person eine multifaktoriell bedingte Erkrankung entwickeln wird, werden durch mehrere Faktoren erschwert: Zumeist sind mehrere Gene mit einer bestimmten Erkrankung assoziiert, sodass durch Aussagen über einen Genort lediglich Aussagen über einen Teilaspekt getroffen werden können. Zudem besitzen viele Gene eine große Zahl verschiedener Mutationsstellen, was die Testinterpretation erschwert, insbesondere da die verschiedenen Mutationen unterschiedliche Penetranz besitzen können.[64]

In verschiedenen Fällen wird aufgrund der oben genannten Schwierigkeiten derzeit äußerst kontrovers diskutiert, ob ein Einsatz des jeweiligen genetischen Suszeptibilitätstests zum jetzigen Zeitpunkt angemessen erscheint. Als besonders problematisches Beispiel lässt sich hier der als Indikator eines erhöhten Risikos für das Auftreten von sporadischen Fällen der Alzheimer-Krankheit geltende Test auf das ε4-Allel des Gens für Apolipoprotein E4 (apoE4) nennen, der aufgrund seiner niedrigen klinischen Validität, aufgrund des Nicht-Vorhandenseins geeigneter Präventions- oder

64 Da sich die derzeitige Forschung zumeist auf Hochrisikopersonen bezieht (d.h. auf Mitglieder von Familien mit vielen Betroffenen, frühem Krankheitsausbruch und schwerer Symptomatik), besteht zudem eine gewisse Tendenz, in diesem frühen Forschungsstadium die aufgrund prädiktiver genetischer Diagnostik ermittelten Erkrankungsrisiken und die Folgen einer Erkrankung zu überschätzen (Welch/Burke 1998).

Therapiemöglichkeiten sowie aufgrund möglicher psychosozialer Folgen von vielen Experten stark kritisiert wurde. Zwar besteht eine gewisse Assoziation zwischen dem APOE ε4-Allel und dem Auftreten von Morbus Alzheimer: Homozygote Träger des APOE ε4-Allels besitzen ein circa 10fach erhöhtes Risiko für Morbus Alzheimer. Allerdings bleibt das tatsächliche Lebenszeitrisiko ungewiss, insbesondere da sich der Zeitpunkt des Beginns der Erkrankung variabel gestaltet und der Krankheitsausbruch erst in der achten oder neunten Lebensdekade erfolgen kann (Holtzmann u.a. 1997; Post u.a. 1997; Dickson 1998; Motulsky 1999; Burke u.a. 2001; Liddell u.a. 2001).

In der klinischen Praxis besitzen derzeit in erster Linie Tumorprädispositionstests Relevanz. So wird durch Suszeptibilitätstests zur Feststellung genetischer Dispositionen für Krebserkrankungen ermöglicht, Personen mit erhöhtem Erkrankungsrisiko frühzeitig zu ermitteln. Vor diesem Hintergrund können beim entsprechenden, auf diese Weise charakterisierten Personenkreis ggf. geeignete Präventions- oder Früherkennungsmaßnahmen empfohlen und durchgeführt werden.

In Abhängigkeit der jeweiligen Tumorerkrankung gestalten sich die diesbezügliche Situation und der Nutzen prädiktiver genetischer Diagnostik jedoch sehr unterschiedlich. Daher soll im Folgenden näher auf zwei verschiedenartige Beispiele eingegangen werden: zunächst auf die Familiäre Adenomatöse Polyposis (Kap. D.I.2.2.1.) und anschließend auf das genetisch bedingte Mamma- und Ovarialkarzinom (Kap. D.I.2.2.2.).

1.) Familiäre Adenomatöse Polyposis

Die Familiäre Adenomatöse Polyposis (FAP) ist ein seltenes autosomal dominant vererbtes Syndrom, das – über die gesamte Lebenszeit gesehen – mit nahezu 100 Prozent Wahrscheinlichkeit zu Dickdarmkrebs führt. Sie ist für circa 1 Prozent aller kolorektalen Karzinome verantwortlich (Murken/Cleve 1996; Giardiello u.a. 1997; Stemerding u.a. 1997; Bundesärztekammer 1998a; Lynch/Smyrk 1998; Buselmaier/Tariverdian 1999; Paul 1999b; Dobbie 2000; Mangold u.a. 2001; Rabelo u.a. 2001; Leggett 2002; Parc u.a. 2004).

Charakteristisch für die Familiäre Adenomatöse Polyposis ist das Auftreten hunderter bis tausender kolorektaler adenomatöser Polypen unterschiedlicher Größe, zumeist in der zweiten Lebensdekade. Im weiteren

Verlauf besteht ein hohes Risiko zur malignen Entartung der Polypen bereits vor dem 45. Lebensjahr. Kolorektale Karzinome können zwischen der späten Kindheit und der siebten Lebensdekade auftreten, das mittlere Alter der klinischen Diagnose liegt bei circa 40 Jahren. Bei einem Teil der Patienten treten auch extrakolonische Manifestationen, v.a. Adenome des Duodenums und Desmoide, in Erscheinung. Darüber hinaus besteht eine seltenere, mildere Verlaufsform der FAP, die attenuierte FAP (AAPC); sie ist charakterisiert durch eine geringere Zahl der Polypen und/oder ein späteres Manifestationsalter.

Allen Personen mit erhöhtem Erkrankungsrisiko aus der Familie eines an FAP Erkrankten wird ab dem 10. Lebensjahr ein engmaschiges Früherkennungsprogramm empfohlen, das weit über die der Allgemeinbevölkerung angebotenen Vorsorgeprogramme hinausgeht. Vorbeugend wird bei Mitgliedern von Risikofamilien in regelmäßigen Abständen eine Rektum-Untersuchung durchgeführt, sodass ggf. durch prophylaktische Entfernung des polypösen Dickdarms eine maligne Entartung verhindert werden kann. Auch wenn sich die Manifestation der Krankheit derzeit nicht verhindern lässt, sondern die Krankheit lediglich durch die engmaschigen Kontrolluntersuchungen in einem frühen Stadium erkannt werden kann, führt diese – letztlich in eine Kolektomie mündende – Vorgehensweise zu einer Verringerung der Morbiditäts- und Mortalitätsrate.

Der klassischen und der attenuierten Form der FAP liegen Keimbahnmutationen im Tumorsuppressor-Gen APC (adenomatous polyposis coli gene) auf Chromosom 5 zugrunde. Das APC-Protein besitzt wichtige Funktion bei der Kontrolle von Zelladhäsion und Zellproliferation. Bisher wurden über 300 verschiedene Keimbahnmutationen im APC-Gen nachgewiesen, die meist zu einem verkürzten, nicht-funktionsfähigen APC-Protein führen. Es besteht eine Genotyp-Phänotyp-Korrelation, jedoch existiert dennoch hinsichtlich des Phänotyps eine beträchtliche intrafamiliäre Variabilität, die möglicherweise durch Umweltfaktoren oder modifizierende Gene bedingt ist (Mangold u.a. 2001; Chikhaoui u.a. 2002; Moisio u.a. 2002; Church u.a. 2003; He u.a. 2004; Järvinen/Peltomäki 2004).

Prädiktive genetische Diagnostik ist verfügbar seit den frühen 1990er Jahren. Familiäre Adenomatöse Polyposis ist somit eine der ersten genetisch bedingten Tumorerkrankungen, für die ein prädiktives genetisches Analyseverfahren eingeführt wurde. Auch Pränataldiagnostik steht zur Verfügung (Giardiello u.a. 1997; Stemerding u.a. 1997; Bundesärztekammer 1998a; Paul 1999b; Mangold u.a. 2001; Rabelo u.a. 2001; Leggett

2002). Durch entsprechende Analyseverfahren kann derzeit bei circa 65 Prozent der Familien mit Familiärer Adenomatöser Polyposis eine APC-Gen-Mutation festgestellt werden. Wenn die Keimbahnmutation bei einem erkrankten Familienmitglied nachgewiesen wurde, kann durch direkte Gendiagnostik ermittelt werden, ob auch andere Familienmitglieder die entsprechende Mutation tragen. Dieses Identifizieren der Mutationsträger ermöglicht eine Unterteilung der FAP-Risikopersonen in Anlageträger, die weiter betreut werden mit regelmäßigen Rektum-Untersuchungen, und Nicht-Anlageträger, die aus dem engmaschigen Früherkennungsprogramm entlassen werden können.

Allerdings treten falsch-negative Ergebnisse auf, weil durch das Analyseverfahren bei einem Teil der Patienten mit Familiärer Adenomatöser Polyposis die APC-Gen-Mutation nicht festgestellt werden kann. Die Krankheit kann also nur ausgeschlossen werden bei einer Risikoperson, wenn keine Mutation gefunden wird und wenn zuvor bei einem betroffenen Familienmitglied eine Mutation identifiziert wurde (Giardiello u.a. 1997; Mangold u.a. 2001; Chikhaoui u.a. 2002; Bisgaard u.a. 2004).

Während sich im Fall von FAP die genetische Diagnostik auf vergleichsweise wenige, bereits bekannte Risikofamilien beschränkt, und hier häufig zu eindeutigen Ergebnissen führt, welche den betreffenden Personen als wichtiger Ausgangspunkt für regelmäßige Überwachungsmaßnahmen und geeignete medizinische Verfahren dienen, stellt sich die Situation beim genetisch bedingten Mamma- und Ovarialkarzinom anders dar. Hierauf wird im Folgenden eingegangen.

2.) Genetisch bedingtes Mamma- und Ovarialkarzinom

In westlichen Ländern besitzen Frauen generell ein kumulatives Lebenszeitrisiko von 1:8, an Brustkrebs zu erkranken. Hauptrisikofaktoren stellen dabei das Alter sowie eine Familiengeschichte mit Brustkrebs dar (Sakorafas/Tsiotou 2000; Singletary 2003).

Im Folgenden wird näher eingegangen auf das autosomal dominant vererbte Mamma- und Ovarialkarzinom, welches vor allem durch eine frühe Entwicklung von Brustkrebs bei Frauen vor der Menopause sowie durch das Auftreten von Eierstockkrebs charakterisiert ist. Zwischen der klinischen Manifestation dieser Karzinome und dem Auftreten von Keimbahnmutationen in den so genannten Brustkrebs-Genen BRCA1 (breast cancer 1) und BRCA2 (breast cancer 2) wurde eine statistische Assoziation beobachtet. Mutationen in BRCA1 und BRCA2 spielen wohl bei circa 5–10 Prozent der Brust- und Ovarialkrebs-Fälle eine Rolle; bei circa 90 Prozent der vererbten Mammakarzinome sind Mutationen von BRCA1 und/oder BRCA2 beteiligt (Ford u.a. 1998; Paul 1999b; Bansal u.a. 2000; Sakorafas und Tsiotou 2000; Levine/Gemignani 2003).

Eine genetische Analyse zur Ermittlung von Keimbahnmutationen in den BRCA-Genen ist nicht nur von Relevanz im Kontext prädiktiver genetischer Diagnostik, sondern besitzt auch für bereits erkrankte Patientinnen große Bedeutung. So tragen Brustkrebs-Patientinnen mit BRCA-Keimbahnmutationen ein erhöhtes Risiko für das Auftreten von kontralateralem Brustkrebs oder Eierstockkrebs. Zudem reagieren sie in spezieller Weise auf verschiedene Therapieansätze, sodass für BRCA-Carrier teilweise eine unterschiedliche Therapie-Empfehlung gegeben werden kann (Haffty u.a. 2002; Kennedy u.a. 2002; Shannon u.a. 2002; Metcalfe u.a. 2004).

BRCA1 und BRCA2 sind Tumor-Suppressorgene. Die durch sie kodierten Proteine sind beteiligt bei der DNA-Reparatur, der Regulation der Transkription, der Zellzyklus-Kontrolle und der Ubiquitinierung. Der genaue Mechanismus, über den eine Inaktivierung der BRCA-Proteine zu einer malignen Transformation von Zellen führt, ist jedoch bislang unbekannt (Monteiro 2000; Scully/Livingston 2000; Welcsh/King 2001; Kennedy u.a. 2002).

Das BRCA1-Gen liegt auf dem langen Arm von Chromosom 17, es ist circa 100.000 Basenpaare lang (Futreal u.a. 1994; Miki u.a. 1994; Nowak 1994; Hacia u.a. 1996; Kennedy u.a. 2002). Mehrere hundert Mutationen des BRCA1-Gens wurden identifiziert, 95 Prozent davon führen zu einem verkürzten BRCA1-Protein. Während die meisten Mutationen nur in wenigen Familien auftreten, kommen einige Mutationen häufiger vor, wie zum Beispiel die frame-shift Mutation 185delAG an Position 185 in Exon 2, bei der eine Deletion von Adenin und Guanin erfolgte. Die Summe der BRCA1-Keimbahnmutationen wird in der normalen Bevölkerung zumeist mit einer Häufigkeit von 1 in 833 Frauen angegeben, wobei in unterschiedlichen Bevölkerungen unterschiedliche Mutationsspektren und unterschiedliche Mutationshäufigkeiten vorkommen. So finden sich beispielsweise bei jüdischen Menschen aschkenasischer Herkunft wesentlich häufiger BRCA-Mutationen. Allein die 185delAG-Mutation besitzt hier eine Verbreitung von 1:107 (Ford u.a. 1995; Struewing u.a. 1997; Devilee 1999; de la Hoya u.a. 2002; Cipollini u.a. 2004).

Die Abschätzungen hinsichtlich der Erkrankungsrisiken von Mutationsträgerinnen variieren stark zwischen den verschiedenen Studien (Ford u.a. 1994; Easton u.a. 1995; Struewing u.a. 1997; Ford u.a. 1998; Devilee 1999; Liede u.a. 2000; Moslehi u.a. 2000; New York Breast Cancer Study Collaborative Group 2001; King u.a. 2003; Cipollini u.a. 2004). Das Vorhandensein von Keimbahn-BRCA1-Mutationen wurde assoziiert mit einem lebenslangen Risiko von circa 55 Prozent bis zu circa 87 Prozent für das Auftreten von Brustkrebs und einem Risiko von circa 30–60 Prozent für das Auftreten eines Ovarialkarzinoms. Bei circa 40 Prozent aller familiären Fälle von frühem Brustkrebs spielen Mutationen im BRCA1-Gen eine Rolle, insgesamt gesehen jedoch nur bei circa 2,5 Prozent aller Mammakarzinome. Männer tragen ein erhöhtes Risiko für Prostatakrebs und andere Krebsarten.

Allerdings muss gerade bei frühen Studien über Mutationen sowohl im BRCA1-Gen als auch im BRCA2-Gen die Tendenz gesehen werden, das Erkrankungsrisiko zu überschätzen, da hier vorrangig besonders auffällige Hochrisikofamilien untersucht wurden (Welch/Burke 1998; Begg 2002 und Kap. D.III.1.2.2.).

Das zweite so genannte Brustkrebs-Gen, das BRCA2-Gen, befindet sich auf Chromosom 13; es besitzt eine ähnliche Größe wie das BRCA1-Gen (Wooster u.a. 1995). Auch beim BRCA2-Gen kommt eine große Zahl verschiedener Mutationen vor, wobei auch hier in genetisch isolierten Populationen bestimmte Mutationen gehäuft auftreten (Friend 1996; Cipollini u.a. 2004).[65]

Mutationen im BRCA2-Gen sind assoziiert mit einem ähnlichen Risiko für das frühe Auftreten eines Mammakarzinoms wie BRCA1-Mutationen, aber mit einem geringeren Risiko für das Auftreten eines Ovarialkarzinoms, welches mit circa 16–30 Prozent angegeben wird. Bei Männern mit BRCA2-Mutationen wurde auch ein erhöhtes Brustkrebsrisiko beobachtet (unter 10 Prozent bis zum 70. Lebensjahr). Bei Männern und Frauen besteht ein erhöhtes Risiko für weitere maligne Erkrankungen (Friend 1996; Struewing u.a. 1997; Ford u.a. 1998; Breast Cancer Linkage Consortium 1999; Liede u.a. 2000; Moslehi u.a. 2000; Welcsh/King 2001; King u.a. 2003; Cipollini u.a. 2004).

65 So findet sich beispielsweise bei jüdischen Menschen aschkenasischer Herkunft die Mutation BRCA2 6174delT bei 8 Prozent der untersuchten Frauen, die vor dem Alter von 42 Jahren Brustkrebs entwickelten, während bei isländischen Familien die BRCA2 999del5-Mutation gehäuft vorkommt.

Häufig gibt eine auffallende Familiengeschichte einen Hinweis auf eine erhöhte Wahrscheinlichkeit für das Vorhandensein von Mutationen in den BRCA-Genen. In einer Studie wurden in über 50 Prozent der Hochrisikofamilien für das Auftreten von Brust- und Eierstockkrebs Mutationen in den BRCA-Genen festgestellt. Die stärksten Prädiktoren für das Feststellen entsprechender Mutationen waren dabei das Vorhandensein eines Familienmitglieds, welches sowohl von Brust- als auch von Eierstockkrebs betroffen war, sowie ein niedriges Durchschnittsalter bei der Brustkrebs-Diagnosestellung in der Familie (Martin u.a. 2001). Allerdings sind Keimbahnmutationen in den BRCA-Genen nicht nur bei Familien mit sehr vielen Krebsfällen vorzufinden, sondern es bestehen auch unauffälligere Zusammenhänge. Insbesondere da Männer mit BRCA-Mutation zwar ein mäßig erhöhtes Risiko tragen, aber oft nicht erkranken, besitzen Frauen, die das mutierte Gen vom Vater erben, häufig keine betroffenen direkten Angehörigen (Szabo/King 1995; Collins 1996; Dagan/Gershoni-Baruch 2001).

Es bestehen verschiedene Möglichkeiten zur Ermittlung von Mutationen in den BRCA-Genen. Angesichts der Größe der BRCA-Gene und angesichts der vielen verschiedenen Mutationen gestaltet sich die Analyse jedoch technisch recht schwierig. Eine Alternative zum Ermitteln von BRCA-Mutationen durch Sequenzieren, welches aufgrund der Größe der Gene kostspielig und mühsam ist, bildet der Protein Truncation Test (PTT), da sehr viele der bekannten BRCA-Mutationen frameshift- oder nonsense-Mutationen darstellen und so zur vorzeitigen Beendigung der Sequenz führen. Eine weitere Alternative stellt die Analyse von Einzelstrang-Konformationspolymorphismen (single strand conformational polymorphism analysis, SSCP) dar (Tian u.a. 2000; Geisler u.a. 2001; de la Hoya u.a. 2002).

Die Interpretation der Analyseergebnisse wird durch verschiedene Faktoren erschwert. Als problematisch gestaltet sich das Vorhandensein falsch-negativer Ergebnisse, da nicht jede mögliche Mutation entdeckt werden kann, und beispielsweise Mutationen, welche die BRCA-Protein-Expression oder -Stabilität beeinflussen, nicht festgestellt werden können. Insgesamt können daher wohl nur 60 bis 70 Prozent der BRCA-Mutationen ermittelt werden (Kennedy u.a. 2002). Der Wert eines negativen Analyseergebnisses ist daher nicht sehr groß, solange nicht bei bereits erkrankten Angehörigen eine bestimmte BRCA-Mutation nachgewiesen wurde, von der gezeigt werden kann, dass die zu untersuchende Person sie nicht trägt. Zudem können falsch-positive Ergebnisse auftreten, bei denen zwar missense-Mutationen gefunden werden, welche jedoch keinen funktionalen Effekt besitzen und daher nicht zur Krankheitsentstehung beitragen. Allenfalls bei bestimmten ethnischen Populationen wie beispielsweise jüdischen Menschen aschkenasischer Herkunft oder der isländischen Bevölkerung, bei denen bestimmte Mutationen gehäuft vorkommen, gestaltet sich die Diagnostik technisch einfacher.

Darüber hinaus weist die verminderte Penetranz auf eine Beteiligung von anderen Genen und/oder Umweltfaktoren hin. Allerdings kommt dem Wechselspiel zwischen verschiedenen Genen und der Umwelt hier eine bislang unklare Bedeutung zu (King u.a. 1993; Friend 1996; Welch/Burke 1998; Geisler u.a. 2001; Kennedy u.a. 2002). So entwickeln circa 15 Prozent der Frauen mit Mutationen im BRCA1- oder BRCA2-Gen keinerlei Mammakarzinom. Dieser Prozentsatz ist wohl noch höher bei Frauen mit entsprechenden Mutationen, bei denen keine Brustkrebs-Familiengeschichte vorliegt, sodass bei Frauen mit entsprechender Familiengeschichte voraussichtlich andere Faktoren mit verstärkender Wirkung hinzukommen.[66] Zudem wurde festgestellt: Das Risiko für das Auftreten eines Karzinoms unter Mutationsträgern variiert in Abhängigkeit von Familie und Heimatland, was auf unterschiedliche Auswirkungen der verschiedenen Mutationen innerhalb der BRCA-Gene, auf den Einfluss von Polymorphismen in anderen modifizierenden Genen sowie auf nicht-genetische Faktoren schließen lässt (de la Hoya u.a. 2002; Kennedy u.a. 2002).

Insgesamt gesehen kann der prädiktive Wert von genetischen Analysen auf Mutationen in den BRCA-Genen also derzeit nicht angegeben werden, sodass sich für die betroffenen Frauen der Umgang mit einem positiven Analyseergebnis zumeist recht schwierig gestaltet. In weiten Bereichen bleibt unklar, wie hoch im Fall einer Mutationsfeststellung das Risiko der jeweiligen Frau, an Brust- oder Eierstockkrebs zu erkranken, tatsächlich ist (Collins 1996; Friend 1996; Brower 1997; Stemerding u.a. 1997). Dies gilt

66 Dieser Zusammenhang wird unterstrichen durch eine Studie, in der Frauen mit frühem Brustkrebs und mit Brust- und/oder Eierstockkrebs-Familiengeschichte auf Mutationen in den BRCA-Genen untersucht wurden (Loman u.a. 2001). Hierbei wurden nur bei wenigen der erkrankten Frauen BRCA-Mutationen festgestellt (BRCA1: 6,8 Prozent, BRCA2: 2,1 Prozent), was auf die zusätzliche Bedeutung anderer Gene und anderer Faktoren für die Krankheitsentstehung schließen lässt.

insbesondere, da Frauen auch ohne das Vorhandensein von BRCA-Keimbahnmutationen immer noch mindestens das Zwölf-Prozent-Basis-Lebenszeitrisiko für das Auftreten von Brustkrebs tragen.

Aufgrund der Unsicherheit um die Bedeutung von BRCA-Mutationen kann derzeit nicht angegeben werden, welcher Personenkreis in medizinischer Hinsicht von prädiktiver genetischer Diagnostik auf BRCA-Mutationen in eindeutiger Weise Nutzen ziehen könnte. So liegen bisher auch keine eindeutigen Vorgaben in Bezug auf den Kreis der Personen, für welche eine prädiktive genetische Analyse sinnvollerweise in Frage kommt, vor (Kennedy u.a. 2002). In den USA beispielsweise wird Frauen ab einem Risiko von 10 Prozent für das Vorhandensein eines mutierten BRCA1-Allels eine entsprechende genetische Analyse angeboten (American Society for Clinical Oncology 1996). Ausgehend von einer auffälligen Familiengeschichte werden verschiedene Modelle zur Risikoermittlung eingesetzt, welche jedoch teilweise zu recht unterschiedlichen Ergebnissen führen (Kennedy u.a. 2002; Shannon u.a. 2002).

Für nachgewiesene Trägerinnen von BRCA-Mutationen bestehen verschiedene Möglichkeiten zur primären und sekundären Prävention. Zum breiten Spektrum verfügbarer medizinischer Handlungsoptionen gehören regelmäßige Screenings von Brust und Eierstock und häufige Mammographien, durch welche ein auftretendes Karzinom frühzeitig erkannt und in einer frühen Phase entsprechenden kurativen Maßnahmen zugeführt werden kann. Zudem besteht die Möglichkeit, eine prophylaktische Mastektomie sowie eine prophylaktische Oophorektomie und/oder Hysterektomie vorzunehmen. Jedoch ist derzeit bei keiner dieser Möglichkeiten nachgewiesen, ob sie eine wirklich erfolgreiche präventive Strategie bei Frauen mit BRCA-Mutationen darstellt (vgl. Kap. D.III.1.2.2.)

Angesichts dieser Schwierigkeiten wurde von verschiedener Seite vor einem breiten Einsatz prädiktiver genetischer Diagnostik zur Ermittlung von Brust- und Eierstockkrebs-Erkrankungsrisiken gewarnt und vielmehr gefordert, prädiktive genetische Analysen zur Ermittlung von Keimbahnmutationen in den BRCA-Genen bis auf weiteres nur innerhalb von Forschungsaktivitäten durchzuführen, um hierdurch die bislang fehlenden Daten zu erzielen (National Advisory Council for Human Genome Research 1994; Collins 1996; Geller u.a. 1997; Bundesärztekammer 1998a; Council on Ethical and Judicial Affairs 1998).

Insbesondere kann keiner der bislang verfügbaren BRCA-Tests als für ein allgemeines Bevölkerungs-Screening geeignet betrachtet werden, wenn auch – angesichts der recht hohen Häufigkeit von BRCA-Mutationen innerhalb der Bevölkerung – des Öfteren ein breiter Einsatz entsprechender prädiktiver Analyseverfahren erwartet wird (vgl. Kap. D.II.5.). Eine prädiktive genetische Analyse mag vielmehr allenfalls ratsam sein bei erhöhtem Risiko für das Auftreten von Brust- und Eierstockkrebs aufgrund entsprechender Familiengeschichte (American Society for Clinical Oncology 1996; Collins 1996; Brower 1997; Geller u.a. 1997; Stemerding u.a. 1997; Bundesärztekammer 1998a; Kodish u.a. 1998; Devilee 1999).

3. Ermittlung heterozygoter Carrier autosomal rezessiver Erkrankungen: Mukoviszidose

Mukoviszidose (Zystische Fibrose) ist in Deutschland die häufigste autosomal rezessiv vererbte Erkrankung (Murken/Cleve 1996; Buselmaier/Tariverdian 1999; Stuhrmann u.a. 1999; Doull 2001; Brennan/Geddes: 2002; Salvatore u.a. 2002). Gemeinsame Ursache der vielfältigen Symptome stellt eine Dysfunktion der Chloridkanäle sezernierender Epithelien dar. Bedingt durch diese Elektrolytstörung produzieren die mukösen Drüsen ein eingedicktes und hochvisköses Sekret, was zu einer Obstruktion der Drüsenausführungsgänge führt. Sekundär tritt Zystenbildung und Fibrosierung des Gewebes ein. Hiervon sind viele Organe betroffen, vor allem aber die Bauchspeicheldrüse und die Epitheldrüsen der Bronchien.

Mukoviszidose tritt zumeist bereits im frühen Säuglingsalter auf, kann jedoch auch erst bei jungen Erwachsenen in Erscheinung treten. Der Verlauf und der Schweregrad der Erkrankung sind äußerst variabel. Das klinische Erscheinungsbild wird vor allem durch ernste pulmonale und intestinale Symptome geprägt. Die erhöhte Viskosität des Bronchialsekrets führt zu chronisch obstruktiver Lungenerkrankung, chronischen Infektionen, progressiver Lungendestruktion mit zunehmendem Verlust der Lungenfunktion, und schließlich Ateminsuffizienz. Aufgrund exokriner Pankreasinsuffizienz kommt es zu chronischen Verdauungsstörungen. Häufig treten zudem Leberzirrhose, Gallensteine, und Diabetes mellitus auf. Als Folge der Mukoviszidose sind circa 95 Prozent der erkrankten Männer infertil aufgrund einer zur Azoospermie führenden kongenitalen beidseitigen Vas deferens-Aplasie; demgegenüber liegt bei circa 20 Prozent der erkrankten Frauen Infertilität vor.

Während früher die Lebenserwartung auf das Kindesalter begrenzt war, ist in den letzten Jahren die Lebenserwartung stark angestiegen durch verbesserte, früh einsetzende Behandlungsmöglichkeiten. Heute geborene Kinder mit Mukoviszidose besitzen bei optimaler Betreuung voraussichtlich eine mittlere Lebenserwartung von über 40 Jahren. Diese Verbesserung wurde erreicht durch bereits im Kindesalter einzusetzende Ernährungstherapie sowie durch frühe und wirksame Behandlung von Atemwegsinfektionen, was zu einer Verhinderung von Lungenschädigungen führt. Darüber hinaus besteht die Möglichkeit zur Lungentransplantation; derzeit befinden sich zudem verschiedene potenziell nützliche Pharmaka in der Entwicklung, in der fernen Zukunft mögen sich eventuell gentherapeutische Behandlungsformen als geeignete Therapiemöglichkeit erweisen (Doull 2001; Brennan/Geddes: 2002; Griesenbach u.a. 2002).

Mukoviszidose tritt in Deutschland mit einer Häufigkeit von circa 1:2.500 Neugeborenen auf. Die Prävalenz asymptomatischer heterozygoter Carrier liegt bei circa 4 Prozent der Bevölkerung. Jeder Fünfundzwanzigste ist somit heterozygoter Träger einer Mutation im CFTR-Gen (cystic fibrosis transmembrane conductance regulator gene), welches für einen cAMP-aktivierten Chloridkanal codiert, der sich in der apikalen Membran der meisten sekretorischen Zellen befindet.

Das CFTR-Gen liegt auf dem langen Arm von Chromosom 7. Bisher wurden über 1.000 verschiedene Mutationen des CFTR-Gens identifiziert, welche in fünf verschiedene Klassen eingeteilt werden können. Einige Mutationen sind weltweit verbreitet, einige Mutationen treten gehäuft in spezifischen Populationen auf (zum Beispiel in Deutschland 2143delT), die meisten kommen jedoch nur selten, d.h. nur in bestimmten Familien, vor. Unterschiedliche Mutationen führen zu teilweise stark differierender phänotypischer Ausprägung, d.h. zu verschiedenartiger Symptomatik und unterschiedlich schweren Krankheitsverläufen. Die häufigste, bei 60–70 Prozent aller Heterozygoten vorkommende Mutation ist ΔF508. Hier liegt eine Deletion von drei Basenpaaren vor, sodass ein Phenylalaninrest an Position 508 des Proteins fehlt (Murken/Cleve 1996; Buselmaier/Tariverdian 1999; Stuhrmann u.a. 1999; Salvatore u.a. 2002).

Genetische Diagnostik auf Mukoviszidose ist seit 1989 möglich (Kerem u.a. 1989). Werden die zwölf häufigsten Mutationen des CFTR-Gens untersucht, so können hierdurch circa 85 Prozent der Anlageträger erfasst werden. Eine Verfeinerung kann durch die DNA-Chip-Technologie erreicht werden, durch welche eine gleichzeitige Überprüfung einer großen

Zahl der vielfältigen Mutationen des CFTR-Gens möglich wird (Cronin u.a. 1996; Hacia/Collins 1999; Lappin u.a. 2001; Pe'er u.a. 2003; Strom u.a. 2004).

Während einerseits genetische Diagnostik bei Mukoviszidose zur Sicherung der häufig nicht einfachen Diagnose eingesetzt wird, sind prädiktive genetische Analysen zur Ermittlung heterozygoter Carrier in erster Linie von Interesse im Kontext der Familienplanung. Denn Kinder von Paaren, bei denen beide Partner asymptomatische heterozygote Carrier sind, besitzen eine Wahrscheinlichkeit von 25 Prozent, von der Erkrankung betroffen zu sein.

Ursprünglich wurde eine genetische Analyse zur Ermittlung heterozygoter Carrier nur durchgeführt bei Personen mit Mukoviszidose-Familiengeschichte. Zunehmend bestehen jedoch Tendenzen, prädiktive genetische Diagnostik auch ohne entsprechende Familiengeschichte einzusetzen. So wird in den USA seit einiger Zeit ein allgemeines Screening breiter Bevölkerungsteile empfohlen. Demgegenüber wird in Deutschland genetische Diagnostik zur Ermittlung heterozygoter Carrier derzeit nicht als Screening-Verfahren eingesetzt (vgl. Kap. D.II.5.).

3. Status der Ergebnisse prädiktiver genetischer Diagnostik

Durch prädiktive genetische Diagnostik werden Angaben über die DNA-Sequenz eines Menschen erhalten, mit deren Hilfe Aussagen über mögliche künftige Erkrankungen getroffen werden können. Diesem Wissen um genetische Zusammenhänge kommt für die betreffende Person, aber unter Umständen auch für ihre Umgebung, in vielerlei Hinsicht große Bedeutung zu.

Generell können gegenüber Wissen zwei grundlegend unterschiedliche Einstellungen eingenommen werden. Gemäß aristotelischer Sichtweise wird Wissen unabhängig von einem möglichen Nutzen als Selbstzweck gesehen. Demgegenüber stellt beispielsweise die biblische Einschätzung im Schöpfungsbericht des Alten Testaments die Zweideutigkeit allen Wissens heraus: Mit Wissen und Erkenntnis geht die Vertreibung aus dem Paradies einher. Auch in der allgemeinen Wahrnehmung prädiktiver genetischer Analyseverfahren kann man diese Ambivalenz erkennen (Chadwick 1997a; Chadwick/Levitt 1997; Honecker 1997). So wird einerseits davon ausgegangen, dass prädiktive genetische Diagnostik den Menschen im Allgemeinen nützt, da die hierdurch erzielten Ergebnisse ihre Entscheidungs- und Handlungsspielräume erweitern; bereits vorhandene Entscheidungssituationen verändern sich, oder aber neuer, zusätzlicher Raum für reflektiertes Handeln entsteht. Andererseits zeigt sich jedoch beim Umgang mit den entsprechenden Verfahren, dass im konkreten Einzelfall die Kenntnis genetischer Zusammenhänge und die zusätzlichen Wahlmöglichkeiten für die involvierten Personen auch vielfältige Entscheidungs- und Handlungszwänge sowie ethische Dilemmata mit sich bringen können.

Eine zentrale Frage, deren Beantwortung weit reichende Konsequenzen für die grundlegende Einstellung gegenüber prädiktiver genetischer Diagnostik mit sich bringt, lautet: Inwieweit können Kenntnisse über die genetische Konstitution eines Menschen gleich behandelt werden wie Angaben über dessen aktuellen Gesundheitszustand oder über einen beabsichtigten therapeutischen Eingriff, d.h. inwieweit können die Ergebnisse prädiktiver genetischer Analysen gleich behandelt werden wie Informationen im medizinisch-therapeutischen Kontext? Besitzt ein Patient einen Anspruch darauf, im Rahmen umfassender medizinischer Aufklärung – so er es wünscht – möglichst viel über seinen genetischen Status zu erfahren, da dieser unter Umständen für den künftigen Gesundheitszustand äußerst zentral sein kann? Einen entsprechenden Zusammenhang stellt zum Beispiel Reiner Anselm her:

» ›*Informed consent*‹ bedeutet: Alle medizinischen Maßnahmen dürfen an einem Patienten nur dann vorgenommen werden, wenn er ihnen ausdrücklich und nach ausreichender Information zugestimmt hat. In diese Zustimmung sind dabei das Recht auf informationelle Selbstbestimmung und das Recht auf Nichtwissen ausdrücklich eingeschlossen. Der Patient, nicht etwa der Arzt, bestimmt, wann ein entsprechender Informationsstand erreicht ist – eine Zusicherung, der angesichts rapide anwachsender Möglichkeiten in der prädiktiven Medizin eine besondere Bedeutung zukommt« (Anselm 1999: 95).

Hiermit in Verbindung steht die Frage, wie mit einem »Recht auf Wissen« im Kontext prädiktiver genetischer Diagnostik umzugehen sei (Kap. D.II.1.).

Im therapeutischen Kontext bildet die umfassende – im Rahmen des für einen Laien Vernünftigen – Informationsübermittlung durch den Arzt und die hierdurch erlangte Kenntnis des Patienten über seinen Gesundheitszustand sowie über die zur Verfügung stehenden Behandlungsoptionen eine zentrale Voraussetzung des *informed consent* (Kap. C.I.2. und Kap. C.I.3.). Denn für den Patienten sind diesbezüglich adäquate Kenntnisse nötig, um in autonomer Weise die Zustimmung zur Durchführung einer medizinischen Maßnahme geben zu können, oder aber um diese verweigern zu können (Kap. C.I.3.2.).

Analog hierzu stellt sich die Situation im Vorfeld prädiktiver genetischer Diagnostik dar: Die betreffende Person muss genügend Informationen über das durchzuführende Analyseverfahren und über sich hieraus möglicherweise ergebende Konsequenzen sowie über alternative Handlungsoptionen besitzen, um ihren *informed consent* in Bezug auf die Testdurchführung geben zu können, d.h. um hinsichtlich der Frage entscheiden zu können, ob eine prädiktive genetische Analyse in Anspruch genommen werden soll oder nicht. Im Rahmen der genetischen Beratung vor der Testdurchführung bezieht sich ein »Recht auf Wissen« daher zunächst einmal auf das Analyseverfahren und seine möglichen kurz-, mittel- und langfristigen Implikationen.

In beiden beschriebenen Fällen besitzt Wissen eine auf den jeweiligen konkreten medizinischen Kontext bezogene Bedeutung, indem es dem Patienten bzw. Ratsuchenden ermöglicht, in adäquater Weise einen *informed consent* hinsichtlich der Durchführung einer Behandlungsmaßnahme (im therapeutischen Fall) bzw. einer genetischen Analyse (im Fall prädiktiver genetischer Diagnostik) zu geben.[67]

Hingegen stellen die hier im Mittelpunkt des Interesses stehenden Kenntnisse hinsichtlich der genetischen Konstitution eines Menschen nicht eine Vorbedingung, sondern das *Ergebnis* der genetischen Analyse dar. Sie bilden nicht die unmittelbare Voraussetzung für einen zu gebenden *informed consent*; jedoch kann sich dieser Zusammenhang möglicherweise eröffnen, wenn aufgrund der erhaltenen Analyseergebnisse medizinische Maßnahmen angemessen erscheinen.

Daher muss zunächst generell unterschieden werden in Abhängigkeit davon, ob aufgrund der Resultate prädiktiver genetischer Diagnostik eine wie auch immer geartete wirksame präventive oder therapeutische Maßnahme angeraten werden kann, oder ob derartige Maßnahmen derzeit nicht zur Verfügung stehen. So mag man Kenntnisse hinsichtlich der genetischen Konstitution umso eher und umso stärker als analogisierbar mit der Kenntnis der relevanten Umstände im medizinisch-therapeutischen Kontext betrachten, je eher sich aufgrund der erhaltenen Angaben präventive oder therapeutische medizinische Schritte anbieten. Je umfassender und je wirksamer solche Maßnahmen sind, desto eher erscheint es angemessen, Angaben über den genetischen Status als Bestandteil vollständiger ärztlicher Aufklärung zu sehen.

Wenn für die entsprechenden durch die DNA-Diagnostik vorhergesagten Krankheiten bzw. Erkrankungsrisiken keine geeigneten Präventions- oder Therapiemöglichkeiten zur Verfügung stehen, kommt den Ergebnissen prädiktiver genetischer Diagnostik jedoch ein anderer Status zu. Denn anders als das für den *informed consent* im medizinisch-therapeutischen Kontext zentrale Wissen um die entscheidungsrelevanten Zusammenhänge

---

67 Allerdings wurde die Verwendung des Begriffs »*informed consent*« im Vorfeld prädiktiver genetischer Diagnostik auch kritisiert. So halten beispielsweise Ball, Tyler und Harper (1994) diesen Begriff für nicht angebracht, da er eine passive Zustimmung zu einem von ärztlicher Seite angebotenen Verfahren suggeriere, anstelle ein durch genetische Beratung ermöglichtes aktives Anfordern oder Ablehnen eines Analyseverfahrens.

bezieht sich die durch prädiktive genetische Analysen erzielbare Kenntnis genetischer Zusammenhänge nicht auf eine konkrete medizinische Situation. Sie ist nicht darauf ausgerichtet, die Voraussetzung für einen adäquaten *informed consent* hinsichtlich der Durchführung einer sich anschließenden medizinischen Maßnahme bereitzustellen, da eine solche in diesen Fällen nicht verfügbar ist. Vielmehr handelt es sich zunächst um Wissen, welches keine direkte medizinische Handlungsrelevanz besitzt, welches jedoch stattdessen einen Ausgangspunkt für Entscheidungen im Bereich der Lebens- und Familienplanung bildet.

Allerdings ist noch eine andere – wenn auch zugegebenermaßen weniger direkte – Interpretation denkbar, die jedoch in die Irre führt: Man könnte auch in den Fällen, in denen sich aus den Ergebnissen prädiktiver genetischer Diagnostik keine effektiven Behandlungsmöglichkeiten ergeben, die Kenntnis hinsichtlich des genetischen Status in den Kontext einer sich möglicherweise anschließenden, in einem weiten Sinne verstandenen »Therapiemaßnahme« stellen, für welche dieses Wissen die Voraussetzung darstellt. So kann man es zunächst als gelungene Form der »Therapie« von Sorgen und Ängsten einer Person mit Risikostatus ansehen, wenn diese Person aufgrund eines negativen Analyseergebnisses von ihren krankheitsbezogenen Ängsten und Befürchtungen befreit wurde. Im Falle eines positiven Testergebnisses, das sich vor diesem Hintergrund beschreiben lässt als »fehlgeschlagene Therapie der Sorgen und Ängste«, sind nun andere Maßnahmen angebracht, um quasi eine »Therapie« des Problems zu eröffnen. Diese mögen nötig sein, um einen adäquaten Umgang mit den diagnostizierten Gesundheitsrisiken zu ermöglichen, oder sie mögen in der Auswahl geeigneter Verfahren im Bereich der Reproduktionsmedizin liegen. In der genetischen Beratung nach der Testdurchführung kann man einen psychotherapeutischen Kurzzeit-Prozess sehen (Biesecker 1998), der es den Betreffenden erleichtert, mit dem Resultat der genetischen Analyse zurechtzukommen und ihr Leben entsprechend auszurichten. Aber auch an längerfristige psychologische Betreuung ist hier zu denken. Im Bereich der Reproduktionsmedizin mag sich das Vornehmen eines selektiven Schwangerschaftsabbruchs nach Pränataldiagnostik, oder aber das Ausweichen auf Präimplantationsdiagnostik, als Form geeigneter »Therapie« darstellen (Shickle/Chadwick 1994; Dausset 1996). Eine entsprechende Einschätzung kommt im Englischen in dem Begriff »therapeutic abortion« zum Ausdruck (Fletcher 1988; Ball u.a. 1994). Zwar eröffnen in diesen Fällen die Ergebnisse prädiktiver genetischer Diagnostik neue medizinische

Handlungsmöglichkeiten, sie stehen jedoch nicht im Dienste einer eigentlichen Therapiemaßnahme (Kap. D.IV.). Zur Verwendung des Präventionsbegriffs im Zusammenhang der Reproduktionsmedizin siehe Kap. D.IV.3.3.

Den durch prädiktive genetische Diagnostik erzielbaren Angaben hinsichtlich der genetischen Konstitution eines Menschen wird häufig ein besonderer Status verglichen mit in anderen medizinischen Kontexten stehenden Kenntnissen und Informationen zugeschrieben, weil sie (1.) prädiktiven Charakter besitzen, und damit unabhängig vom Alter und unabhängig vom klinischen Zustand sind; (2.) etwas aussagen über Eigenschaften, welche an die Nachkommen weitergegeben werden können; (3.) Aussagen machen nicht nur über die jeweilige Person selbst, sondern auch über andere Familienmitglieder; (4.) besonders »heikel« sind (Scholz 1995; Chadwick 1997b; Bayertz 1998; Holm 1999; Paul 1999b; Taupitz 2001a, 2001b; Green/Botkin 2003; UNESCO 2003).

Allerdings wurde diese Sonderstatus-Zuschreibung auch von verschiedener Seite in Frage gestellt (Wachbroit 1998; Holm 1999; Taupitz 2001a, 2001b; Green/Botkin 2003; Kent 2003; European Commission 2004). Denn wie Søren Holm (1999) ausführt, können für jeden dieser Gesichtspunkte, die häufig als für das Wissen um genetische Zusammenhänge charakteristisch beschrieben werden, auch Beispiele aus anderen Bereichen der Medizin angeführt werden. Insbesondere lassen sich auch dort vereinzelt Fälle finden, die alle vier Aspekte erfüllen, wie zum Beispiel Aussagen über kongenitale Syphilis.

Auch wenn man dieser Kritik folgt, so muss doch zugestanden werden, dass es sich bei den oben beschriebenen vier Charakteristika um Aspekte handelt, die gemeinsam besonders häufig auf Ergebnisse prädiktiver genetischer Diagnostik zutreffen, wohingegen ein solches Zusammentreffen in anderen medizinischen Zusammenhängen eher selten ist.

Während auf der einen Ebene die Ergebnisse prädiktiver genetischer Analysen zunächst als vergleichbar mit Kenntnissen, welche anderen medizinischen Zusammenhängen entstammen, betrachtet werden können, kommt ihnen – bedingt durch dieses gehäufte gemeinsame Auftreten der oben beschriebenen Charakteristika – auf einer anderen Ebene jedoch auch eine besondere Eigenart zu. Denn insgesamt gesehen stehen die Ergebnisse prädiktiver genetischer Diagnostik häufig in einem besonderen lebensweltlichen Kontext, in dem die langfristige Ausrichtung der Lebens-

und Familienplanung eine stärkere Rolle spielt als in anderen medizinischen Gebieten. So werden zumeist völlig asymptomatische Personen mit Informationen konfrontiert, denen zufolge sie mit gewisser Wahrscheinlichkeit früher oder später eine bestimmte Krankheit entwickeln werden. Im Gegensatz hierzu sind in anderen medizinischen Kontexten zukunftsbezogene Aussagen wesentlich enger an vorhandene Symptome geknüpft, sodass sich in den meisten Fällen Personen, die bereits von Krankheitsanzeichen betroffen sind, mit einer Prognose auseinanderzusetzen haben. Hinzu kommt, dass zumindest derzeit für die meisten prädiktiv diagnostizierbaren genetisch bedingten Erkrankungen keine effizienten Präventions- oder Therapiemöglichkeiten zur Verfügung stehen; aus Gentestergebnissen resultierende Zusammenhänge werden daher häufig als unausweichlich und schicksalhaft wahrgenommen (vgl. Kap. D.V.). Von zentraler Bedeutung ist zudem der Einfluss von Kenntnissen hinsichtlich der genetischen Konstitution auf Fragen der Familienplanung.

Die Besonderheit der aus prädiktiven genetischen Analysen erzielbaren Aussagen wird auch deutlich, wenn man den Zusammenhang bedenkt, in dem der Wunsch nach Inanspruchnahme prädiktiver genetischer Diagnostik steht. Zumeist wird das Durchführen einer prädiktiven genetischen Analyse aus einem der folgenden Gründe in Erwägung gezogen:

(a) Eine Person wünscht eine prädiktive genetische Analyse, um in der Lage zu sein, im Falle eines positiven Analyseergebnisses vorzeitig geeignete Präventions- oder Therapiemaßnahmen ergreifen zu können.
(b) Eine Person möchte Details über ihren genetischen Status erfahren, um ihre Lebensplanung an diesem Wissen ausrichten zu können, auch wenn keine adäquaten Präventions- oder Therapiemöglichkeiten zur Verfügung stehen.
(c) Dritte besitzen ein Interesse an Aussagen über den genetischen Status einer Person, so zum Beispiel Angehörige, aber unter Umständen auch Arbeitgeber oder Versicherungsgesellschaften.
(d) Ein Paar mit Kinderwunsch möchte in Erfahrung bringen, mit welcher Wahrscheinlichkeit künftige Kinder von einer bestimmten genetisch bedingten Krankheit betroffen sein werden.
(e) Eine Frau bzw. ein Paar mit bereits bestehender Schwangerschaft möchte wissen, ob der Embryo bzw. Fetus eine bestimmte genetische Auffälligkeit trägt, die voraussichtlich zu einer solcherart schweren Erkrankung führen wird, dass dies für die Frau bzw. das Paar das Durchführen eines Schwangerschaftsabbruchs rechtfertigen würde.

(f) An durch In-vitro-Fertilisation erzeugten Embryonen soll vor der Implantation in den Uterus der genetische Status ermittelt werden, um das Auftreten bestimmter Krankheiten auszuschließen.

Wie aus dieser Auflistung deutlich wird, steht nur bei den unter (a) beschriebenen Situationen die Sorge um die Gesundheit der Rat suchenden Person, d.h. das klassische, am gesundheitlichen Wohlbefinden des Patienten ausgerichtete Benefizienzprinzip, im Vordergrund. Zumeist bilden vielmehr Aspekte der Lebensgestaltung und der Familienplanung das Hauptmotiv für die Inanspruchnahme einer prädiktiven genetischen Analyse.[68]

Ein Hauptgrund hierfür liegt darin, dass derzeit in den meisten Fällen im Anschluss an das Analyseverfahren keine geeigneten präventiven oder therapeutischen Eingriffsmöglichkeiten zur Verfügung stehen. Besonderheiten der prädiktiven genetischen Diagnostik gegenüber diagnostischen Verfahren, die stärker auf therapeutische Maßnahmen ausgerichtet sind, werden beim Fehlen entsprechender Eingriffsmöglichkeiten besonders deutlich. Dies gilt insbesondere wenn es sich um erst spät im Erwachsenenalter ausbrechende Krankheiten handelt, d.h. wenn der vorhergesagte Zeitraum unter Umständen sehr lange ist.

Je weniger Präventions- oder Therapiemöglichkeiten im Umfeld der postnatalen prädiktiven genetischen Diagnostik verfügbar sind, desto stärker rückt das am medizinischen Wohlbefinden des Betreffenden ausgerichtete Benefizienzprinzip in den Hintergrund und desto stärker gelangen Autonomiegesichtspunkte in den Mittelpunkt. Denn solange keine oder nur eine sehr begrenzte Möglichkeit besteht, die vorhergesagte Krankheit zu vermeiden oder frühzeitig zu therapieren, liegt der Nachfrage nach prädiktiven genetischen Analysen in erster Linie die Erwartung zugrunde, durch die auf diese Weise erhaltenen Ergebnisse werde der Entscheidungs- und Handlungsspielraum der Betreffenden erweitert, und somit eine angemessenere Lebens- und Familienplanung ermöglicht. Allerdings sind Fürsorgegesichtspunkte durchaus relevant im Sinne einer Nichtschadens-

---

68 Zwar kann auch bei (b) mit der Kenntnis der Ergebnisse prädiktiver genetischer Diagnostik ein günstiger Einfluss auf das Wohlergehen der betreffenden Person einhergehen (vgl. Kap. D.III.2.1.), ebenso wie (d)-(f) sich als Vorgehensweise zum Wohle der jeweiligen Rat suchenden Frauen bzw. Paare gestalten kann (vgl. Kap. D.IV.3.1.). Allerdings handelt es sich in diesen Fällen um aus den entsprechenden Zusammenhängen entstehende indirekte Effekte.

verpflichtung, d.h. der Verpflichtung, den Betreffenden durch prädiktive genetische Diagnostik nicht zu schaden (vgl. Kap. C.II.1.1.).

Manche Überlegungen in Bezug auf die eigene Lebensplanung, die ehedem lediglich als Wunschträume charakterisiert werden konnten, sind durch die prädiktive Genetik in den Bereich des Möglichen gerückt. Hierzu gehören Wünsche wie: »Es wäre schön, wenn ich wissen würde, wie mein Gesundheitszustand in Zukunft voraussichtlich sein wird und wenn ich mein Leben entsprechend ausrichten könnte« oder »Es wäre schön, wenn ich ausschließen könnte, dass mein künftiges Kind von einer bestimmten Krankheit betroffen sein wird«.

Auch wenn entsprechende Wunschträume zweifellos weit verbreitet sind, lässt sich auf das Durchführen von Unternehmungen, welche darauf ausgerichtet sind, solche Wünsche (zumindest teilweise) zu verwirklichen, nur ein, wer diesbezüglich sehr intensive Wünsche hegt, und wer die Bereitschaft besitzt, die hiermit möglicherweise einhergehenden Schwierigkeiten und Belastungen um des Zieles Willen auf sich zu nehmen (vgl. Kap. B.4.1.1.).[69]

Hierbei spielt die Motivation eine große Rolle, Kenntnisse hinsichtlich des eigenen genetischen Status zu erhalten um sein Leben sinnvoll planen und gestalten zu können sowie Beschränkungen und Risiken möglichst ausschließen zu können. In diesem Zusammenhang wird häufig fälschlicherweise angenommen, bereits durch das Erhalten der Ergebnisse prädiktiver genetischer Analysen und die hierdurch zusätzlich eingeführten Handlungs- und Entscheidungsspielräume entstehe gleichzeitig – quasi automatisch – ein Zuwachs an Selbstbestimmung bzw. Autonomie.

Anders als im medizinisch-therapeutischen Kontext im Umfeld des *informed consent*, in dem die umfassende Kenntnis der relevanten Zusammenhänge die Voraussetzung für eine autonome Entscheidung des Patienten in Bezug auf verschiedene Behandlungsoptionen darstellt, lässt sich jedoch im nicht-therapeutischen Bereich ein solcher direkter Zusammenhang zwischen Wissen und Selbstbestimmung der betreffenden Person nicht herstellen. So kann die Frage, ob sich für den Einzelnen das durch prädiktive genetische Diagnostik erhaltene Analyseergebnis positiv auf die Autonomie auswirkt, hier nicht dadurch beantwortet werden, dass man sich – wie im medizinisch-therapeutischen Fall im Umfeld des *informed consent* (Kap.

69 Es wird also von sich aus nur eine bestimmte Personengruppe mit der Bitte um Inanspruchnahme entsprechender Verfahren vorstellig werden (vgl. Kap. D.II.3.).

C.I.2.) – auf eine bestimmte medizinische Entscheidungssituation bezieht und den diesbezüglichen Wissensstand des Patienten feststellt sowie das Ausmaß der für ihn dabei bestehenden Entscheidungsfreiheit untersucht. Denn anders als im medizinisch-therapeutischen Kontext beziehen sich Autonomiegesichtspunkte im Bereich der prädiktiven genetischen Diagnostik zumeist nicht auf eine konkrete medizinische Entscheidungssituation, sondern auf die langfristige Lebensgestaltung einer Person; sie sind daher hier wesentlich unbestimmter, komplexer und schlechter im Vorfeld abzuschätzen als im therapeutischen Kontext.

Während Wissen im Umfeld des klassischen *informed consent* im Allgemeinen positiv besetzt ist, da es anstehende konkrete medizinische Entscheidungen erleichtert bzw. erst ermöglicht, erscheint Wissen im prädiktiven Kontext, zumindest solange keine wirksamen Präventions- oder Behandlungsmöglichkeiten verfügbar sind, angesichts der komplexen Zusammenhänge als wesentlich ambivalenter (vgl. Kap. D.V.).

Ungeachtet dieser Schwierigkeiten, den Zusammenhang zwischen dem Erhalten der Ergebnisse prädiktiver genetischer Analysen und den hiermit einhergehenden Auswirkungen auf die Autonomie der jeweiligen Personen in allgemeiner Weise zu charakterisieren, gestaltet sich die Frage nach der Autonomie der Betreffenden jedoch als Schlüsselfrage für den Umgang mit prädiktiver genetischer Diagnostik. Denn nicht zuletzt stellt die Annahme, durch prädiktive genetische Analysen werde der Autonomie des als Zielgruppe in Frage kommenden Personenkreises gedient, ein zentrales Argument zugunsten des Einsatzes der jeweiligen Verfahren dar.

Im Folgenden soll daher in detaillierter Weise auf Autonomie und autonomiebezogene Fragen im Kontext prädiktiver genetischer Diagnostik eingegangen werden. Hierzu werden im Rahmen dieser Studie verschiedene Ebenen unterschieden, welche durch die zeitliche Abfolge des Umgangs mit prädiktiven genetischen Analysen charakterisiert werden. Im folgenden Themenkomplex wird daher zunächst auf sich vor einer Testinanspruchnahme ergebende autonomiebezogene Fragen eingegangen (Kap. D.II.). Fragen nach dem Umgang mit den durch prädiktive genetische Diagnostik erhaltenen Ergebnissen werden im Anschluss hieran in Kap. D.III. diskutiert.

II. VOR DEM GENTEST: AUTONOMIE ANGESICHTS DER MÖGLICHKEIT PRÄDIKTIVER GENETISCHER DIAGNOSTIK

Der nun folgende Themenkomplex beschäftigt sich mit autonomiebezogenen Fragestellungen in der vor einer möglichen Durchführung einer prädiktiven genetischen Analyse vorliegenden Situation. Die dabei im Mittelpunkt stehenden Autonomieüberlegungen bewegen sich auf zwei Ebenen. Einerseits betreffen sie die grundlegende Frage nach der Bedeutung und Reichweite des Autonomiekonzepts in einem solchen, vor einer Testinanspruchnahme vorliegenden Kontext. Im Zentrum steht hierbei die für den Umgang mit prädiktiver genetischer Diagnostik zentrale Fragestellung, inwieweit für den Einzelnen ein Recht auf Wissen, ein Recht auf Nichtwissen oder unter Umständen gar eine Pflicht zu wissen besteht, und welche Rolle dem Autonomiekonzept bei der Begründung dieser Rechte bzw. Pflichten zukommt (Kap. D.II.1.). Andererseits beziehen sich Autonomieüberlegungen auf einer anderen Ebene auf die Möglichkeit von Personen, in selbstbestimmter Weise mit einem Analyseangebot umzugehen. Zentral ist hierbei der Gesichtspunkt der – durch genetische Beratung unterstützten – selbstbestimmten Entscheidungsfindung der jeweiligen Person in Bezug auf die Entscheidung zur Inanspruchnahme prädiktiver genetischer Diagnostik (Kap. D.II.2.).

Eine Vielzahl von Faktoren besitzt einen Einfluss darauf, ob eine Person ihren genetischen Status in Erfahrung bringen möchte (Kap. D.II.3.). Die Art der in Frage kommenden Erkrankung, der Umfang der sich im Fall einer Mutationsfeststellung eröffnenden präventiven oder therapeutischen Möglichkeiten, die individuelle Haltung des Einzelnen im Umgang mit Risiken und Ähnliches spielen hier eine große Rolle. Auch der Eingebundenheit in familiäre Zusammenhänge und dem Gefühl einer solidarischen Verpflichtung gegenüber Angehörigen kommt häufig eine besondere Bedeutung zu (Kap. D.II.4.).

Die Entscheidungssituation im Umgang mit einem Analyseangebot ändert sich in beträchtlichem Maße, wenn eine prädiktive genetische Analyse nicht mehr nur Personen mit erhöhten Erkrankungsrisiken aufgrund entsprechender Familiengeschichte angeboten wird, sondern wenn breiten Teilen der Bevölkerung genetische Diagnostik auf bestimmte häufiger vorkommende genetisch bedingte Krankheiten bzw. Krankheitsdispositionen zur Verfügung steht. Auf bei solchen allgemeinen genetischen Screening-Angeboten zusätzlich auftretende autonomiebezogene Fragen geht Kap. D.II.5. ein.

1. Recht auf Wissen – Recht auf Nichtwissen

Im Rahmen dieses Kapitels soll den für den Umgang mit prädiktiver genetischer Diagnostik zentralen Fragen nach einem Recht auf Wissen, einem Recht auf Nichtwissen sowie einer Pflicht zu wissen nachgegangen werden. Diese Überlegungen beziehen sich zunächst auf das Erhalten von Informationen über die eigene genetische Konstitution.[70]

Sowohl das Recht auf Wissen als auch das Recht auf Nichtwissen der eigenen genetischen Konstitution ist im Recht auf persönliche einschließlich informationeller Selbstbestimmung begründet. Dieses bringt das grundlegende Recht des Einzelnen zum Ausdruck, Informationen, die ihn selbst betreffen, zu erhalten bzw. verweigern zu dürfen, d.h. über die Verwendung der eigenen persönlichen Daten selbst zu entscheiden. Eine Einschränkung des Rechts auf informationelle Selbstbestimmung ist nur zulässig aufgrund schwerwiegender Gründe, d.h. wenn Rechte Dritter tangiert werden oder eine Bedrohung der Rechtssicherheit erfolgt (UNESCO 1997, 2000; Taupitz 1998; Simon 2001; Seel 2002; Andorno 2004).

Allerdings findet die Durchführung der im Rahmen dieser Studie diskutierten prädiktiven genetischen Analyseverfahren zur Ermittlung künftiger Erkrankungswahrscheinlichkeiten im Kontext ärztlichen Handelns statt und ist insofern an grundlegende Rahmenbedingungen gebunden, die sich aus ärztlichen Fürsorge- und Nichtschadensverpflichtungen ergeben. Auf diesen Zusammenhang wird im Folgenden eingegangen.

---

70 Zu der Frage nach einem Anspruch auf Kenntnis genetischer Daten, die sich auf andere Familienmitglieder beziehen, vgl. Kap. D.II.4. sowie Kap. D.III.3.1., zu Überlegungen hinsichtlich eines möglichen Anspruchs gesellschaftlicher Institutionen, wie beispielsweise Versicherungen, auf durch prädiktive genetische Analysen erzielbare Kenntnisse vgl. Kap. D.III.3.2.

1. Recht auf Wissen: Analogie zum *informed consent?*

Gemäß allgemeiner, im medizinisch-therapeutischen Kontext bestehender Grundüberzeugung besitzt ein Patient im Zusammenhang des *informed consent* das Recht, vor einer medizinischen Behandlung in umfassender Weise Informationen über seinen Gesundheitszustand und die beabsichtigte medizinische Maßnahme sowie mögliche Behandlungsalternativen zu erhalten. Das Zurückhalten von Informationen im Umfeld des *informed consent* bedarf der detaillierten Rechtfertigung von Seiten des Arztes (vgl. Kap. C.II.1.3.2.).

Auch im nicht-therapeutischen Kontext prädiktiver genetischer Diagnostik wird häufig von einem »Recht auf Wissen« über den eigenen genetischen Status gesprochen, welches sich aus dem Recht auf Selbstbestimmung ableiten lässt. In allgemeiner Form kommt diese Position in einer Formulierung von John Harris zum Ausdruck:

»... since autonomy is necessary in order that every individual can pursue freely and in their own way the things that for them make life valuable or meaningful, they have the strongest entitlement to whatever information about themselves will, in their own judgment, best help them to do this« (Harris 1985: 209).

Demnach besitzt jede Person einen Anspruch darauf, medizinische Informationen, d.h. auch Angaben über ihren eigenen genetischen Status, zu erhalten – sofern sie es als Voraussetzung für eine autonome Lebensgestaltung für nötig erachtet. Einen stärkeren Zusammenhang zur prädiktiven Medizin und zur genetischen Diagnostik stellt Hans-Martin Sass her:

»As there is a right to *self-determination* and to protecting one's own health, there has to be a societal and medical duty to inform, a professional obligation to tell the truth, and educational initiatives to teach the individual about his or her own health-risk parameters« (Sass 1996: 68).

Letztlich liegt einer solchen Argumentationsweise eine Analogie zum *informed consent* im therapeutischen Kontext zugrunde: Prädiktives Wissen über den eigenen genetischen Status und über hiermit einhergehende Gesundheitsrisiken wird behandelt wie Wissen im medizinisch-therapeutischen Bereich und somit unter die ärztliche Pflicht zur Aufklärung subsumiert (vgl. auch Anselm 1999). Das gilt dieser Position zufolge insbesondere dann, wenn Ausbruch oder Schweregrad der jeweiligen Erkrankung durch Lebensstil oder Medikation beeinflussbar sind (Sass 2003).

Auch wenn dem Recht auf Wissen im Umgang mit prädiktiver genetischer Diagnostik unzweifelhaft zentrale Bedeutung zukommt, erscheint das Herstellen einer solchen direkten Analogie zum Recht auf Wissen im therapeutischen Kontext inhaltlich problematisch, da sich die Situation im nicht-therapeutischen Kontext der prädiktiven Genetik in mehrfacher Hinsicht vom therapeutischen Kontext unterscheidet (Kap. D.I.3.).

Zunächst ist fraglich, auf welche Informationsmenge sich ein solches allgemeines Recht auf Wissen im Kontext der prädiktiven genetischen Diagnostik erstrecken könnte. Während im therapeutischen Bereich der Umfang des zu Wissenden durch den Zusammenhang der jeweils erforderlichen medizinischen Behandlung vorgegeben ist und bezogen auf diese konkrete Situation die für eine diesbezüglich freie und wohl informierte Entscheidung benötigten Voraussetzungen beschrieben werden können – und in einen »Reasonable Person Standard« umgesetzt werden können (vgl. Kap. C.I.3.2.) – stellt sich der Zusammenhang im Umfeld prädiktiver genetischer Diagnostik zumeist anders dar. Denn hier bezieht sich das zu erzielende Wissen nicht auf eine konkrete medizinisch-therapeutische Situation, sondern auf den gesamten künftigen Lebensverlauf, d.h. es ist nicht von vornherein durch den jeweiligen medizinischen Behandlungsrahmen vorgegeben.

Ein entsprechendes Recht auf Wissen im Zusammenhang der prädiktiven genetischen Diagnostik lässt sich daher zunächst auch nicht begrenzen auf den Erhalt einer bestimmten Menge oder einer bestimmten Auswahl an genetischen Daten. Denn es lässt sich keine auf DNA-Sequenzen bezogene Informationsmenge angeben, von der man sagen könnte, sie stelle im Allgemeinen für Personen die Voraussetzung dafür dar, in Kenntnis der relevanten genetischen Umstände ihr Leben zu gestalten. Es kann hier nicht wie beim auf den *informed consent* bezogenen »Reasonable Person Standard« angegeben werden, Kenntnisse welcher Art eine Person sinnvollerweise über ihre genetische Konstitution erhalten sollte; denn für verschiedene Personen spielen hier jeweils unterschiedliche Faktoren eine Rolle.

Vielmehr impliziert ein allgemeines Recht auf Wissen eine von ärztlicher Seite bestehende Aufklärungspflicht nicht nur über den aktuellen Gesundheitszustand einer Person, sondern auch über dessen genetische Voraussetzungen, also letztlich über die gesamte genetische Konstitution dieser Person – so diese einen entsprechenden Wunsch äußert. Hiermit geht ein gewisser Imperativ einher, auch tatsächlich alle verfügbaren prädiktiven genetischen Analyseverfahren anzubieten, denn umfassendes diesbezügliches Wissen resultiert erst aus deren Ergebnissen.

Solange in abstrakter, allgemeiner Weise von einem Recht auf Wissen im nicht-therapeutischen Kontext prädiktiver genetischer Diagnostik die Rede ist, bezieht es sich also im Grunde auf einen Anspruch auf Zugang zu den bislang zur Verfügung stehenden genetischen Analyseverfahren. Ein solcherart weit verstandenes Recht auf Wissen ist jedoch nicht nur inhaltlich nicht fassbar und daher wenig aussagekräftig, sondern scheitert auch an Faktoren wie Finanzierbarkeit und Ressourcenknappheit (vgl. Kap. C.II.2.).

Ein Recht auf Wissen muss daher – soll es praktische Relevanz besitzen – im medizinischen Kontext ärztlichen Handelns näher konkretisiert werden. Denn hier erfolgt ein Einsatz prädiktiver genetischer Diagnostik mit direktem Bezug auf Gesundheitszwecke; prädiktive genetische Untersuchungen oder Untersuchungen zur Feststellung eines Überträgerstatus sind an das Vorliegen einer medizinischen Indikation, welche sich auf krankheitsrelevante Zusammenhänge bezieht, gebunden. Bei der Charakterisierung dieser Rahmenbedingungen kommt dem Gesundheits- und Krankheitsbegriff (Kap. C.II.1.2.) eine wesentliche Rolle zu (Tyler u.a. 1992; Ball u.a. 1994; Brandt 1994; Bundesärztekammer 1998a; Schroeder-Kurth 1998; Ethik-Beirat beim Bundesministerium für Gesundheit 2001; Taupitz 2001a; Heinrichs 2002; Seel 2002).[71]

Aus Sicht der Weltgesundheitsorganisation WHO sollte prädiktive genetische Diagnostik nach angemessener Beratung und *informed consent* zur Verfügung stehen für Erwachsene mit Risikostatus, welche einen Test wünschen, und zwar auch in Abwesenheit einer Behandlungsmöglichkeit (World Health Organization 1998). Auch die Kommission für Öffentlichkeitsarbeit und ethische Fragen der Deutschen Gesellschaft für Humangenetik vertritt in ihrer Stellungnahme zur postnatalen prädiktiven genetischen Diagnostik die Ansicht, prädiktive genetische Diagnostik dürfe auch bei nicht vermeidbaren und nicht behandelbaren Krankheiten den Rat suchenden Personen aus ethischen Gründen nicht vorenthalten werden, da

71 Zu Überlegungen hinsichtlich des Umgangs mit – möglicherweise in der Zukunft verfügbaren – genetischen Analyseverfahren, die sich nicht auf krankheitsrelevante Charakteristika beziehen und somit außerhalb des Bereichs ärztlichen Handelns stehen, siehe Taupitz 2001; Seel 2002.

sie wichtige Entscheidungsoptionen hinsichtlich der Lebens- und Familienplanung eröffnet (Gesellschaft für Humangenetik 2000).

Demgegenüber empfahl der Weltärztebund im Jahr 1995, prädiktive genetische Diagnostik nur in den Fällen durchzuführen, in denen therapeutische oder vorbeugende Maßnahmen verfügbar sind, oder in denen das Ergebnis eine Rolle bei Familienplanungsentscheidungen spielt (World Medical Association 1995). Allerdings wird eine solche Beschränkung des Zugangs zu prädiktiver genetischer Diagnostik auf Zusammenhänge, in denen ernsten individuellen Gesundheitsrisiken begegnet werden kann, häufig als zu eng betrachtet, da Gründe für eine Testdurchführung auch jenseits von therapeutischen bzw. präventiven Optionen und jenseits von Familienplanungsfragen bestehen können. So könnte man das Verweigern eines im Prinzip verfügbaren Analyseverfahrens als Eingriff in die selbstbestimmte Lebensgestaltung einer Person interpretieren und als nicht zu rechtfertigende Form von medizinischem Paternalismus bezeichnen. Bei dieser Argumentation wird der Anspruch in den Vordergrund gerückt, vorhandene Verfahren einzusetzen und über entsprechende Wahlmöglichkeiten zu verfügen.[72]

Ist eine derartige Einschränkung des Zugangs zu prädiktiver genetischer Diagnostik zulässig, oder besteht von ärztlicher Seite möglicherweise eine Verpflichtung, dem Wissensanspruch nachzukommen? In den Fällen, in denen im Anschluss an eine prädiktive genetische Analyse keine wirksamen Präventions- oder Therapiemöglichkeiten empfohlen werden können, lässt sich eine Testdurchführung nicht bzw. nur auf indirektem Wege durch das Benefizienzprinzip rechtfertigen, sondern vielmehr in erster Linie durch Autonomieüberlegungen. Denn im Vordergrund steht hier nicht das Bestreben, das gesundheitliche Wohlbefinden der betreffenden Personen zu fördern, sondern ihnen zusätzliche Möglichkeiten selbstbestimmter Lebensgestaltung zu eröffnen.

Während die Förderung des gesundheitlichen Wohlbefindens ein Handlungsziel ist, das umfassende Anerkennung findet und dem sich die Ärzteschaft verpflichtet sieht (vgl. Kap. C.II.1.1.), ist es jedoch weit weniger nahe liegend, unabhängig von medizinischen Handlungszielen eine

72 So wurde beispielsweise argumentiert, der 1996 eingeführte kommerzielle Test auf die gehäuft bei jüdischen Menschen aschkenasischer Abstammung auftretende BRCA1 185delAG-Mutation dürfe den betreffenden Frauen nicht vorenthalten werden, da sie ein Recht auf Wissen hätten, und nicht bevormundet werden dürften (L. Goodman bei Friend 1996).

Verpflichtung der Ärzte auf umfassende Förderung der Autonomie ihrer Patienten (bzw. Klienten) zu formulieren. Demgegenüber beziehen sich im medizinisch-therapeutischen Kontext Überlegungen zur Patientenautonomie zumeist auf den *informed consent* und daher vorrangig darauf, wie bei Entscheidungen hinsichtlich konkret anstehender medizinischer Behandlungsmaßnahmen die Autonomie der Betreffenden möglichst weitgehend gesichert werden kann (vgl. Kap. C.I.2.). Die Frage, inwieweit eine Verpflichtung besteht, unabhängig von solchen, aufgrund gesundheitlicher Beeinträchtigungen direkt anstehenden Entscheidungen die Autonomie Einzelner zu fördern durch das Bereitstellen zusätzlicher Handlungs- und Entscheidungsspielräume bei der jeweiligen Lebensgestaltung, steht jedoch in einem gänzlich anderen Zusammenhang.

Zwar lässt sich das Streben nach möglichst umfassender Autonomieverwirklichung als zentrales Ideal von Personen beschreiben und folglich eine Verpflichtung des Arztes zur Förderung der Autonomie der ihm Anvertrauten durchaus im Kontext von Benefizienz-Überlegungen sehen (vgl. Kap. C.II.1.3.1.). Jedoch ist ärztliches Handeln immer in den Zusammenhang des präventiven, therapeutischen oder lindernden Umgangs mit Krankheit gestellt und lässt sich – nicht nur aus Gründen begrenzter Ressourcen – nicht ohne weiteres auf eine umfassende Verpflichtung zur Unterstützung bei der allgemeinen Lebensplanung und -gestaltung übertragen – wenn auch entsprechende autonomiebezogene Aspekte bei der Arzt-Patient-Beziehung zumindest am Rande meistens auch eine gewisse Rolle spielen.

Allerdings gestaltet sich für einen Teil der Personen mit familiär bedingt erhöhten Erkrankungsrisiken die krankheitsbezogene Ungewissheit als unerträglich, sodass hier auch Benefizienzargumente zugunsten einer prädiktiven genetischen Analyse sprechen (vgl. Kap. D.II.3.). Darüber hinaus besteht – gemittelt über alle Personen, die sich einem prädiktiven genetischen Analyseverfahren unterzogen haben – ein positiver Zusammenhang zwischen der Kenntnis der Ergebnisse prädiktiver genetischer Diagnostik und dem Wohlbefinden der betreffenden Personen (vgl. Kap. D.III.1. und Kap. D.III.2.). So kann man auch in Abwesenheit geeigneter präventiver oder therapeutischer Maßnahmen das Bestreben, innerhalb eines angemessenen Rahmens soweit möglich den auf eingehender Reflexion beruhenden Wünschen der betreffenden Personen nach prädiktiver genetischer Diagnostik Rechnung zu tragen, als Ziel benefizienten Handelns im nicht-therapeutischen Kontext sehen (vgl. Kap. C.II.1.3.1.).

Die Basis des skizzierten Konflikts zwischen der Forderung, prädiktive genetische Diagnostik nur in Zusammenhängen einzusetzen, bei denen sich ausgehend vom Analyseergebnis medizinische Handlungsoptionen ergeben, und Positionen, welche für einen breiteren Einsatzbereich genetischer Analyseverfahren argumentieren, kann in unterschiedlichen Zugängen zum Krankheits- bzw. Gesundheitsbegriff gesehen werden.

Als im Hintergrund der ersten, für einen äußerst begrenzten Einsatzbereich plädierenden Argumentationsweise stehend kann eine Sichtweise betrachtet werden, welche den Krankheitsbegriff in den Mittelpunkt stellt (vgl. Kap. C.II.1.2.) und als Ziel ärztlichen Handelns das präventive Vermeiden, das Lindern oder Therapieren von Krankheit betont. Eine solche Position erweist sich für die Diskussion zentraler Fragen im Umgang mit prädiktiver genetischer Diagnostik jedoch in mancher Hinsicht als sperrig. Streng genommen lässt sie sich auf Fragen hinsichtlich des Einsatzbereichs und der Inanspruchnahme prädiktiver genetischer Diagnostik nicht wirksam anwenden, da zum Zeitpunkt der Inanspruchnahme prädiktiver genetischer Analyseverfahren keine Krankheitssymptome und somit keine zu beseitigenden krankheitsbedingten Einschränkungen vorliegen, welche medizinisches Handeln legitimieren könnten. Eine Legitimation kann lediglich durch das Ziel erfolgen, künftige Krankheit zu vermeiden bzw. zu lindern.

Demgegenüber können Positionen, die für einen Zugang zu prädiktiver genetischer Diagnostik auch in Abwesenheit geeigneter präventiver oder therapeutischer Handlungsoptionen plädieren, vor dem Hintergrund einer holistischen Zugangsweise gesehen werden, welche Gesundheit als Voraussetzung für das Erreichen wesentlicher Ziele beschreibt (vgl. Kap. C.II.1.2.). Eine solche Position, die in die gleiche Richtung weisende Implikationen von Benefizienz- und Autonomiegesichtspunkten betont, richtet ihr Augenmerk auch auf Aspekte des Umgangs mit prädiktiver genetischer Diagnostik, die weit über die Frage nach dem Vorhandensein wirksamer präventiver oder therapeutischer Maßnahmen hinausgehen und Fragen der selbstbestimmten Lebensgestaltung mit einbeziehen.

Das Recht auf Wissen bezüglich der eigenen genetischen Veranlagung besitzt insgesamt im Umgang mit prädiktiver genetischer Diagnostik zentrale Bedeutung. Jedoch muss sich auch hier ärztliches Handeln generell am medizinischen Kontext und am gesundheitlichen Wohlbefinden der Betreffenden ausrichten sowie Schädigungen Dritter vermeiden. Von medizinischer Seite ist das Durchführen einer genetischen Analyse immer auch an entsprechende Indikationen und Bedingungen gekoppelt, d.h. nicht bei jeder Person, die einen beliebigen Gentest in Anspruch zu nehmen wünscht, wird dieser auch durchgeführt werden. Zunächst erfolgt eine entsprechende Testdurchführung eingebettet in ein System genetischer Beratung, innerhalb dessen sowohl vor als auch nach der genetischen Analyse ausführliche Beratungsgespräche stattfinden (Kap. D.II.2.). Eine solche Vorgehensweise bildet die Voraussetzung für die Möglichkeit der betreffenden Person zur informationellen Selbstbestimmung (vgl. Seel 2002).

Generelle Voraussetzung für das Durchführen postnataler prädiktiver genetischer Analysen stellt die Entscheidungskompetenz der Rat suchenden Personen dar (vgl. Kap. C.I.3.1.), d.h. ihre Fähigkeit, in selbstbestimmter Weise eine diesbezügliche Entscheidung zu treffen.[73] Der Testwunsch der jeweiligen Person muss auf eingehender Reflexion und freier, selbstbestimmter Entscheidung beruhen (*informed consent*, Kap. C.I.3.). Übliche Ausschlusskriterien für einen DNA-Test sind beispielsweise das Vorhandensein mentaler Störungen, Drogenmissbrauch oder Selbstmordgefahr. Zudem wird kein Verfahren prädiktiver genetischer Diagnostik durchgeführt werden, wenn dies voraussichtlich ernste Gefahr für die Rat suchende Person (Berufsprobleme, familiäre Schwierigkeiten etc.) oder für andere mit sich bringen würde. Psychische Instabilität und psychosomatische Probleme spielen hierbei eine Rolle sowie familiäre Gesichtspunkte. Unter Umständen kann es daher angemessen sein, aus psychosozialen Gründen eine genetische Analyse zu verschieben oder zu verweigern (vgl. Kap. E.2.2.2.) – auch wenn eine solche Vorgehensweise aufgrund der Autonomieeinschränkung sowie der möglichen zurückweisungsbedingten Kränkung für die betreffende Person nicht unproblematisch ist (Bloch u.a. 1992; Tyler u.a. 1992; Ball u.a. 1994; Brandt 1994; Robins Wahlin u.a. 1997; Meincke u.a. 2003).

Gezielte prädiktive genetische Analyseverfahren werden in erster Linie bei Vorhandensein einer entsprechenden Familiengeschichte durchge-

73 Zu prädiktiven genetischen Analysen an einwilligungsunfähigen Erwachsenen siehe Ethik-Beirat beim Bundesministerium für Gesundheit 2001; zur prädiktiven genetischen Diagnostik im Kindesalter vgl. Kap. D.II.1.2.; zur Frage, ob werdende Eltern ein Recht auf Wissen in Bezug auf ihre möglichen Nachkommen, d.h. Embryonen oder Feten, besitzen, vgl. Kap. D.IV.

führt.[74] Je nach in Frage stehender Erkrankung werden verschiedene Kriterien eingesetzt, um den Kreis der Personen zu ermitteln, die sinnvollerweise für eine diesbezügliche genetische Analyse in Frage kommen.

Besonders enge Kriterien werden – aufgrund der Schwere der Krankheit und der möglicherweise gravierenden Folgen einer Mutationsfeststellung – bei prädiktiver genetischer Diagnostik von Chorea Huntington angelegt (Bloch u.a. 1992; Tyler u.a. 1992; Ball u.a. 1994; Brandt 1994; International Huntington Association 1994; Burson/Markey 2001): Nur Personen aus unmittelbar von Chorea Huntington betroffenen Familien wird eine Analyse angeboten. Bisher bestand zur Vermeidung von Komplikationen ein weitgehender Konsens, nur asymptomatische Personen zur prädiktiven genetischen Diagnostik zuzulassen, d.h. nur Personen, die noch nicht von entsprechenden Krankheitsanzeichen betroffen sind. Allerdings ist derzeit eine gewisse Aufweichung dahingehend feststellbar, teilweise auch bei Personen, die bereits neurologische Anzeichen der Huntington'schen Krankheit zeigen, eine genetische Analyse durchzuführen (Horowitz u.a. 2001).

Anfangs wurden in der Regel nur Personen mit 50 Prozent *A-priori*-Risiko an Chorea Huntington zu erkranken getestet, d.h. Kinder betroffener Eltern, und demgegenüber Personen mit 25 Prozent *A-priori*-Risiko, d.h. Personen mit betroffenem Großelternteil oder anderen Angehörigen zweiten Grades, vom Analyseverfahren ausgeschlossen. Hierdurch sollte verhindert werden, dass sich in Fällen einer Mutationsfeststellung, beispielsweise in der Enkelgeneration, direkte Rückschlüsse auf den Status anderer Personen, in diesem Fall der Elterngeneration, ergeben (vgl. Kap. D.III.3.1.2.). Erst auf Druck von Patientenvertretungen wie der International Huntington Association, die das Recht auf Wissen der Ratsuchenden betonten und die Verantwortung des Genetikers gegenüber den die Beratung aufsuchenden Personen – und nicht gegenüber Dritten – als zentral hervorhoben, wurden die internationalen Richtlinien geändert, sodass nun teilweise auch Personen mit 25-Prozent-Ausgangsrisiko getestet werden (Maat-Kievit u.a. 1999; Harper u.a. 2000).

74 Im Einzelfall mag auch die gezielte Untersuchung von Personen, die *a priori* kein erhöhtes Risiko für eine bestimmte Krankheit oder Prädisposition haben, vertretbar sein, vor allem wenn im Fall eines positiven Analyseergebnisses geeignete Präventions- oder Therapiemöglichkeiten zur Verfügung stehen (Bundesärztekammer 2003).

Bei anderen prädiktiven genetischen Analyseverfahren, so beispielsweise bei der Ermittlung von Mutationen in den BRCA-Genen, bestehen keine klaren Vorgaben in Bezug auf die für eine genetische Analyse sinnvollerweise in Frage kommende Zielgruppe. Verschiedene Kriterien werden hier eingesetzt zur Selektion von Hochrisikogruppen, wie die Zahl direkter, von Brust- und Eierstockkrebs betroffener Angehöriger sowie das Alter des Auftretens der Erkrankung bei Familienangehörigen (vgl. Kap. D.I.2.2.2.).

Allerdings erweist sich hier das Vorhandensein von teilweise recht unterschiedlichen Zugangsbedingungen zu den verschiedenen Analyseangeboten als problematisch. Während beispielsweise von manchen Firmen DNA-Analysen auf Mutationen in den BRCA-Genen so breit angeboten werden, dass im Grunde jede Person Zugang zu entsprechender Diagnostik besitzt, sofern einer ihrer Familienangehörigen von Brust- oder Eierstockkrebs betroffen ist – und zwar teilweise ohne Prä- oder Post-Test-Beratung –, stellen andere Firmen hohe Anforderungen an Beratung und Familiengeschichte (Brower 1997). Sollte die künftige Entwicklung eine zunehmende Kommerzialisierung prädiktiver genetischer Diagnostik mit sich bringen, im Rahmen derer Test-Kits zum Teil direkt per Post an interessierte Personen verschickt werden, werden sich diese Unterschiede weiter verschärfen.

Insgesamt gesehen wurden von ärztlicher Seite im konkreten Umgang mit prädiktiver genetischer Diagnostik also Eingrenzungen des Zugangs zu entsprechenden Verfahren vorgenommen anhand von Kriterien wie Familiengeschichte, Risikostatus und Autonomiefähigkeit des Ratsuchenden, Autonomie der Entscheidungsfindung, mögliche zu erwartende individuelle, familiäre und sonstige Folgen. Eine Verweigerung einer prädiktiven genetischen Analyse ist zumeist entweder durch – im Kontext paternalistischen Handelns anzusiedelnde – Fürsorgeüberlegungen motiviert, oder sie ist auf den Schutz Dritter ausgerichtet (vgl. Kap. E.2.2.).

Im Hintergrund all dieser Beschränkungen eines umfassenden Rechts auf Wissen stehen Abwägungsüberlegungen: Auf der einen Seite die Frage nach der Bedeutung und Tragweite der Autonomie der testwilligen Personen sowie auf der anderen Seite die Frage, ob und wenn ja in welchen Fällen von ärztlicher Seite eine Fürsorgeverpflichtung besteht, möglicherweise schädlichen Gebrauch durch Verweigern entsprechender Analyseverfahren zu verhindern. Problematisch bei solchen Überlegungen erweist sich, dass es im konkreten Fall für den beratenden Arzt vor Durchführen einer prädiktiven genetischen Analyse häufig nur schwer abschätzbar ist, inwieweit mit der Analyse Nutzen oder Schaden für den Betreffenden einhergehen wird.

Exemplarisch sei diese Abwägung zwischen Autonomie- und Benefizienzgesichtspunkten im folgenden Kapitel durchgeführt am Beispiel der prädiktiven genetischen Diagnostik im Kindesalter (Hildt 2003), bei welcher insofern eine besondere Situation vorliegt, als hier Fürsorgegesichtspunkten aufgrund der fehlenden Entscheidungsfähigkeit des Kindes besonders große Bedeutung zukommt.

2. Sonderfall: Recht auf Wissen und prädiktive genetische Diagnostik im Kindesalter

Besonders umstritten sind das Recht auf Wissen und der Einsatz prädiktiver genetischer Diagnostik bei Kindern. Entsprechende prädiktive Analysen stehen im Grunde – wie bei Erwachsenen – für eine Vielzahl genetisch bedingter Krankheiten zur Verfügung. Diese unterscheiden sich in Bezug auf die voraussichtliche Schwere der Erkrankung, auf das Alter beim Auftreten erster Symptome und auf die Wahrscheinlichkeit, dass der Genotyp des Kindes zu einer signifikanten klinischen Erkrankung führen wird (Harper/Clarke 1990; Clayton 1997; Wertz/Reilly 1997; Cohen 1998).

Wenn die Krankheit bereits in der Kindheit ausbrechen kann und wenn prädiktive genetische Diagnostik die Voraussetzung für frühe effiziente Behandlungsmaßnahmen darstellt, kann gemäß allgemeiner Einschätzung das Durchführen einer genetischen Analyse angemessen sein, um regelmäßige Vorsorgeuntersuchungen zu ermöglichen und ggf. Präventionsmaßnahmen oder frühzeitige Behandlungsschritte ergreifen zu können. So wird beim familiären medullären Schilddrüsenkarzinom bzw. multipler endokriner Neoplasie Typ 2 (MEN 2) durch prädiktive genetische Diagnostik für Anlageträger die Möglichkeit einer prophylaktischen Thyreoidektomie im Kindesalter eröffnet, während nicht betroffene Familienangehörige aus dem Programm regelmäßiger Kontrolluntersuchungen entlassen werden können. Bei Mitgliedern von Familien mit erhöhtem Risiko für das Auftreten von Familiärer Adenomatöser Polyposis (FAP) können bereits im Kindesalter prädiktive genetische Analysen durchgeführt werden, um anhand des Analyseergebnisses die Gruppe derjenigen zu ermitteln, bei denen eine Überwachung auf maligne Veränderungen durch regelmäßige Koloskopie sinnvoll erscheint (Bundesärztekammer 1998a; Dobbie 2000; Mangold u.a. 2001; Michie u.a. 2001; Ross 2002).

Als besonders problematisch stellt sich prädiktive genetische Diagnostik bei Kindern auf genetisch bedingte oder genetisch mitbedingte Erkrankungen dar, die erst im Erwachsenenalter ausbrechen und bei denen sich aufgrund der genetischen Analyse keine geeigneten präventiven oder therapeutischen Handlungsoptionen ergeben, die bereits im Kindesalter einzusetzen sind. Beispiele hierfür sind prädiktive Gentests auf Chorea Huntington, auf familiäre Formen der Alzheimer-Krankheit oder auf verschiedene genetisch bedingte Krebserkrankungen. Mit diesem Zusammenhang beschäftigt sich das vorliegende Kapitel.

Während gemäß einer unter Assistenzärzten durchgeführten Studie 39 Prozent der Befragten die Durchführung einer prädiktiven genetischen Analyse auf Chorea Huntington bei einem 10-jährigen Jungen auf Wunsch der Mutter für angemessen hielten (Rosen u.a. 2002), lehnten es mehrere nationale und internationale medizinische Fachgesellschaften und Berufsverbände generell ab, bei Kindern und Jugendlichen unter 18 Jahren prädiktive genetische Analysen auf spät im Erwachsenenalter ausbrechende Krankheiten durchzuführen, wenn hiermit kein direkter Nutzen für die Gesundheit des Kindes einhergeht (Harper/Clarke 1990; International Huntington Association/World Federation of Neurology 1994; American Society of Human Genetics and American College of Medical Genetics 1995; Gesellschaft für Humangenetik 1995; Bundesärztekammer 1998a).

Eine zentrale Rolle hierbei spielt: Kinder und Jugendliche gelten zumeist als nicht einwilligungsfähig (vgl. Kap. C.I.3.1.). Während es im medizinisch-therapeutischen Kontext allgemein üblich ist, dass Eltern Entscheidungen für ihre Kinder treffen und in stellvertretender Weise den *informed consent* zum gesundheitlichen Wohlbefinden des Kindes geben, gilt eine solche Stellvertreterentscheidung im Zusammenhang mit prädiktiver genetischer Diagnostik auf spät ausbrechende Erkrankungen zumeist – aufgrund der Besonderheiten der auf diesem Weg erzielbaren Ergebnisse – als nicht zulässig (Harper/Clarke 1990; Ball u.a. 1994; Parsons/Bradley 1994; American Society of Human Genetics/American College of Medical Genetics 1995; Gesellschaft für Humangenetik 1995).

Man mag in dieser Vorgehensweise eine unzulässige Einschränkung des Rechts auf Wissen und der Möglichkeit zu selbstbestimmter Lebensgestaltung der Familien sehen – eine Kritik, die von betroffenen Eltern, Kindern und Jugendlichen, die gerne den genetischen Status in Erfahrung bringen würden, sowie von einer Reihe von Autoren vorgebracht wurde (Michie u.a. 1996; Cohen 1998; Dickenson 1999; Michie u.a. 2001; Robertson/Savulescu 2001; Savulescu 2001a).

Mitglieder von Familien mit Huntington-Erkrankungsrisiko sind in recht hohem Maße der Ansicht, dass Kinder und Jugendliche unter 18 Jahren zu einer prädiktiven genetischen Analyse auf Chorea Huntington zugelassen werden sollten. So äußerten Eltern einen Testwunsch, um besser für die Zukunft planen zu können, um ihre Unsicherheit und ihre Ängste zu mildern, um ihre Kinder besser unterstützen zu können oder um spätere Vorwürfe der Kinder zu vermeiden. Auch im Zusammenhang mit Adoptionen wurde eine prädiktive genetische Untersuchung der Kinder beispielsweise auf Chorea Huntington erwogen (Morris u.a. 1988; Tibben u.a. 1992; Ball u.a. 1994; Binedell u.a. 1996; Michie u.a. 1996; McGowan 1999).

Im Rahmen dieser Diskussion wurde verstärkt die Frage nach der Angemessenheit der – von ärztlicher Seite gezeigten – paternalistischen Haltung aufgeworfen, die in erster Linie den Schutz des Kindes sowie klassische medizinische Gesichtspunkte wie Therapierbarkeit oder Präventionsmöglichkeiten in den Vordergrund stellt, die jedoch Autonomiegesichtspunkte zu vernachlässigen scheint. Insbesondere entsteht der Eindruck, es werde aufgrund von Fürsorgeüberlegungen die Autonomie der Betroffenen übergangen.

Allerdings gestaltet sich der Zusammenhang zwischen Fürsorge- und Autonomiegesichtspunkten bei näherem Betrachten weniger eindeutig. Um dies zu verdeutlichen, soll im Folgenden anhand einer allgemein gehaltenen Analyse untersucht werden, welche Aussagen sich im Kontext prädiktiver genetischer Diagnostik bei Kindern auf spät ausbrechende Erkrankungen mithilfe von Benefizienz- bzw. Autonomieüberlegungen ableiten lassen. Da sich aus dem prädiktiven Analyseverfahren keine geeigneten Präventions- oder Therapiemöglichkeiten ergeben, die bereits im Kindesalter einzusetzen sind, beziehen sich Fürsorgeüberlegungen hierbei nicht auf das – in erster Linie medizinisch verstandene – gesundheitliche Wohlbefinden, sondern auf das Wohlbefinden eines Menschen in einem umfassenderen Sinne (vgl. Kap. C.II.1.). Insgesamt lässt sich hier in weiten Bereichen leider nur spekulieren, da bisher sehr wenige empirische Untersuchungen darüber vorliegen, wie Kinder mit den Ergebnissen prädiktiver genetischer Analysen zurechtkommen.

Eine Reihe von Benefizienz-Argumenten lässt sich zugunsten einer prädiktiven genetischen Analyse im Kindesalter auf spät ausbrechende Erkrankungen anführen (Cohen 1998; Geller 1999; Robertson/Savulescu 2001; Savulescu 2001a): So erleichtert prädiktive genetische Diagnostik – ähnlich wie bei Erwachsenen – auch bei Kindern die auf eine mögliche künftige Erkrankung bezogene Ungewissheit und vermindert dadurch Ängste (vgl. Kap. D.III.1. und Kap. D.III.2.). Da Kinder nicht in umfassender, rationaler Weise für die ferne Zukunft planen, wurde vermutet, dass das In-Kenntnis-Gelangen eines Analyseergebnisses in der Kindheit sie möglicherweise nicht so sehr beeinflusst, als wenn sie die genetischen Zusammenhänge in späteren Jahren erfahren würden. Zugunsten früher Testinanspruchnahme in der Kindheit wurde auch vorgebracht, dass Menschen im Allgemeinen in der fernen Zukunft auftretende Schäden diskontieren, d.h. ein Schaden erscheint weniger schlimm, je weiter er zeitlich entfernt liegt. Daher entstehe möglicherweise eine umso geringere psychische Belastung, je früher die prädiktive Aussage übermittelt wird. Hiermit in Übereinstimmung steht eine Studie, in der die psychischen Implikationen prädiktiver FAP-Gentests bei Kindern untersucht wurden: Nach Mitteilung des Analyseergebnisses und im Jahr danach wurden – anders als bei den getesteten Erwachsenen – keine Auffälligkeiten bei Angst- und Depressionswerten festgestellt (Michie u.a. 2001).

Auch wurde argumentiert, eine prädiktive genetische Analyse im Kindesalter führe möglicherweise zu besserer psychosozialer Anpassung als ein entsprechendes Testverfahren im späteren Lebensverlauf, wenn Lebensstil und Lebenspläne bereits fest etabliert sind (Robertson/Savulescu 2001; Savulescu 2001a). Zugunsten genetischer Diagnostik mag zudem die Möglichkeit eines durch das Analyseergebnis bewirkten stärkeren Zusammenrückens innerhalb der Familie und einer Stärkung des Familienzusammenhalts sprechen (Cohen 1998).

Gegen prädiktive genetische Diagnostik im Kindesalter auf spät ausbrechende Krankheiten spricht, dass diese Vorgehensweise dem Kind keinen medizinischen Vorteil bringt, während es jedoch dadurch einem potenziell beträchtlichen, vor allem psychischen Schadensrisiko ausgesetzt wird. Insbesondere kann ein positives Analyseergebnis zu Vorurteilen bei der Erziehung durch Eltern und Angehörige führen und stigmatisierende Effekte nach sich ziehen. So besteht hier die nicht zu vernachlässigende Gefahr, ein Kind – im Wissen um genetische Faktoren – in bestimmte, scheinbar für es richtige, Lebenszusammenhänge zu zwingen (Botkin 1995;

Harper/Clarke 1990; Geller 1999; Savulescu 2001a; Richards u.a. 2002; Sarangi/Clarke 2002).

Zumeist wird angenommen, die mit einem entsprechenden Analyseergebnis einhergehende Belastung sei für Kinder größer als für Erwachsene, da sie eine längere Zeit mit dem Ergebnis prädiktiver genetischer Diagnostik leben müssen und über weniger Fähigkeiten verfügen, mit der erhaltenen prädiktiven Aussage umzugehen. Auch können Kinder und Jugendliche besondere Schwierigkeiten mit der Abschätzung und dem Verständnis der Langzeitfolgen besitzen (Harper/Clarke 1990; Tyler u.a. 1992; Ball u.a. 1994; Wertz u.a. 1994; Burson/Markey 2001).

In welcher Hinsicht besitzen die Resultate prädiktiver genetischer Diagnostik einen Einfluss auf die Autonomie der jeweiligen Kinder, Jugendlichen bzw. künftigen Erwachsenen sowie ihrer direkten Familienangehörigen (Clayton 1997; Cohen 1998; Dickenson 1999; Geller 1999; McGowan 1999; Robertson/Savulescu 2001; Savulescu 2001a)?

Zugunsten einer prädiktiven genetischen Analyse wurde vorgebracht: Mithilfe der erhaltenen Ergebnisse kann besser für die Zukunft geplant werden; Eltern können sich und ihr Kind auf den künftig zu erwartenden Krankheitsausbruch vorbereiten und wichtige Entscheidungen entsprechend treffen. Die Entscheidungsfindung bei Schul- und Berufswahl, bei finanziellen Plänen und Ähnlichem wird hierdurch erleichtert.

Ein weiterer Argumentationsweg bezieht sich auf die Autonomie der Eltern: Wenn für Eltern die Option zur Verfügung stünde, bei ihrem Kind eine prädiktive genetische Analyse durchführen zu lassen, würde der Autonomie der Eltern besser Rechnung getragen werden. In diesem Zusammenhang wurde angeführt, es bestehe für Eltern ein Recht auf Wissen in Bezug auf den genetischen Status ihrer Kinder, und das Verweigern eines Gentests interferiere mit diesem Recht auf Wissen (Clayton 1997; Robertson/Savulescu 2001; Ross 2002).

Allerdings wurden auch eine Reihe autonomiebezogener Argumente gegen prädiktive genetische Diagnostik im Kindesalter genannt: So bleibt trotz der erhaltenen Analyseergebnisse zumeist ein hohes Maß an krankheitsbezogener Ungewissheit bestehen. Dies trifft vor allem dann zu, wenn es sich um Krankheiten mit verminderter Penetranz oder variabler Expressivität handelt (Harper/Clarke 1990; Taylor/Myers 1997; Geller 1999; McGowan 1999). Darüber hinaus wurde vorgebracht, durch eine prädiktive genetische Analyse werde das Recht des Kindes auf Schutz der Privatsphäre und auf Vertraulichkeit gebrochen (Botkin 1995).

Ein weiteres Argument gegen prädiktive genetische Diagnostik im Kindesalter betrifft die Ebene der Wahlentscheidung. Denn letztlich sind es die Eltern, welche die Entscheidung über eine Testdurchführung treffen, und nicht das jeweilige Kind. Jedoch sollte dieser Argumentation zufolge das Kind über einen – es selbst in zentraler Weise betreffenden – Punkt selbst entscheiden können, wenn es dazu in der Lage ist (Harper/Clarke 1990; Davis 1997; Dickenson 1999). Joel Feinberg (1980) hat auf einen hiermit in engem Zusammenhang stehenden Aspekt hingewiesen: Demzufolge besitzt ein Kind Rechte, die für das Kind bewahrt werden müssen bis es erwachsen ist. Die Gesamtheit dieser Rechte bildet, was Feinberg das Recht des Kindes auf eine offene Zukunft nennt (»the child's right to an open future«). Durch das Unterlassen einer prädiktiven genetischen Analyse bleibt für das Kind die künftige Wahl bei der Entscheidung erhalten (Harper/Clarke 1990; Ball u.a. 1994; Davis 1997).

Gegen diese Argumentation kann eingewendet werden, jede Entscheidung besitze in irgendeiner Form Auswirkungen auf die Zukunft und schränke zumeist auch die künftigen Wahl- und Handlungsmöglichkeiten ein. Allerdings steht im Zusammenhang prädiktiver genetischer Diagnostik nicht nur diese eine Wahlentscheidung – Testinanspruchnahme: ja oder nein – im Mittelpunkt. Vielmehr bleibt für das Kind bzw. den zukünftigen Erwachsenen die Option auf Nichtwissen auf diese Weise erhalten, d.h. die Zukunft ist diesbezüglich offen (vgl. Kap. D.II.1.3.). Letztlich geht es hierbei um eine von genetischem Wissen unbeeinträchtigte Zukunft (vgl. Kap. D.V.).

Insgesamt erscheint vor diesem Hintergrund weitgehend unklarer Auswirkungen sowohl auf das Wohlbefinden als auch auf die Autonomie der Betreffenden eine generelle Zurückhaltung beim Einsatz prädiktiver genetischer Diagnostik im Kindesalter auf spät ausbrechende Krankheiten geboten. Bei Kindern kommt Argumenten, welche sich aufgrund der Wahrung der Freiheit beim künftigen Lebensentwurf gegen das Durchführen einer prädiktiven genetischen Analyse aussprechen, eine besonders große Bedeutung zu. So gesehen schützt das Unterlassen eines Gentests die Autonomie des Kindes, Jugendlichen und künftigen Erwachsenen, da es einen von entsprechenden prädiktiven Aussagen unbeeinträchtigten Selbstentwurf ermöglicht (vgl. Kap. D.V.2.).

3. Recht auf Nichtwissen

Wie in den vorherigen Kapiteln diskutiert, kommt dem Recht auf Wissen eine für den Umgang mit prädiktiver genetischer Diagnostik grundlegende Stellung zu, wenn sich auch im Kontext ärztlichen Handelns gewisse Einschränkungen ergeben. Als besonders zentral wird die Bedeutung des Rechts auf Wissen im Allgemeinen dann angesehen, wenn sich aus den Ergebnissen prädiktiver genetischer Diagnostik direkte medizinische Handlungsoptionen ergeben, d.h. wenn geeignete präventive oder therapeutische Maßnahmen ergriffen werden können oder wenn dem Ergebnis Relevanz im Zusammenhang mit Familienplanungsentscheidungen zukommt.

Vor diesem Hintergrund sind die Aussagen einiger Autoren zu sehen, die in Fällen, in denen sich durch die Resultate prädiktiver genetischer Analysen konkrete medizinische Handlungsoptionen eröffnen, nicht nur von einem Recht auf Wissen sprechen, sondern vielmehr von einer Pflicht zu wissen ausgehen (Shaw 1987; Fletcher 1988; Kielstein/Sass 1992; Sass 1996, 2003; Schulman u.a. 1996; Chadwick 1997a; Wachbroit 1998; Kielstein 2003). Dieser Argumentation zufolge besteht für den Einzelnen eine Verpflichtung, seinen genetischen Status in Erfahrung zu bringen, um über die eigenen Gesundheitsrisiken Bescheid zu wissen und so eine eigenverantwortliche Modifikation des Lebensstils zu ermöglichen sowie um verantwortungsvolle Familienplanungsentscheidungen treffen zu können (Kap. D.IV.). Die Größe dieser Pflicht zu wissen wird häufig als abhängig vom jeweiligen Krankheitsrisiko angesehen: Je schwerer die in Frage stehende Erkrankung und je höher das Erkrankungsrisiko, als desto größer kann demnach die Wissenspflicht betrachtet werden.

Die Annahme einer allgemeinen Pflicht zu wissen ist jedoch aus verschiedenen Gründen problematisch. Zunächst ergibt sich – ähnlich wie beim Recht auf Wissen – die Schwierigkeit festzulegen, wie der Bereich an Erkrankungen und wie der Personenkreis, für den eine Verpflichtung zu wissen bestehen könnte, eingegrenzt werden könnte. Darüber hinaus führt die Annahme einer Pflicht zu wissen von vornherein zu einer starken Antworttendenz bei der Frage, ob eine genetische Analyse durchgeführt werden soll oder nicht. Hierdurch wird jedoch der diesbezügliche Entscheidungsspielraum der jeweiligen Person in beträchtlichem Maße eingeschränkt. Des Weiteren tendieren entsprechende Positionen dazu, aus der Pflicht zu wissen für die jeweiligen Personen eine Verpflichtung abzuleiten, ihr Verhalten an den Ergebnissen prädiktiver genetischer Diagnostik auszurichten. Denn die Annahme einer Pflicht zu wissen impliziert bis zu einem gewissen Grad auch eine Verpflichtung, entsprechend den erhaltenen Analyseergebnissen zu handeln, d.h. sich möglichst gesund zu verhalten bzw. Familienplanungsentscheidungen so zu treffen, dass das Auftreten der entsprechenden Krankheiten nach Möglichkeit verhindert wird. Diese negativen Auswirkungen auf die Autonomie lassen die Annahme einer Pflicht zu wissen äußerst problematisch erscheinen.

Zwar mag man argumentieren, mit einer Pflicht zu wissen gehe nicht die Verpflichtung einher, sich auf eine bestimmte Art und Weise zu verhalten, vielmehr werde hierdurch der Einzelne lediglich gezwungen, in eigenverantwortlicher Weise Entscheidungen zu treffen und sein gesundheitliches Schicksal bzw. dasjenige seiner Nachkommen nicht dem Zufall zu überlassen (Sass 1996). Dieser Position liegt letztlich die Ansicht zugrunde, die durch prädiktive genetische Analysen erzielbare Kenntnis genetischer Zusammenhänge stelle die Voraussetzung für autonome Lebensgestaltung dar, während umfassend verantwortliches Handeln in deren Abwesenheit nicht möglich sei (vgl. Kap. D.V.). Allerdings kann man den Sinn und Zweck einer Pflicht zu wissen in Frage stellen, wenn diese Wissenspflicht nicht eine andere Verpflichtung nach sich zieht, wenn es also quasi der selbstbestimmten Entscheidung der einzelnen Person anvertraut wird, wie sie sich angesichts des erhaltenen Analyseergebnisses verhalten will. Darüber hinaus lassen sich aus einem Gentest zumeist nur Wahrscheinlichkeitsaussagen in Bezug auf das Auftreten einer Erkrankung, über Schwere der Symptomatik und Erkrankungszeitraum ableiten. Ob diese unsicheren Angaben tatsächlich die Annahme einer Pflicht zu wissen legitimieren, erscheint fraglich.

Bei Überlegungen hinsichtlich eines Rechts auf Wissen – oder gar einer Pflicht zu wissen – tritt sehr leicht ein anderer gegenläufiger Gesichtspunkt in den Hintergrund: Das Recht auf Nichtwissen, d.h. das Recht einer Person, ihren genetischen Status nicht erfahren zu müssen. Während das Recht auf Nichtwissen im therapeutischen Kontext im Zusammenhang mit dem hier zu gebenden *informed consent* nur selten explizit in Anspruch genommen wird (vgl. Kap. C.I.2.), kommt dem Recht auf Nichtwissen im Kontext prädiktiver genetischer Diagnostik eine stärkere praktische Relevanz zu. Es besitzt umso größere Bedeutung, je weniger präventive oder therapeutische Handlungsoptionen verfügbar sind und je schwieriger für die Menschen das Zurechtkommen mit der erhaltenen Information ist.

Das Recht auf Nichtwissen ermöglicht es den betreffenden Personen, ihr Leben ohne die Interferenz der Ergebnisse prädiktiver genetischer Diagnostik zu gestalten – so sie dies wünschen (vgl. Kap. D.V.2.). Jedoch setzt es bei den Betreffenden eine zumindest abstrakte Kenntnis der fraglichen Wissensbereichs voraus, welche ihnen ermöglicht, die Risiken des Nichtwissens in adäquater Weise zu ermessen (Chadwick 1997a; Husted 1997; Levitt 1997; Taupitz 1998).

Das Recht auf Nichtwissen erhält besondere Bedeutung, wenn sich die Überlegungen nicht mehr nur auf einzelne Personen und ihre autonome Lebensgestaltung beziehen, sondern wenn auch das soziale Umfeld mitbedacht wird. Denn ein Anspruch auf Erhalten genetischer Daten kann nicht nur von derjenigen Person ausgehen, auf welche sich die jeweiligen Ergebnisse prädiktiver genetischer Diagnostik beziehen, sondern auch von Dritten, welche prädiktive Aussagen über eine bestimmte Person in Erfahrung bringen wollen. Ein Rekurs auf das Recht auf Nichtwissen kann daher auch als Möglichkeit einer Person gesehen werden, sich – möglicherweise zu ihren Ungunsten zu verwendenden – Wissensansprüchen Dritter zu widersetzen, und auf diesem Wege die Voraussetzungen für eine unbeeinträchtigte autonome Lebensgestaltung zu schaffen.[75] So gesehen spielen beim Recht auf Nichtwissen das Recht und der Schutz des Einzelnen gegenüber der Gesellschaft eine wichtige Rolle. Auf der anderen Seite wurde jedoch vorgebracht, das Recht auf Nichtwissen beruhe möglicherweise auf einem über-individualistischen Ansatz gegenüber ethischen Fragestellungen und gewähre somit dem Einzelnen zum Nachteil der Gemeinschaft übermäßigen Schutz (Chadwick 1997b).

Zwar mag man einwerfen, es liege nicht an den Resultaten prädiktiver genetischer Analysen selbst, wenn mit diesen nachteilige Auswirkungen auf den Einzelnen einhergehen, sondern vielmehr an unangebrachten gesellschaftlichen Strukturen. Anstelle sich angesichts potenzieller, mit den Analyseergebnissen einhergehender Benachteiligungen gegen das Durchführen entsprechender Analysen auszusprechen, wurde daher stattdessen, beispielsweise von Robert Wachbroit, für einen adäquateren Umgang mit genetischen Daten plädiert (Wachbroit 1998). Wenn auch unstrittig ist, dass die durch die Ergebnisse prädiktiver genetischer Diagnostik möglicherweise entstehenden Schwierigkeiten nicht aus den Analyseergebnissen selbst resultieren, sondern aus der ihnen im gesellschaftlichen Umfeld

75 Zur Diskussion des Rechts auf Nichtwissen aus juristischer Perspektive siehe Taupitz 1998; Simon 2001.

zugeschriebenen Funktion, so findet sich der Einzelne jedoch immer in vorgegebene gesellschaftliche Strukturen eingebunden. Ein Recht auf Nichtwissen ermöglicht ihm, unter bestehenden Rahmenbedingungen möglichst freie und selbstbestimmte Entscheidungen zu treffen. Die Notwendigkeit, für einen adäquaten Umgang mit den Resultaten prädiktiver genetischer Analysen zu sorgen, wird hierdurch jedoch keineswegs obsolet.

Allerdings besitzt das Recht auf Nichtwissen auf einer Ebene zentrale Relevanz, auf der es keine Rolle spielt, ob die Analyseergebnisse im individuellen oder gesellschaftlichen Kontext möglicherweise negative Konsequenzen mit sich bringen: So kann wirkliche Entscheidungsfreiheit bei der Frage, ob eine prädiktive genetische Analyse in Anspruch genommen werden soll, für den Einzelnen nur gewährleistet sein, wenn – gleichberechtigt – sowohl von einem Recht auf Wissen als auch von einem Recht auf Nichtwissen ausgegangen wird. Unabhängig von Folgenüberlegungen, die sich auf mögliche negative Auswirkungen der Ergebnisse prädiktiver genetischer Diagnostik beziehen, stellt das Recht auf Nichtwissen die grundlegende Voraussetzung für eine freie, selbstbestimmte Entscheidung hinsichtlich der Inanspruchnahme prädiktiver genetischer Diagnostik dar.

Das nicht selten einseitig zugunsten eines Rechts auf Wissen eingesetzte Selbstbestimmungsargument bildet daher in ebensolchem Maße auch die Grundlage für ein Recht auf Nichtwissen. Denn wenn ein Anspruch auf Wissen durch Rekurs auf das Autonomieprinzip legitimiert werden kann, so gilt dies in gleicher Weise auch für einen Anspruch auf Nichtwissen – solange nicht die Rechte Außenstehender tangiert werden (Chadwick 1997b). Entgegen der zunächst plausibel erscheinenden Anfangsannahme, Voraussetzung von Autonomie sei es, in möglichst umfassender Weise Kenntnisse hinsichtlich der genetischen Konstitution zu erhalten um hiervon ausgehend eine adäquate und verantwortungsvolle Lebensgestaltung zu ermöglichen, kann mithilfe von Autonomieüberlegungen also auch gegen eine Testinanspruchnahme argumentiert werden. Hierbei steht das Recht im Mittelpunkt, sein Leben ohne die Interferenz von Ergebnissen prädiktiver genetischer Diagnostik planen und gestalten zu können (vgl. Kap. D.V.). Für eine generelle Pflicht zu wissen kann mithilfe eines Rekurses auf Autonomiegesichtspunkte daher nicht plädiert werden, vielmehr besitzen aufgrund des Selbstbestimmungsrechts das Recht auf Wissen und das Recht auf Nichtwissen zunächst gleich große Bedeutung.

Will man zugunsten einer Pflicht zu wissen argumentieren, so muss vielmehr auf sich am gesundheitlichen Wohlbefinden ausrichtende Benefizienzgesichtspunkte rekurriert werden. Fürsorgeüberlegungen mögen es in Situationen, in denen medizinische Handlungsmöglichkeiten zur Verfügung stehen, erfordern, eine prädiktive genetische Analyse durchzuführen. So kann eine Person, bezogen auf ihre individuelle Lebenssituation, zu der Ansicht gelangen, um ihrer Gesundheit und ihres Wohlbefindens willen oder um Gesundheit und Wohlbefinden ihrer Angehörigen willen bestehe eine Verpflichtung zur Testdurchführung. Insbesondere der Eindruck einer verpflichtenden Solidarität gegenüber Angehörigen spielt hierbei häufig eine große Rolle (Kap. D.II.4.).[76] In dem Maße, in dem aufgrund der Resultate prädiktiver genetischer Analysen keine geeigneten Präventions- oder Therapiemaßnahmen ergriffen werden können, erhält der Benefizienzgesichtspunkt jedoch eine untergeordnete Bedeutung und es rücken Autonomieüberlegungen, d.h. Aspekte der selbstbestimmten Lebens- und Familienplanung, in den Vordergrund, in deren Umfeld nicht zugunsten einer Pflicht zu wissen argumentiert werden kann.

Zusammenfassend lässt sich daher feststellen: Zwar besteht ein – an den medizinischen Kontext gebundenes – Recht auf Wissen, welches bei Vorliegen geeigneter Rahmenbedingungen vom Betreffenden eingelöst werden kann; eine entsprechende allgemeine Verpflichtung zu wissen kann jedoch nicht angenommen werden. Vielmehr liegt es in der autonomen Entscheidung der jeweiligen Person, ob sie ihr Recht auf Wissen oder ihr Recht auf Nichtwissen in Anspruch nehmen möchte.

Entsprechende Unterstützung bei der diesbezüglichen Entscheidungsfindung erhalten die Personen von ärztlicher Seite im Rahmen genetischer Beratungsgespräche. Auf das Modell genetischer Beratung sowie auf Besonderheiten der Arzt-Patient-Beziehung im Umfeld prädiktiver genetischer Diagnostik soll daher im Folgenden eingegangen werden.

---

76 Zur Frage, ob bzw. inwieweit Benefizienzüberlegungen bei der Familienplanung, d.h. in Bezug auf künftige Kinder, eine Pflicht zu wissen nach sich ziehen, vgl. Kap. D.IV.3. und Kap. D.IV.4.1.

2. Genetische Beratung vor dem Hintergrund veränderter Arzt-Patient-Beziehung

Die Durchführung einer prädiktiven genetischen Analyse findet eingebettet in ein Beratungskonzept statt, innerhalb dessen sowohl vor als auch nach dem Gentest ausführliche Beratungsgespräche durch einen Facharzt für Humangenetik bzw. medizinische Genetik erfolgen. Insgesamt betreut ein multidisziplinäres Team, bestehend aus Genetikern und Vertretern der verschiedensten Fachdisziplinen, die Ratsuchenden.[77]

Aufgabe genetischer Beratung ist es, Rat suchende Personen über ihr individuelles genetisches Risiko aufzuklären, mit dem Ziel individueller Krankheitsvorsorge oder selbstverantwortlicher Familienplanung (Kessler 1984; Chadwick 1993; Biesecker 1998: Bundesärztekammer 1998a, 1998b, 2003). Im Rahmen genetischer Beratungsgespräche wird der *informed consent* für die Testdurchführung erzielt sowie im Fall des Feststellens genetischer Auffälligkeiten der Umgang mit den erhaltenen Analyseergebnissen erleichtert. So ist es Aufgabe der genetischen Beratung, Erwachsenen Informationen über ihren genetischen Status zu vermitteln und die ihnen zur Verfügung stehenden Optionen bewusst zu machen. Hierzu wird der jeweilige Familienbefund erhoben, über die klinischen Aspekte des in Frage stehenden Krankheitsbildes informiert, das Spektrum der klinischen Manifestationsformen vorgestellt sowie auf die in Frage kommenden Möglichkeiten der Krankheitsprävention und Therapie eingegangen.

Darüber hinaus besteht eine der Aufgaben genetischer Beratungsgespräche vor der Testdurchführung darin, abzuschätzen, wie eine Person voraussichtlich mit einem günstigen oder ungünstigen Ergebnis zurechtkommen würde, um dann ggf. entsprechende Unterstützung bei der Prob-

---

77 Allerdings bestehen derzeit in Deutschland keine gesetzlichen Vorschriften, wonach prädiktive genetische Analysen nur von Ärzten durchgeführt werden dürfen. Insbesondere liegen keine Regelungen hinsichtlich des Einsatzes genetischer Test-Kits für die Eigenanwendung vor (Taupitz 2001a; Heinrichs 2002; Seel 2002; Bundesärztekammer 2003).

lembewältigung anbieten zu können. Insbesondere wurde ein Zusammenhang zwischen krankheitsbezogener Stressbelastung vor dem Analyseverfahren und dem Auftreten psychosozialer Probleme nach der Testdurchführung festgestellt (vgl. Kap. D.II.3.2.): Je höher für den Einzelnen die subjektive Belastung ist durch die Möglichkeit, künftig von der in Frage stehenden genetisch bedingten Erkrankung betroffen zu sein, mit desto größerer Wahrscheinlichkeit treten nach der Testinanspruchnahme psychische Belastungen und Schwierigkeiten auf (DudokdeWit u.a. 1998; Benjamin/Lashwood 2000; Robins Wahlin u.a. 2000).

Eine ausführliche Beratung der Ratsuchenden vor Durchführen einer prädiktiven genetischen Analyse sowie ihre Begleitung nach der Testdurchführung trägt daher in hohem Maße dazu bei, das Auftreten ernsthafter psychischer Schwierigkeiten nach Mitteilung des Analyseergebnisses zu vermeiden. Dies gilt unabhängig davon, ob im Rahmen des diagnostischen Verfahrens eine genetische Auffälligkeit festgestellt wurde oder nicht (vgl. Kap. D.III.2.1.).[78]

Insgesamt gesehen hilft genetische Beratung den Ratsuchenden, mit einer bestimmten Erkrankung oder dem Risiko hierzu, das sie selbst oder Familienmitglieder tragen, umzugehen. Über den Weg der genetischen Beratung und Testdurchführung können – vermittelt über Früherkennungsmaßnahmen und Vorsorgeuntersuchungen – behandelbare erbliche Krankheiten frühzeitig erfasst werden und rechtzeitig einer Therapie zugeführt werden. Im pädiatrischen Bereich liegt der Schwerpunkt auf der Beratung und Hilfestellung im Umgang mit einem kranken Kind. Im pränatalen Bereich werden Paare mit Kinderwunsch darüber beraten, mit welcher Wahrscheinlichkeit ihre Nachkommen von einer bestimmten genetisch bedingten Erkrankung betroffen sein werden, ebenso wie Paare mit bereits bestehender Schwangerschaft durch genetische Beratung und Pränataldiagnostik Informationen über den genetischen Status ihres Embryos oder Fetus erhalten können, was ggf. die Option auf einen selektiven Schwangerschaftsabbruch eröffnet. Nicht zuletzt können durch genetische Bera-

78 Um zusätzliche psychosoziale Unterstützung sicherzustellen, wird bei präsymptomatischer genetischer Diagnostik von Chorea Huntington das Benennen einer bei der genetischen Beratung und der Ergebnismitteilung anwesenden Vertrauensperson empfohlen bzw. von vielen Zentren gefordert (International Huntington Association 1994). Diese Begleitperson leistet der Rat suchenden Person psychischen Beistand und trägt so dazu bei, dass diese die Stress erzeugende und unter Umständen stark belastende Enthüllung des Analyseergebnisses besser verkraften kann. Darüber hinaus fungiert sie ggf. als Mittelsperson zu den Ärzten.

tung viele Ratsuchende beruhigt werden, weil sie oder ihre Nachkommen nur ein geringes genetisches Risiko tragen.

Zwischen ärztlichem Handeln im klassischen therapeutischen Kontext und dieser auf den Bereich der Humangenetik spezialisierten Form ärztlicher Tätigkeit im Kontext prädiktiver genetischer Diagnostik bestehen neben vielen Gemeinsamkeiten eine Reihe wesentlicher Unterschiede. Generell ist ärztliches Handeln innerhalb der Arzt-Patient-Beziehung geprägt vom Bestreben, den anvertrauten Patienten – unter Berücksichtigung der Patientenautonomie – Gutes zu tun und nicht zu schaden (vgl. Kap. C.II.1.1.). Im medizinisch-therapeutischen Kontext ist hierfür mit dem Fördern der Gesundheit und dem Behandeln von Krankheitssymptomen, dem Lindern von Schmerzen etc. eine generelle Richtschnur vorgegeben – auch wenn es im konkreten Einzelfall nicht selten strittig sein mag, mit welcher medizinischen Maßnahme dem Wohlbefinden eines Patienten am besten gedient werden kann.

Im Kontext prädiktiver genetischer Diagnostik stellt sich diese Fürsorgeverpflichtung in veränderter Form dar: So liegt für den Arzt aufgrund der Abwesenheit akut zu behandelnder Krankheitssymptome zumeist kein direkter Handlungsdruck vor, welcher es verlangen würde, angesichts eines unmittelbar notwendigen medizinischen Eingriffs bestimmte Risiken in Kauf zu nehmen.[79] Die ärztliche Benefizienzverpflichtung kann sich hier zum einen auf im Anschluss an eine Mutationsfeststellung möglicherweise verfügbare präventive oder therapeutische Handlungsoptionen beziehen. Zum anderen kann sie darauf ausgerichtet sein, für die betreffende Person eine das Wohlbefinden beeinträchtigende krankheitsbezogene, sich auf ihren genetischen Status beziehende Unsicherheit zu beenden. Darüber hinaus können – in indirekter Weise verstandene – Benefizienzüberlegungen auch den Gesichtspunkt der Förderung der Autonomie der betreffenden Personen in den Mittelpunkt stellen. Hierbei spielt der positive Zusammenhang zwischen Autonomie, selbstbestimmter Lebensgestaltung und Wohlbefinden eine Rolle (vgl. Kap. C.II.1.3.1.).

Jedoch ist auf der anderen Seite auch die Verpflichtung zu sehen, Rat suchenden Personen durch genetische Beratung, prädiktive genetische Diagnostik und die hieraus möglicherweise resultierenden Implikationen nicht zu schaden (vgl. Kap. C.II.1.1.). Risiken und mögliche negative Auswirkungen des diagnostischen Verfahrens müssen daher ausgiebig bespro-

79 Ein unmittelbarer Handlungsdruck mag – dann allerdings aus anderen Gründen – lediglich im Bereich der Reproduktionsmedizin gegeben sein (vgl. Kap. D.IV.).

chen werden. Besonders in Fällen, in denen keine geeigneten präventiven oder therapeutischen Konzepte zur Verfügung stehen, kann – medizinisch gesehen – dem gesundheitlichen Wohlbefinden des Betreffenden durch eine prädiktive genetische Analyse zumeist wenig gedient werden. Der Gesichtspunkt der am gesundheitlichen Wohlbefinden des Betreffenden ausgerichteten ärztlichen Fürsorge tritt daher hier in den Hintergrund, während bei entsprechenden Abwägungen der Nichtschadensverpflichtung und Autonomiegesichtspunkten eine verstärkte Bedeutung zukommt.

Ein weiterer Aspekt betrifft die Zielgruppe ärztlicher Fürsorge im Umfeld prädiktiver genetischer Diagnostik. Bezieht sich die ärztliche Fürsorgeverpflichtung auf einzelne Personen, auf Familien, oder möglicherweise auf ganze Bevölkerungsgruppen? Denn anders als im medizinisch-therapeutischen Zusammenhang, in dem eindeutig der individuelle, von Krankheitssymptomen betroffene Patient das Ziel der Behandlung bildet, können neben der Rat suchenden Person selbst u.U. weitere Familienangehörige als von einer genetischen Analyse mehr oder weniger direkt Betroffene angesehen werden. Vor diesem Hintergrund ergeben sich komplexe Zusammenhänge bei der Frage, wie weit die ärztliche Fürsorgepflicht auch Angehörige mit einbezieht, die auf ihre genetische Konstitution rückschließen können bzw. müssen (Kap. D.III.3.1.2.). Darüber hinaus sind, wenn es um Familienplanungsentscheidungen geht, Embryonen, Feten, bzw. künftige Kinder zu berücksichtigen (Kap. D.IV.). Bei Screening-Programmen können weite Teile der Bevölkerung als Zielgruppe gesehen werden (Kap. D.II.5.).

Auch Autonomiegesichtspunkte besitzen im Kontext prädiktiver genetischer Diagnostik einen – verglichen mit dem medizinisch-therapeutischen Kontext – veränderten Schwerpunkt: So sucht im Umfeld prädiktiver genetischer Analyseverfahren nicht ein Patient einen Arzt zwecks Behandlung bereits bestehender Gesundheitsprobleme auf, sondern für die Rat suchende Person steht in erster Linie der Wunsch nach Erhalten von Information, welche Bedeutung für ihre künftige Lebens- und Familienplanung besitzt, im Vordergrund. Ärztliche Aufgabe ist es hier zunächst, in umfassender Weise über die Möglichkeit eines Gentests, über seine Bedeutung und Aussagekraft, aber auch über seine Grenzen und möglichen Folgen zu informieren.

Hierbei besteht die Schwierigkeit darin, nicht nur die kurzfristigen, sondern auch die mittel- und langfristigen Konsequenzen des diagnostischen Verfahrens zu antizipieren. Entsprechende – letztlich immer im spekulativen Bereich bleibende – Überlegungen sind nur sinnvoll durchführbar, wenn der jeweilige individuelle Lebenskontext des Betreffenden, seine Ziele, seine langfristige Lebensplanung sowie sein familiäres Umfeld miteinbezogen werden. Bei derartigen Überlegungen sind sich auf medizinische Kriterien des gesundheitlichen Wohlbefindens beziehende Standards in weiten Bereichen nur schlecht anwendbar. Vielmehr kommt hier den persönlichen Einstellungen und der subjektiven Sichtweise der betreffenden Person die entscheidende Rolle zu.

Diese verstärkte Betonung der Autonomie kann vor dem Hintergrund der in den letzten Jahrzehnten erfolgten allgemeinen Veränderung der Arzt-Patient-Beziehung gesehen werden, im Rahmen derer die Rolle des Patienten und die subjektive Sichtweise des Patienten zunehmend an Bedeutung gewann (vgl. Kap. C.I.1.). In der prädiktiven genetischen Medizin ist diese Tendenz zur Autonomiebetonung sogar noch größer als im klassischen therapeutischen Kontext, da hier verstärkend hinzukommt, dass der Nutzen prädiktiver genetischer Diagnostik in besonders hohem Maße von den individuellen Zusammenhängen und Einstellungen der jeweiligen Person abhängt. Dies gilt insbesondere, wenn im Anschluss an das Analyseverfahren keine adäquaten Präventions- oder Therapiemöglichkeiten zur Verfügung stehen.

Vor dem Hintergrund dieser Zusammenhänge hat sich seit den 1970er Jahren – in Abgrenzung vom in der ersten Hälfte des 20. Jahrhunderts vertretenen direktiven, von eugenischen Tendenzen dominierten Ansatz (Kröner 1997) – das Modell nicht-direktiver genetischer Beratung entwickelt. Auf dieses Modell sei im Folgenden näher eingegangen.

1. Nicht-direktive Grundausrichtung genetischer Beratung

Ziel genetischer Beratung ist es, die Entscheidungskompetenz der Ratsuchenden im Umgang mit prädiktiver genetischer Diagnostik zu fördern und ihnen zu ermöglichen, eine für sie tragbare Entscheidung zu erzielen. Genetische Beratung ist bei all ihren Aktivitäten ausgerichtet an der Achtung der Autonomie der Ratsuchenden sowie an Fürsorge- und an Nichtschadensverpflichtungen. Im Allgemeinen wird ein nicht-direktives Beratungskonzept vertreten, demzufolge der ärztliche Berater innerhalb mehrerer Sitzungen die relevanten Informationen übermittelt und Hilfestellung bei der Entscheidung über eine Testinanspruchnahme sowie im Umgang mit dem Analyseergebnis gibt, ohne jedoch die Rat suchende Person bei der Entscheidungsfindung zu beeinflussen (Kessler 1984; Wertz/Fletcher 1989; Chadwick 1993; International Huntington Association 1994; Biesecker 1998; Bundesärztekammer 1998a, 1998b, 2003; WHO 1998; Burson/Markey 2001; Di Pietro u.a. 2004).

Diese Vorgehensweise greift zurück auf das Klienten-zentrierte Beratungsmodell, das ursprünglich von Carl Rogers beschrieben wurde (Rogers 1951). Es baut auf der für Nichtdirektivität zentralen Grundannahme auf, dass nicht die Berater die anstehenden Entscheidungen treffen sollten, sondern die jeweiligen Ratsuchenden selbst, da sie es sind, die am ehesten einschätzen können, welche Entscheidungen in Bezug auf eine Testinanspruchnahme und den Umgang mit den sich hieraus ergebenden Konsequenzen für ihren weiteren Lebensverlauf die besten sind.

Die Entscheidung über die Inanspruchnahme prädiktiver genetischer Diagnostik wird – angesichts des besonderen Status der Ergebnisse prädiktiver genetischer Analysen (vgl. Kap. D.I.3.) – allgemein betrachtet als persönliche, nicht als medizinische Entscheidung (Davis 1997; Geller u.a. 1997; Biesecker 1998). Demzufolge liegt die Entscheidung über eine Testdurchführung und über hieraus abzuleitende Konsequenzen allein beim Ratsuchenden selbst; von Einflussnahmen jeglicher Art durch den beratenden Arzt ist demnach abzusehen. Durch ein genetisches Beratungsgespräch sollen vielmehr in wertneutraler Weise die für eine selbstbestimmte Entscheidungsfindung erforderlichen Informationen zur Verfügung gestellt werden und die Betreffenden in die Lage versetzt werden, die relevanten Gesichtspunkte der Situation auf adäquate Weise zu berücksichtigen. Die Ansichten und Bewertungen der jeweiligen Rat suchenden Personen sind dabei zu respektieren; lediglich sachlich falsche Ansichten der betreffenden Personen müssen korrigiert werden. Im Mittelpunkt dieser Vorgehensweise steht der Respekt vor der Autonomie der Rat suchenden Person; diese soll ohne direktive Einflussnahme des Beraters eine freie Entscheidung in Bezug auf die Testinanspruchnahme treffen können.

Zentrale Voraussetzung für eine autonome Entscheidungsfindung ist zunächst das umfassende Übermitteln der relevanten Informationen von Seiten der Berater und das Verstehen der relevanten Informationen und Zusammenhänge auf Seiten der Ratsuchenden (vgl. Kap. C.I.3.). So muss detailliert über die jeweils in Frage stehenden Krankheiten und über Modus und Validität der durchzuführenden diagnostischen Verfahren informiert werden sowie eine Familienanamnese erstellt werden. Von wesentlicher Bedeutung ist es, mit den Rat suchenden Personen ihre derzeitige und mögliche künftige Lebenssituation zu besprechen, d.h. Fragen der Lebensführung, der Partnerschaft, der Familienplanung, des Umgangs mit Versicherungen oder Ähnliches. Auch dem ausführlichen Darstellen der möglichen negativen Folgen prädiktiver genetischer Diagnostik kommt große Bedeutung zu (vgl. Kap. D.III.).

Um ein umfassendes Verständnis zu erreichen und eine Überforderung der Ratsuchenden zu vermeiden, muss in individueller Weise auf die betreffenden Personen eingegangen werden, auf ihren jeweiligen Wissensstand, ihre Ängste und Fehlwahrnehmungen. Denn nicht selten verstehen die Ratsuchenden die komplexen Zusammenhänge nicht richtig oder geben den vorgestellten Risiken vor dem Hintergrund ihrer persönlichen Erfahrungen ihre eigene Bedeutung. Das Verständnis von Wahrscheinlichkeitsaussagen, d.h. das Verstehen der Bedeutung von in konkrete Zahlen gefassten Erkrankungsrisiken, gestaltet sich für viele Ratsuchende sehr schwierig (siehe auch Sachs u.a. 2001). Dies gilt insbesondere, da sich die Informationsübermittlung in weiten Bereichen als äußerst belastend für die Rat suchenden Personen erweist; Gefühle von persönlicher Bedrohung und Angst beeinflussen zum Teil in beträchtlichem Maße ihre Risikowahrnehmung. Darüber hinaus gestalten sich zukunftsgerichtete Folgenüberlegungen, vor allem die ferne Zukunft betreffend, als sehr schwierig. Aufgabe genetischer Beratungsgespräche ist es daher auch, die Menschen anzuregen, verschiedene Szenarien zu entwerfen: Überlegungen anzustellen, wie sich ein Weiterleben mit positivem Analyseergebnis, mit negativem Analyseergebnis oder ohne Analyseergebnis gestalten würde. Hierzu gehört auch eine ausführliche Reflexion über den geeigneten Testzeitpunkt. Wichtig ist daher, zwischen den verschiedenen Sitzungen ausreichend Zeit zur Verfügung zu stellen, um den Betreffenden Gelegenheit zu geben, ihre Situation eingehend zu durchdenken.[80] Hierdurch werden akute Stress-Situationen

---

80 So ist es beispielsweise ratsam, bei Personen, die aufgrund der bei einem ihrer Familienangehörigen erfolgten Diagnosestellung erst vor kurzem von ihrem eigenen erhöhten Erkrankungsrisiko erfahren haben, einige Zeit vergehen zu lassen, bevor bei ihnen selbst eine prädiktive genetische Analyse durchgeführt wird. Denn wer frisch von seinem erhöhten Erkrankungsrisiko erfährt, besitzt anfangs zumeist ein sehr großes Interesse an einer Testdurchführung, welches jedoch mit der Zeit sinkt, wenn sich die jeweilige Person darauf eingestellt hat und die möglichen negativen Folgen eines positiven Ergebnisses durchdacht hat (Tyler u.a. 1992).

vermieden, in denen eine beträchtliche Gefahr vorliegt, nicht-authentische Entscheidungen zu treffen (Kielstein/Sass 1992; Tyler u.a. 1992; Ball u.a. 1994; Geller u.a. 1997; DudokdeWit u.a. 1998; Welch/Burke 1998).

Auch wenn das Modell nicht-direktiver genetischer Beratung inzwischen in westlichen Industrienationen generell akzeptiert und allgemein eingesetzt wird, besteht eine intensive, kritische Diskussion über seine Hintergründe und seine Zielsetzung. Während Befürworter des Konzepts nicht-direktiver genetischer Beratung die starke Berücksichtigung der Autonomie der Betreffenden, die empathische Ausrichtung der Beratungssituation und das Bestreben der Berater, den Ratsuchenden individuelle Hilfe in schwierigen Situationen anzubieten, betonen, werfen Kritiker diesem Ansatz vor, im Umfeld der Beratung würden Rat suchende Menschen lediglich in neutraler Weise mit Informationen versorgt, aber emotional und ethisch allein gelassen zu einem Zeitpunkt, zu dem sie die Hilfe von Beratern dringend benötigten.[81] So werde durch das Bestreben nicht-direktiver genetischer Beratung, zwar Informationen zu vermitteln, sich aber aus dem eigentlichen Prozess der Entscheidungsfindung herauszuhalten und die getroffene Entscheidung nicht in Frage zu stellen, das Treffen weit reichender Entscheidungen auf der Grundlage schlecht verarbeiteter Informationen begünstigt.

Obwohl die Beachtung des Prinzips der Nichtdirektivität in der genetischen Beratung als allseits geforderter Standard gilt, beklagen Gerhard Wolff und Christine Jung, in welch geringem Maße bislang Überlegungen hinsichtlich einer inhaltlichen Füllung dieses zentralen Begriffs durchgeführt wurden (Wolff/Jung 1994). Als mögliche Begründung für diese Vernachlässigung diskutieren sie drei verschiedene Hypothesen. So stellen sie neben der »historischen Hypothese« die Konflikt-Hypothese vor, gemäß welcher »Nichtdirektivität in der genetischen Beratung eher die Formulierung eines Problems statt dessen Lösung und die nahezu fehlende Beschäftigung damit Ausdruck des zugrunde liegenden Konfliktes ist« (Wolff/Jung 1994: 197). So lässt sich die Verwendung des Konzeptes der Nichtdirektivität auch als Versuch interpretieren, der Auseinandersetzung mit auf dem Spiel stehenden ethischen Konzepten auszuweichen, wie zum Beispiel der Problematik des im Rahmen der medizinischen Genetik schlecht definierten Krankheitsbegriffs (vgl. Kap. C.II.1.2.) oder des – gerade im Bereich

81 Als Beispiel für eine kritische Stellungnahme aus der Sicht Betroffener siehe McGowan 1999.

der genetischen Frühdiagnostik – häufig unreflektiert akzeptierten Präventionskonzeptes (vgl. Kap. D.IV.3.3.). Auch der intensiven Auseinandersetzung um individuelle und überindividuelle Handlungsziele, um Fragen der individuellen Autonomie und Verantwortung, um Probleme der Entscheidungsfindung und um ähnliche Fragen und Problemkreise werde auf diese Weise aus dem Weg gegangen. Die Konflikt-Hypothese wird dieser Ansicht zufolge durch die Verteidigungs-Hypothese ergänzt, gemäß welcher »...die Beteuerung von Nichtdirektivität lediglich der Abwehr von Angriffen wegen vermeintlicher Schädlichkeit der angewandten Humangenetik dient« (Wolff/Jung 1994: 197). Hierdurch solle insbesondere dem – sich auf einen Einsatz genetischer Diagnostik in der Reproduktionsmedizin beziehenden – Vorwurf eugenischer Tendenzen entgegengewirkt werden.

Durch diese Argumentation wird die zentrale Bedeutung der Einsatzmöglichkeiten genetischer Diagnostik in der Reproduktionsmedizin für die starke Hervorhebung der Patientenautonomie und der Nichtdirektivität genetischer Beratung deutlich (vgl. Kap. D.IV.). Angesichts der Problematik, dass nur für wenige genetisch bedingte Erkrankungen wirksame Behandlungsmöglichkeiten verfügbar sind, spielt hier das von Beraterseite her bestehende Bestreben, sich von Schwangerschaftsabbrüchen und jeglicher Form von Eugenik zu distanzieren, eine große Rolle. Nicht zuletzt historische Erfahrungen über den Missbrauch von Kenntnissen hinsichtlich genetischer Zusammenhänge, insbesondere während der Zeit des Nationalsozialismus, bilden hierbei den Hintergrund (Harper 1992; Wolff/Jung 1994; Davis 1997; Link 1999).

In diesem Zusammenhang kritisiert Robert Wachbroit (1998) die weit verbreitete Ansicht, genetische Beratung sei erforderlich zur besseren Bewältigung der mit potenziellen psychischen und gesellschaftlichen Schwierigkeiten verbundenen Ergebnisse prädiktiver genetischer Diagnostik, als Verzerrung der Situation. Denn die Notwendigkeit genetischer Beratung liege nicht in der besonderen Schwere der mit genetischen Analyseergebnissen einhergehenden möglichen Schäden, sie sei vielmehr eine Reaktion auf historische Eugenik-Erfahrungen. In einer Anstrengung, sich von eugenischen Tendenzen zu distanzieren, helfen demnach Berater den Rat suchenden Personen, Entscheidungen über die Verwendung der Resultate genetischer Analysen zu treffen, ohne Druck auszuüben oder deren Autonomie einzuschränken. Der stärkste Bedarf für genetische Beratung ist dieser Ansicht zufolge auf dem Gebiet der Fortpflanzung gegeben, da hier in der Vergangenheit die meisten Eugenik-Maßnahmen zu verzeichnen waren. Genetische Beratungen auf andere Gebiete der Medizin auszudehnen, auf denen keine Bedrohung der Autonomie besteht, hält Wachbroit jedoch für »genetic exceptionalism«. Denn die alleinige Tatsache, dass genetische Methoden verwendet werden um ein bestimmtes Erkrankungsrisiko zu ermitteln, rechtfertige nicht den Ruf nach besonderer Beratung.[82] Der routinemäßige Einsatz von Beratung bei prädiktiver genetischer Diagnostik führe vielmehr zu einer Mystifizierung von Genen, in deren Folge Missverständnisse über die Bedeutung von Genen entstünden.

Diese generelle Kritik erscheint angesichts der besonderen Eigenarten der Resultate prädiktiver genetischer Diagnostik als zu rigoros (vgl. Kap. D.I.3.). Auch kann man ihr die Sorge vor Missbrauch genetischer Daten und vor möglicher Stigmatisierung oder Diskriminierung entgegenstellen (vgl. Kap. D.III.3.). So ist genetische Beratung nicht nur erforderlich um über die Aussagekraft der jeweiligen prädiktiven genetischen Analyse und über mögliche Folgen aufzuklären, sondern sie besitzt zentrale Bedeutung um die Wahrung sowohl des Rechts auf Wissen als auch des Rechts auf Nichtwissen sicherzustellen.

Abgesehen von dieser Auseinandersetzung um Bedeutung und Rechtfertigung des Konzepts nicht-direktiver genetischer Beratung findet eine intensive Diskussion um die Realisierbarkeit, Praktikabilität und Angemessenheit nicht-direktiver genetischer Beratung statt. Insbesondere wurde die Nichtdirektivität genetischer Beratung in verschiedener Hinsicht hinterfragt: Zum einen in Bezug auf die Frage, inwieweit Wertfreiheit innerhalb der genetischen Beratung tatsächlich möglich ist, zum anderen in Bezug auf die Frage nach der Angemessenheit von Nichtdirektivität im Umgang mit postnataler prädiktiver genetischer Diagnostik. Mit diesen Zusammenhängen beschäftigt sich das folgende Kapitel.

---

82 So habe beispielsweise ein Patient mit erhöhtem Risiko für das Auftreten von Herzerkrankungen beide Male den gleichen Befund zu verarbeiten, unabhängig davon, ob er sein erhöhtes Erkrankungsrisiko aus einer Herzuntersuchung oder aus einem Gentest erfährt. Jedoch erhält er im ersten Fall keine umfassende Beratung vor der Untersuchung (Wachbroit 1998).

2. Direktive Aspekte der genetischen Beratung

Durch das Modell nicht-direktiver genetischer Beratung wird die selbstbestimmte Entscheidungsfindung der Rat suchenden Personen und die Achtung der individuellen Autonomie in den Mittelpunkt gerückt. Allerdings wurde wiederholt in verschiedenen Argumenten vorgebracht, das angestrebte Ziel der Wertneutralität genetischer Beratung, das die individuelle Autonomieverwirklichung des Klienten gewährleisten soll, stelle genau genommen ein unerreichbares Ideal dar (Clarke 1991; Schroeder-Kurth 1994, 1998; Biesecker 1998; Rentmeester 2001; Sherwin 2004).

So impliziert bei kritischer Betrachtung bereits das einer Person von ärztlicher Seite unterbreitete Angebot, ein diagnostisches Verfahren durchzuführen, welches mehr als minimale Kosten und Risiken mit sich bringt, dass das Verfahren Bedeutung besitzt. Auch kann man bereits im Testangebot die Aufforderung sehen, im Falle einer Mutationsfeststellung geeignete Schritte zu unternehmen. Dies gilt in besonderem Maße für das Angebot genetischer Diagnostik im Bereich der Reproduktionsmedizin (Kap. D.IV.) sowie für Screening-Verfahren (Kap. D.II.5.).

Werden Gentests ohne Beteiligung eines betreuenden Arztes interessierten Personen auf direkte Weise durch private Biotechnologiefirmen angeboten, tritt eine Verschärfung der Situation ein, da in diesem Setting die autonome Entscheidungsfindung des Betreffenden nicht durch medizinische Standards gesichert wird. Vielmehr liegt hier aufgrund finanzieller Interessen die Gefahr einseitiger Informationsübermittlung nahe, um eine hohe Inanspruchnahme des Analyseverfahrens zu erreichen (Brower 1997; Hoedemaekers/ten Have 1998a; Loeben u.a. 1998; Williams-Jones 2003).

Zudem wurde von verschiedenen Autoren betont, eine reine Darstellung von Fakten über genetische Diagnostik ohne jeglichen expliziten oder impliziten Wertgehalt sei streng genommen nicht möglich (Rentmeester 2001; Welkenhuysen u.a. 2001). Denn das Ergebnis des Analyseverfahrens gestaltet sich letztlich als ein Bericht über Risiken, bei dem der Nutzen oder die Belastung bestimmter Basensequenzen analysiert wird. Was in diesem Zusammenhang ein Risiko darstellt, hängt auch immer davon ab, was innerhalb einer Gesellschaft angestrebt wird und was unter Gesundheit verstanden wird (vgl. Kap. C.II.1.2.). Demnach erfolgt hier letztlich ein Vermischen von Tatsachen und Werten.

Dieser Sichtweise mag man entgegen halten: Allein die Tatsache, dass die Informationsübermittlung von Werten begleitet ist, beeinträchtigt nicht notwendigerweise die Patientenautonomie; eine autonome Entscheidungsfindung ist vielmehr angesichts und im Bewusstsein dieser Werte erst möglich. Allerdings müssen hierzu Werte, die mit der Übermittlung von »Fakten« einhergehen, möglichst umfassend im Beratungsgespräch verdeutlicht werden, um ins Bewusstsein dringen und interpretiert werden zu können. Auf diesem Wege kann eine unterschwellige Wertevermittlung verhindert werden.

Vor diesem Hintergrund wurde von verschiedener Seite die Notwendigkeit eines intensiven persönlichen Dialogs zwischen Berater und Ratsuchenden betont. Im Rahmen dieses Dialogs sollen genetische Berater verschiedene zu berücksichtigende Sichtweisen und Werte ins Gespräch einbringen sowie gesellschaftliche Faktoren und Auswirkungen verdeutlichen – jedoch ohne Druck auszuüben (Geller u.a. 1997; White 1999; Rentmeester 2001). Diese vom Konzept nicht-direktiver Beratung abweichende Vorgehensweise beruht auf der Ansicht, dass unter Umständen auch die persönliche Meinung des Beraters für die Rat suchenden Personen im Überlegungsprozess eine wichtige Hilfe darstellen kann. Demnach mag es für einige Ratsuchende wichtig sein, dass Berater aus ihren bisherigen Erfahrungen berichten, persönlich Stellung beziehen und Ratschläge geben – nicht zuletzt da sich die Folgen einer prädiktiven genetischen Analyse als hochgradig ambivalent gestalten können. Dieser Ansicht zufolge bleibt trotz persönlicher Stellungnahme des Beraters für die jeweiligen Personen dennoch die Möglichkeit bestehen, sich gemäß ihren eigenen Ansichten und Werten zu entscheiden. Allerdings muss hier gesehen werden, dass der Berater Kraft seiner Erfahrung und seines Fachwissens eine Autorität darstellt, deren Sichtweise gerade für leicht beeinflussbare Ratsuchende den Charakter einer direktiven Empfehlung einnehmen kann, die zu einer Beeinflussung der Entscheidungsfindung der Betreffenden führen kann.

Man kann solche Ansätze, welche den Dialog über die auf dem Spiel stehenden Werte betonen, auch als Antwort auf den – nicht-direktiver genetischer Beratung entgegengebrachten – Vorwurf sehen, genetische Berater führten lediglich bedingungslos die Wünsche der jeweiligen testwilligen Personen aus, ohne ein Mittel zur Verfügung zu haben, um unangemessenen Ansprüchen und Entscheidungen Einhalt bieten zu können. So wurde in dieser dialogzentrierten Strategie auch die Chance gesehen, einen gewissen Einfluss auf die Inanspruchnahme genetischer Diagnostik auszuüben (Eibach 1997; White 1999 und Kap. D.II.3.). Dieser Ansatz mag daher einerseits als paternalistisches Eingreifen kritisiert werden (vgl. Kap.

E.2.2.); andererseits kann er jedoch als Versuch gewertet werden, sich von einem schematischen Festhalten an einer engen, auf den Gesichtspunkt der selbstbestimmten Entscheidungsfindung fixierten Autonomiekonzeption und einem hiermit in Zusammenhang stehenden starren Paternalismusverständnis zu lösen, um in gewissem Sinne regulierend einzugreifen (vgl. Kap. E.3.).

Abweichungen vom Konzept der Nichtdirektivität genetischer Beratung sind auch in anderen Zusammenhängen festzustellen. So zeichnet sich im Umfeld einer zu erwartenden Schwerpunktverschiebung des Anwendungsbereichs postnataler prädiktiver genetischer Diagnostik eine durch medizinische Gesichtspunkte motivierte Tendenz ab, künftig in einigen Bereichen in verstärktem Maße vom Konzept der Nichtdirektivität abzurücken (Biesecker 1998; Collins/McKusick 2001).[83] So ist für die Zukunft ein Einsatz prädiktiver genetischer Analyseverfahren nicht mehr in erster Linie bei unbehandelbaren monogen bedingten Krankheiten zu erwarten, sondern zunehmend auch bei präventiv vermeidbaren oder behandelbaren Krankheiten, insbesondere bei Prädispositionen zu weit verbreiteten, multifaktoriell bedingten Erkrankungen wie zum Beispiel verschiedenen Krebserkrankungen oder Herzkreislauferkrankungen.

Künftig werden daher voraussichtlich zunehmend genetische Analysen zur Ermittlung individueller Erkrankungsrisiken entwickelt und eingesetzt werden, aufgrund derer den Betroffenen Ratschläge gegeben werden können, wie sie ihr Risiko verringern können und welche Maßnahmen sie ergreifen können bzw. sollen. In dem Maße, in dem sich die Erkrankungsrisiken als beeinflussbar erweisen, mag man daher eine direktive Ausrichtung genetischer Beratung weg von Neutralität hin zu Präskriptivität erwarten und einfordern. In deren Rahmen wird Risikopersonen aktiv geraten werden, prädiktive genetische Analysen durchzuführen, um ihnen dann ggf. vor dem Hintergrund der erhaltenen Analyseergebnisse bestimmte Kontrollmaßnahmen, Lebensstilveränderungen, präventive Strategien oder Behandlungsformen nahe zu legen (ten Have 1997, 2001; Biesecker 1998 und. Kap. D.I.1.). Eine entsprechende Vorgehensweise könnte als »milder Paternalismus« bezeichnet werden (vgl. Kap. E.2.2.1.).

Bereits zum jetzigen Zeitpunkt ist in Fällen, in denen präventive oder therapeutische Maßnahmen verfügbar sind – wie zum Beispiel bei prädiktiver genetischer Diagnostik von FAP oder von MEN 2 –, eine eher als

83 Demgegenüber besteht grundlegender Konsens über die zentrale Bedeutung von Nichtdirektivität bei Familienplanungsentscheidungen (vgl. Kap. D.IV.).

direktiv zu bezeichnende Ausrichtung genetischer Beratung anzutreffen (Chapman/Burn 1999; Burke u.a. 2001). In gleicher Weise beschränkt auch die WHO in ihren vorgeschlagenen Richtlinien zur genetischen Beratung (WHO 1998) die nicht-direktive Ausrichtung genetischer Beratung auf Zusammenhänge, in denen keine adäquate Behandlungsmöglichkeit zur Verfügung steht.

Zudem mag man im Zusammenhang präventiv vermeidbarer oder behandelbarer Erkrankungen ein Abrücken von der bislang starken Betonung der Vertraulichkeit und der Bezugnahme auf den einzelnen individuellen Patienten erwarten, und vielmehr angesichts bestehender Präventions- oder Behandlungsmöglichkeiten ganze Familien als Zielgruppe genetischer Beratung betrachten (vgl. Kap. D.III.3.1.2.).

Im Rahmen dieser Entwicklung hin zu einem verstärkten Einsatz prädiktiver genetischer Diagnostik zur Ermittlung von Prädispositionen zum Auftreten häufig vorkommender Erkrankungen werden zunehmend breitere Bevölkerungsteile für eine prädiktive genetische Analyse in Frage kommen. Aus Kapazitätsgründen wird diese große Gruppe von Menschen jedoch nicht von expliziten genetischen Beratern betreut werden können, sodass entsprechende Beratungsgespräche voraussichtlich zunehmend von zusätzlich ausgebildeten Allgemeinmedizinern durchgeführt werden würden. In diesem Kontext mag zu erwarten sein, dass prädiktive genetische Analysen sich künftig zu einem routinemäßig eingesetzten Verfahren innerhalb medizinischer Praxis entwickeln könnten, sodass lediglich Spezialfälle und schwierige Entscheidungssituationen noch an genetische Berater weitergeleitet werden müssten (vgl. Kap. D.II.5.).[84]

---

84 Allerdings darf der Umfang der hierzu erforderlichen Spezialkenntnisse keinesfalls unterschätzt werden, worauf die durch Fehlinterpretationen, ungenügende Genetik-Kenntnisse oder nicht vorhandenes Wissen über ethische und psychosoziale Aspekte genetischer Diagnostik verursachten Schwierigkeiten von Allgemeinmedizinern im Umgang mit prädiktiven genetischen Analyseverfahren hinweisen (Giardiello u.a. 1997; Cho u.a. 1999; Rosen u.a. 2002).

3. Autonomie angesichts der Frage: Wissen wollen oder nicht?

Verschiedene Faktoren und Zusammenhänge besitzen einen Einfluss darauf, ob eine Person tatsächlich ihr Recht auf Wissen in Anspruch nehmen möchte und eine prädiktive genetische Analyse durchführen lassen möchte oder nicht. Bei der Auseinandersetzung mit der Möglichkeit, eine prädiktive genetische Analyse durchführen zu lassen, handelt es sich um einen komplexen Prozess individueller Entscheidungsfindung, der bei unterschiedlichen Personen vor dem Hintergrund verschiedenartiger Gewichtungen erfolgt (Lohkamp 2000). Neben bewussten Motiven spielen hier immer auch unbewusste Faktoren eine Rolle – wobei jeweils nur die bewussten, von den jeweiligen Personen geäußerten Motive in die Untersuchungen eingehen.

Im Rahmen dieses Kapitels werden zunächst die eine Testinanspruchnahme beeinflussenden Rahmenbedingungen prädiktiver genetischer Diagnostik untersucht (Kap. D.II.3.1.). Anschließend werden Motive für eine Testinanspruchnahme (Kap. D.II.3.2.) sowie Motive gegen eine Testinanspruchnahme (Kap. D.II.3.3.) diskutiert.

Die hier angeführten Überlegungen beschränken sich auf Gesichtspunkte der Entscheidungsfindung, die sich auf die jeweilige Person selbst beziehen. Überlegungen, die familiäre Zusammenhänge und möglicherweise vorhandene Interessen von Angehörigen mit einbeziehen, finden sich in Kap. D.II.4.

1. Allgemeine Rahmenbedingungen

Für das Ausmaß der Testinanspruchnahme spielt zunächst die Verbreitung des Wissens um die Möglichkeit prädiktiver genetischer Diagnostik innerhalb der Bevölkerung eine Rolle. Durch das Wissen um die Verfügbarkeit eines Analyseverfahrens wird möglicherweise ein entsprechender – bislang lediglich abstrakt vorhandener Wunsch – in Anbetracht der sich eröffnenden Realisierungsmöglichkeit verstärkt. Das Vorhandensein eines Gentests mag für viele den Anlass für eine verstärkte Beschäftigung mit ihren – bereits aus der Familiengeschichte bekannten – Erkrankungsrisiken darstellen, und sie dazu anregen, auch tatsächlich ihren genetischen Status in Erfahrung bringen zu wollen. Für andere mag sich erst aus dem Hinweis auf die Verfügbarkeit eines prädiktiven genetischen Analyseverfahrens ein Interesse an einem Gentest ergeben. Dies gilt in besonderem Maße, wenn prädiktive genetische Diagnostik im Rahmen von Screening-Verfahren großen Teilen der Bevölkerung angeboten wird (vgl. Kap. D.II.5.). Von einer Zunahme der Kenntnis der Bevölkerung um die Möglichkeiten prädiktiver genetischer Diagnostik mag man daher einen Anstieg des Testinteresses erwarten.

Entgegen ursprünglichen Erwartungen, die von einem sehr hohen Bedarf an prädiktiver genetischer Diagnostik von spät ausbrechenden Krankheiten ausgingen, zeigte sich, dass in manchen Bereichen nur bei einem vergleichsweise kleinen Teil der in Frage kommenden Personen mit dem Recht auf Wissen auch der Wunsch zu wissen einhergeht. Das Ausmaß der Testinanspruchnahme hängt dabei stark von der jeweiligen prädiktiv zu diagnostizierenden Erkrankung ab. Insgesamt ist die Testinanspruchnahme umso höher, je eher die jeweilige Krankheit präventiv vermieden oder effektiv behandelt werden kann.

Während sich gemäß hypothetischen Studien, die vor der Einführung präsymptomatischer genetischer Diagnostik auf Chorea Huntington durchgeführt worden waren, 56 Prozent bzw. 66 Prozent der Huntington-Risikopersonen an einer präsymptomatischen Analyse interessiert zeigten, wenn sie verfügbar wäre (Tyler/Harper 1983; Mastromauro u.a. 1987), wurde nach dem tatsächlichen Einführen präsymptomatischer genetischer Diagnostik von Chorea Huntington nur eine vergleichsweise geringe Zahl von genetischen Analysen durchgeführt. Insgesamt ließen bisher nur 10–15 Prozent der Personen mit 50 Prozent *A-priori*-Erkrankungsrisiko auf Chorea Huntington eine präsymptomatische genetische Analyse vornehmen. Je nach Studie zogen bis zu 50 Prozent der die genetische Beratung aufsuchenden Personen ihren Testwunsch nach einer oder mehreren Beratungssitzungen zurück (Tyler u.a. 1992; Marteau/Croyle 1998; Harper u.a. 2000; Hayden 2000; Goizet u.a. 2002). Diese geringe Testinanspruchnahme geht auf die besondere Problematik zurück, die sich aus der Schwere der Symptomatik der Huntington'schen Erkrankung, dem Fehlen einer geeigneten Therapie und dem späten Ausbrechen der Krankheit im Erwachsenenalter ergibt (vgl. Kap. D.I.2.1.). In vergleichbarer Weise gestaltet sich die Situation bei autosomal dominant vererbten cerebellären Ataxien (ADCA) (Goizet u.a. 2002). Eine ähnliche Zurückhaltung bei der Testinanspruchnahme wurde auch festgestellt bei prädiktiver genetischer Diagnostik von seltenen, autosomal-dominant vererbten Formen früh auftretender Alzheimer-Krankheit (Lannfelt u.a. 1995; Post u.a. 1997).

Demgegenüber liegt bei prädiktiver genetischer Diagnostik zur Ermittlung von Tumorprädispositionen eine andere Situation vor. Die hypothetische Frage nach dem Interesse an genetischen Analysen auf Mutationen in den BRCA-Genen stieß auch hier sowohl in der allgemeinen Bevölkerung als auch unter Mitgliedern von Risikogruppen auf große Zustimmung (Chaliki u.a. 1995; Lerman u.a. 1995; Press u.a. 2001; Bruno u.a. 2004). Die tatsächliche Testinanspruchnahme im Rahmen von BRCA-Studien lag bei Mitgliedern von Familien mit erhöhtem Erkrankungsrisiko zumeist bei um die 50 Prozent, d.h. hier ließ ein relativ großer Teil der Risikopersonen eine prädiktive genetische Analyse durchführen. Ein möglicher Grund für die stärkere Testinanspruchnahme stellt das Vorhandensein von Behandlungsmöglichkeiten im Anschluss an ein frühes Erkennen aufgetretener Karzinome dar; außerdem sind einige – wenn auch bislang nicht nachgewiesenermaßen wirkungsvolle – Möglichkeiten zur Prävention von Brustkrebs und Eierstockkrebs verfügbar (Lerman u.a. 1996; Marteau/Croyle 1998; Kennedy u.a. 2002 und Kap. D.I.2.2.2. und Kap. D.III.1.2.2.).

Die stärkste Testinanspruchnahme ist bei Familiärer Adenomatöser Polyposis zu verzeichnen: Circa 80 Prozent der Mitglieder von Risikofamilien unterziehen sich einer prädiktiven genetischen Analyse; hierbei spielt eine große Rolle, dass aufgrund der genetischen Analyse diejenigen Personen, bei denen entsprechende Mutationen festgestellt wurden, geeigneten Überwachungs- und Präventionsverfahren zugeführt werden können (Stemerding u.a. 1997; Mangold u.a. 2001 und Kap. D.I.2.2.1.).

Demgegenüber erwies sich die Inanspruchnahme genetischer Diagnostik zur Ermittlung heterozygoter Carrier bei Mukoviszidose als wesentlich geringer als ursprünglich erwartet (Bekker u.a. 1993; Tambor u.a. 1994).

Darüber hinaus spielt für das Ausmaß der Inanspruchnahme prädiktiver genetischer Diagnostik auch der Modus des gesamten Verfahrens eine Rolle. Insbesondere wenn kein hohes Testinteresse besteht bzw. wenn es sich um ein allgemeines Screening-Angebot handelt, stellt der für die jeweilige Person mit einer genetischen Analyse verbundene Aufwand einen wichtigen Faktor dar: So ist die Testinanspruchnahme im Allgemeinen umso höher, je bequemer sich das diagnostische Verfahren für die Betreffenden gestaltet und je weniger Beratungsaufwand mit dem Verfahren einhergeht (vgl. Kap. D.II.5.).

Personen mit höherem Bildungsstand und Mitglieder höherer Einkommensklassen suchen generell am häufigsten eine genetische Beratung auf. Je höher der Bildungsstand, umso eher wird eine komplizierte Beratungs- und Testprozedur in Kauf genommen (Tambor u.a. 1994; Lerman u.a. 1996; Decruyenaere u.a. 1997). Personen gehen nicht zuletzt aufgrund unterschiedlicher Grundeinstellungen gegenüber Risiken auf verschiedenartige Weise mit dem Analyseangebot um: Während Personen mit hoher Risikobereitschaft dazu tendieren, keine prädiktive genetische Analyse in Anspruch zu nehmen, neigen Personen mit geringer Risikobereitschaft eher zu einer Testdurchführung (Tyler u.a. 1992; DudokdeWit u.a. 1996; Chadwick 1997a; Welkenhuysen u.a. 2001).

Insgesamt werden prädiktive genetische Analyseverfahren häufiger von Frauen in Anspruch genommen als von Männern (Tyler u.a. 1992; Harper u.a. 2000; Goizet u.a. 2002). So sind weltweit circa 60 Prozent der Personen, die präsymptomatische genetische Diagnostik auf Chorea Huntington durchführen lassen, Frauen (Almqvist u.a. 1999). Auch werden Suszeptibilitätstests auf vererbte Krebsformen stärker von Frauen als von Männern in Anspruch genommen (Evans u.a. 1997).[85] Als mögliche Gründe hierfür wurde genannt, dass Frauen im Allgemeinen stärker in Familienplanungsentscheidungen involviert sind und sich zumeist stärker um das Risiko bereits existierender Kinder sorgen. Auch wurde vermutet, Frauen seien eher bereit, sich auf schwierige Entscheidungen und ihre Folgen einzulassen. Demgegenüber scheint es für Männer schwieriger zu sein, ihr Erkrankungsrisiko zu akzeptieren; sie besitzen häufig weniger Bereitschaft, sich emotional mit dem Risiko auseinanderzusetzen, und reagieren eher mit abwehrendem, auf Vermeidung ausgerichtetem Verhalten (DudokdeWit u.a. 1996; Almqvist u.a. 1999; Harper u.a. 2000).

85 Eine besondere Situation liegt bei genetischen Analysen auf Mutationen in den BRCA-Genen vor: Hier lassen sich Frauen fast doppelt so häufig testen wie Männer, wobei hier allerdings eine Rolle spielt, dass sich Männer aufgrund des besonderen Krankheitsbildes nicht in zentraler Weise betroffen fühlen (DudokdeWit u.a. 1996).

Das Interesse an prädiktiven genetischen Analysen ist stärker verbunden mit dem subjektiv wahrgenommenen Erkrankungsrisiko als mit dem objektiv bestehenden Risiko. Generell neigen Personen, die sich testen lassen, dazu, die Erkrankungsrisiken zu überschätzen (Decruyenaere u.a. 1997; Marteau/Croyle 1998; Press u.a. 2001; Foster u.a. 2002). Beschränkungen und Risiken des Analyseverfahrens werden von den testwilligen Personen verglichen mit dem Nutzen als geringer eingeschätzt; der Nutzen einer Testdurchführung wird häufig überbewertet (Lerman u.a. 1996; Press u.a. 2001; Foster u.a. 2002).[86]

Hinsichtlich der Inanspruchnahme prädiktiver genetischer Diagnostik spielen auch die persönlichen Erfahrungen der jeweiligen Personen mit den entsprechenden prädiktiv zu diagnostizierenden Erkrankungen eine große Rolle. So lassen beispielsweise Personen, die im Familien- oder Bekanntenkreis schon mit Krebserkrankungen zu tun hatten, mit höherer Wahrscheinlichkeit eine prädiktive genetische Analyse zur Ermittlung von Keimbahnmutationen in den BRCA-Genen durchführen als Personen, die bislang über keinerlei entsprechende Erfahrungen verfügen (Lerman u.a. 1996; Marteau/Croyle 1998).

Zudem wurde, gerade im Zusammenhang mit präsymptomatischer genetischer Diagnostik auf Chorea Huntington, vermutet: Personen, die eine prädiktive genetische Analyse in Anspruch nehmen, bilden möglicherweise eine sich-selbst-auswählende Gruppe, deren Mitglieder annehmen, sie werden in der Lage sein, mit dem Analyseergebnis zurechtzukommen, wie auch immer es ausfallen wird. Mitglieder dieser Gruppe besitzen demnach überdurchschnittliche Coping-Strategien, was sich nicht zuletzt in aktivem, an Problemlösung orientiertem Verhalten, optimistischen Gedanken und der Suche nach sozialer Unterstützung äußert (Codori u.a. 1994; Decruyenaere u.a. 1995).

Allerdings kann hieraus keineswegs der Umkehrschluss gezogen werden, bei Personen mit erhöhten Erkrankungsrisiken, die keine genetische Analyse in Anspruch nehmen, handele es sich in erster Linie um Personen mit Vermeidungsverhalten und Ängsten über die Krankheit und das Erkrankungsrisiko. Vielmehr kann der Wunsch, sich nicht testen zu lassen,

86 Dieser Zusammenhang verdeutlicht erneut die große Bedeutung qualifizierter genetischer Beratung: Durch sie kann verhindert werden, dass sich Personen aufgrund übersteigerter Ängste, falsch eingeschätzter Erkrankungsrisiken oder falscher Erwartungen bezüglich der Aussagekraft des Verfahrens einer prädiktiven genetischen Analyse unterziehen (vgl. Kap. D.II.2.).

auf einer intensiven Auseinandersetzung mit der jeweiligen Krankheit, dem Erkrankungsrisiko, der Verfügbarkeit prädiktiver genetischer Diagnostik und den möglichen Implikationen des Analyseergebnisses beruhen – wenn auch bei einigen, eine Testdurchführung ablehnenden Personen Vermeidungsverhalten und Ängste dominieren mögen (Decruyenaere u.a. 1997; Evers-Kiebooms/Decruyenaere 1998).

Insgesamt gesehen wird die Entscheidung über die Inanspruchnahme einer prädiktiven genetischen Analyse also beeinflusst von der jeweiligen Risikowahrnehmung und den angenommenen Kosten und Nutzen des Analyseverfahrens. Persönlichkeitscharakteristika spielen eine Rolle, wie zum Beispiel Selbstbewusstsein und Coping-Stil im Umgang mit bedrohlicher Information, aber auch emotionale Aspekte und Abwehrmechanismen. Darüber hinaus kommt sozialen Faktoren zentrale Bedeutung zu.

2. Motive für die Inanspruchnahme prädiktiver genetischer Diagnostik

Im Anschluss an Überlegungen hinsichtlich der die Inanspruchnahme prädiktiver genetischer Diagnostik beeinflussenden allgemeinen Rahmenbedingungen soll im Folgenden auf Motive, die von den Betreffenden zugunsten einer Testdurchführung genannt wurden, eingegangen werden.

Eines der wichtigsten Motive für die Inanspruchnahme einer genetischen Analyse stellt das Bestreben dar, das eigene Erkrankungsrisiko in Erfahrung zu bringen. Die Absicht, durch prädiktive genetische Diagnostik die quälende, krankheitsbezogene Unsicherheit loszuwerden, spielt für viele eine zentrale Rolle. So erzielt eine Person durch eine Testinanspruchnahme Gewissheit darüber, ob sie eine bestimmte Mutation trägt oder nicht. Von dieser Gewissheit erwarten sich die Rat suchenden Personen wichtige Anhaltspunkte für ihre weitere Lebensgestaltung. Auf der einen Seite spielt hier bis zu einem gewissen Grad die Hoffnung auf ein negatives Analyseergebnis eine Rolle, auf der anderen Seite die Erwartung, sich im Fall eines positiven Ergebnisses, d.h. einer Mutationsfeststellung, auf die Zukunft einstellen zu können.

Im Falle eines negativen Analyseergebnisses wird große Erleichterung erwartet, da sich die krankheitsbezogenen Sorgen und Ängste als unbegründet erweisen; die Zukunft stellt sich als »offen« dar, neue Pläne können geschmiedet werden. Im Falle eines positiven Analyseergebnisses hingegen besteht die Erwartung, entsprechende Vorkehrungen treffen zu können und eventuell geeignete präventive oder therapeutische Schritte ergreifen oder Veränderungen des Lebensstils vornehmen zu können. Insbesondere wenn eine Krankheit präventiv vermeidbar oder behandelbar ist, stellt dieses Vorhandensein medizinischer Handlungsoptionen ein starkes Argument zugunsten der Inanspruchnahme einer prädiktiven genetischen Analyse dar (Lynch u.a. 1997; de Wert 1998a; Hildt 1999a; Metcalfe u.a. 2000; Phillips u.a. 2000; Robins Wahlin u.a. 2000; Williams u.a. 2000; Evers-Kiebooms u.a. 2002; Foster u.a. 2002; Taylor 2004).

Ein weiteres wichtiges Motiv besteht darin, Familienplanungsüberlegungen entsprechend dem Ergebnis der prädiktiven genetischen Analyse gestalten zu können (vgl. Kap. D.IV.2.). Eine große Rolle spielt zudem die Absicht, Angehörige, vor allem die eigenen Kinder, zu informieren (vgl. Kap. D.III.3.1.).

Der Nutzen einer prädiktiven genetischen Analyse hängt insgesamt gesehen auch von der Familienstruktur ab: In einer Familie mit vielen Geschwistern und Kindern wird er als wichtiger angesehen als wenn keine Geschwister oder Kinder vorhanden sind (Lynch u.a. 1997; Metcalfe u.a. 2000; Phillips u.a. 2000; Robins Wahlin u.a. 2000; Evans u.a. 2001; Evers-Kiebooms u.a. 2002; Foster u.a. 2002).

Das weltweite Durchschnittsalter der einen präsymptomatischen Gentest auf Chorea Huntington in Anspruch nehmenden Personen liegt bei 37 Jahren. Auch wenn Huntington-Diagnostik zum Teil von jungen Paaren aufgrund von Familienplanungszusammenhängen durchgeführt wird, wird sie auch relativ häufig von Personen über 50 Jahren in Anspruch genommen, d.h. nicht im Kontext von Familienplanungsentscheidungen, sondern um die auf den eigenen genetischen Status bezogene Unsicherheit loszuwerden und entsprechende Lebensentscheidungen zu treffen sowie wegen erwachsener Kinder und deren Familienplanung (Almqvist u.a. 1999; Harper u.a. 2000; Evers-Kiebooms u.a. 2002; Taylor 2004).

Für viele Personen mit Risikostatus gestaltet sich die Unsicherheit in Bezug auf ihre genetische Konstitution unerträglich. Das Motiv, mit einer Testdurchführung Gewissheit zu erzielen, spielt für sie – auch in Abwesenheit geeigneter präventiver oder therapeutischer Maßnahmen – eine große Rolle. Denn Personen mit erhöhtem Risiko für das Auftreten spät ausbrechender genetisch bedingter Erkrankungen leben unter potenziell stressbelasteten Bedingungen aufgrund krankheitsbezogener Ungewissheit und fehlender Möglichkeiten, die Situation zu kontrollieren. Die krankheitsbezogene Stressbelastung vor der Testdurchführung ist teilweise beträchtlich. Eine besonders hohe Belastung wurde festgestellt bei Personen mit Risiko, an Chorea Huntington zu erkranken; bei ihnen wurde vor der Testdurchführung in höherem Maße eine ängstliche, depressive und von wenig Hoffnung getragene Grundstimmung beobachtet als bei Personen mit erhöhtem Risiko für familiäre Tumorerkrankungen (DudokdeWit u.a. 1998; Robins Wahlin u.a. 2000). Ein möglicher Grund hierfür ist zu sehen in der langen Entwicklung von Chorea Huntington, der mentalen Beeinträchtigung während des Krankheitsverlaufs und der Abwesenheit einer Therapiemöglichkeit. Demgegenüber stehen bei Tumorerkrankungen häufig präventive oder therapeutische Handlungsoptionen zur Verfügung, welche den Mutationsträgern die Möglichkeit eröffnen, gegen die Erkrankung anzukämpfen.

In einer von krankheitsbezogener Ungewissheit geprägten Situation bestehen vorherrschende Coping-Strategien darin, sich auf die Gegenwart – und nicht auf die Zukunft – zu konzentrieren; es dominiert die Tendenz, verschiedene Handlungsoptionen aufzubauen und nicht so sehr feststehende, spezifische Pläne. Dies mag dazu führen, direkte Handlungen, welche die Situation verändern würden, zu hemmen (Williams u.a. 2000). Für ungetestete Personen mit erhöhten Erkrankungsrisiken kann die krankheitsbezogene Ungewissheit lähmenden Charakter besitzen, sodass mittel- und langfristige Pläne der Möglichkeit eines Krankheitsausbruchs untergeordnet werden, und auf diesem Wege aufgrund des Nichtwissens eine deutliche Beeinträchtigung der Lebensplanung und der Gestaltungsmöglichkeiten auftreten kann (vgl. Kap. D.V.2.). Hiermit in Übereinstimmung stehen Studien, die bei Personen mit erhöhten Erkrankungsrisiken, die trotz krankheitsbezogener Stressbelastung keine prädiktive genetische Analyse haben durchführen lassen, mittelfristig eine höhere Depressionsgefahr, ein erhöhtes Ausmaß an psychischen Schwierigkeiten, und insgesamt ein schlechteres Zurechtkommen nach Ablehnen des Tests feststellten als bei Personen, die sich einer prädiktiven genetischen Analyse unterzogen hatten (Wiggins u.a. 1992; Lerman u.a. 1998).

In diesem Zusammenhang wurde die Ansicht vertreten, wer seinen genetischen Status nicht wissen wolle betreibe Selbsttäuschung, da er bewusst wichtige Tatsachen über seine eigene Gesundheit ignoriere. Gemäß dieser Position erscheint nicht wissen zu wollen insbesondere dann fragwürdig, wenn die durch prädiktive genetische Analysen erzielbaren Kenntnisse hinsichtlich der genetischen Konstitution Auswirkungen auf andere besitzen (Chadwick 1997b; Takala/Gylling 2000; Taylor 2004).

So gesehen konfligiert bei Mitgliedern von Risikofamilien die Nicht-Inanspruchnahme prädiktiver genetischer Diagnostik mit der Notwendigkeit, Verantwortung für sich und seine Angehörigen zu übernehmen. Denn wie Diana Fritz Cates ausführt, sagt uns genetisches Wissen »who we are [...], what we have control over and what we must suffer as beyond our control« (Cates, 1994: 60). Demzufolge verschleiern Personen, die nicht Details hinsichtlich ihres genetischen Status wissen wollen, absichtlich Dinge über sich selbst, und beeinträchtigen so ihre moralische Handlungsfähigkeit (vgl. Kap. D.V.). Die Absicht, sein Leben in verantwortungsvoller Weise zu gestalten und bestehenden Verpflichtungen gegenüber Dritten (Angehörigen, Kindern, künftigen Kindern) gerecht zu werden, stellt also demnach ein wichtiges Testmotiv dar.

3. Motive gegen die Inanspruchnahme prädiktiver genetischer Diagnostik

Allerdings können auch eine Reihe von Motiven gegen eine Inanspruchnahme prädiktiver genetischer Diagnostik angeführt werden. Zu den von Personen mit erhöhten Erkrankungsrisiken, die sich nicht testen lassen wollten, genannten zentralen Motiven gegen eine Testdurchführung gehört die Erwartung, mit einem schlechten Analyseergebnis nicht umgehen zu können, sowie die Annahme, ohne genetische Analyse glücklicher zu sein als mit einem ungünstigen Ergebnis. Auch das Motiv, die Hoffnung behalten zu wollen, spielt eine große Rolle. Gegen eine Testinanspruchnahme wurde des Weiteren die Ansicht angeführt, wichtige Lebensentscheidungen sollten nicht vom Analyseergebnis abhängen. Gegen eine Inanspruchnahme prädiktiver genetischer Diagnostik spricht zudem die häufig geringe Validität des Verfahrens, d.h. die Tatsache, dass in vielen Fällen aufgrund des Analyseergebnisses nur vage Wahrscheinlichkeitsaussagen über das künftige Auftreten einer Krankheit möglich sind, und diesbezüglich keineswegs Sicherheit erzielt werden kann. Auch das Fehlen geeigneter Präventions- oder Therapiemöglichkeiten spielt häufig eine große Rolle. Darüber hinaus wurde die Sorge über die Reaktionen der Kinder und Partner auf die Ergebnisenthüllung genannt sowie die komplizierte und langwierige

Prozedur der Beratungsgespräche (Codori u.a. 1994; Lerman u.a. 1996; Decruyenaere u.a. 1997; Phillips u.a. 2000; Evers-Kiebooms u.a. 2002; Taylor 2004).

Zudem stellt die Sorge vor negativen Auswirkungen eines ungünstigen Analyseergebnisses im gesellschaftlichen Umfeld, wie zum Beispiel die Sorge vor Schwierigkeiten mit Versicherungen (Kap. D.III.3.2.), für einen Teil der Personen mit erhöhten Erkrankungsrisiken einen Grund dar, keine prädiktive genetische Analyse durchführen zu lassen (Lerman u.a. 1996; Phillips u.a. 2000).

Bei der Zurückhaltung gegenüber prädiktiver genetischer Diagnostik spielt eine Rolle, dass sich die durch entsprechende genetische Analysen erzielbaren Ergebnisse – anders als Informationen im medizinisch-therapeutischen Kontext – nicht in erster Linie auf einen konkreten Handlungszusammenhang beziehen, für welchen die Präferenzen nach reichlicher Überlegung feststehen, sondern auf längerfristige Zeiträume. Dies gilt insbesondere, da ein Analyseergebnis unter Umständen umfassende, wenn auch möglicherweise indirekte Auswirkungen auf die Präferenzen und Einstellungen einer Person, auf ihr Selbstbild und ihren Lebensstil mit sich bringen kann (vgl. Kap. D.III.1. und Kap. D.III.2.).

Kimberly Quaid hat die Art und Weise, in der eine Frau aus einer Chorea-Huntington-Risikofamilie ihre Gründe dafür beschrieb, keine präsymptomatische genetische Diagnostik vornehmen zu lassen, folgendermaßen wiedergegeben:

»I decided that since I was in my midtwenties there was too long a gap between knowing and onset. I was not certain I could lead a full or productive life with the knowledge that I would develop Huntington's disease. [...] There is no treatment or cure for Huntington's disease. What good would it do me to know now? There was nothing I could do to change the inevitable one way or the other. Would I really modify my behaviour or lead my life any differently? A yes answer to that question would surely nullify the meaning of my present life« (Quaid 1994: 10).

Wie das Zitat zeigt, ist in diesem Zusammenhang nicht nur das Ausmaß an Information, das für zukunftsgerichtete Planungen zur Verfügung steht, von Relevanz. Vielmehr muss die Entscheidungsfindung über die Inanspruchnahme einer prädiktiven genetischen Analyse innerhalb eines komplexen Systems betrachtet werden, in dem die individuelle Geschichte einer

Person, ihr Lebensstil, ihr Selbstbild, ihre Einstellungen und Gefühle eine wichtige Rolle spielen.[87]

Während eine Person sich auf ein scheinbar unausweichliches, künftiges persönliches Schicksal fixiert, mag nicht nur der Wert der gegenwärtigen Realität verloren gehen. Auch Projekte, welche die Person in der Vergangenheit betrieben hat und Ziele, die sie vor der Testdurchführung als anstrebenswert erachtet hat, mögen sich in einem anderen, wesentlich sinnentfremdeteren Kontext als zuvor darstellen (vgl. Kap. D.V.2.).

Eine Person, die sich in Unsicherheit in Bezug auf ihren genetischen Status befindet, mag in der Lage sein, sich zwei mögliche künftige Lebensverläufe vorzustellen: einen mit der Erkrankung und einen ohne die Erkrankung. Trotz vorhandener Zweifel und Ängste mag die Person dennoch Hoffnung besitzen und hierdurch beflügelt werden, ihre Wünsche, Ziele und Lebenspläne anzustreben bzw. zu verwirklichen. Diese Zweigleisigkeit wird – im Fall von Chorea Huntington – durch ein positives Analyseergebnis zunichte gemacht, obwohl auch hier viele Ungewissheiten über den Zeitpunkt des Ausbrechens der Krankheit, über die Schwere der Symptomatik und über den Krankheitsverlauf bestehen bleiben. Vor diesem Hintergrund stellt sich die Frage nach der Angemessenheit einer Vorgehensweise, welche den – trotz bestehender Erkrankungsrisiken – normalen Lebenszusammenhang einer Person und ihren Gefallen an einem ansonsten gesunden, produktiven Leben aufs Spiel setzt durch das Vorwissen, in einigen Jahren von schweren Krankheitssymptomen betroffen zu sein (Brandt 1994; Chadwick 1997b; Hildt 1999a; Takala/Gylling 2000).

Mit einer prädiktiven genetischen Analyse kann also in gewissem Sinne eine genetische Selbsterkenntnis einhergehen, wodurch eine Person gezwungen wird, ihr Selbstbild in unerwünschter Weise zu verändern (Widmer 1994; Chadwick 1997b). Das Ablehnen eines Gentests kann motiviert sein durch den Wunsch, ein subjektives Selbstbild aufrechtzuerhalten, auch wenn dieses Selbstbild objektiv falsch ist; denn dies ermöglicht einer Person eine durch prädiktive Aussagen nicht beeinträchtigte Lebensgestaltung. Wer sich dazu entschließt, keine prädiktive genetische Analyse durchzuführen, kann betrachtet werden als Person, die sich selbst bestimmt auf der Grundlage ihres Wunsches, nicht zu wissen. Sie verzichtet bewusst auf genetische Daten und auf sich hierdurch möglicherweise eröffnende Handlungsspielräume. Selbst wenn man eine solche Vorgehensweise als –

87 Implizit klingt hier auch die Frage nach dem adäquaten Zeitpunkt für die Inanspruchnahme einer prädiktiven genetischen Analyse mit.

selbstbestimmte – Beschränkung der Freiheit ansieht, so beeinträchtigt dies nicht die Autonomie, sondern schafft möglicherweise erst ihre Voraussetzungen (vgl. Kap. D.V.2.).

Mithilfe des Autonomiearguments kann also nicht einseitig zugunsten der Haltung, wissen zu wollen und ausgehend von diesem Wissen sein Leben gestalten zu wollen, plädiert werden. Vielmehr wird durch autonomiebezogene Überlegungen der Gesichtspunkt der selbstbestimmten Entscheidung betont, demzufolge es jeder einzelnen Person selbst zusteht, die jeweiligen Argumente für und wider eine Testinanspruchnahme vor dem Hintergrund der eigenen Situation und der persönlichen Erfahrungen zu interpretieren und zu gewichten, um anschließend selbst zu entscheiden, ob sie ihren genetischen Status durch prädiktive genetische Diagnostik in Erfahrung bringen möchte oder nicht.

4. Autonomie *versus* Solidarität: Entscheidungsfreiheit im familiären Kontext?

In den vorigen Kapiteln wurde bei der Frage hinsichtlich einer Inanspruchnahme prädiktiver genetischer Diagnostik in erster Linie die individuelle, Rat suchende Person und deren auf sich selbst bezogene Entscheidungsfindung berücksichtigt. Diese Zugangsweise geht von der individuellen Handlungsfreiheit im privaten Bereich aus, derzufolge jede Person frei ist, gemäß ihren Ansichten und Wünschen zu handeln, solange Dritten kein Schaden zugefügt wird (vgl. Kap. B.4.1.). Jedoch sind von prädiktiver genetischer Diagnostik neben der getesteten Person zumeist auf direkte oder indirekte Weise auch weitere Familienangehörige betroffen.

Im familiären Umfeld ergeben sich im Zusammenhang einer möglichen Inanspruchnahme einer genetischen Analyse daher die verschiedenartigsten Vernetzungen, sei es, weil das Wissen um eine mögliche künftige Erkrankung Auswirkungen auf das weitere Familienleben besitzen wird (Kap. D.III.3.1.1.), sei es, weil andere Familienangehörige anhand des erhaltenen Analyseergebnisses Rückschlüsse auf ihren eigenen genetischen Status ziehen können bzw. müssen (Kap. D.III.3.1.2.), oder sei es aus Gründen der Familienplanung (Kap. D.IV.2.).

Diese Zusammenhänge, welche die Entscheidungsfindung einer Person in Bezug auf die Inanspruchnahme einer prädiktiven genetischen Analyse in nicht zu vernachlässigender Weise beeinflussen können, werden im folgenden Kapitel besprochen (Kap. D.II.4.1.). Hierbei erhebt sich nicht zuletzt die Frage nach der Legitimität entsprechender Einflussnahmen der von einer genetischen Analyse (möglicherweise) zusätzlich Betroffenen, interferieren solche Einflüsse doch mit der Möglichkeit einer Person, in selbstbestimmter Weise über eine Testinanspruchnahme zu entscheiden. In diesem Zusammenhang werden die Implikationen eines Transfers des im Umfeld genetischer Diagnostik an Mitgliedern eng umrissener ethnischer Populationen entwickelten Modells des »*community consensus*« auf den familiären Kontext diskutiert (Kap. D.II.4.2.).

1. Einfluss Dritter auf die Entscheidung über eine Testinanspruchnahme

Auch wenn die Entscheidung über eine Inanspruchnahme prädiktiver genetischer Diagnostik grundsätzlich von derjenigen Person getroffen wird, die sich einer genetischen Analyse unterzieht (vgl. Kap. D.II.2.), besitzt jedoch nicht selten die Eingebundenheit in familiäre Strukturen einen beträchtlichen Einfluss darauf, ob eine Person einen Gentest durchführen lässt oder nicht.

Einerseits sind hier direkte Äußerungen von Familienmitgliedern in Bezug auf eine mögliche Testinanspruchnahme von Bedeutung, andererseits spielt jedoch auch ein häufig vorhandenes Verpflichtungsgefühl gegenüber Angehörigen eine Rolle. So kann man es als Frage der Solidarität und der Verantwortlichkeit begreifen, Kenntnisse hinsichtlich der genetischen Konstitution mit der eigenen Familie zu teilen, und es als hierfür relevante Voraussetzung für nötig erachten, entsprechende Daten durch prädiktive genetische Diagnostik einzuholen. Vor diesem Hintergrund wird sich eine Person unter Umständen verpflichtet fühlen, wegen ihrer Familie, ihrer Kinder oder deren Familienplanung eine prädiktive genetische Analyse durchführen zu lassen.

Verschiedene Zusammenhänge können hier unterschieden werden. In gewissem Sinne ein Extrem stellen genetische Analysen dar, die nicht in erster Linie erfolgen, um Aussagen über den künftigen Gesundheitszustand der betreffenden Person zu erzielen, sondern die quasi stellvertretend für andere durchgeführt werden. Hierzu gehört das Ermitteln heterozygoter Carrier autosomal rezessiver Erkrankungen; diese diagnostischen Verfahren werden nicht durchgeführt um einen gesundheitlichen Nutzen für die getestete Person zu erzielen, vielmehr besitzen sie Relevanz im Zusammenhang mit Familienplanungsentscheidungen.

Eine andere Form der Motivation, genetische Diagnostik in erster Linie aufgrund der Familienangehörigen durchzuführen, lässt sich beispielsweise im Zusammenhang mit Prädispositionstests auf genetische Tumordispositionen finden (Yeomans Kinney u.a. 2000). Denn zumeist stellt die Identifizierung und Charakterisierung der relevanten genetischen Veränderung bei bereits betroffenen Angehörigen die Voraussetzung für die Durchführung prädiktiver genetischer Diagnostik zur Ermittlung genetischer Krebsdispositionen dar. So erfolgen entsprechende Analysen, wie zum Beispiel auf Keimbahnmutationen in den BRCA-Genen oder im für FAP relevanten Gen, zunächst an bereits erkrankten Patienten. Aufgrund der hierdurch erfolgenden Identifikation derjenigen Patienten mit Keimbahnmutationen können anschließend Verwandte mit entsprechendem Erkrankungsrisiko ermittelt werden, um ihnen ggf. prädiktive genetische Diagnostik anzubieten.

Die Durchführung genetischer Diagnostik bei bereits erkrankten Personen stellt im hier diskutierten Zusammenhang einen Sonderfall dar, da sie – bezogen auf die von Krankheitssymptomen betroffenen Patienten – keinen prädiktiven Charakter besitzt. Wenn auch in einigen Fällen die zu wählenden Behandlungsmaßnahmen am Analyseergebnis ausgerichtet werden können und somit auch die getesteten, bereits erkrankten Patienten in medizinischer Hinsicht von dem Analyseverfahren profitieren (Haffty u.a. 2002; Kennedy u.a. 2002; Shannon u.a. 2002; Metcalfe u.a. 2004 und Kap. D.I.2.2.2.), so muss doch gesehen werden, dass mit einer solchen Analyse häufig nicht in erster Linie für die zu testenden, bereits betroffenen Personen ein Nutzen angestrebt wird, sondern für deren Angehörige. Hier darf keinerlei Druck zugunsten einer Inanspruchnahme einer genetischen Analyse ausgeübt werden. Zudem setzt diese Vorgehensweise eine häufig keineswegs unproblematische Weitergabe der erhaltenen Analyseergebnisse an die – unter Umständen völlig ahnungslosen – Angehörigen voraus (vgl. Kap. D.III.3.1.2.).

So nannten bereits an Brustkrebs erkrankte Frauen, die eine genetische Analyse auf BRCA-Mutationen durchführen ließen, als zentrales Motiv für die Testinanspruchnahme den möglichen Nutzen für andere Familienmitglieder, insbesondere für die eigenen Kinder. Denn diese erhalten hierdurch Informationen über ihr eigenes Krebsrisiko und können ggf. geeignete Präventionsmaßnahmen ergreifen (Lynch u.a. 1997; Phillips u.a. 2000; Hallowell u.a. 2003). Das Motiv, durch eine DNA-Analyse Aussagen über das Erkrankungsrisiko der eigenen Kinder zu erzielen, spielt auch bei der Inanspruchnahme prädiktiver genetischer Diagnostik auf Keimbahnmutationen in den BRCA-Genen bei asymptomatischen Frauen eine große Rolle, wenn auch Frauen, die sich einem solchen prädiktiven Test unterziehen, dies in erster Linie aufgrund ihres eigenen Risikos tun (Lynch u.a. 1997; Metcalfe u.a. 2000). Demgegenüber sind Männer, die sich auf BRCA-Mutationen untersuchen lassen, in hohem Maße motiviert wegen ihrer Familie, v.a. wegen ihrer Töchter. Einige ließen sogar in erster Linie auf Druck ihrer Familie eine genetische Analyse durchführen (Liede u.a. 2000).

Auch bei präsymptomatischer genetischer Diagnostik auf Chorea Huntington spielt häufig das Motiv eine große Rolle, aufgrund der genetischen Analyse Aussagen über die Erkrankungsrisiken nahe stehender Angehöriger, vor allem der eigenen erwachsenen Kinder, erhalten zu wollen (vgl. Kap. D.II.3.2.).

Im Zusammenhang mit präsymptomatischer Diagnostik von Chorea Huntington, aber auch in Bezug auf andere schwere, genetisch bedingte Erkrankungen, wurde von verschiedenen Autoren die Ansicht vertreten, es bestehe sogar eine Verpflichtung der Eltern gegenüber ihren geborenen und ungeborenen Nachkommen, eine Analyse durchführen zu lassen (Lamport 1987; Kielstein/Sass 1992; Ball u.a. 1994; Wachbroit 1998). Jedoch erscheint die vorschnelle Rede von einer sich aus zwischenmenschlichen Beziehungen ergebenden Testverpflichtung nicht nur aus autonomiebezogenen Gründen problematisch (vgl. Kap. D.II.1.3.). Zudem muss immer auch der einer Person durch ein Analyseergebnis möglicherweise entstehende Schaden berücksichtigt werden – insbesondere wenn sie nicht von sich aus eine genetische Analyse in Anspruch nehmen möchte; er mag größer sein als die Unsicherheit der Angehörigen.

Im Folgenden sei am Beispiel von Chorea Huntington auf sich möglicherweise eröffnende Zusammenhänge eingegangen. Zwar wurde durch das Identifizieren des für Chorea Huntington relevanten Gens im Jahre 1993 und durch die Möglichkeit direkter Gendiagnostik auf der einen Seite ein Gewinn an Unabhängigkeit erreicht, da nun zur Diagnostik nicht mehr Proben anderer Familienmitglieder erbeten werden müssen, wie dies bis dahin für Kopplungsanalysen erforderlich war. Auf der anderen Seite ermöglicht jedoch das bei direkter Gendiagnostik erzielte Ergebnis Rückschlüsse auf das Erkrankungsrisiko anderer Familienangehöriger. Dies wird insbesondere dann problematisch, wenn Angehörige diese Aussagen über ihr eigenes Risiko nicht erhalten wollen (vgl. Kap. D.III.3.1.2.).

Als Sonderfall sind hier Situationen zu nennen, in denen aufgrund des Analyseergebnisses andere Angehörige direkt auf ihren genetischen Status rückschließen können, d.h. es verändert sich nicht nur deren Erkrankungsrisiko, sondern es entsteht quasi Sicherheit, dass eine bestimmte Person erkranken wird. Hierzu gehört beispielsweise das Durchführen präsymptomatischer genetischer Diagnostik von Chorea Huntington bei eineiigen Zwillingen (Ball u.a. 1994; Brandt 1994; Chadwick 1997a). Ähnlich gelagert ist der von Tassicker u.a. (2003) beschriebene hypothetische Fall, in dem eine schwangere Frau eine Pränataldiagnostik auf Chorea Huntington durchführen lassen möchte, ihr Partner, von dessen 50 Prozent Huntington-Erkrankungsrisiko sie erst vor kurzem erfahren hat, jedoch nicht wissen möchte, ob er Anlageträger ist.

Eine vergleichbar problematische Situation ergibt sich, wenn Personen mit 25 Prozent *A-priori*-Erkrankungsrisiko, beispielsweise Personen mit von Chorea Huntington betroffenem Großelternteil, eine präsymptomatische genetische Analyse in Anspruch nehmen wollen (de Wert 1998a; Maat-Kievit u.a. 1999: Benjamin/Lashwood 2000; Lindblad 2001). Denn durch das Analyseergebnis kann bzw. muss das Elternteil mit 50 Prozent *A-priori*-Risiko auf seinen eigenen genetischen Status zurückschließen, zudem verändert sich auch bei Geschwistern und anderen Angehörigen der Risikostatus.[88] Eltern mit 50 Prozent *A-priori*-Risiko, die selbst keine genetische Diagnostik in Anspruch nahmen, wollten sich möglicherweise nicht testen lassen aufgrund der Annahme, mit dem Ergebnis voraussichtlich nicht gut zurechtzukommen. Wenn sie nun durch das Analyseergebnis ihrer Kinder in unerwünschter Weise über ihre eigene Anlageträgerschaft erfahren, besteht die Gefahr ernster psychischer Schwierigkeiten (vgl. Kap. D.III.3.1.2.). Eine solche Vorgehensweise konfligiert mit ihrem Recht auf Nichtwissen, insbesondere da sie zuvor zumeist keinerlei genetische Beratung durchlaufen hatten.

Vielfältige Verwicklungen mit komplexer Eigendynamik sind in diesem Zusammenhang möglich. So erfuhren in einer Studie (Benjamin/Lashwood 2000) Eltern mit 50 Prozent Chorea-Huntington-Erkrankungsrisiko durch genetische Beratungsgespräche, an denen sie beteiligt wurden, vom Wunsch ihrer erwachsenen Kinder mit 25 Prozent Erkrankungsrisiko, sich einer prädiktiven genetischen Analyse zu unterziehen. Aufgrund dieser Zusammenhänge ließ sich ein beträchtlicher Teil der Eltern mit 50 Prozent Erkrankungsrisiko testen, bevor deren Kinder mit 25 Prozent Erkrankungsrisiko eine Analyse in Anspruch nahmen. In den Fällen, in denen bei den Eltern eine Anlageträgerschaft ermittelt wurde, zogen daraufhin fast alle der ursprünglich testwilligen erwachsenen Kinder ihren Analysewunsch zurück. Insgesamt führte diese Vorgehensweise also zu einer stellvertre-

---

88 In solchen Konfliktsituationen besteht ein möglicher Ausweg darin, statt direkter Gendiagnostik einen – allerdings wesentlich weniger aussagekräftigen – indirekten Exklusionstest durchzuführen, dessen Ergebnis keine Rückschlüsse auf das Erkrankungsrisiko anderer Angehöriger zulässt (Maat-Kievit u.a. 1999; Lindblad 2001).

tenden Testinanspruchnahme der Eltern aufgrund starken elterlichen Verantwortungsgefühls (Maat-Kievit u.a. 1999; Benjamin/Lashwood 2000).

Zur Frage, ob einer Person aufgrund der Interessen ihrer Angehörigen eine prädiktive genetische Analyse vorenthalten werden darf, sind die vertretenen Meinungen gespalten (Tassicker u.a. 2003 und Kap. D.II.4.2.).

Insgesamt beeinflussen hier Überlegungen, die über die Sorge um die eigene Gesundheit weit hinausgehen und häufig ein vielfältiges Beziehungsnetzwerk betreffen, die Entscheidung einer Person hinsichtlich einer Testinanspruchnahme. Da Familienangehörige von dem Analyseergebnis unter Umständen selbst stark betroffen sein können, sind nicht selten enge Familienmitglieder direkt oder indirekt an der diesbezüglichen Entscheidungsfindung beteiligt.

Man mag hierin einen Widerspruch zur Möglichkeit eines gültigen *informed consent* hinsichtlich der Testdurchführung sehen, da dieser eine freie und selbstbestimmte Entscheidung der jeweiligen, eine Analyse in Anspruch nehmenden Person voraussetzt (vgl. Kap. C.I.2.). Dieser Zusammenhang stellt sich dann als besonders problematisch dar, wenn die Entscheidung über die Testinanspruchnahme nicht authentisch ist, d.h. nicht den eigentlichen Einstellungen und Werten der jeweiligen Person entspricht, sondern in maßgeblicher Weise beeinflusst wurde von der Meinung und den Wünschen anderer (vgl. Kap. B.4.3.2.).

Eine Entscheidung zur Testdurchführung aus Solidarität besitzt jedoch keinesfalls notwendigerweise unauthentischen Charakter, sie kann durchaus der eigenen inneren Überzeugung entsprechen. So ist eine Entscheidung dann authentisch, wenn eine Person sich mit den sie motivierenden äußeren Einflüssen identifiziert, und es für richtig hält, aufgrund der vorgegebenen Familienzusammenhänge in dieser oder jener Weise zu handeln (vgl. Kap. B.4.3.2.1.). Denn in gewissem Umfang mag es für eine Person durchaus nahe liegend sein, die Bedürfnisse und Wünsche ihrer Angehörigen zu berücksichtigen. Allerdings kann man eine solche – von Familienangehörigen beeinflusste – Entscheidung hinsichtlich einer Inanspruchnahme prädiktiver genetischer Diagnostik als mit dem Fehlen von substanzieller Unabhängigkeit behaftet charakterisieren (vgl. Kap. B.4.3.2.2.). Während Gerald Dworkin substanzielle Unabhängigkeit nicht als nötige Voraussetzung von Autonomie betrachtet, und dieser Position zufolge entsprechende Einflüsse von Familienangehörigen nicht als die Autonomie beschränkend angesehen werden würden, beschreiben andere Autoren diesen Zusammenhang als autonomiemindernd.

Ungeachtet dieser – sich auf die Ebene der Autonomie beziehenden – Kontroverse bleibt jedoch festzuhalten, dass die Freiheit einer Person in Bezug auf die Entscheidung hinsichtlich einer Testinanspruchnahme durch den direkten oder indirekten Einfluss von Familienangehörigen vielfältige Einschränkungen erfahren kann.

2. *Community consensus*

Im Mittelpunkt dieses Kapitels stehen Überlegungen hinsichtlich einer geeigneten Vorgehensweise in Situationen, in denen die von einer Person beabsichtigte Inanspruchnahme prädiktiver genetischer Diagnostik aufgrund des hierdurch erzielten Ergebnisses in direkter oder indirekter Form Auswirkungen auf andere Familienangehörige besitzen wird.

Als besonders problematisch gestaltet sich die Frage, wie vorzugehen ist, wenn eine Person prädiktive genetische Diagnostik in Anspruch nehmen möchte, andere Familienangehörige sich jedoch gegen eine Testdurchführung aussprechen, da sie selbst vom Analyseergebnis unmittelbar betroffen wären (vgl. Kap. D.II.4.1.).

Wessen Anspruch ist hier größer: derjenige der einen Person, zu wissen, oder derjenige der anderen Person, nicht zu wissen? Im Falle eines solchen Konflikts kann man fragen: Wem wird der größere Schaden angetan?, und so in einen Abwägungsprozess zwischen Benefizienz-, Nonmalefizienz- und Autonomiegesichtspunkten eintreten, der jeweils bezogen auf den individuellen Einzelfall einer Lösung zugeführt werden kann (Ball u.a. 1994; Tassicker u.a. 2003).

Verschiedene Positionen sind hier möglich: Betrachtet man das Nonmalefizienzprinzip als zentral, so scheint es nahe liegend, für ein Unterlassen prädiktiver genetischer Diagnostik zu argumentieren. Denn den Angehörigen kann durch die Inanspruchnahme des Verfahrens und die Möglichkeit, ausgehend von dem Analyseergebnis auf ihren eigenen genetischen Status rückzuschließen, unter Umständen direkt geschadet werden – wobei natürlich durchaus auch günstige Einflüsse möglich sind.

Allerdings wird durch eine solche Priorität des Rechts der Angehörigen auf Nichtwissen die Autonomie der testwilligen Person übergangen, denn bei dieser Vorgehensweise steht nicht mehr die selbstbestimmte Entscheidung des Einzelnen im Vordergrund, sondern die Ansprüche Dritter. Das Wohlbefinden und die Autonomie der testwilligen Person treten hier hinter Interessen anderer Familienmitglieder zurück. Man mag eine derartige Vorgehensweise ablehnen und argumentieren, der Arzt sei innerhalb der Arzt-Patient-Beziehung in erster Linie der ihn aufsuchenden Person verpflichtet, und nicht deren Familie. Darüber hinaus verstößt eine solche Strategie, im Rahmen derer testwillige Personen danach ausgewählt werden, ob ihre Angehörigen ihr Recht auf Nichtwissen geltend machen, gegen den Anspruch auf gleichberechtigten Zugang zu medizinischer Versorgung. Zudem spielt der folgende Aspekt eine Rolle: Je mehr präventive Möglichkeiten zur Verfügung stehen, desto stärker wird das Recht auf Wissen der testwilligen Person gegenüber dem Recht auf Nichtwissen der Angehörigen, d.h. Benefizienzüberlegungen erhalten dann ein zunehmend größeres Gewicht (de Wert 1998a; Lindblad 2001; Tassicker u.a. 2003).

Rückt man Autonomie und Wohlbefinden der testwilligen Person in den Vordergrund, so werden jedoch die Rechte und Interessen anderer (möglicherweise) betroffener Familienangehöriger, insbesondere deren Recht auf Nichtwissen, in unzulässiger Weise übergangen.

Vor diesem Hintergrund stellt sich die Frage, ob es angesichts der vielfältigen, für den Arzt oft undurchschaubaren familiären Zusammenhänge ausreicht, wenn lediglich die jeweilige die genetische Beratung aufsuchende Person ihren *informed consent* zur Durchführung prädiktiver genetischer Diagnostik erteilt. In Fällen, in denen von einer Analyse nicht nur die getestete Person selbst betroffen ist, sondern möglicherweise auch mehrere Familienangehörige, mag man hier vielmehr – beispielsweise ausgehend von H. Tristram Engelhardts Theorieansatz (vgl. Kap. B.4.3.1.) – fordern, dass ein Analyseverfahren nur durchgeführt werden sollte, wenn zuvor alle möglicherweise betroffenen Familienmitglieder ihre freie Zustimmung zur Testinanspruchnahme gegeben haben.

Insgesamt wurde in den letzten Jahren im Zusammenhang mit prädiktiver genetischer Diagnostik in verstärktem Maße die Bedeutung der Gemeinschaft hervorgehoben, in der die einzelne zu untersuchende Person lebt, und zwar nicht nur bezogen auf die jeweilige Familie, sondern auch im Zusammenhang größerer kultureller Gruppierungen. So entstand im Umfeld der genetischen Forschung an kleinen, eng begrenzten ethnischen Populationen die Sorge, der *informed consent* der jeweiligen, zu einer genetischen Analyse bereiten Individuen könnte nicht ausreichen, wenn eine größere ethnische Gruppe im Mittelpunkt der genetischen Forschung steht (Foster u.a. 1997; Foster u.a. 1998; Reilly 1998; Davis 2000). Bevor genetische Untersuchungen an einzelnen Mitgliedern eng umrissener Populationen, wie beispielsweise der isländischen Bevölkerung oder bestimmter Eingeborenen-Gruppierungen, durchgeführt werden, soll diesem Vorschlag zufolge die Zustimmung der Gemeinschaft bzw. der entsprechenden Repräsentanten, d.h. der »*community consensus*«, eingeholt werden. Eine solche – in der Praxis allerdings sehr aufwändige und schwer zu realisierende – Vorgehensweise ist darauf ausgerichtet, nicht nur die Selbstbestimmung des einzelnen Probanden zu berücksichtigen, sondern die Autonomie der gesamten Gruppe. Im Hintergrund steht hier die Problematik des Umgangs mit den erhaltenen Analyseergebnissen und die Sorge, ganze kulturelle Gruppierungen könnten genetischer Diskriminierung ausgesetzt werden sowie ethnische Vorurteile könnten eine Verstärkung erfahren (vgl. Kap. D.III.3.2.).

Bezieht man diese Überlegungen auf familiäre Konflikte hinsichtlich der Frage der Testinanspruchnahme, so müssten vor Durchführen der ersten prädiktiven genetischen Analyse innerhalb einer Familie alle Familienangehörigen zustimmen, soll eine Legitimation für die beabsichtigte Inanspruchnahme genetischer Diagnostik erlangt werden. Stimmen nicht alle möglicherweise betroffene Familienmitglieder zu, so müsste eine entsprechende Analyse unterlassen werden (vgl. Kap. B.4.3.1.).

Alternativ hierzu ergibt sich als Mindestforderung vor dem Hintergrund der von H.T. Engelhardt vertretenen Position, welche über das Autonomieprinzip die Unterlassungspflicht in den Vordergrund stellt: Zumindest darf derjenigen Person, die nicht wissen will, auf keinen Fall Information über ihren genetischen Status aufgedrängt werden, da sie ihre Zustimmung hierzu nicht gegeben hat und diesbezüglich keine positive Abmachung besteht. Eine entsprechende Zugangsweise lässt für die testwillige Person die Option offen, die genetische Analyse heimlich durchzuführen. Eine andere Möglichkeit besteht darin, innerhalb der Familie vor der ersten Inanspruchnahme einer prädiktiven genetischen Analyse eindeutige Absprachen zu treffen, wer ggf. Informationen über das Analyseergebnis erhalten möchte und wer nicht – auch wenn ein Verheimlichen des Ergebnisses schwierig erscheint, nicht zuletzt, da sich ausgehend von den getroffenen Wahlentscheidungen möglicherweise Rückschlüsse auf den genetischen Status ziehen lassen (vgl. Kap. D.III.3.1.). Grundsätzlich bleibt aufgrund dieser Optionen auch im Umfeld einer solchen sich am *community consensus* orientierenden Vorgehensweise innerhalb der Familie jedoch für jede Person die Möglichkeit erhalten, selbst zu entscheiden, ob sie eine prädiktive genetische Analyse durchführen lassen möchte.

Letztlich würde bei einer solchen, sich an einen *community consensus* anlehnenden Vorgehensweise nicht mehr der Einzelne als potenzieller »Patient« angesehen werden, sondern die ganze Familie als möglicherweise vom Ergebnis der prädiktiven genetischen Analyse Betroffene betrachtet werden. Unabhängig von solchen Überlegungen zum *community consensus* besteht insbesondere bei präventiv vermeidbaren oder behandelbaren Erkrankungen eine Tendenz dahingehend, ganze Familien, und nicht so sehr einzelne Individuen, als von den Ergebnissen prädiktiver genetischer Diagnostik Betroffene aufzufassen (Biesecker 1998). So wird auch derzeit von ärztlicher Seite, gerade wenn es sich um therapierbare oder präventiv vermeidbare Erkrankungen handelt, häufig die ganze Familie einer testwilligen Person als »Patient« betrachtet und daher auch andere Familienmitglieder in die Beratungsgespräche miteinbezogen (Chapman 1992; Rabelo u.a. 2001).

Durch eine sich am *community consensus* orientierende Vorgehensweise würde einerseits große Unflexibilität entstehen, nicht zuletzt da vor einer Inanspruchnahme prädiktiver genetischer Diagnostik große kommunikative Hindernisse überwunden werden müssten und ein unabhängiges Handeln Einzelner im Umgang mit genetischen Analyseverfahren quasi verunmöglicht werden würde.[89] Indem bereits vor der ersten Testdurchführung eine für alle Beteiligten akzeptable Lösung gesucht wird, können jedoch andererseits größere – im Zusammenhang des unnachgefragten Übermittelns von Analyseergebnissen an Familienangehörige ansonsten möglicherweise entstehende – Probleme vermieden werden (vgl. Kap. D.III.3.1.2.). Eine entsprechende Strategie kann als Form gemischten Paternalismus bezeichnet werden (vgl. Kap. C.II.1.3.2. und Kap. E.2.2.). Dennoch mag es – gerade bei nicht behandelbaren spät ausbrechenden Erkrankungen – auch Situationen geben, in denen ein völliges Nichteinbeziehen der Angehörigen aus Benefizienz- bzw. Nonmalefizienz-Überlegungen am ehesten angemessen erscheint.

Grundsätzlich gilt es zu bedenken: Bei der Frage hinsichtlich einer Testinanspruchnahme müssen zumeist schwierige, nur im jeweiligen fami-

---

89 Argumentative Schwierigkeiten ergeben sich darüber hinaus im Kontext der Reproduktionsmedizin, da hier die von der Entscheidung betroffene künftige Person ihre Zustimmung nicht geben kann (vgl. Kap. D.IV.4.1.).

liären Kontext zu klärende komplexe Zusammenhänge und möglicherweise entstehende Konflikte durchdacht werden. Allgemeingültige Lösungen können hier nicht angegeben werden, es handelt sich letztlich immer um Einzelfallentscheidungen, in denen persönliche Eingebundenheiten eine große Rolle spielen.

Insgesamt gesehen kann die Freiheit des Einzelnen, eine prädiktive genetische Analyse durchführen zu lassen, durch solche – den Einfluss von Angehörigen begünstigenden – sich an der Zustimmung der möglicherweise Betroffenen orientierenden Vorgehensweisen stark beeinträchtigt werden. Jedoch ist es wichtig herauszustellen: Auch bei einer solchen Zugangsweise entscheiden die jeweiligen testwilligen Personen in individueller Weise hinsichtlich einer Inanspruchnahme prädiktiver genetischer Diagnostik, d.h. die Entscheidung wird nicht jeweils gemeinsam von der ganzen Familie getroffen.

Ungeachtet dieser Schwierigkeiten erscheint es jedoch nicht angemessen, vor der Testdurchführung von unabhängigen Entscheidungsträgern auszugehen und von der genetischen Analyse möglicherweise zusätzlich betroffene Angehörige erst nach der Testdurchführung und Ergebnismitteilung in die Überlegungen mit einzubeziehen. Vielmehr ist bereits vor der Inanspruchnahme prädiktiver genetischer Diagnostik ein Berücksichtigen von möglicherweise ebenfalls betroffenen Familienangehörigen notwendig, um dilemmatische, im Zusammenhang der Weiterleitung des Analyseergebnisses innerhalb der Familie ansonsten entstehende Situationen zu vermeiden (vgl. Kap. D.III.3.1.).

Man kann in der beschriebenen Strategie auf der einen Seite eine Art Gegenentwicklung zur in der Vergangenheit häufig erfolgten überstarken Betonung der Unabhängigkeit des Einzelnen und seiner Rolle als freier, ungebundener Entscheidungsträger sehen; auf der anderen Seite kann man die mit einer solchen Vorgehensweise einhergehenden negativen Implikationen auf Freiheit und Unabhängigkeit der testwilligen Personen beklagen. Auf jeden Fall verdeutlichen die obigen Überlegungen: Die Entscheidung hinsichtlich einer Testinanspruchnahme betrifft zumeist nicht nur einen einzelnen, unabhängigen Entscheidungsträger, vielmehr sind in den meisten Fällen auf direkte oder indirekte Weise auch weitere Familienangehörige von der Durchführung einer prädiktiven genetischen Analyse betroffen.

5. Screening-Verfahren

Durch Gruppenuntersuchungen (Screening) werden in einer gesunden Population Individuen identifiziert, die ein erhöhtes Risiko für das Auftreten einer spezifischen schwerwiegenden Erkrankung besitzen, wobei diese Individuen über keinerlei diesbezügliche persönliche Erfahrungen oder Familiengeschichte verfügen. Ziel von Screening-Programmen ist es, durch frühes Erkennen der Individuen mit erhöhtem Erkrankungsrisiko und durch gezieltes frühzeitiges Einsetzen entsprechender medizinischer Maßnahmen zur Verminderung krankheitsbezogener Morbidität und Mortalität beizutragen. Die Teilnahme an Screening-Verfahren ist freiwillig.

Eine Screening-Empfehlung beruht auf der generellen Annahme: Je früher die jeweilige Erkrankung entdeckt wird, desto besser für die Betroffenen. Zentral ist daher das Vorhandensein einer effektiven Behandlungsmöglichkeit. Eine frühe Behandlung aufgrund des Screening-Ergebnisses muss nachweislich besser sein als eine spätere Behandlung. Voraussetzung für einen Screening-Test ist – aufgrund der großen Zahl zu testender Individuen – eine einfache Durchführbarkeit. Er muss zudem hohe Sensitivität und hohe Spezifität besitzen, d.h. möglichst geringe Belastung durch falsch-negative und falsch-positive Ergebnisse mit sich bringen. Insbesondere sollten möglichst keine falsch-negativen Ergebnisse auftreten, d.h. es sollten keine Fälle übersehen werden (Wilson/Junger 1968; Parsons/Bradley 1994; Shickle/Chadwick 1994; Stone/Stewart 1996; Malm 1999).

Genetische Screenings sind Gruppenuntersuchungen, bei denen die Analyse auf der Ebene der DNA erfolgt. Zwei verschiedene Bereiche lassen sich hier unterscheiden: einerseits prädiktive bzw. präsymptomatische Screenings, d.h. die Suche nach Mutationen, welche einen Hinweis für ein erhöhtes Risiko für das Auftreten einer Erkrankung bei den positiv diagnostizierten Personen geben, und andererseits Heterozygoten-Screenings, d.h. das Ermitteln heterozygoter Carrier autosomal rezessiv vererbter Erkrankungen. Letztere besitzen in erster Linie im Zusammenhang mit Familienplanungsentscheidungen Relevanz. Derzeit befindet sich weltweit nur eine begrenzte Zahl genetischer Screenings im Einsatz, wobei es sich hierbei in erster Linie um Heterozygoten-Screenings handelt (Kap. D.II.5.1.). Für die Zukunft zeichnet sich jedoch die Möglichkeit eines Einsatzes breiter Bevölkerungs-Screenings auf genetische Prädispositionen für häufig vorkommende Erkrankungen ab (Kap. D.II.5.2.).

In den beiden folgenden Unterkapiteln werden die beiden genannten Screening-Formen vorgestellt. Mit Überlegungen, welche die Freiwilligkeit der Inanspruchnahme von Screening-Programmen betreffen sowie darüber hinaus auch auf weitere, im Zusammenhang des *informed consent* stehende Gesichtspunkte eingehen, beschäftigt sich das Kapitel D.II.5.3.

1. Heterozygoten-Screenings

Im Rahmen von Heterozygoten-Screenings werden, anders als bei Screenings auf spät ausbrechende genetisch bedingte Erkrankungen, nicht Aussagen über mögliche künftige Erkrankungen der getesteten Personen getroffen, vielmehr werden durch das Verfahren heterozygote Carrier autosomal rezessiv vererbter Erkrankungen ermittelt, welche selbst nicht von der Krankheit betroffen sein werden. Hierbei steht das Zur-Verfügung-Stellen von Wahlmöglichkeiten in Bezug auf Fragen der Familienplanung im Vordergrund (vgl. Kap. D.IV.).

Generell sind verschiedene Strategien zur Ermittlung heterozygoter Carrier autosomal rezessiv vererbter Erkrankungen möglich: Neben individueller Diagnostik bei Mitgliedern von Familien, innerhalb derer die jeweilige Krankheit bereits aufgetreten ist, besteht die Möglichkeit zu Partnerscreenings für Paare mit Kinderwunsch, Schwangere oder Heiratswillige sowie zu allgemeinen Bevölkerungs-Screenings für Personen im fortpflanzungsfähigen Alter.

In einigen Ländern liegen teilweise bereits langjährige Erfahrungen mit entsprechenden Screening-Verfahren bei in diesen Ländern gehäuft auftretenden Krankheiten vor (Chadwick u.a. 1998; Schroeder-Kurth 2000; Khoury u.a. 2003). Hierzu gehören insbesondere Screening-Programme für Tay-Sachs-Krankheit (zum Beispiel in Israel, USA, Australien) sowie die seit Jahren unter anderem in Zypern, Griechenland und Italien bei jungen

Erwachsenen durchgeführten Screening-Programme auf Mutationen im Thalassämie-Gen (Kaback u.a. 1993; Mitchell u.a. 1996; Hoedemaekers/ten Have 1998b). Seit einiger Zeit verfügen jüdische Menschen aschkenasischer Herkunft über ein Carrier-Screening-Panel auf verschiedene in dieser Population gehäuft vorkommende Krankheiten wie Mukoviszidose, Tay-Sachs-Krankheit, Morbus Gaucher oder Fanconi-Anämie (Gilbert 2001).

In Deutschland wird bisher kein allgemeines Screening der Bevölkerung zur Ermittlung heterozygoter Carrier autosomal rezessiv vererbter Erkrankungen durchgeführt. Das Einführen entsprechender Gruppenuntersuchungen wird in den diesbezüglichen ärztlichen Stellungnahmen übereinstimmend abgelehnt (Berufsverband Medizinische Genetik 1990; Gesellschaft für Humangenetik 1991, 1996; Bundesärztekammer 1992a, 2003; Ethik-Beirat beim Bundesministerium für Gesundheit 2001).[90]

International gesehen besteht ein Trend, genetische Analysen zur Ermittlung heterozygoter Carrier von Mutationen im CFTR-Gen (vgl. Kap. D.I.2.3.) zunehmend auch bei Individuen ohne entsprechende Familiengeschichte durchzuführen, d.h. als Mukoviszidose-Carrier-Screening einzusetzen. So erging in den USA die Empfehlung, eine diesbezügliche Diagnostik nicht nur auf betroffene Mukoviszidose-Patienten und deren Angehörige zu beschränken, sondern allen Paaren mit bestehender oder geplanter Schwangerschaft aus Bevölkerungsgruppen mit erhöhtem Risiko (v.a. Weiße und jüdische Menschen aschkenasischer Herkunft) ein allgemeines Heterozygoten-Screening auf Mukoviszidose anzubieten.

Hierbei wird empfohlen, die allgemeine Bevölkerung auf die 25 häufigsten zu Mukoviszidose führenden Mutationen zu screenen. Hierzu werden zwei mögliche Vorgehensweisen vorgeschlagen: Entweder beide Partner zu untersuchen, oder gemäß einem Stufenmodell vorzugehen, d.h. zuerst einen Partner, zumeist die jeweilige Frau, einer Analyse zu unterziehen, während der zweite Partner nur untersucht wird, wenn beim ersten zuvor

90 Beispielsweise lehnt die Deutsche Gesellschaft für Humangenetik die Einführung von Heterozygoten-Screening-Programmen zum derzeitigen Zeitpunkt ab aufgrund der bislang hierfür nicht gegebenen Rahmenbedingungen. So sieht die Gesellschaft für Humangenetik derzeit insbesondere Defizite im Zusammenhang mit der diesbezüglichen Aufklärung der Öffentlichkeit sowie Schwierigkeiten hinsichtlich der Sicherstellung der erforderlichen qualifizierten Beratung. Zudem betont sie die Notwendigkeit, zunächst wissenschaftliche Projekte durchzuführen, um bislang fehlende Daten zu erzielen (Gesellschaft für Humangenetik 1991, 1996).

getesteten Partner eine der 25 Hauptmutationen festgestellt wurde (American College of Obstetricians and Gynecologists 2001; Press 2001; Grody u.a. 2001). Die DNA-Diagnostik wird häufig im Umfeld der medizinischen Schwangerenbetreuung durchgeführt, wobei zunächst bei der schwangeren Frau eine genetische Analyse vorgenommen wird, um dann ggf. – im Fall einer Mutationsfeststellung – auch bei deren Partner eine Analyse durchzuführen. Um das Risiko für den Fetus zu minimieren, werden hier also zunächst in stellvertretender Weise die Eltern einer genetischen Analyse unterzogen. Wenn bei beiden Partnern entsprechende Mutationen festgestellt wurden, wird Pränataldiagnostik angeboten (vgl. Kap. D.IV.).

Die Einführung eines derartigen, breit angelegten DNA-basierten Carrier-Screenings ist jedoch keineswegs unumstritten. Zunächst lässt sich bezweifeln, ob von Seiten der Öffentlichkeit ein Bedarf an genetischen Screenings besteht (Shickle/Chadwick 1994; Stone/Stewart 1996). Zwar lag in Studien, in denen ein hypothetisches Angebot für ein Heterozygoten-Screening bei Mukoviszidose unterbreitet wurde, ein hohes Interesse an einer Testdurchführung vor, allerdings war bei einem tatsächlichen Angebot innerhalb der allgemeinen Bevölkerung im gebärfähigen Alter insgesamt eine vergleichsweise geringe Neigung zur Inanspruchnahme von Carrier-Screening-Tests auf Mukoviszidose zu verzeichnen (Bekker u.a. 1993; Tambor u.a. 1994).

Die Angst vor Stigmatisierung und sozialer Diskriminierung spielte für die geringe Testinanspruchnahme eine gewisse Rolle, bei einem Teil der Befragten war auch eine ablehnende Haltung gegenüber Schwangerschaftsabbrüchen von Bedeutung (Tambor u.a. 1994; Clayton u.a. 1996; Loeben u.a. 1998). Als zentral für das Ausmaß der Inanspruchnahme des Screening-Verfahrens haben sich jedoch die Bedingungen der genetischen Beratung und der Testdurchführung erwiesen: Je weniger Beratungsaufwand und je weniger Umstände in Kauf genommen werden müssen, d.h. je einfacher und schneller das Verfahren erfolgt, desto eher sind die jeweiligen Personen bereit, eine genetische Analyse durchführen zu lassen. Insgesamt besitzt die Ermittlung des Mukoviszidose-Carrierstatus für die Mitglieder der allgemeinen Bevölkerung nicht so große Bedeutung, als dass sie hierfür komplexe Prozeduren auf sich nehmen würden (Bekker u.a. 1993; Tambor u.a. 1994; Clayton u.a. 1996).

Demgegenüber wird der Mukoviszidose-Carriertest besonders gut akzeptiert, wenn er in Schwangerschaftsvorsorge-Untersuchungen integriert wird, da werdende Eltern generell sehr besorgt um potenzielle Gesundheitsprobleme ihrer Kinder sind und häufiger Kontakt mit Ärzten und medizinischen Einrichtungen besitzen. Das Verantwortungsgefühl für den Fetus und die Sorge um dessen Gesundheit spielt eine große Rolle für die große Akzeptanz bei Schwangeren und für deren positive Bewertung des Screening-Verfahrens (Witt u.a. 1996; Delvaux u.a. 2001). Jedoch gestaltet sich auch hier die hohe Testinanspruchnahme in erster Linie angebotsgesteuert, und stellt nicht so sehr eine Nachfrage von Seiten der Bevölkerung dar (Farrell/Fost 2002).

Zudem erhebt sich die Frage nach der Kosten-Nutzen-Relation entsprechender Screening-Programme. So wurden beispielsweise in einer Studie über 5.000 schwangere Frauen der Normalbevölkerung einer Analyse auf CFTR-Mutationen unterzogen (Witt u.a. 1996). Hierbei wurden sieben Paare ermittelt mit einem Risiko von 25 Prozent für das Auftreten von Mukoviszidose bei ihren Nachkommen. Lediglich in einem diese Fälle wurde durch Pränataldiagnostik dann tatsächlich in beiden Allelen eine Mutation festgestellt. Auch wenn man es als Erfolg des Screening-Verfahrens werten kann, dass die Paare fortan über ihren genetischen Status Bescheid wissen, was möglicherweise Auswirkungen auf künftige Schwangerschaften besitzen wird, muss man sich hier – zunächst auf einer rein praktischen Ebene – fragen, ob sich der betriebene Aufwand lohnt, oder ob das Screening-Verfahren nicht in erster Linie zur Beunruhigung schwangerer Frauen beiträgt.

Des Weiteren drängt sich die wesentlich grundlegendere Frage auf: Was ist der Zweck bzw. der Nutzen der erhaltenen Analyseergebnisse, nicht zuletzt auch in den Augen der Bevölkerung? Anders als im allgemeinen medizinischen Kontext, in dem das Ziel von Screening-Maßnahmen darin besteht, der Gesundheit der gescreenten Individuen zu dienen und die Individuen im Anschluss an ein positives Analyseergebnis ggf. einer adäquaten medizinischen Behandlung zuzuführen, sind bei Heterozygoten-Screenings zumeist keine direkten therapeutischen oder präventiven Maßnahmen verfügbar.[91]

Vielmehr wird als das Ziel genetischer Screenings zumeist genannt, Individuen und Risikopaare über ihre Möglichkeiten – insbesondere in Bezug auf Familienplanungsentscheidungen – zu informieren (Shickle/Chadwick 1994; Gesellschaft für Humangenetik 1996; Stone/Stewart 1996). Demge-

91 Zur Frage, inwieweit ein Schwangerschaftsabbruch in einem solchen Kontext als Behandlungsmaßnahme oder als präventive Option bezeichnet werden könnte, siehe Shickle/Chadwick 1994 sowie Kap. D.IV.3.3.

genüber kann – wie die Gesellschaft für Humangenetik (1996: 126) formuliert – »die Abnahme der Prävalenz genetisch bedingter Erkrankungen oder Behinderungen in einer Bevölkerung [...] ein möglicher Nebeneffekt, nicht jedoch das primäre Handlungsziel der angewandten Humangenetik sein.«

Ungeachtet dessen mag jedoch der Eindruck entstehen, angestrebt werde durch das Screening-Programm ein Verringern der Zahl betroffener Kinder (Gesellschaft für Humangenetik 1991; Shickle/Chadwick 1994). Das Herstellen eines Zusammenhangs zwischen weit verbreitetem Populations-Screening und eugenischen Zielsetzungen erscheint hier für einige Autoren äußerst nahe liegend (Chadwick u.a. 1998; Hoedemaekers/ten Have 1998b; Farrell/Fost 2002).

So wird denn auch vom Berufsverband Medizinische Genetik die Befürchtung geäußert, durch die Verfügbarkeit eines Heterozygotentests bei Mukoviszidose könnten unbeabsichtigt Entwicklungen eintreten, »deren Ergebnis auch bei strikter Individualisierung des Tests als eugenisch eingestuft werden müssen« (1990: 6). Die Gefahr einer derartigen Entwicklung sehen sie zum Beispiel dann gegeben, wenn eine ärztliche Aufklärung über die bestehende Testmöglichkeit rechtsverbindlich wäre, oder wenn eine entsprechende Analyse in die allgemeine Schwangerschaftsvorsorge integriert werden würde. Zudem werde durch eine solche Anbindung an die Schwangerschaftsvorsorge die Freiwilligkeit der Inanspruchnahme gefährdet (Berufsverband Medizinische Genetik 1990; Gesellschaft für Humangenetik 1991 und Kap. D.II.5.3.).

2. Prädiktive genetische Screenings auf spät ausbrechende Erkrankungen

Reihenuntersuchungen in Form von prädiktiven genetischen Bevölkerungs-Screenings auf spät ausbrechende Erkrankungen werden derzeit nicht eingesetzt. Jedoch mag man für die Zukunft einen Einsatz entsprechender Screening-Verfahren erwarten mit dem Ziel, hierdurch die individuellen Suszeptibilitäten für weit verbreitete Krankheiten wie Herz-Kreislauf- oder Tumor-Erkrankungen zu ermitteln. Ausgehend von solcherart identifizierten Risikogruppen können Maßnahmen zur primären Prävention (zum Beispiel Diät, körperliche Bewegung) oder zur sekundären Prävention (Früherkennung oder pharmakologische Intervention) ergriffen werden. Eine entsprechende Tendenz zur künftigen Ausweitung genetischer Diagnostik hin zu genetischen Screenings weiter Bevölkerungsteile mag in dem Maße zu erwarten sein, in dem prädiktive genetische Analysen auf häufiger vorkommende Krankheiten bzw. Krankheitsdispositionen zur Verfügung stehen, und in dem sich die Testdurchführung – beispielsweise durch den Einsatz von DNA-Microarrays – in technischer Hinsicht vereinfacht. Allerdings sind prädiktive Reihenuntersuchungen nur dann zu rechtfertigen, wenn sich aus dem Analyseergebnis geeignete Handlungsoptionen zur Vermeidung der Krankheitsmanifestation ergeben (Hennen u.a. 2001; Bundesärztekammer 2003; Khoury u.a. 2003).

Häufig wird vermutet, dass ein Analyseverfahren zur Ermittlung von Keimbahnmutationen in den BRCA-Genen, verstanden als Bevölkerungs-Screening auf eine genetische Prädisposition für das Auftreten des genetisch bedingten Mamma- und Ovarialkarzinoms, voraussichtlich eines der ersten als prädiktives genetisches Screening eingesetzten Verfahren darstellen wird (Biesecker u.a. 1993; Stemerding u.a. 1997; Press u.a. 2001). Auch wenn das Vorkommen von BRCA-Mutationen in der Bevölkerung recht hoch ist, wird die Einführung derartiger Screening-Verfahren auf BRCA-Mutationen jedoch zumeist abgelehnt aufgrund der unklaren Zusammenhänge zwischen Mutationen und Tumorentstehung sowie der derzeit fehlenden Nachweise über die Wirksamkeit der verfügbaren Präventionsmaßnahmen (vgl. Kap. D.I.2.2.2. und Kap. D.III.1.2.2.).[92]

Von anderen Autoren wird Hämochromatose, eine autosomal rezessiv vererbte, zumeist in der 5. oder 6. Lebensdekade auftretende Krankheit, bei der übermäßige und unkontrollierte Eisenaufnahme aus der Nahrung erfolgt, als relevantes Beispiel für einen Bedarf an prädiktiven genetischen Screenings gesehen. Die bei Homozygoten durch Eisenanreicherung entstehenden Gewebe- und Organschädigungen können präventiv vermieden werden, wenn Risikopersonen vor Auftreten der Erkrankung identifiziert

92 Ein entsprechendes Screening-Verfahren bei Frauen auf BRCA-Mutationen mag allenfalls adäquat einsetzbar sein in Populationen, in denen bestimmte Mutationen gehäuft vorkommen, so zum Beispiel bei jüdischen Menschen aschkenasischer Herkunft (vgl. Kap. D.I.2.2.2.). Allerdings erscheint auch hier der Nutzen eines breiten Bevölkerungs-Screenings fraglich angesichts von Untersuchungen, bei denen festgestellt wurde, dass bei Angehörigen dieser Bevölkerungsgruppe nur 9 Prozent der Patientinnen mit Brustkrebs eine der drei bei dieser Bevölkerungsgruppe häufigsten BRCA-Mutationen 185delAG, 5382insC oder 6174delT tragen (Devilee 1999; Hartge u.a. 1999).

werden. Allerdings ist auch ein möglicher Einsatz dieses Screening-Verfahrens sehr umstritten (Allen/Williamson 1999; Khoury u.a. 2003).

In Bezug auf die Einführung von prädiktiven Screenings der allgemeinen Bevölkerung auf spät ausbrechende Erkrankungen liegt von Seiten der Ärzteschaft generell große Zurückhaltung vor. So lehnt beispielsweise die Bundesärztekammer (1998a) ein allgemeines Bevölkerungs-Screening auf Tumorerkrankungen ab.

Für diese Zurückhaltung spielen verschiedene Faktoren eine Rolle: Allgemein ist eine Screening-Empfehlung nur angemessen, wenn der Nutzen des Tests nach vernünftigen Erwartungen die Belastungen und Risiken übersteigt. Zwar mögen aus einem solchen genetischen Screening-Verfahren für einen Teil der Betroffenen äußerst hilfreiche und wertvolle Aussagen resultieren. Jedoch besteht im Umfeld von genetischen Screenings auf spät ausbrechende Erkrankungen für positiv diagnostizierte Personen die Gefahr, sich frühzeitig auf ein zur Zeit der Mutationsfeststellung angemessen erscheinendes Verfahren einzulassen, das sich später als nicht mehr optimal, da zu aggressiv oder zu beschädigend, wenn nicht gar überflüssig, herausstellt. Denn die eigentliche Behandlung ist möglicherweise erst sehr viel später erforderlich. In vielen Zusammenhängen ist keineswegs sicher, ob überhaupt eine Behandlung nötig sein wird, d.h. ob sich beispielsweise jemals ein Tumor entwickeln wird. Dies gilt insbesondere für genetische Prädispositionstests, anhand derer zumeist nur äußerst vage Wahrscheinlichkeitsaussagen abgeleitet werden können.

Darüber hinaus muss die Möglichkeit falsch-positiver Analyseergebnisse bedacht werden. Wird eine Hochrisikogruppe einer Analyse unterzogen, so resultieren nur wenige falsch-positive Ergebnisse; demgegenüber nimmt bei Screening-Verfahren in Niedrigrisikogruppen die Zahl falsch-positiver Ergebnisse zu. Diese bringen die Gefahr psychischen Stresses und falscher Lebensentscheidungen mit sich (Council on Ethical and Judicial Affairs 1998; Bundesärztekammer 2003).

Zudem ist bei Suszeptibilitätstests das Analyseergebnis für die betreffenden Personen häufig schwer zu verstehen: Ein positives Ergebnis bedeutet nicht, dass die Krankheit tatsächlich auftreten wird, ebenso wenig garantiert ein negatives Ergebnis, dass sie nicht auftreten wird. Dies gilt insbesondere angesichts des häufig hohen Basisrisikos, welches zum Beispiel für Brustkrebs bei circa 12 Prozent liegt. Im Rahmen von Screening-Programmen, bei denen vor der prädiktiven genetischen Analyse keine ausführliche individuelle genetische Beratung geboten werden kann, erweist sich diese Problematik als wesentlich gravierender als wenn eng umrissene Hochrisikogruppen getestet werden. Denn während durch Einsatz prädiktiver genetischer Diagnostik bei einer kleinen Gruppe von Risikopersonen, die sich bereits intensiv mit dem familiär bedingten, erhöhten Erkrankungsrisiko auseinandergesetzt haben und die gut über die medizinischen Zusammenhänge informiert sind, das Risiko konkretisiert bzw. ausgeschlossen werden kann, werden bei breiten Screenings auch Risikopersonen jenseits bekannter Risikogruppen identifiziert, d.h. Personen, die sich ihres Risikostatus bislang nicht bewusst waren. Ein breit eingesetzter prädiktiver Screening-Test auf spät ausbrechende Erkrankungen erzeugt daher auch Ängste und versetzt Menschen in Dilemma-Situationen, mit denen besonders schwer umzugehen ist, solange die Wirksamkeit der verfügbaren Handlungsoptionen unklar ist (vgl. Kap. D.II.5.3.).

Hinzu kommen Belastungen vieler nicht betroffener Personen durch das Screening-Verfahren und die hierdurch entstehenden Kosten, psychische Implikationen des Screenings, Ängste vor der Ergebnismitteilung, Ängste vor der Bestätigung des Ergebnisses sowie unnötige Ängste und Belastungen bei falsch-positivem Ergebnis. Auch mag – insbesondere sollte künftig gleichzeitig eine Analyse auf mehrere Aspekte durchgeführt werden – von Seiten der Bevölkerung die Interpretation nahe liegen, man unterziehe sich einem allgemeinen genetischen »Gesundheits-Check« (Shickle/Chadwick 1994; Parsons/Bradley 1994; Stone/Stewart 1996; Stemerding u.a. 1997; Council on Ethical and Judicial Affairs 1998; Malm 1999).

3. Autonomie, *informed consent* und *generic consent* bei Screening-Verfahren

Ebenso wie in anderen medizinischen Kontexten ist bei Screening-Verfahren die wohl informierte freie Zustimmung der betreffenden Person zur Testdurchführung erforderlich, d.h. der *informed consent* muss eingeholt werden. Die Inanspruchnahme eines Screening-Tests ist grundsätzlich freiwillig. Jedoch ist in inhaltlicher Hinsicht – gegenüber der individuellen Durchführung genetischer Diagnostik bei einzelnen Personen mit entsprechender Familiengeschichte – bei Screening-Verfahren eine Verschiebung der Bedeutung des *informed consent* und hiermit des Stellenwerts der Autonomie der einer genetischen Analyse zu unterziehenden Personen festzustellen.

So wurde von verschiedener Seite darauf hingewiesen, dass bereits ein entsprechendes ärztliches Angebot an Personen, die sich als gesund ansehen, in gewissem Sinne eine Aufforderung zur Durchführung einer genetischen Analyse beinhaltet. Nicht zuletzt da es von Spezialisten innerhalb eines allgemein akzeptierten Rahmens angeboten wird, impliziert ein entsprechendes Angebot – trotz Nichtdirektivität genetischer Beratung – in bestimmtem Maße eine Empfehlung zur Testinanspruchnahme sowie eine Empfehlung, sein Verhalten ggf. am erhaltenen Analyseergebnis auszurichten. Eine Nicht-Teilnahme an einem bequem, ohne großen Aufwand durchführbaren Screening-Programm scheint einer Erklärung zu bedürfen, sodass es wesentlich einfacher ist, das angebotene Procedere zu durchlaufen als das Angebot abzulehnen (Clarke 1991; Parsons/Bradley 1994; Hoedemaekers/ten Have 1998b und Kap. D.II.2.).

Hierbei spielt für die betreffenden Personen auch das Bestreben eine Rolle, angesichts des Analyseangebots künftige Schuldgefühle, nicht alles Verfügbare unternommen zu haben, vermeiden zu wollen (»anticipated decision regret«) (vgl. Kap. D.V.1.). Dies gilt in besonderem Maße, wenn es um die Entscheidung von künftigen Eltern über Heterozygoten-Screenings oder um Screenings bei Neugeborenen geht (Parsons/Bradley 1994; Hoedemaekers/ten Have 1998b). Kritiker betonten daher, bei Screenings – insbesondere im Kontext der Familienplanung – liege ein gesellschaftlich »erzeugtes« Bedürfnis vor, da hier der Testwunsch nicht auf eigenen Erfahrungen beruht, sondern vielmehr durch die Zusammenhänge gebildet wird (Lippman 1994; Kollek 2002).

Als zentrale Voraussetzung genetischer Screenings stellt sich die umfassende Gewährleistung der Freiheit und der Freiwilligkeit der Betreffenden bei der Entscheidung hinsichtlich einer Inanspruchnahme dar. Es darf keinerlei direkter Druck zugunsten einer Durchführung einer genetischen Analyse ausgeübt werden. Des Weiteren müssen die Bedingungen so gewählt werden, dass sie nach Möglichkeit jegliche indirekte Begünstigung einer Testinanspruchnahme ausschließen. So muss beim Einsatz von Heterozygoten-Bevölkerungs-Screenings jede Anbindung an Schwangerschafts-Routine-Vorsorgeuntersuchungen oder jegliche Untersuchung auf Veranlassung Dritter (zum Beispiel Versicherungen) ausgeschlossen werden, da durch eine solche Einbeziehung ein indirekter Zwang zur Testdurchführung entstehen könnte (vgl. Kap. D.II.5.1.).

Voraussetzung für eine autonome Entscheidungsfindung bezüglich der Inanspruchnahme eines genetischen Screenings ist zudem das Erhalten ausgewogener Informationen und das Verstehen der relevanten Zusammenhänge, sodass die Zustimmung zur genetischen Analyse in umfassend informierter Weise erfolgen kann.

Bei Screenings unterscheidet sich die Art und Weise, in der die zu screenenden Personen über das genetische Analyseverfahren aufgeklärt werden, in wesentlicher Hinsicht von der entsprechenden, an individuellen Ratsuchenden ausgerichteten genetischen Beratung bei Mitgliedern von Hochrisikogruppen. Angesichts der großen Zahl zu screenender Individuen, der begrenzten Zahl zur Verfügung stehender Berater und limitierter finanzieller Ressourcen wird genetische Beratung und Aufklärung vor der genetischen Analyse im Wesentlichen routinemäßig und standardisiert durchgeführt, d.h. erfolgt in erster Linie über Faltblätter, Filme etc. Nicht zuletzt erwies sich das Vorhandensein bequemer, zeitsparender Rahmenbedingungen für die zu testenden Personen als wesentliche Voraussetzung für eine Inanspruchnahme genetischer Screening-Verfahren (vgl. Kap. D.II.5.1.).

Allerdings müssen auch hier die Chancen und Risiken einer Teilnahme am jeweiligen Screening-Verfahren in adäquater und neutraler Weise vermittelt werden, was sich jedoch nicht selten als Problem erweist. Denn wird – wie insbesondere von kommerziellen Anbietern entsprechender Screenings – eine möglichst hohe Inanspruchnahme des Screening-Verfahrens angestrebt, so erscheint eine Informationstaktik nahe liegend, aufgrund derer möglichst viele Personen eine genetische Analyse durchführen lassen. So wurde in einer Studie, in der die an die Rat suchenden Personen verteilten Informationsbroschüren über Carrier-Screening für Mukoviszidose untersucht wurden, eine mehrheitlich eher negative Beschreibung des Krankheitsbildes festgestellt. Zudem wurde in fast der Hälfte der verteilten Broschüren die Option auf Schwangerschaftsabbruch im Fall eines betroffenen Fetus gar nicht erwähnt (Loeben u.a. 1998).

Darüber hinaus kann bei routinemäßig durchgeführten standardisierten Verfahren nicht kontrolliert werden, wie gut die Informationen von den Einzelnen verstanden wurden. Das umfassende Verständnis der relevanten Informationen stellt sich jedoch für viele Personen als schwierig dar (Tambor u.a. 1994; Witt u.a. 1996; Farrell/Fost 2002). Denn je einfacher und schneller das Screening-Verfahren abgehalten wird, desto weniger ausführlich erfolgt die Aufklärung, und desto weniger Zeit bleibt zum Nachdenken, d.h. die Entscheidung wird insgesamt unreflektierter.[93] Dies birgt eine nicht zu übersehende Tendenz zu auf Fehlverständnissen beruhenden, den eigentlichen Ansichten widersprechenden, nicht authentischen Entscheidungen in sich (vgl. Kap. B.4.3.2.).

Hinzu kommt, dass Mitglieder der allgemeinen Bevölkerung vor einer Testinanspruchnahme in gewissem Sinne ahnungslos sind, da sie bisher nicht im Bewusstsein gelebt haben, ein besonderes Erkrankungsrisiko zu tragen. Sie werden durch das Aufklärungsprocedere vor Durchführen der genetischen Analyse zwar möglicherweise in Sorge versetzt, sie zeigen aber im Allgemeinen weniger Bedenken, wenn ihnen eine Analyse vorgeschlagen wird, d.h. äußern vor der Testdurchführung weniger Beratungsbedarf, als Mitglieder von Hochrisikogruppen dies tun würden. Erst wenn tatsächlich eine Mutation festgestellt wurde, findet eine ausführliche genetische Beratung statt.

Hier besteht die Gefahr, dass sich viele arglos auf einen Screening-Test einlassen, ohne zu ahnen, welche Implikationen dieser im Fall einer Mutationsfeststellung mit sich bringen kann. So rechnet, wer an Bevölkerungs-Screening-Programmen teilnimmt, zumeist mit einem negativen Analyseergebnis.[94] Wird dann allerdings durch das Screening-Verfahren unerwarteterweise doch eine Anlageträgerschaft festgestellt, so können bei der betreffenden Person beträchtliche psychische Probleme auftreten. Das wider Erwarten eingetretene Ergebnis wirkt schockierend, plötzlich entsteht sehr großer Beratungsbedarf. Dies gilt insbesondere, da genetische Faktoren häufig als unkontrollierbar und daher bedrohlich angesehen werden (Shickle/Chadwick 1994; Biesecker 1998; Council on Ethical and Judicial Affairs 1998; Marteau/Croyle 1998; Senior u.a. 1999).

Insgesamt gesehen sinkt – verglichen mit individueller genetischer Diagnostik bei Hochrisikogruppen – im Umfeld von Screening-Verfahren die Bedeutung des *informed consent*, der Focus auf einer wohl informierten Entscheidungsfindung wird aufgeweicht. Der am individuellen Arzt-Patient-Verhältnis und den persönlichen Zusammenhängen der Rat suchenden Person ausgerichtete Kontext des *informed consent* geht verloren. Vielmehr bringt das standardisierte Verfahren eine gewisse Neigung mit sich, die

93 Auf diese ungenügende Reflexion der relevanten Sachverhalte deutet zum Beispiel hin, dass sich in einer Studie eine beträchtliche Zahl von Personen für einen Carrier-Test auf Mukoviszidose entschieden, obwohl sie überhaupt nicht beabsichtigten, Kinder zu bekommen (Tambor u.a. 1994).

94 Demgegenüber erwarten die meisten der Personen, die sich für Personen mit hohem Erkrankungsrisiko halten, ein positives Ergebnis.

angebotene Diagnostik in unreflektierter Weise in Anspruch zu nehmen. Denn vor der Testdurchführung erhalten die betreffenden Personen im Wesentlichen allgemein gehaltene Information in standardisierter Form. Ausführliche Information, die für die Entscheidungsfindung bezüglich einer Inanspruchnahme des Analyseverfahrens möglicherweise relevant wäre, wird erst nach einer Mutationsfeststellung nachgeliefert.

Insbesondere im Bereich der Reproduktionsmedizin ist die Gefahr eines Automatismus gegeben, im Rahmen dessen die Inanspruchnahme eines Routine-Screenings in einen unreflektierten Schwangerschaftsabbruch münden kann. Aber auch bei postnataler prädiktiver genetischer Diagnostik bringt das Feststellen einer Anlageträgerschaft vielfältige komplexe Auswirkungen für die Lebens- und Familienplanung mit sich. In diesen, häufig weit reichende Implikationen besitzenden Zusammenhängen die autonome Entscheidungsfindung der Betreffenden in Bezug auf eine Testinanspruchnahme zu vernachlässigen, erscheint ausgesprochen problematisch.

Sollte künftig – ermöglicht durch den Einsatz von DNA-Microarrays – die Zahl der gleichzeitig im Rahmen eines Screening-Verfahrens durchgeführten genetischen Analysen ansteigen, so wird sich diese Problematik weiter verschärfen (Council on Ethical and Judicial Affairs 1998). Umfassende Informationen über die verschiedenen beabsichtigten Tests und die möglichen Folgen von Mutationsfeststellungen erscheinen im Rahmen solcherart vereinfachter Screening-Rahmenbedingungen kaum zu vermitteln.

Einen im Zusammenhang mit derartigen Mehrfach-Screenings sehr interessanten Vorschlag haben Sherman Elias und George J. Annas (1994) unterbreitet. Angesichts der Gefahr von Überinformation der zu testenden Personen (»information overload«), Irreführungen und Fehlverständnissen schlagen sie im Zusammenhang mit der Möglichkeit, bei Paaren mit Kinderwunsch oder bestehender Schwangerschaft mehrere Carrier-Tests durchzuführen, einen *»generic consent«* vor, d.h. die Gabe einer allgemeinen Zustimmung zum genetischen Screening-Verfahren. Diesem Vorschlag zufolge sollen die betreffenden Personen vor dem Analyseverfahren keine umfassende, von Spezialisten durchgeführte genetische Beratung durchlaufen, sondern lediglich Allgemein-Informationen erhalten. Im Rahmen dieser Grundaufklärung erfahren die Paare in allgemeiner Weise, dass aus einer Blutprobe eine Reihe genetischer Analyseverfahren durchgeführt werden können, mithilfe derer Aussagen über Erkrankungsrisiken künftiger Kinder getroffen werden können. Zudem werden sie über Risiken (psychische Belastungen, mögliche Diskriminierung etc.) sowie über Grenzen des Verfahrens informiert. Vor dem Hintergrund dieser Grundinformation geben die jeweiligen Personen ihre Zustimmung zur Testdurchführung.[95] Gemäß diesem Vorschlag werden zunächst die jeweiligen Frauen einer Analyse unterzogen; wurde hier ein Carrierstatus festgestellt, durchläuft auch der jeweils zugehörige Partner ein entsprechendes Analyseverfahren. Erst wenn tatsächlich entsprechende Mutationen festgestellt wurden – was nur selten der Fall ist – erhalten die Betreffenden detaillierte Informationen über die jeweiligen Krankheiten und die in Frage kommenden Handlungsoptionen (vgl. Kap. D.IV.).

Elias und Annas zufolge kann der *generic consent* als vergleichbar mit der Zustimmung, eine allgemeinmedizinische körperliche Untersuchung durchführen zu lassen, angesehen werden. So bestehe in beiden Fällen das Ziel, mögliche gesundheitsbezogene Probleme zu lokalisieren; auch vor Durchführen einer allgemeinmedizinischen Untersuchung werde der Patient schließlich nicht über alle möglichen Auffälligkeiten, die bei einer Routineuntersuchung entdeckt werden könnten, aufgeklärt. Einschränkend plädieren Elias und Annas jedoch dafür, genetische Analysen auf schwere, spät im Leben auftretende Erkrankungen, wie zum Beispiel Chorea Huntington, Morbus Alzheimer, Morbus Parkinson oder Brustkrebs, nicht in ein solches Screening aufzunehmen.

Zunächst erscheint die Einführung eines *generic consent* vorteilhaft, wenn nicht gar zwingend angesichts der Erwartung eines breiten Einsatzes von Mehrfach-Gentests. Ein solcher *generic consent* stellt sich als effizient und kostengünstig dar, er spart Zeit und vermeidet – indem er eine überbordende Informationsfülle umgeht – das Auftreten von Verwirrungen, Missverständnissen und Ängsten bei den zu screenenden Personen.

Allerdings wird auf diesem Wege in beträchtlichem Maße die Möglichkeit zu selbstbestimmter Entscheidungsfindung der betreffenden Personen verringert, da ein eigentlicher, wohl informierter *informed consent* in diesem Szenario nicht mehr auftritt. Denn der *generic consent* unterscheidet sich in einem ganz wesentlichen Punkt vom *informed consent*: Während für einen *informed consent* der Erhalt möglichst umfassender Informationen *vor* Durchführen einer genetischer Analyse eine zentrale Voraussetzung darstellt, vor deren Hintergrund entschieden werden kann, ob überhaupt ein diagnosti-

95 Detaillierte Information soll lediglich dann übermittelt werden, wenn Einzelne ausdrücklich diesen Wunsch äußern.

sches Verfahren in Anspruch genommen werden soll, wird durch den *generic consent* jedoch gerade diese Entscheidungsmöglichkeit verringert und hiermit das Grundanliegen des *informed consent* unterminiert.

Darüber hinaus birgt er die Gefahr eines Automatismus in sich, im Fall einer Mutationsfeststellung die von dem akzeptierten »Vorsorgeprogramm« offerierten Handlungsoptionen unreflektiert anzunehmen. Im Unterschied zur allgemeinmedizinischen Untersuchung, die auf eine therapeutische Behandlungsmöglichkeit am betreffenden Individuum ausgerichtet ist, liegen die sich hier eröffnenden Handlungsoptionen auf einer anderen Ebene; sie betreffen in erster Linie die Option auf einen Schwangerschaftsabbruch.

Anstelle die Informationsübermittlung vor der Testinanspruchnahme in Frage zu stellen und das Verfahren durch einen *generic consent* abkürzen zu wollen, muss jedoch vielmehr die Notwendigkeit des Durchführens von Mehrfach-Carrier-Screenings hinterfragt werden. Denn nicht nur aufgrund der eigentlich benötigten zeit- und kostenintensiven genetischen Beratung und der drohenden Verständnisschwierigkeiten, der erhöhten Zahl falsch-positiver Ergebnisse sowie der hiermit einhergehenden Belastungen und falsch informierten Lebensentscheidungen (Council on Ethical and Judicial Affairs 1998), sondern nicht zuletzt aufgrund der eugenisch anmutenden Grundausrichtung des Verfahrens und aufgrund drohender gesellschaftlicher Implikationen (Kap. D.IV.4.2. und Kap. D.IV.4.3.) erscheint eine routinemäßige Durchführung von Mehrfach-Gentests als Carrier-Screening-Verfahren ausgesprochen problematisch.

Insgesamt treten im Umfeld von Screening-Verfahren verglichen mit genetischer Diagnostik bei Mitgliedern von Hochrisikogruppen eine Reihe von die Autonomie der betreffenden Personen einschränkende Faktoren auf, welche insbesondere die Freiwilligkeit des Verfahrens betreffen sowie die Möglichkeit zur Gabe eines wohl informierten *informed consent*. Für die zu screenenden Personen entsteht in gewissem Sinne eine Scheinautonomie, da sie zwar grundsätzlich die Möglichkeit besitzen, sich dem Verfahren und seinen Implikationen zu verweigern, da jedoch durch die Rahmenbedingungen bestimmte Automatismen nahe liegen, die eine wirklich selbstbestimmte Entscheidungsfindung erschweren. Bei Mehrfach-Screenings liegt bezogen auf die Möglichkeit zur Autonomiewahrnehmung eine noch stärkere Einschränkung vor.

Eine Ausweitung prädiktiver genetischer Diagnostik auf weite Bevölkerungsteile im Sinne breiter Bevölkerungs-Screenings erscheint vom Autonomiegesichtspunkt aus betrachtet daher problematisch, auch wenn ein solches Screening dem einen oder anderen einen Vorteil brächte.

III. NACH DEM GENTEST: AUTONOMIE IM UMGANG MIT DEN ERGEBNISSEN PRÄDIKTIVER GENETISCHER DIAGNOSTIK

Mit dem Erhalten der durch prädiktive genetische Diagnostik erzielten Ergebnisse beginnt für die jeweiligen Personen eine Phase intensiver Auseinandersetzung, im Rahmen derer eine eingehende Interpretation der Bedeutung der erhaltenen Analyseergebnisse für die individuelle Lebenssituation und künftige Lebensgestaltung erfolgt.

Der sich anschließende Themenbereich beschäftigt sich mit dieser nach Durchführen prädiktiver genetischer Diagnostik entstehenden Situation. Wie in der gesamten Studie stehen dabei im Mittelpunkt der Diskussion Autonomiegesichtspunkte, d.h. Überlegungen hinsichtlich möglicher Auswirkungen der durch prädiktive genetische Analysen erhaltenen Ergebnisse auf die Handlungs- und Entscheidungsspielräume sowie insgesamt auf die selbstbestimmte Lebensgestaltung der jeweiligen Personen.

Hierbei spielen zunächst Gesichtspunkte eine Rolle, die sich in erster Linie auf die jeweilige einzelne betroffene Person beziehen: Wie gut können die Menschen die erhaltenen Angaben über ihre genetische Konstitution interpretieren, wie gut können sie mit dem Wissen um ein – mit mehr oder weniger großer Wahrscheinlichkeit eintretendes – künftiges Auftreten einer bestimmten Erkrankung umgehen (Kap. D.III.1.)? Welchen Einfluss besitzt das Analyseergebnis auf ihre Einstellungen, auf ihre Lebensgestaltung und Lebensplanung (Kap. D.III.2.)?

Für den Umgang mit prädiktiver genetischer Diagnostik besitzen zudem Implikationen, welche sich im privaten, familiären und gesellschaftlichen Kontext aus der Weiterleitung des Analyseergebnisses an Dritte ergeben können, große Bedeutung. Werden zwischenmenschliche Zusammenhänge in die Überlegungen miteinbezogen, so kommt dem Gesichtspunkt der Vertraulichkeit zentrale Bedeutung zu (Kap. D.III.3.). Mit Fragen der Weiterleitung der durch prädiktive genetische Diagnostik erzielten Ergebnisse an Angehörige im privaten Umfeld beschäftigt sich das Kapitel D.III.3.1., wobei gesondert zu diskutieren ist, ob und ggf. wie die Analyseergebnisse an möglicherweise künftig selbst betroffene Familienangehörige weitergeleitet werden sollen (Kap. D.III.3.1.2.). Auf gesellschaftlicher Ebene (Kap. D.III.3.2.) betreffen Überlegungen, die im Zusammenhang mit einer Weitergabe genetischer Daten stehen, in erster Linie die Möglichkeit genetischer Stigmatisierung und Diskriminierung im zwischenmenschlichen Bereich, am Arbeitsplatz oder im Umgang mit Versicherungen (Kap. D.III.3.2.1.). Vor diesem allgemeinen Hintergrund werden mögliche Implikationen einer Verwendung der Ergebnisse prädiktiver genetischer Analysen im Zusammenhang mit Versicherungen diskutiert (Kap. D.III.3.2.2.).[96]

96 Überlegungen über den Zusammenhang zwischen postnataler prädiktiver genetischer Diagnostik und Familienplanungsentscheidungen erfolgen im Kap. D.IV.

1. Reaktionen der betreffenden Personen auf das Analyseergebnis

Aus dem Analyseverfahren resultieren zwar detaillierte Aussagen über den genetischen Status einer Person, jedoch können ausgehend von den Analyseergebnissen zumeist keine sicheren Kenntnisse in Bezug auf gesundheitliche Fragen, welche den weiteren individuellen Lebensverlauf betreffen, erzielt werden. Mithilfe der aus der prädiktiven genetischen Analyse erhaltenen Daten können vielmehr lediglich Aussagen darüber getroffen werden, mit welcher Wahrscheinlichkeit eine Person künftig eine bestimmte Krankheit mit zugehörigen Krankheitssymptomen entwickeln wird. Die erhaltenen Angaben müssen von den betreffenden Personen vor dem Hintergrund ihres persönlichen Lebenszusammenhangs interpretiert werden, um so einen Weg zu finden, mit den aus dem Analyseergebnis resultierenden Implikationen umzugehen. Erst hiervon ausgehend können geeignete Schritte für die künftige Lebensgestaltung unternommen werden, sei es auf dem Gebiet der gesundheitlichen Prävention, der Familienplanung oder im beruflichen Bereich.

Im Folgenden sollen die Auswirkungen der Ergebnisse prädiktiver genetischer Analysen auf die betreffenden Personen näher untersucht werden. Neben dem eigentlichen Resultat, d.h. einem negativen bzw. positiven Analyseergebnis, und der jeweils in Frage stehenden Erkrankung spielen für den Umgang mit dem Analyseergebnis auch die jeweiligen individuellen Rahmenbedingungen eine zentrale Rolle.

1. Negatives Analyseergebnis

Konnte durch die prädiktive genetische Analyse die jeweilige Anlageträgerschaft ausgeschlossen werden, d.h. wurde ein negatives Analyseergebnis erhalten, so tritt bei den betreffenden Personen zumeist große Erleichterung ein. Diese ist im Allgemeinen umso größer, je gravierender die in Frage stehende Krankheit ist. Das Spektrum der Reaktionen nach Mitteilung eines negativen Analyseergebnisses ist bei den verschiedenen postnatalen prädiktiven genetischen Analyseverfahren recht ähnlich. Besonders gut untersucht sind die bei Chorea Huntington vorliegenden Zusammenhänge; aufgrund der Schwere der Krankheit treten hier besonders starke Effekte auf.

Betrachtet man die Gruppe von Personen mit negativem Analyseergebnis nach prädiktiver genetischer Diagnostik auf Chorea Huntington, so ist hier – bedingt durch das Wegfallen der sich auf den genetischen Status beziehenden Unsicherheit und der hierdurch bestehenden Stressbelastung – im Allgemeinen eine Verbesserung psychischer Parameter festzustellen. Ein solches Ergebnis führt bei den Betreffenden zumeist zu einem Anstieg an Zuversicht, Selbstvertrauen und Selbstwertgefühl, und bringt insgesamt eine Zunahme an Lebensqualität mit sich. Es ist häufig begleitet von einer Abnahme psychischer Störungen, insbesondere einem Rückgang von Depressionssymptomen. Die jeweiligen Personen fühlen sich »normal« und nehmen eine neue, gestärkte Rolle in Familie und Gesellschaft ein. Die Betreffenden besitzen nicht selten den Eindruck, ihre Zukunft und Freiheit zurückerhalten zu haben, die Zukunft erscheint offen. Ein Resultat mit niedrigem Erkrankungsrisiko befreit nicht nur die jeweiligen Personen selbst, sondern unter Umständen auch die zugehörigen Familien, von großen Zukunftsängsten; Erleichterung für die eigenen Kinder und Enkelkinder tritt ein. Für jüngere Paare wird die Möglichkeit deutlich, Kinder mit vernachlässigbarem Erkrankungsrisiko zu bekommen (vgl. Kap. D.IV.2.), sodass gerade im Anschluss an die Mitteilung eines negativen Ergebnisses bei einem Huntington-Gentest viele Paare planen, Kinder zu bekommen (Huggins u.a. 1992; Wiggins u.a. 1992; Breo 1993; Ball u.a. 1994; Brandt 1994; Williams u.a. 2000; Almqvist u.a. 2003).

Demgegenüber kann im Anschluss an prädiktive genetische Diagnostik auf Erkrankungen, bei denen präventive oder therapeutische Maßnahmen verfügbar sind, im Fall eines negativen Analyseergebnisses bei den entsprechenden Mitgliedern von Risikofamilien das Durchführen unnötiger prophylaktischer Maßnahmen vermieden werden. So verhindert beispielsweise ein negatives Ergebnis bei einer genetischen Analyse auf Mutationen in den BRCA-Genen, dass sich die jeweiligen Frauen – allein aufgrund der mit Brustkrebs belasteten Familiengeschichte und der hierdurch bedingten Ängste – voreilig einer prophylaktischen Mastektomie unterziehen. Auch ist für Personen mit Niedrigrisiko-Ergebnis bei Tumorprädispositionstests fortan nicht mehr die Teilnahme an spezifischen, intensiven Früherkennungsmaßnahmen erforderlich, welche zum Beispiel bei Familien mit erhöhtem Erkrankungsrisiko für Familiäre Adenomatöse Polyposis (FAP) oder für Brust- und Eierstockkrebs regelmäßig durchgeführt werden (Biesecker u.a. 1993; Breo 1993; Lerman u.a. 2000; Mangold u.a. 2001; Chikhaoui u.a. 2002).

Allerdings wurden bei einem Teil der Personen mit negativem Analyseergebnis auch Schwierigkeiten beobachtet, die im Umfeld von genetischen Analysen auf Chorea Huntington besonders groß waren (Huggins u.a. 1992; Tibben u.a. 1992; Wiggins u.a. 1992; Breo 1993; Codori/Brandt 1994; Williams u.a. 2000; Richards 2004; Richards/Williams 2004). So wurden im Anschluss an präsymptomatische Diagnostik von Chorea Huntington bei circa 10 Prozent der Personen mit Risikoverringerung psychische Schwierigkeiten festgestellt, sich ihrem neuen Status anzupassen: Von Schuldgefühlen gegenüber betroffenen Angehörigen (»survivor guilt«), von Depressionen und vom Gefühl die eigene Risikostatus-Familie hintergangen zu haben, wurde berichtet. Denn durch das negative Analyseergebnis verändern sich die Beziehungen zu Lebenspartnern und zu Familienmitgliedern, welche die Mutation tragen, sowie zu ungetesteten Angehörigen mit erhöhten Erkrankungsrisiken. Personen mit negativem Analyseergebnis nehmen sich häufig als von der Familiensolidarität ausgeschlossen wahr, da sie fortan nicht mehr zur »eingeschworenen« Gemeinschaft der Risikopersonen gehören. Nicht selten stellt es für sie ein Problem dar, Angehörigen das negative Ergebnis überhaupt mitzuteilen. Auch große Enttäuschung, dass durch das günstige Analyseergebnis nicht frühere Probleme (wie zum Beispiel Essstörungen oder Eheprobleme) gelöst wurden und die erwartete Erleichterung nicht eintrat, wurde bei einem Teil der Betreffenden beobachtet. Entsprechende Schwierigkeiten traten zumeist erst nach dem zweiten Monat nach Mitteilung des Ergebnisses oder aber noch später auf, sie hielten bis circa ein Jahr nach der Ergebnismitteilung an.

Diese Schwierigkeiten sind vor dem Hintergrund zu sehen, dass durch das negative Analyseergebnis unter Umständen lebenslange Überzeugungen umgestürzt werden; nicht selten hatten sich die Betreffenden ihr ganzes bisheriges Leben darauf eingestellt, künftig an Chorea Huntington zu erkranken. Häufig hatten sich die Personen im Vorfeld des Analyseverfahrens auf das Schlimmste, d.h. auf eine Mutationsfeststellung, vorbereitet, aber nicht darauf, dass sie ein negatives Ergebnis erhalten könnten. Gemäß einer Studie zweifelten circa 30 Prozent der Personen mit Huntington-Niedrigrisiko-Ergebnis das erhaltene Resultat an (Codori/Brandt 1994).

Ein besonders hohes Risiko zu Problemen nach negativem Analyseergebnis besitzen Personen, die irreversible Entscheidungen getroffen haben aufgrund der Überzeugung, sie würden künftig von einer schweren Krankheit betroffen sein. Aber auch bei Personen, die unrealistische, überoptimistische Erwartungen über günstige Effekte eines negativen Analyseergebnisses besaßen, sowie bei Personen, die sich bewusst oder unbewusst auf ein anderes Ergebnis eingestellt hatten, traten vermehrt Schwierigkeiten auf (Huggins u.a. 1992).

Insgesamt müssen sich die Personen im Anschluss an die Mitteilung eines negativen Analyseergebnisses in einem anstrengenden, mit Stressbelastung einhergehenden Coping-Prozess grundlegend umstellen. Durch das günstige Analyseergebnis ist eine Neudefinition erforderlich, im Rahmen derer das Selbstbild und die Sichtweise der eigenen Stellung innerhalb von Familie und Gesellschaft modifiziert werden. Dieser Prozess dauert länger als sechs Monate (Williams u.a. 2000).

Jedoch kann aus einem negativen Analyseergebnis zumeist auch nicht die völlige Sicherheit gewonnen werden, dass die entsprechende Erkrankung nicht auftreten wird. Insbesondere bei Suszeptibilitätstests, bei denen lediglich genetische Prädispositionen, beispielsweise für Tumorerkrankungen, ermittelt werden, besitzt dieser Punkt große Bedeutung. Denn hier bleibt auch bei einem negativen Testergebnis immer noch das durchschnittliche Basisrisiko bestehen (vgl. Kap. D.I.2.2.). Im Zusammenspiel mit der voreiligen Schlussfolgerung, aufgrund des negativen Analyseergebnisses bestünde kein Erkrankungsrisiko, liegt die Gefahr nahe, die Chance auf geeignete Vorsorgemöglichkeiten zu vergeben.

Darüber hinaus wurde eindrucksvoll auf die von ärztlicher Seite bestehende Schwierigkeit hingewiesen, die erhaltenen Laborergebnisse richtig zu interpretieren. So stellten Giardiello u.a. (1997) im Umfeld von in kommerziellen Labors ausgeführten FAP-Tests fest, dass über 30 Prozent der behandelnden Ärzte die vom Labor übermittelten Analyseergebnisse nicht richtig an ihre Patienten weitergeleitet hatten, da sie falsch-negative Ergebnisse nicht als solche erkannt hatten.[97] Eine solche Fehlinformation der

97 Die Ärzte hatten nicht beachtet, dass das Nichtfeststellen einer FAP-relevanten Keimbahnmutation im APC-Gen bei einer Risikoperson ein falsch-negatives Ergebnis darstellen kann in Fällen, in denen in der Familie noch bei keinem Famili-

Patienten kann unter Umständen beträchtliche Folgen nach sich ziehen, wenn die Erkrankung unbemerkt auftritt.

2. Positives Analyseergebnis

Eine völlig andere Situation ergibt sich, wenn durch die genetische Analyse ein positives Testergebnis erzielt wurde, d.h. wenn eine bestimmte genetische Mutation festgestellt wurde. Für den Umgang mit einem entsprechenden Ergebnis spielt eine große Rolle, inwieweit sich aus der genetischen Analyse Empfehlungen für medizinische Eingriffsmöglichkeiten ableiten lassen. Denn je eher sich aus den Kenntnissen hinsichtlich der genetischen Konstitution geeignete Präventions- oder Therapiemöglichkeiten ergeben, desto größere Ähnlichkeit besteht zur herkömmlichen Situation im medizinisch-therapeutischen Kontext (vgl. Kap. D.I.3.). Je weniger direkte medizinische Handlungskonsequenzen verfügbar sind, desto geringere Bedeutung kommt dem am medizinischen Wohlbefinden des Betreffenden ausgerichteten Fürsorgeaspekt zu, und desto stärker rückt die Frage nach der Autonomie im Umgang mit dem erhaltenen Analyseergebnis in den Vordergrund.

Als Beispiel für genetische Analysen, an welche sich geeignete präventive Maßnahmen anschließen, kann das Screening Neugeborener auf Phenylketonurie (PKU) genannt werden. PKU stellt eine autosomal rezessiv vererbte Stoffwechselstörung dar, welche gekennzeichnet ist durch den Mangel des Enzyms Phenylalanin-Hydroxylase, und unbehandelt mit einer deutlichen Beeinträchtigung der geistigen Funktionen einhergeht. PKU kann festgestellt werden durch Messen des Phenylalanin-Spiegels im Blut oder durch ein genetisches Analyseverfahren unter Verwendung von DNA-Sonden auf Phenylalanin-Hydroxylase. Durch strenge Phenylalanin-arme Diät, welche mindestens bis ins Jugendalter eingehalten werden muss, kann die geistige Retardierung verhindert bzw. stark gemildert werden.

---

enmitglied eine Mutation festgestellt worden war. Demgegenüber umfasst die Gruppe der wirklich negativen Ergebnisse die Fälle, bei denen bei der untersuchten Person keine FAP-relevante Mutation festgestellt wurde, obwohl in der Familie zuvor schon eine entsprechende Keimbahnmutation ermittelt worden war (vgl. Kap. D.I.2.2.1.).

Dem PKU-Screening wird häufig im positiven Sinne Modellcharakter zugeschrieben, auch wenn sich, wie Diane B. Paul erläutert, die Situation bei genauer Betrachtung wesentlich komplexer und ambivalenter erweisen mag (Paul 1999a). Hauptgrund für diese allgemein sehr günstige Bewertung des Verfahrens ist, dass durch Veränderung der Umgebung, in diesem Fall der Ernährung, die Auswirkungen genetischer Modifikationen drastisch gesenkt werden können – was den Schluss zulässt, dass die Betroffenen ihren Genen nicht schicksalhaft ausgeliefert sind (vgl. Kap. D.V.2.).

Allerdings ist derzeit nur für sehr wenige der Erkrankungen, für welche prädiktive genetische Analysen verfügbar sind, eine Möglichkeit gegeben, in eindeutig günstiger Weise auf den Krankheitsverlauf einzuwirken. Häufig ist der Nutzen der sich aufgrund des Analyseergebnisses eröffnenden Präventions- oder Therapiemöglichkeiten wesentlich unbestimmter. Die meisten Suszeptibilitätstests zur Ermittlung von Tumorprädispositionen können in diesen Bereich eingeordnet werden. In anderen Fällen, wie zum Beispiel bei Chorea Huntington, sind derzeit keinerlei Präventions- oder Therapiemöglichkeiten verfügbar.

Der Umgang mit einem positiven Analyseergebnis nach prädiktiver genetischer Diagnostik unterscheidet sich in zentraler Weise in Abhängigkeit der jeweiligen Erkrankung, für welche eine Anlageträgerschaft festgestellt wurde, der Wahrscheinlichkeit des Auftretens der Erkrankung und des Vorhandenseins geeigneter Präventions- oder Therapiemaßnahmen. Für jede Erkrankung ergeben sich daher andere Rahmenbedingungen und Zusammenhänge. Um das vorliegende Spektrum zu verdeutlichen, sei hier zunächst die bei der Huntington'schen Krankheit bestehende Situation besprochen als Beispiel für eine autosomal dominante Krankheit mit nahezu vollständiger Penetranz, für welche derzeit keinerlei Präventions- oder Therapiemöglichkeiten verfügbar sind (Kap. D.III.1.2.1.). Anschließend werden Suszeptibilitätstests zur Ermittlung von Tumorprädispositionen diskutiert (Kap. D.III.1.2.2.).

1.) Chorea Huntington

Vor Einführung präsymptomatischer genetischer Diagnostik auf Chorea Huntington bestand die große Sorge, ausgelöst durch das Analyseergebnis könnten bei vielen Betroffenen große psychische Probleme auftreten, wobei insbesondere die Selbstmordgefahr als besonders hoch eingeschätzt wurde. Denn bei hypothetischen Befragungen vor der Testeinführung gaben 11–15 Prozent der Personen mit Huntington-Erkrankungsrisiko an, sie würden über Selbstmord nachdenken, wenn sie ein Ergebnis mit Risikoerhöhung erhalten würden (Kessler u.a. 1987; Mastromauro u.a. 1987; Almqvist u.a. 1999).

Diese erschreckend hohen Angaben müssen vor dem Hintergrund einer recht großen Neigung zu Selbstmordgedanken bei ungetesteten Personen mit erhöhtem Chorea-Huntington-Erkrankungsrisiko gesehen werden.[98] In Huntington-Risiko-Familien liegt gegenüber der Normalbevölkerung ein erhöhtes Suizidrisiko vor. Ebenso ist die Selbstmordrate bei an Chorea Huntington erkrankten Patienten signifikant erhöht und wird meist mit circa 6 Prozent angegeben (Tibben u.a. 1992; Di Maio u.a. 1993; Bird 1999a; Robins Wahlin u.a. 2000).

Eine vor wenigen Jahren durchgeführte weltweite Ermittlung der tatsächlichen Häufigkeit einschneidender negativer Ereignisse im Anschluss an die Mitteilung des Analyseergebnisses ergab, dass circa 1 Prozent der Personen mit erhöhtem Huntington-Risiko-Ergebnis einen Selbstmord, einen Selbstmordversuch oder eine schwere psychiatrische Störung durchmachten – und zwar zumeist innerhalb des ersten Jahres nach Ergebnismitteilung. Demgegenüber erlitten circa 0,3 Prozent der Personen mit Risikoverminderung ein derartiges Ereignis (Almqvist u.a. 1999, 2003).[99] Über 50 Prozent der Personen mit einem solch dramatischen Verlauf zeigten zur Zeit des Ereignisses erste Huntington-Symptome; der Beginn der Erkrankung, der generell als sehr belastend empfunden wird und bei dem nach allgemeiner Erfahrung ein hohes Suizidrisiko besteht, spielt hier offensichtlich eine zusätzliche, interferierende Rolle. Bei neu

---

98 Diese verstärkte Tendenz zu Selbstmordgedanken besitzen nicht nur die Anlageträger, sondern auch die Nicht-Anlageträger unter den Huntington-Risikopersonen, sodass für diese Neigung eher psychosoziale Determinanten – wie ein entsprechendes, von der Erkrankung belastetes Familienumfeld – ausschlaggebend sind, und nicht so sehr genetische Faktoren (Robins Wahlin u.a. 2000; Berrios u.a. 2002).

99 Als die Aussagekraft dieser Studie (Almqvist u.a. 1999) mindernd erweist sich jedoch, dass ein Teil der Getesteten im Verlauf des Beobachtungszeitraums die Studie verließ. Eventuell handelt es sich jedoch gerade bei diesen Teilnehmern um Personen mit großen Schwierigkeiten, denn erfahrungsgemäß ziehen sich gerade Teilnehmer mit größeren körperlichen, psychischen oder psychosozialen Problemen verstärkt aus Studien zurück (Timman u.a. 2004). Hinzu kommt das Fehlen einer Vergleichsgruppe von ungetesteten Risikopersonen oder von Mitgliedern der Normalbevölkerung (Robins Wahlin u.a. 1997; Bird 1999a).

identifizierten, bislang symptomlosen Anlageträgern wurde demgegenüber kein Anstieg in der Selbstmordneigung festgestellt.

Wenn auch die Häufigkeit dramatischer Ereignisse im Anschluss an präsymptomatische genetische Diagnostik von Chorea Huntington bei guter Betreuung der untersuchten Personen niedriger ist als ursprünglich vor Einführung des Analyseverfahrens befürchtet, so muss doch gesehen werden, dass Ereignisse wie Selbstmord, Selbstmordversuch oder schwere psychiatrische Störungen letztlich nur die Spitze eines Eisbergs darstellen. Denn darüber hinausgehend wurde ein umfassendes Spektrum weiterer, weniger gravierender Auswirkungen der Ergebnismitteilung festgestellt. Auch hier bestehen große individuelle Unterschiede darin, wie die Personen mit den Analyseergebnissen zurechtkommen (Bloch u.a. 1992; Tibben u.a. 1992; Biesecker u.a. 1993; Ball u.a. 1994; Bundey 1997; Robins Wahlin u.a. 1997; Taylor/Myers 1997; Tibben u.a. 1997a, 1997b; Meiser/Dunn 2001; Goizet u.a. 2002; Witjes-Ané u.a. 2002; Almqvist u.a. 2003; Timman u.a. 2004):

Die Ergebnismitteilung selbst stellt zumeist für die betreffenden Personen einen Schock dar. Als Reaktion auf die Mitteilung eines erhöhten Risikos an Chorea Huntington zu erkranken traten bei einem signifikanten Teil der Personen Depressions- und Angstsymptome, Frustration, Ärger, Wut, Traurigkeit, Emotionslosigkeit, aber auch Verleugnungs- und Abwehrverhalten auf.

Bei einem Teil der Betroffenen wurden im Umgang mit dem Analyseergebnis vielfältige psychische Schwierigkeiten und negative psychosoziale Veränderungen beobachtet.[100] Diese stehen in Zusammenhang mit krankheitsbezogener Stressbelastung, Schuldgefühlen, verringertem Selbstwertgefühl und dem künftigen Auftreten von Belastungen für Partner und Kinder. Häufig wurde bei den betreffenden Personen eine gedrückte, eher depressive Grundhaltung festgestellt. Die Zukunft wird zum Teil als hoff-

---

100 Allerdings ist es häufig nicht einfach, Reaktionen auf das Analyseergebnis zu unterscheiden von beginnenden Verhaltensänderungen, die als erste Anzeichen der Erkrankung bereits viele Jahre vor dem Ausbrechen klinischer Symptome auftreten können. Auch wenn sich Anlageträger und Nicht-Anlageträger unter asymptomatischen Huntington-Risikopersonen in psychiatrischer Hinsicht nicht wesentlich unterscheiden, so scheint eine Tendenz zu aggressivem, gereiztem Verhalten eher auf Chorea Huntington hinzuweisen, während das Vorhandensein von verringertem Selbstwertgefühl, gedrückter, eher depressiver Stimmungslage und Ähnlichem eher als eine Reaktion auf das Analyseergebnis zu interpretieren ist (Horowitz u.a. 2001; Berrios u.a. 2002; Witjes-Ané u.a. 2002).

nungslos gesehen, und zwar nicht nur von den betreffenden Personen selbst, sondern auch von deren Partnern. Zudem bestehen häufig erhöhte Schwierigkeiten, angesichts des Analyseergebnisses in adäquater Weise für die Zukunft zu planen sowie mittel- und langfristige Lebenspläne zu entwickeln.

Insgesamt gesehen stellt das innere Verarbeiten des Analyseergebnisses einen schwierigen, von traumatischen Erfahrungen charakterisierten Coping-Prozess dar. Die kritische Periode für Personen mit positivem Testergebnis liegt innerhalb des ersten Monats nach Ergebnismitteilung. Bei einigen tritt eine länger andauernde, mehrere Monate umfassende Zeitspanne mit signifikanter Stressbelastung auf. Die meisten der getesteten Personen passen sich jedoch innerhalb eines Jahres an ihren neuen Status an. Im Verlauf der Jahre wird ein neues Gleichgewicht erreicht, in dem nicht nur das Analyseergebnis, sondern auch viele andere Faktoren eine Rolle spielen.

2.) Tumorprädispositionen

Tumorprädispositionstests unterscheiden sich von präsymptomatischen genetischen Analysen auf Chorea Huntington dahingehend, dass jeweils nur Wahrscheinlichkeitsaussagen darüber getroffen werden können, ob die jeweilige Erkrankung auftreten wird. Häufig sind daher für die betreffenden Personen die sich ergebenden Unsicherheiten und die komplexen Kosten-Nutzen-Kalkulationen schwer zu verstehen (Collins 1996; Hubbard/Lewontin 1996; Brower 1997). Jedoch stehen je nach Tumorerkrankung neben entsprechenden Überwachungsmöglichkeiten mehr oder weniger wirksame prophylaktische, präventive oder therapeutische Handlungsoptionen zur Verfügung.[101]

Die Reaktionen der Personen nach Übermittlung eines positiven Ergebnisses bei einem Tumorprädispositionstest, d.h. nach Mutationsfeststellung, sind vielfältig (Lerman u.a. 1996; Croyle u.a. 1997; Metcalfe u.a. 2000.; Wagner u.a. 2000; Mangold u.a. 2001; Michie u.a. 2001). Sie reichen

101 Die meisten Erfahrungen und die umfassendsten Studienergebnisse liegen derzeit im Zusammenhang mit genetischer Diagnostik von Mutationen in den BRCA-Genen vor, welche in Verbindung gebracht werden mit einem erhöhten Risiko für das Auftreten von erblich bedingtem Brust- und Eierstockkrebs (vgl. Kap. D.I.2.2.2.). Im Folgenden steht daher das genetisch bedingte Mamma- und Ovarialkarzinom im Mittelpunkt der Diskussion.

von Nichtglaubenwollen, Wut, Verzweiflung, Panik, Traurigkeit und Schuldgefühlen bis zu Erleichterung und zum Akzeptieren der Situation.

Bei BRCA-Tests traten die größten psychischen Belastungen bei denjenigen Frauen auf, welche die ersten Personen mit positivem Analyseergebnis in ihrer jeweiligen Familie waren. Hier spielt die Angst eine Rolle, Auslöser dafür zu sein, dass sich die ganze Familie dem diagnostischen Verfahren unterziehen muss.

Allerdings wurden bei Hochrisikopersonen, d.h. bei Angehörigen von Patientinnen mit frühem Brust- und/oder Eierstockkrebs, zumeist keine ernsten kurzzeitigen negativen psychischen Beeinträchtigungen nach der Ergebnismitteilung eines BRCA-Tests festgestellt. Bei einem Vergleich von Carriern und Nichtcarriern von BRCA-Mutationen aus entsprechenden Familien wurde keine Assoziation zwischen Carrier-Status und dem Vorhandensein von Depressionssymptomen beobachtet. Diese Ergebnisse sind vor dem Hintergrund zu sehen, dass die Analyseergebnisse für Angehörige von Hochrisikofamilien keine völlige Überraschung mehr darstellen; vielmehr werden durch sie bereits vorhandene Erwartungen und Befürchtungen bestätigt. Die Erleichterung von der Unsicherheit in Bezug auf den BRCA-Status spielt hier eine Rolle (vgl. Kap. D.III.2.1.) sowie eine positive Haltung gegenüber Präventions- und Therapiemöglichkeiten.

Auch wenn insgesamt bei Mitgliedern von Hochrisikofamilien nach genetischen Analysen zur Ermittlung von BRCA-Mutationen innerhalb dieser gut betreuten Forschungsstudien im Allgemeinen keine gravierenden kurzfristigen psychischen Beeinträchtigungen festgestellt wurden, so kann über die sich bei einem breiteren Einsatz im klinischen Alltag ergebende Situation derzeit nur spekuliert werden. Allerdings muss bei einer Ausdehnung auf Niedrigrisikogruppen nicht zuletzt aufgrund der hierdurch bedingten Verringerung der Intensität der psychologischen Betreuung mit dem Auftreten größerer Schwierigkeiten gerechnet werden (vgl. Kap. D.II.5.2. und Kap. D.II.5.3.).

Demgegenüber wurden in einer Studie, welche psychische Implikationen prädiktiver genetischer Diagnostik von Familiärer Adenomatöser Polyposis (FAP) untersuchte, bei 43 Prozent der Erwachsenen mit positivem Analyseergebnis Werte für Angst im klinisch auffälligen Bereich festgestellt (Michie u.a. 2001). Als mögliche Erklärung für diese – verglichen mit Ergebnissen anderer Studien über die Auswirkungen prädiktiver genetischer Diagnostik auf Chorea Huntington und auf Mutationen in den BRCA-Genen – auffallend hohen Werte diskutieren die Autoren mehrere Möglichkeiten. So könnten aufgrund der Tatsache, dass FAP zumeist wegen der vorhandenen Behandlungsmöglichkeiten als weniger bedrohlich angesehen wird als Chorea Huntington oder Brustkrebs, möglicherweise weniger psychische Schutzmechanismen von den Betreffenden aufgebaut werden. Ein weiterer Grund könnte in der – verglichen mit genetischer Diagnostik bei Chorea Huntington oder bei BRCA-Mutationen – weniger starken Selektion der Personen vor Durchführen einer genetischen Analyse zur Ermittlung von Mutationen im für FAP relevanten Gen liegen, oder aber in der möglicherweise weniger intensiven Beratung zu sehen sein.

Jenseits der Frage nach möglichen psychischen Beeinträchtigungen im Zusammenhang mit der Ergebnismitteilung und dem Umgang mit dem Analyseergebnis steht jedoch die Frage nach dem positiven medizinischen Nutzen des Testergebnisses für die Betroffenen.

Personen mit positivem Ergebnis bei einer prädiktiven genetischen Analyse von Familiärer Adenomatöser Polyposis können sich – neben der Möglichkeit zu Prophylaxe durch »gesunde« Ernährung oder Lebensführung – an einem engmaschigen Überwachungsprogramm beteiligen, welches ein frühes Erkennen des Krankheitsausbruchs und hierdurch ein verbessertes gesundheitliches Resultat ermöglicht (vgl. Kap. D.I.2.2.1.). Allerdings kann die Manifestation der Erkrankung derzeit nicht verhindert werden, die Erkrankung kann lediglich in einem frühen Stadium erkannt werden. Auch sind derzeit keine gesicherten Aussagen möglich in Bezug auf die Effizienz der verfügbaren Behandlungsmaßnahmen. Personen mit nachgewiesener FAP-Anlageträgerschaft befinden sich quasi in der Position von auf den Ausbruch der Krankheit Wartenden, was meist die Compliance hinsichtlich der regelmäßigen Vorsorgeuntersuchungen erhöht. Jedoch bringt die Kenntnis des Analyseergebnisses auch die Gefahr einer Überinterpretation mit sich, im Rahmen derer geringfügige Symptome als Anzeichen für eine Krankheitsmanifestation angesehen werden (Mangold u.a. 2001; Chikhaoui u.a. 2002).

Bei genetischen Analysen von Mutationen in den BRCA-Genen erweist sich die Situation als wesentlich ambivalenter. Zunächst gestaltet sich die Interpretation der Ergebnisse als sehr komplex und schwierig angesichts der vielen verschiedenen Mutationen der großen BRCA-Gene und angesichts der unklaren Zusammenhänge zwischen einzelnen Mutationen und dem Auftreten von Brust- und Eierstockkrebs (vgl. Kap. D.I.2.2.2.).

Darüber hinaus ist für Betroffene häufig nicht zu erkennen, inwieweit aufgrund des Analyseergebnisses medizinische Maßnahmen angemessen erscheinen. Zwar werden Frauen mit BRCA-Mutationen im Allgemeinen verschiedene Optionen zur Prävention angeboten. Diese umfassen regelmäßige Überwachungsmaßnahmen durch physikalische Brust-Untersuchungen, Mammographien und Eierstock-Screenings sowie prophylaktische operative Eingriffe wie prophylaktische Mastektomie, prophylaktische Oophorektomie und/oder prophylaktische Hysterektomie. Allerdings stellt derzeit keine dieser Optionen eine nachgewiesene präventive Strategie bei Frauen mit BRCA-Mutationen dar.

So ist die Wirksamkeit von Mammographien bei jüngeren Frauen ungewiss; insbesondere wird die Möglichkeit diskutiert, häufige Mammographien könnten gerade bei Personen mit BRCA-Mutationen das Krebsrisiko erhöhen. Als problematisch erweist sich darüber hinaus die niedrige Sensitivität und Spezifität der Screening-Tests auf Ovarialkarzinome. Des Weiteren können derzeit keine sicheren Aussagen hinsichtlich des Nutzens prophylaktischer Operationen, welche die betroffenen Frauen physisch und psychisch stark belasten, getroffen werden, insbesondere da sich nach entsprechenden prophylaktischen Operationen dennoch im zurückbleibenden Gewebe ein Tumor entwickeln kann. Hinzu kommt, dass prophylaktische Mastektomien und Oophorektomien nicht zuletzt aufgrund psychosozialer Aspekte derzeit bei vielen Betroffenen auf geringe Akzeptanz stoßen (King u.a. 1993; Collins 1996; Brower 1997; Geller u.a. 1997; Stemerding u.a. 1997; Lerman u.a. 2000; Sakorafas/Tsiotou 2000; Kennedy u.a. 2002; Scheuer u.a. 2002; Levine/Gemignani 2003; Calderon-Margalit/Paltiel 2004; Metcalfe u.a. 2005).

Allerdings wurde in neueren Studien festgestellt, dass durch prophylaktische bilaterale Mastektomie das Brustkrebsrisiko bei Frauen mit BRCA-Mutationen um mindestens 90 Prozent vermindert werden kann (Hartmann u.a. 2001; Meijers-Heijboer u.a. 2001). Zudem konnte durch prophylaktische Oophorektomie das Risiko einer Brustkrebsentwicklung bei Frauen mit BRCA-Mutationen signifikant gesenkt werden (Rebbeck u.a. 1999; Eisen u.a. 2000; Rebbeck 2000). Darüber hinaus erwies sich in anderen Studien das Vornehmen einer prophylaktischen Oophorektomie als erfolgreiche Präventionsmöglichkeit von Eierstockkrebs bei BRCA-Mutationsträgerinnen. Diese neueren Studien über prophylaktische Mastektomien und Oophorektomien weisen also durchaus auf das präventive Potenzial dieser operativen Optionen hin (Martin u.a. 2001; Kauff u.a.

2002; Rebbeck u.a. 2002; Levine/Gemignani 2003; Calderon-Margalit/Paltiel 2004; Metcalfe u.a. 2005).

Zusätzlich befinden sich Studien zur Chemoprävention in der Forschungsphase. So konnte durch prophylaktische Gabe von Tamoxifen bei bislang nicht erkrankten Frauen mit BRCA-Mutationen das Auftreten von Brustkrebs in gewissem Umfang reduziert werden (King u.a. 2001; Duffy/Nixon 2002; Kennedy u.a. 2002; Calderon-Margalit/Paltiel 2004).

Für den medizinischen Nutzen von genetischen Suszeptibilitätstests besitzt zudem das Ausmaß, in welchem die angebotenen Überwachungs- und Präventionsmaßnahmen von den Betroffenen genutzt werden, zentrale Bedeutung.

Während bei FAP eine hohe Inanspruchnahme des speziellen Vorsorgeprogramms durch nachgewiesene Anlageträger erfolgt, wurde demgegenüber bei begleitenden Studien zu genetischen Analysen auf BRCA-Mutationen festgestellt, dass die angebotenen Überwachungs- und Präventionspraktiken von den Betroffenen nur äußerst zögerlich angenommen werden: Ein beträchtlicher Anteil der Trägerinnen von BRCA-Mutationen befolgte demnach nicht die nach Übermitteln des Analyseergebnisses vermittelten Screening-Ratschläge (Lerman u.a. 2000; Metcalfe u.a. 2000; Lerman u.a. 2002).[102] Bei männlichen Trägern von BRCA-Mutationen liegt dieser Anteil sogar bei über 50 Prozent, was darauf zurückzuführen sein mag, dass Männer häufig nicht vergegenwärtigen, dass auch sie erkranken können (Liede u.a. 2000). Die Betroffenen halten sich umso besser an die Screening-Empfehlungen, je stärker ihre krankheitsbezogenen Befürchtungen und Ängste sind.

In den verschiedenen Studien lässt ein jeweils sehr unterschiedlicher Anteil der Frauen mit nachgewiesenen BRCA-Mutationen prophylaktische Operationen vornehmen. So unterzogen sich zwischen 1 Prozent und 28 Prozent der Träger von BRCA-Mutationen einer prophylaktischen Mastektomie sowie zwischen 2 Prozent und 54 Prozent einer prophylaktischen Oophorektomie. Diese großen Unterschiede zwischen den Studien mögen auf unterschiedliches ärztliches Verhalten und unterschiedlich gelagerte ärztliche Empfehlungen zurückzuführen sein, auf verschieden lange Untersuchungszeiträume oder die unterschiedlichen Gesundheitssysteme in den verschiedenen Ländern (Lerman u.a. 1997; Lerman u.a. 2000; Met-

102 Eine ähnlich geringe Compliance in Bezug auf Überwachungsmaßnahmen wie Brustselbstuntersuchung oder jährliche Mammographie wurde auch bei Frauen mit Brustkrebs-Familiengeschichte festgestellt (de Bock u.a. 2001).

calfe u.a. 2000, 2005; Scheuer u.a. 2002; Bouchard u.a. 2004; Wainberg/Husted 2004).

Der medizinische Nutzen prädiktiver genetischer Diagnostik auf BRCA-Mutationen erweist sich vor diesem Hintergrund derzeit als äußerst begrenzt. Dies gilt insbesondere, da das medizinische Hauptziel genetischer Beratung und genetischer Diagnostik von Mutationen in den BRCA-Genen darin besteht, geeignete Praktiken zur Krebsprävention zu fördern. Dies gestaltet sich jedoch angesichts der beschriebenen Zusammenhänge schwierig. Der Einfluss prädiktiver genetischer Diagnostik auf die durch Mamma- und Ovarialkarzinome bedingte Morbidität und Mortalität mag daher zumindest derzeit wesentlich geringer sein als erwartet (Metcalfe u.a. 2000; vgl. aber Scheuer u.a. 2002).

Die bei genetischer Diagnostik auf BRCA-Mutationen beschriebene Situation weist auf die generelle Problematik von prädiktiven Analysen zur Ermittlung genetischer Suszeptibilitäten für Tumorerkrankungen, aber auch für andere Krankheiten wie zum Beispiel Herz-Kreislauf-Erkrankungen, hin. Durch die teilweise sehr lange vor dem Krankheitsausbruch erfolgende Mutationsfeststellung steht zwar mehr Zeit zur Verfügung, um durch geeignete Präventionsmaßnahmen günstig in den jeweiligen Verlauf einzugreifen. Jedoch können Interventionen und aggressive Präventionsmaßnahmen, die aufgrund der prädiktiven genetischen Analyse durchgeführt werden, den betreffenden Personen auch in hohem Maße schaden. Diese Problematik wird dadurch verstärkt, dass trotz Feststellen einer Mutation in einem genetischen Prädispositionstest unter Umständen bei der betreffenden Person zu keinem Zeitpunkt eine entsprechende, hiermit assoziierte Erkrankung auftreten wird.

Vor diesem Hintergrund warnen Welch und Burke eindringlich vor zu großer Testbegeisterung, die eine weitere Verstärkung durch nur schlecht abgesicherte Daten erfahren könnte:

> »An insidious cycle may develop, beginning with an overestimation of disease risk associated with the mutation, followed by perception of elevated risks, which in turn prompts unproven surveillance strategies, which are then reinforced by the positive feedback of apparent benefit« (Welch/Burke 1998: 1526).

Stattdessen fordern sie detaillierte Forschungsstudien ein – zunächst jedoch eine sich auf Populationsdaten stützende Risikoabschätzung. Denn erst wenn bekannt ist, wie oft eine Mutation in der Bevölkerung vorkommt und wie häufig sie zu einer ernsthaften Erkrankung führt, können sinnvolle Schlussfolgerungen über adäquate medizinische Maßnahmen gezogen werden. Zudem müssen bessere Kenntnisse über den langfristigen Nutzen der den Hochrisikopersonen empfohlenen Überwachungs-, Präventions- und Behandlungsstrategien erzielt werden sowie geeignete Präventionsverfahren für Personen mit geringeren Erkrankungsrisiken entwickelt werden, da hier nicht ohne weiteres die für Hochrisikopersonen empfohlenen aggressiven Verfahren eingesetzt werden können (Welch/Burke 1998).

Langfristig sollte die Identifizierung von Suszeptibilitätsgenen den Einsatz effektiver präventiver und therapeutischer Konzepte nach sich ziehen, sodass nicht nur Risiken vorhergesagt werden können, sondern auch das Auftreten künftiger Erkrankung wirksam verhindert werden kann.

Abgesehen von medizinischen Gesichtspunkten, welche sich auf die Rahmenbedingungen des jeweiligen Analyseverfahrens und auf die Wirksamkeit der verfügbaren Präventions- und Behandlungsmaßnahmen beziehen, stellen sich für den Umgang mit den Ergebnissen prädiktiver genetischer Diagnostik die im emotionalen und psychosozialen Kontext und auf der Ebene der Lebensgestaltung und Zukunftsplanung liegenden Zusammenhänge als zentral dar. Mit Auswirkungen der Inanspruchnahme prädiktiver genetischer Diagnostik auf diese Bereiche beschäftigt sich das folgende Kapitel.

2. Zusammenhang zwischen Rahmenbedingungen, Analyseergebnis und Lebensgestaltung

Wie im vorigen Kapitel beschrieben (Kap. D.III.1.) führen insgesamt gesehen prädiktive genetische Analysen zu einer Mischung aus positiven und negativen Konsequenzen, die über den Zeitverlauf hinweg Veränderungen unterliegen. In den Studien zu prädiktiver genetischer Diagnostik der genannten im Erwachsenenalter ausbrechenden Erkrankungen sind bislang – verglichen mit den ursprünglichen Befürchtungen – vergleichsweise wenige gravierende Schwierigkeiten oder ernsthafte psychiatrische Reaktionen festgestellt worden. Eine beträchtliche Bedeutung für diesen günstigen Verlauf besitzen die – durch den Forschungskontext gewährleisteten – besonders günstigen Rahmenbedingungen: Die genetischen Analysen fanden im Kontext klinischer Studien mit ausführlicher genetischer Beratung und ggf. intensiver psychologischer Betreuung an Mitgliedern von Hochrisikogruppen statt, zudem wurden die Daten nicht an Ärzte oder Krankenversicherungen weitergeleitet.

Während sich das obige Kapitel in erster Linie mit den – im medizinischen Kontext betrachteten – Reaktionen der betreffenden Personen auf die Mitteilung des Analyseergebnisses beschäftigte, stehen im Mittelpunkt des nun folgenden Kapitels Auswirkungen der prädiktiven genetischen Analyse und des erhaltenen Analyseergebnisses auf den lebensweltlichen Kontext und die Lebensgestaltung der betreffenden Personen. Hierzu wird unterschieden zwischen emotionalen und psychosozialen Auswirkungen einer Testinanspruchnahme (Kap. D.III.2.1.) und Gesichtspunkten, die sich stärker mit Auswirkungen des Analyseergebnisses auf die zukunftsbezogene Lebensgestaltung beziehen (Kap. D.III.2.2.).

1. Emotionale und psychosoziale Gesichtspunkte

Bei den meisten Personen, die sich einer prädiktiven genetischen Analyse auf Chorea Huntington oder eine andere spät ausbrechende Erkrankung unterzogen hatten, wurden kurzfristige psychosoziale Auswirkungen des diagnostischen Verfahrens festgestellt, und zwar sowohl bei Teilnehmern mit erhöhtem als auch mit erniedrigtem Risikoergebnis. Es trat eine Vielzahl von Schwierigkeiten auf; insbesondere wurden in einigen Studien Untergruppen von Personen mit hohen Angst- und Depressionswerten festgestellt. Deutlich wurde im Rahmen der Studien die Notwendigkeit einer langfristigen psychologischen Unterstützung, und zwar nicht nur für Personen mit positivem Analyseergebnis, sondern auch für Personen mit negativem Analyseergebnis (Biesecker u.a. 1993; Ball u.a. 1994; Brandt 1994; Broadstock u.a. 2000).[103]

Betrachtet man die gesamte Gruppe aller Personen, die auf Mutationen im für Chorea Huntington relevanten Gen untersucht worden waren, so waren insgesamt während des ersten Jahres nach Durchführen der prädiktiven genetischen Analyse weniger krankheitsbezogene Belastungserscheinungen und weniger psychische Auffälligkeiten und Schwierigkeiten zu verzeichnen als in der Ausgangssituation vor der genetischen Analyse. Sowohl bei Anlageträgern als auch bei Nicht-Anlageträgern trat nach dem Gentest und durch die hierdurch erzielte Sicherheit in Bezug auf den genetischen Status ein Rückgang der emotionalen Belastung ein, wobei ein größerer und schnellerer Rückgang bei den Personen mit negativem Analyseergebnis festzustellen war.[104] Ähnliche Ergebnisse wurden auch bei genetischen Analysen auf BRCA-Mutationen erzielt; das Vorhandensein von Präventions- oder Therapiemöglichkeiten für die jeweilige Erkrankung stellt also wohl keinen die emotionalen Antworten bestimmenden Schlüs-

---

103 Die Überlegungen dieses Kapitels beziehen sich zum großen Teil auf die Auswirkungen prädiktiver genetischer Diagnostik von Chorea Huntington, da hier bisher die meisten Studien durchgeführt wurden und die ausführlichsten Ergebnisse vorliegen. Jedoch wurden ähnliche Zusammenhänge auch bei anderen spät ausbrechenden Erkrankungen festgestellt.

104 Jedoch muss hierbei bedacht werden, dass es sich ausnahmslos um die Reaktionen von Personen handelt, die sich freiwillig einer prädiktiven genetischen Analyse unterzogen haben. Personen, die starke negative Konsequenzen einer Testinanspruchnahme befürchteten, ließen keine prädiktive genetische Diagnostik durchführen. Aus diesen Forschungsergebnissen kann daher in keiner Weise auf eine Schmälerung der Bedeutung des Rechts auf Nichtwissen (vgl. Kap. D.II.1.3.) geschlossen werden.

selfaktor dar (Wiggins u.a. 1992; Brandt 1994; Codori/Brandt 1994; Bundey 1997; Broadstock u.a. 2000; Almqvist u.a. 2003).

Demgegenüber wurde bei Personen mit Huntington-Erkrankungsrisiko, die keine prädiktive genetische Analyse durchführen ließen, ein höherer Stress-Level als bei nachgewiesenen Anlageträgern und Nicht-Anlageträgern zwölf Monate nach Ergebnismitteilung festgestellt (Wiggins u.a. 1992). Hiermit in Übereinstimmung steht auch: Bei Personen, die wegen ihres familiären Krebsrisikos unter großen psychischen Belastungen standen und die keine genetische Analyse auf Mutationen in den BRCA-Genen durchführen ließen, wurde nach Ablehnen der Analyse eine höhere Depressionsgefahr sowie verstärkte psychische Schwierigkeiten beobachtet (Lerman u.a. 1998).

Eines der zentralen Ergebnisse der Forschungsstudien lässt sich folgendermaßen formulieren: Zwar unterscheiden sich Anlageträger und Nicht-Anlageträger signifikant in ihren kurzfristigen psychischen Stressreaktionen im Zusammenhang mit der Ergebnismitteilung. Das Analyseergebnis selbst, d.h. ob sich jemand als Träger oder Nicht-Träger der relevanten genetischen Veränderung erweist, sagt jedoch selten voraus, wie stark in mittelfristiger Sicht (d.h. einen Monat nach der genetischen Analyse und später) die emotionale Belastung sein wird.[105] Vielmehr stellt der emotionale Zustand vor der Testdurchführung hierfür einen stärkeren Prädiktor dar (Wiggins u.a. 1992; Decruyenaere u.a. 1999; Broadstock u.a. 2000; Meiser/Dunn 2001; Michie u.a. 2001; Almqvist u.a. 2003): Je stärker sich für eine Person die krankheitsbezogene Ungewissheit als Belastung gestaltet, desto eher treten psychische Probleme nach der Ergebnismitteilung auf, und zwar unabhängig vom Analyseergebnis.[106] Verschiedene mögliche Gründe wurden als Erklärungsversuche für den relativ geringen Unterschied im emotionalen Zustand nach der Testdurchführung zwischen

---

105 Allerdings müssen diese Aussagen kritisch hinterfragt werden angesichts der von Timman u.a. (2004) über einen Follow-up-Zeitraum von sieben bis zehn Jahren festgestellten Zunahme psychischer Schwierigkeiten bei der Gruppe der Anlageträger. Dies gilt insbesondere angesichts der dort getroffenen Aussagen über den hohen Anteil von Anlageträgern, welche bei mittel- und langfristig angelegten Studien im Verlauf des Beobachtungszeitraums üblicherweise die Studie verlassen.

106 Angesichts dieses Zusammenhangs kann bei großer krankheitsbezogener Stressbelastung der Rat suchenden Person die genetische Beratung vor der Testinanspruchnahme ggf. gezielt intensiviert werden sowie unrealistische Erwartungen an die positiven Folgen einer prädiktiven genetischen Analyse gemindert werden (vgl. Kap. D.II.2.).

Anlageträgern und Nicht-Anlageträgern angeführt (Evers-Kiebooms/Decruyenaere 1998; Broadstock u.a. 2000):

Häufig wird der zentrale mögliche Grund hierfür darin gesehen, dass sowohl Anlageträger als auch Nicht-Anlageträger durch die Ergebnismitteilung eine Erleichterung von der als problematisch und belastend empfundenen Unsicherheit in Bezug auf den genetischen Status erfahren (Codori/Brandt 1994; Broadstock u.a. 2000). So stellen das Bestreben, Erleichterung von der belastenden Unsicherheit des Nicht-Wissens zu erfahren, und der Wunsch, informierte Entscheidungen treffen zu können, Hauptmotive zugunsten einer Testinanspruchnahme dar (vgl. Kap. D.II.3.2.). Sicherheit wird sowohl durch ein positives als auch durch ein negatives Analyse-Resultat erzielt. Dieses Erzeugen von Sicherheit spielt hier eine große Rolle.[107]

Die Befreiung von Unsicherheit in Bezug auf den genetischen Status kann also demzufolge als wesentlicher Nutzen eines Gentests angesehen werden, mit dem ein positiver Einfluss auf das Wohlbefinden der betreffenden Personen einhergeht. In diesem Kontext wird die enge Verflechtung von Wohlbefinden und Autonomie deutlich (vgl. Kap. C.II.1.3.1.). Zwei verschiedene Interpretationen über den Zusammenhang zwischen dem Erhalt des Ergebnisses einer prädiktiven genetischen Analyse und dem Wohlbefinden einer Person sind hier möglich: Man kann zu der Schlussfolgerung gelangen, die Zunahme an Wohlbefinden hänge direkt von der Kenntnis des Analyseergebnisses ab, d.h. das Loswerden von Unsicherheit führt möglicherweise direkt zu verstärktem Wohlbefinden. Eine andere Interpretation wäre: Die erhaltenen genetischen Daten stellen eine Voraussetzung dafür dar, zentrale Lebensentscheidungen in selbstbestimmter Weise zu treffen, und führen so auf indirektem Wege zu einer Zunahme an Wohlbefinden (vgl. Kap. C.II.1.3.1.).

Allerdings sind die Ergebnisse der verschiedenen Untersuchungen hinsichtlich des Einflusses prädiktiver genetischer Diagnostik auf die krankheitsbezogene Ungewissheit nicht einheitlich. Während in mehreren Studien über eine entsprechende Verringerung der Ungewissheit berichtet wurde (Broadstock u.a. 2000), erzielten beispielsweise Taylor und Myers (1997) in ihrer Untersuchung über prädiktive genetische Diagnostik bei

107 Allerdings mag man kritisch fragen, ob das »Leiden an der Unsicherheit« durch die grundsätzliche Verfügbarkeit eines Gentests und die Möglichkeit, sich von dieser Unsicherheit zu befreien, möglicherweise verstärkt wird (vgl. Kap. D.II.3.1.).

Chorea Huntington andere Ergebnisse. Hier stieg zwar bei der Gruppe der Personen mit negativem Analyseergebnis der Eindruck der Kontrollierbarkeit und das Ausmaß der Selbstwertschätzung an. Demgegenüber konnte in der Gruppe mit positivem Chorea-Huntington-Ergebnis keine langfristige Abnahme an krankheitsbezogener Ungewissheit festgestellt werden, wohl aber eine Abnahme der Selbstwertschätzung. Vielmehr besaß die Gruppe der Chorea-Huntington-Anlageträger nur in geringem Maß den Eindruck, die Situation kontrollieren zu können. So bleibt im Fall eines positiven Ergebnisses in wesentlichen Bereichen weiterhin Ungewissheit bestehen, da nicht vorhersehbar ist, wann jemand Krankheitssymptome entwickeln wird, wie gravierend diese sein werden und wie schnell die Erkrankung voranschreiten wird. Bei den meisten Personen mit positivem Chorea-Huntington-Analyseergebnis wird demnach also eine der Haupterwartungen, die zur genetischen Analyse motiviert haben, im Grunde nicht erfüllt.

Ein weiterer Grund für den nicht sehr ausgeprägten Prädiktor-Gehalt des Analyseergebnisses für den emotionalen Zustand der getesteten Personen mag darin bestehen, dass sich sowohl nach negativem als auch nach positivem Ergebnis die Personen mit einem veränderten Selbstbild auseinandersetzen müssen; ebenso verändern sich in beiden Situationen ggf. die Beziehungen zu anderen Familienmitgliedern (vgl. Kap. D.III.3.1.1.).

Darüber hinaus spielt eine Rolle, dass jeweils nur ein Teil der Personen mit Erkrankungsrisiko eine prädiktive genetische Analyse durchführen lässt. Wer annimmt, möglicherweise Schwierigkeiten beim Umgang mit dem Analyseergebnis zu haben oder möglicherweise depressiv darauf zu reagieren, nimmt keine genetische Analyse in Anspruch. Auch wer sich abschrecken lässt von fehlenden Behandlungsmöglichkeiten, finanziellen Risiken, der Endgültigkeit eines Ergebnisses oder Ähnlichem wird sich keinem diagnostischen Verfahren unterziehen. In diesem Zusammenhang wurde vermutet: Personen, die eine prädiktive genetische Analyse durchführen lassen, gehören möglicherweise einer sich-selbst-auswählenden Gruppe von Individuen an (self-selected individuals), die emotional besonders robust sind und überdurchschnittlich positive Coping-Strategien besitzen. Zudem wirkt das strenge Analyseprotokoll tendenziell abschreckend auf Personen, die nicht hoch motiviert und entschlossen zur Testdurchführung sind (Codori u.a. 1994; Kessler 1994; Taylor/Myers 1997).

Auch entwickeln Mitglieder von Risikofamilien – nur sie wurden schließlich im Rahmen der Forschungsstudien untersucht – durch die langjährige Vertrautheit mit der Problematik wohl besonders geeignete Coping-Mechanismen. So zeigen Hochrisikopersonen im Allgemeinen weniger starke emotionale Reaktionen auf ein positives Analyseergebnis als Mitglieder der generellen Bevölkerung, die ein breit angelegtes Screening durchlaufen (vgl. Kap. D.II.5.3.). Denn wer an Screening-Programmen teilnimmt, rechnet zumeist mit einem negativen Resultat; demgegenüber erwarten Hochrisikopersonen eher ein positives Ergebnis. Personen, die sich im Vorfeld ihres Risikos bewusst waren, besitzen im Allgemeinen weniger psychische Probleme nach der Ergebnismitteilung als Personen, die nicht wussten, dass sie ein Risiko tragen. Hierbei spielt möglicherweise auch der erreichte Informationsstand eine Rolle (Marteau/Croyle 1998): So werden Teilnehmer von Screening-Programmen vor der genetischen Analyse in der Regel weniger umfassend über mögliche Implikationen des Analyseverfahrens aufgeklärt als Mitglieder von Hochrisikogruppen, welche ausführliche genetische Beratung durchlaufen.

Darüber hinaus greifen möglicherweise im Fall des Feststellens einer Anlageträgerschaft protektive psychische Mechanismen (Broadstock u.a. 2000). Nicht zuletzt zeigen die Antworten von Anlageträgern häufig Anzeichen von Verleugnungs- und Abwehrhaltungen.

Zudem müssen generell Angaben, die mithilfe von Fragebögen durch Selbstauskunft der jeweiligen Personen erhalten wurden, kritisch hinterfragt werden. So können niedrige Werte in Fragebögen, in welchen die Personen Angaben über die eigene Stressbelastung, über psychische Schwierigkeiten und Ähnliches machen, bei bestimmten Personengruppen möglicherweise auch auf Vermeidungsverhalten und Ähnliches zurückzuführen sein. Hinzu kommt, dass bei solchen durch Selbstauskunft erzielten Angaben höhere Werte bei stressbezogenen Fragen nicht unbedingt gleichzusetzen sind mit größeren Schwierigkeiten der betreffenden Personen. Wer höhere Stresswerte angibt, kommt – da er sich möglicherweise intensiv mit der Problematik auseinandergesetzt hat – unter Umständen besser mit der Situation zurecht als wer oberflächliche, unauffällige Angaben macht, aber wesentliche Bereiche verdrängt. Zu ermitteln bleiben daher die langfristigen Folgen derartigen Vermeidungs-Coping-Verhaltens (Tibben u.a. 1992, 1997a, 1997b; DudokdeWit u.a. 1998; Evers-Kiebooms/Decruyenaere 1998).

Auch wenn festgehalten werden kann, dass sich die durch das Analyseergebnis hervorgerufene Stressbelastung bei Anlageträgern innerhalb der ersten Jahre nach der Testinanspruchnahme offenbar nicht in solch gravierendem Maße von derjenigen bei Nicht-Anlageträgern unterscheidet wie man dies ursprünglich erwartet hätte, besteht insgesamt über den Zusammenhang der Ergebnisse entsprechender Studien mit der tatsächlichen Alltagssituation der betreffenden Personen noch erheblicher Forschungsbedarf.

Ein Gleiches gilt für die langfristigen Auswirkungen prädiktiver genetischer Analysen. So wurde in einer Studie (Timman u.a. 2004), in der die Auswirkungen präsymptomatischer genetischer Diagnostik von Chorea Huntington über einen Zeitraum von sieben bis zehn Jahren verfolgt wurden, in dem Maße bei den Anlageträgern eine Zunahme psychischer Schwierigkeiten, insbesondere ein Anstieg an Hoffnungslosigkeit, beobachtet, in dem sich die Anlageträger dem Alter des voraussichtlichen Krankheitsausbruchs näherten.

Im Rahmen dieses Unterkapitels wurden in erster Linie emotionale und psychosoziale Auswirkungen des Analyseresultats auf die jeweiligen Personen beschrieben. Diese das psychische Wohlbefinden der getesteten Personen betreffenden Auswirkungen sind im Zusammenhang mit Benefizienzgesichtspunkten zu diskutieren (vgl. Kap. C.II.1.2.). Aspekte, welche sich mit dem Einfluss des Analyseergebnisses auf die Lebensgestaltung, d.h. mit autonomiebezogenen Überlegungen, beschäftigen, werden im folgenden Kapitel diskutiert.

2. Gesichtspunkte zukunftsbezogener Lebensgestaltung

Die meisten Studien über die Auswirkungen prädiktiver genetischer Diagnostik auf die betreffenden Personen beschäftigen sich in erster Linie mit emotionalen Gesichtspunkten (vgl. Kap. D.III.2.1.). Demgegenüber besteht ein deutlicher Mangel an Untersuchungen, welche die kognitiven und verhaltensmäßigen Auswirkungen prädiktiver genetischer Analysen beleuchten. Genau solche Studien würden jedoch ermöglichen, Aussagen über den Einfluss prädiktiver genetischer Diagnostik auf die Autonomie der jeweiligen Personen zu treffen. Denn mit ihrer Hilfe könnte angegeben werden, inwieweit sich die Lebensgestaltung der untersuchten Personen an den erhaltenen genetischen Daten ausrichtet.

Dieses Fehlen entsprechender Untersuchungen überrascht angesichts der zentralen Bedeutung, welche autonomiebezogenen Gesichtspunkten zumeist bei Argumentationen zugunsten eines Einsatzes prädiktiver genetischer Diagnostik zukommt. Wenn auch im Fall eines negativen Analyseergebnisses ein Zuwachs an Möglichkeiten selbstbestimmter Lebensgestaltung nahe liegend erscheint – was jedoch das Durchführen entsprechender Studien keineswegs überflüssig werden lässt –, so gestaltet sich die Situation im Fall eines positiven Analyseergebnisses wesentlich weniger eindeutig.

Grundsätzlich eröffnet sich durch den Nachweis einer Anlageträgerschaft die Möglichkeit, ausgehend von den erhaltenen Daten besser informierte Entscheidungen in Bezug auf die Lebens- und Familienplanung treffen zu können. Dies gilt auch für Familienangehörige wie beispielsweise Lebenspartner oder herangewachsene Kinder (vgl. Kap. D.III.1.2., Kap. D.III.3.1. und Kap. D.IV.) Entsprechende Optionen können als erweiterte Möglichkeiten selbstbestimmter Lebensgestaltung beschrieben werden (vgl. Kap. D.V.).

So kann – beispielsweise bei nachgewiesener Huntington-Anlageträgerschaft – die Zeit vor Ausbrechen der Krankheit für entsprechende Vorbereitungen für das künftige Leben mit der Krankheit genützt werden. Ein positives Analyseergebnis kann einen Anreiz dafür bilden, die Zeit vor dem Krankheitsausbruch besonders intensiv zu gestalten. Auch mag der Nachweis einer Mutation im für Chorea Huntington relevanten Gen einen Auslöser dafür darstellen, bestimmte selbst gesetzte Ziele früher im Leben als ursprünglich beabsichtigt anzustreben, und beispielsweise in verstärktem Maße Fortbildungsmaßnahmen zu ergreifen oder früher in die Familienplanungsphase einzutreten (Ball u.a. 1994; Taylor/Myers 1997; Evers-Kieboom u.a. 2002).

Aber auch negative kognitive und die Verhaltensebene betreffende Auswirkungen können als Folge eines nach prädiktiver genetischer Diagnostik erhaltenen positiven Analyseergebnisses auftreten. Hierzu gehören Schwierigkeiten bei der Familienplanung und bei der Planung der weiteren Lebensgestaltung, nicht zuletzt auch der beruflichen Tätigkeit, die in Bezug stehen mit der zu erwartenden künftigen Erkrankung. Einen Hinweis auf entsprechende Veränderungen im Berufsleben geben Untersuchungen, in denen festgestellt wurde, dass einige Jahre nach Durchführen präsymptomatischer Chorea-Huntington-Diagnostik bei den Personen mit negativem Ergebnis häufiger beruflicher Erfolg zu verzeichnen war, während bei den Personen mit positivem Ergebnis eher beruflicher Misserfolg eintrat (Brandt 1994).

Durch eine prädiktive genetische Analyse möglicherweise hervorgerufene Veränderungen können auch einen Verzicht auf persönliche Ziele umfassen, wie beispielsweise die Einsicht, das Ziel, Hobby-Pilot werden zu wollen, nach dem Feststellen einer Anlageträgerschaft für Chorea Huntington besser aufzugeben (Brandt 1994). Hierzu gehören jedoch auch so zentrale Überlegungen wie beispielsweise, ob angesichts eines hohen künftigen Erkrankungsrisikos eine Familiengründung anzuraten und zu verantworten sei. In solchen Fällen, in denen es um den Verzicht auf das Erreichen von für die jeweilige Person wichtigen, individuellen Lebenszielen gehen kann, erhebt sich die Frage, inwieweit solche Entscheidungen tatsächlich in selbstbestimmter Weise getroffen werden, oder aber von den Zusammenhängen erzwungen werden. Die Problematik, angesichts von Kenntnissen hinsichtlich der genetischen Konstitution in besonderer Weise die Verantwortung für das eigene Handeln übernehmen zu müssen, rückt hier in den Vordergrund und mag sich als erdrückend erweisen (vgl. Kap. D.V.).

Bei präventiv vermeidbaren oder behandelbaren Erkrankungen, wie sie im Zusammenhang mit Tumorprädispositionstests stehen, kann aufgrund des Analyseergebnisses eine Umstellung des Lebensstils mit dem Ziel einer Risikoverringerung erfolgen, oder es können geeignete Präventionsmaßnahmen ergriffen werden. Während diese Möglichkeit bei Familiärer Adenomatöser Polyposis (FAP) aufgrund der dort vorliegenden besonderen Zusammenhänge intensiv genutzt wird, wurden im Umfeld von genetischer Diagnostik auf BRCA-Mutationen entsprechende Maßnahmen jedoch bisher nur in relativ bescheidenem Maße ergriffen (vgl. Kap. D.III.1.2.2.).

Insgesamt scheint die durch prädiktive genetische Diagnostik übermittelte Kenntnis genetisch bedingter Erkrankungsrisiken bislang zumeist nicht in der Lage zu sein, bei den betreffenden Personen die Motivation zu Verhaltensänderungen über die bereits durch nicht-genetische Information erzielte Motivation hinausgehend weiter zu erhöhen. Aus genetischen Analysen stammende prädiktive Aussagen mögen für Personen, die einen Zusammenhang mit deterministischen Konzepten herstellen, sogar die Motivation zu Verhaltensänderungen verringern (Marteau/Lerman 2001; Lerman u.a. 2002 und Kap. D.V.1.).

Verhaltensänderungen sind wahrscheinlicher, wenn die Ergebnisse prädiktiver genetischer Diagnostik präsentiert werden als Teil einer wirksamen Interventionsmaßnahme (Marteau/Lerman 2001). So kann die Motivation der Betreffenden, ihr Verhalten zu verändern, möglicherweise erhöht werden, indem sowohl die Überzeugung gestärkt wird, dass eine Verhaltensänderung Risiken verringern kann, als auch der Wunsch zu einer Verhaltensänderung verstärkt sowie die Überzeugung der betreffenden Personen bekräftigt wird, dass sie tatsächlich in der Lage sind sich zu verändern. Hierzu kann der Versuch gehören, auf indirekte Weise die Präferenzen und das Verhalten der Personen zu beeinflussen, beispielsweise durch Übermitteln von Informationen oder durch Verändern der Rahmenbedingungen, wie zum Beispiel durch Erhöhen der Unkosten (»milder Paternalismus«, vgl. Kap. C.II.1.3.2. und Kap. E.2.2.1.).

Der auffallende Mangel an Veränderungen im Gesundheitsverhalten von Personen mit Mutationen in den BRCA-Genen beruht zu einem großen Teil auf den Unsicherheiten, denen sich Betroffene gegenübersehen, wenn ihnen nach einer Mutationsfeststellung mehrere suboptimale medizinische Optionen zur Auswahl gestellt werden. Denn letztlich befinden sich die betreffenden Personen nach der Ergebnismitteilung in einer äußerst komplexen und unbefriedigenden Situation: Aufgrund der genetischen Analyse werden Personen zwar als Träger von BRCA-Mutationen identifiziert, jedoch kann derzeit weder die Wahrscheinlichkeit des Krankheitsausbruchs noch die Wirksamkeit der präventiven und überwachenden Maßnahmen angegeben werden. In medizinischer Hinsicht erweist sich der Nutzen von Analysen zur Ermittlung von BRCA-Mutationen daher derzeit als äußerst beschränkt (vgl. Kap. D.III.1.2.2.).

Auch wenn ein Zuwachs der Möglichkeiten selbstbestimmter Lebensgestaltung häufig als Nutzen einer Ermittlung von Mutationen in den BRCA-Genen in den Vordergrund gerückt wird, so ist bei eingehender Betrachtung jedoch für Personen mit positivem Analyseergebnis ein Autonomiegewinn durch BRCA-Analysen ausgesprochen fraglich. Die betreffenden Personen können sich zwar für oder gegen eine Testinanspruchnahme bzw. für oder gegen bestimmte Screening-Maßnahmen oder prophylaktische Operationen entscheiden, jedoch gestalten sich derzeit die verfügbaren Wahlmöglichkeiten angesichts der Unbestimmtheit der Wirksamkeit der verschiedenen Optionen als in qualitativer Hinsicht äußerst mangelhaft (vgl. Kap. B.4.2.2.).

Solange sich die Entscheidungen zwischen verschiedenen Wahloptionen nicht auf eindeutige Fakten stützen können, entsteht im Umfeld von BRCA-Analysen lediglich eine Art Scheinautonomie, in der die jeweiligen Personen zwar entscheiden können, ob sie sich einer genetischen Analyse unterziehen möchten und wie sie mit dem Analyseergebnis umgehen möchten. Jedoch ist keine selbstbestimmte wohl informierte Entscheidung möglich, da sowohl die eigentliche Bedeutung des Analyseergebnisses als auch die Folgen der verschiedenen, als Präventionsmaßnahmen angebotenen Handlungsalternativen derzeit im Wesentlichen unklar sind. Im Kontext des *informed consent* werden derartige Zusammenhänge unter Begriffen wie »Kenntnis der relevanten Umstände« und »Verstehen der Situation« diskutiert und als zentrale Voraussetzungen einer autonomen Entscheidungsfindung beschrieben (vgl. Kap. C.I.3.).

Ähnliche Schwierigkeiten treten auch bei anderen Prädispositionstests auf weit verbreitete multifaktoriell bedingte Erkrankungen auf. Ungeachtet dieser Problematik in Bezug auf medizinischen Nutzen und individuelle Autonomie müssen jedoch im Umfeld entsprechender Prädispositionstests schwierige Entscheidungssituationen sowie die in diesem Zusammenhang stehenden Belastungen und Ängste bewältigt werden. Zudem besteht die Gefahr, angesichts der erhaltenen Analyseergebnisse übereilte – bei genauer Betrachtung unnötige – prophylaktische Maßnahmen durchzuführen, die körperliche Schädigungen mit sich bringen können.

3. Zur Bedeutung von Vertraulichkeit für einen selbstbestimmten Umgang mit prädiktiver genetischer Diagnostik

Während sich die bisherigen Überlegungen in erster Linie mit den Auswirkungen der Ergebnisse prädiktiver genetischer Analysen auf die jeweilige einzelne Person und deren selbstbestimmte Lebensgestaltung beschäftigten, wird in diesem Kapitel der Blickwinkel erweitert. Denn die erzielten Analyseergebnisse beziehen sich nicht nur auf einzelne, isoliert lebende Individuen, sondern in direkter oder indirekter Weise zumeist zusätzlich auch auf genetisch verwandte Familienangehörige. Darüber hinaus können im privaten und gesellschaftlichen Umfeld auch Dritte, wie zum Beispiel Arbeitgeber oder Versicherungen, Interesse am Erhalt genetischer Daten besitzen. Aspekte, welche sich aus dem familiären oder gesellschaftlichen Kontext ergeben, beeinflussen daher in hohem Maße den Umgang des Einzelnen mit prädiktiven genetischen Analyseverfahren (vgl. Kap. D.II.3. und Kap. D.II.4.) und genetischen Daten. Von zentraler Bedeutung ist hierbei, inwieweit im familiären oder gesellschaftlichen Umfeld Dritte in Kenntnis des Analyseergebnisses gelangen.

Grundsätzlich stehen beim Umgang mit den Ergebnissen prädiktiver genetischer Diagnostik die Rechte und das Wohlbefinden des Einzelnen sowie die sich am einzelnen Patienten orientierende Arzt-Patient-Beziehung im Vordergrund. Angaben hinsichtlich der genetischen Konstitution eines Menschen müssen – wie in anderen medizinischen Kontexten stehende Daten auch – als vertraulich behandelt werden, d.h. Ergebnisse prädiktiver genetischer Analysen dürfen ohne Zustimmung der betreffenden Person generell nicht an Außenstehende weitergegeben werden. Durch diese Grundannahme wird Humangenetik unmissverständlich in den individuellen medizinischen Zusammenhang gestellt, und nicht in den Dienst gesellschaftlicher Überlegungen.

Die Verschwiegenheitsverpflichtung des Arztes lässt sich begründen durch das Recht des Einzelnen auf Schutz von Autonomie und Privatsphäre sowie durch die Notwendigkeit, eine vertrauensvolle Atmosphäre in der

Arzt-Patient-Beziehung zu gewährleisten und aufrechtzuerhalten. Angesichts der Möglichkeit negativer Implikationen im familiären und gesellschaftlichen Bereich stellt die Vertraulichkeit genetischer Daten für die Betreffenden eine wichtige Voraussetzung selbstbestimmter Lebensgestaltung dar.

Allerdings spielt beim Umgang mit den Ergebnissen prädiktiver genetischer Diagnostik neben der individuellen Vertraulichkeit und dem Schutz von Autonomie und Privatsphäre der betreffenden Person auch die in vielen Zusammenhängen bestehende Verantwortung des Einzelnen gegenüber Dritten eine Rolle. Denn möglicherweise besitzen Familienangehörige, Freunde oder Bekannte sowie unter Umständen auch gesellschaftliche Institutionen oder die Gesellschaft als Ganze ein begründetes Interesse daran, Kenntnisse hinsichtlich der genetischen Konstitution eines Menschen zu erhalten. Entsprechende Zusammenhänge mögen eine Person dazu bringen, die erhaltenen Analyseergebnisse freiwillig anderen Personen mitzuteilen. Eine solche, auf vielschichtigen und komplexen Überlegungen beruhende Weitergabe genetischer Daten kann man als Frage der Solidarität mit anderen beschreiben, und in besonderen Situationen für angemessen wenn nicht gar verpflichtend halten; sie schränkt jedoch in unter Umständen beträchtlicher Weise die Freiheit des Einzelnen ein.

Im Zusammenhang der Möglichkeit einer begründeten Verpflichtung gegenüber anderen zur Weitergabe von Ergebnissen prädiktiver genetischer Diagnostik wird auch die ärztliche Verschwiegenheitsverpflichtung häufig nicht als absolut angesehen, sondern als Verpflichtung, die im Einzelfall ausnahmsweise überschritten werden kann, wenn überwiegende Gründe des Allgemeinwohls dies rechtfertigen und wenn der Grundsatz der Verhältnismäßigkeit gewahrt bleibt: sei es um ernste Gesundheitsschäden bei anderen zu vermeiden, um gemäß dem öffentlichen Interesse zu handeln, oder um juristischen Zusammenhängen zu entsprechen (Royal College of Physicians 1991; Macklin 1992; Nuffield Council on Bioethics 1993; Chadwick 1997a, 1997b; UNESCO 1997, 2000; DFG 1999, 2003; Berg 2000; Bundesärztekammer 2003; Fröhlich u.a. 2003; Harris u.a. 2005).

Im Rahmen dieses Themenabschnitts soll zunächst auf Vertraulichkeitsgesichtspunkte im privaten Umfeld eingegangen werden (Kap. D.III.3.1.) sowie auf die Frage, unter welchen Bedingungen es für die bettreffende Person angemessen sein mag, das durch eine prädiktive genetische Analyse erzielte Ergebnis an Angehörige weiterzuleiten (Kap. D.III.3.1.1.). Insbesondere wenn sich aufgrund des Analyseergebnisses direkte Schlussfolgerungen auf den genetischen Status anderer Familienmitglieder ergeben, können hier äußerst komplexe Zusammenhänge entstehen (Kap. D.III.3.1.2.).

Im gesellschaftlichen Kontext (Kap. D.III.3.2.) besitzt die Frage, inwieweit die betreffende Person in der Lage ist zu kontrollieren, wer das Analyseergebnis erfährt, zentrale Bedeutung, nicht zuletzt angesichts der nicht generell auszuschließenden Möglichkeit genetischer Diskriminierung (Kap. D.III.3.2.1.). Dieser Themenkomplex wird innerhalb der vorliegenden Studie in erster Linie in Bezug auf die derzeitige und mögliche künftige Bedeutung prädiktiver genetischer Diagnostik im Zusammenhang mit Versicherungen diskutiert (Kap. D.III.3.2.2.).

1. Analyseergebnisse im privaten Umfeld

Jede Person wird die Frage, inwieweit sie das durch eine prädiktive genetische Analyse erhaltene Ergebnis im privaten, vor allem im familiären Umfeld weitergeben soll, auf ihre Weise lösen und ggf. individuelle Strategien der Informationsweiterleitung einsetzen.

Dennoch bestehen eine Reihe genereller Gesichtspunkte und Strukturen, welche in den meisten Fällen auf die eine oder andere Weise zum Tragen kommen. So gestaltet sich das Weiterleiten eines Analyseergebnisses an Familienangehörige und Freunde im privaten Umfeld, die nicht selbst betroffen sind, weitgehend anders als die Weitergabe an unmittelbare Lebenspartner (Kap. D.III.3.1.1.) oder aber als das Übermitteln des Analyseergebnisses an genetisch verwandte Angehörige, die unter Umständen auch selbst eine entsprechende Mutation tragen können (Kap. D.III.3.1.2.). Auf diese Zusammenhänge sei im Folgenden eingegangen.

1.) Allgemeine Überlegungen

Die Frage nach dem Einbeziehen enger Angehöriger stellt sich häufig nicht erst nach der Mitteilung des Analyseergebnisses, sondern bereits im Zusammenhang der Überlegung, ob eine genetische Beratung aufgesucht und eine prädiktive genetische Analyse durchgeführt werden soll. Erfolgt schon vor der Testdurchführung ein Gedankenaustausch mit Angehörigen, so tritt die Mitteilung des Ergebnisses nicht als isoliert stehendes Problem in Erscheinung, vielmehr erleben Angehörige in einem solchen Fall den gesamten Überlegungs- und Beratungsprozess inklusive Ergebnisübermittlung mit. Insbesondere bei prädiktiver genetischer Diagnostik von Chorea Huntington wird bei der genetischen Beratung und der Ergebnismitteilung die Begleitung durch einen Angehörigen empfohlen (vgl. Kap. D.II.2.).

Häufig wird es als hilfreich für die Bewältigung der Situation angesehen, offen mit dem Analyseergebnis umzugehen, da das Teilen der erzielten Kenntnisse mit Angehörigen die Möglichkeit eröffnet, Unterstützung und Verständnis von vertrauten Menschen zu erhalten. Das Verschweigen des durch prädiktive genetische Diagnostik erzielten Ergebnisses mag hingegen zu einem verstärkten Gefühl von Andersartigkeit und Isoliertheit führen, was ein erhöhtes Risiko für das Auftreten von Ängsten, Depressionen oder anderen psychischen Schwierigkeiten mit sich bringt. Von vielen Analysezentren werden daher die testwilligen Personen im Rahmen der Beratungsgespräche zu offener Kommunikation ermuntert.

Ein offener Umgang mit der Situation mag nicht zuletzt angemessen erscheinen, weil auf direkte oder indirekte Weise zumeist auch andere Familienangehörige beteiligt sind. Auch nicht selbst betroffene Angehörige, wie beispielsweise Lebenspartner, sind häufig involviert über zerstörte Zukunftshoffnungen, über Ängste oder über die sich abzeichnende Notwendigkeit, die betreffende Person (möglicherweise) künftig nach Ausbrechen der Erkrankung zu betreuen. Darüber hinaus spielt für sie die Sorge um möglicherweise betroffene Kinder und Enkelkinder eine große Rolle.

Jedoch gibt es auch verschiedene Motive dafür, das Ergebnis der prädiktiven genetischen Analyse anderen nahe stehenden Personen im privaten Umfeld nicht mitzuteilen: Denn ein mit offener Kommunikation verbundenes generelles Problem besteht für die betreffende Person in der Gefahr, künftig stigmatisierenden oder ablehnenden Haltungen und deren Konsequenzen ausgeliefert zu sein, aber auch mit den bei anderen Personen möglicherweise auftretenden emotionalen Reaktionen und Belastungen zurechtkommen zu müssen. Häufig spielt für die untersuchten Personen eine Rolle, bei ihren Angehörigen nicht Probleme, Belastungen und Stress erzeugen zu wollen. Viele Betroffene möchten kein Mitleid erfahren oder wollen nicht, dass sich Familienmitglieder und Freunde ihnen gegenüber aufgrund des Analyseergebnisses anders verhalten oder heimlich nach ersten Krankheitssymptomen suchen.

Auch erweist es sich für betroffene Personen häufig psychisch als sehr belastend, das erhaltene Resultat an Angehörige weiterzuleiten, d.h. quasi Überbringer schlechter Nachrichten zu sein, und darüber hinaus selbst in zentraler Weise betroffen zu sein (McGowan 1999; Hallowell u.a. 2003). Die Inanspruchnahme prädiktiver genetischer Diagnostik sowie das auf diesem Wege erzielte Analyseergebnis anderen Personen im privaten Umfeld nicht mitzuteilen kann also auch eine Maßnahme des Selbstschutzes darstellen, um nicht deren Reaktionen ausgesetzt zu sein.

Allerdings gestaltet sich eine entsprechende Geheimhaltung auf Dauer häufig schwierig, insbesondere wenn ein enger Familienzusammenhalt mit häufigen Kontakten der Familienmitglieder untereinander besteht. Personen, die vor der Testinanspruchnahme beabsichtigten, im Fall eines positiven Ergebnisses die genetische Analyse geheim zu halten, gaben diesen Vorsatz der Geheimhaltung jedoch nicht selten auf, oder aber Angehörige zogen aufgrund der von der betreffenden Person getroffenen Lebensentscheidungen Rückschlüsse auf die entsprechenden Zusammenhänge oder erfuhren das Ergebnis per Zufall (Bloch u.a. 1992; Tibben u.a. 1992).

Generell kann das Mitteilen eines Analyseresultats durch den Gewinn oder den Verlust der »Krankenrolle« zu einer Veränderung der Familiendynamik führen. Innerhalb der Familie können Spannungen entstehen, wenn sich herausstellt, dass einige Familienmitglieder die genetische Basis für eine spät im Erwachsenenalter auftretende Erkrankung tragen und andere nicht (»Why me«-Frage). In diesem Zusammenhang werden unter Umständen neue »Koalitionen« zwischen den verschiedenen Familienmitgliedern geschlossen (Ball u.a. 1994; Chapman/Burn 1999). In einer Studie, in der Frauen über ihren Umgang mit dem Ergebnis der genetischen Analyse zur Ermittlung von BRCA-Mutationen befragt wurden, hatten 95 Prozent der Frauen ihr positives Analyseergebnis anderen Familienangehörigen mitgeteilt. Ein Drittel der Frauen mit positivem Ergebnis gab an, die Inanspruchnahme genetischer Diagnostik habe die Familienbeziehung verändert, wobei sie sich bei circa 50 Prozent dieser Frauen verbessert, bei circa 50 Prozent hingegen verschlechtert habe (Metcalfe u.a. 2000). Komplexe Auswirkungen auf bestehende Partnerschaften wurden sowohl nach positiven als auch nach negativen Ergebnissen von prädiktiven genetischen Analysen auf Chorea Huntington festgestellt (Richards 2004; Richards/Williams 2004).

Anders geartet liegt die Problematik bei der Frage, ob Lebens- oder Ehepartner – im Falle eines Kinderwunsches und diesbezüglich anstehender Familienplanungsentscheidungen – einen Anspruch darauf besitzen, die genetische Konstitution des Partners zu erfahren (vgl. Kap. D.IV.). Auf der einen Seite kann man sich hier für den Schutz von Vertraulichkeit und Autonomie des Betroffenen einsetzen. So wurde argumentiert, niemand könne von seinem Partner aufgrund eines Kinderwunsches gezwungen werden, Kenntnisse über seinen genetischen Status mitzuteilen, wenn er sich dabei einem Schadensrisiko aussetzt (Brandt 1994; Takala/Gylling 2000). Auf der anderen Seite stehen jedoch Gesichtspunkte wie Ehrlichkeit und Vertrauen sowie mittel- und langfristige Auswirkungen entsprechender Geheimhaltung auf die jeweilige Beziehung. Eine Weitergabe genetischer Daten mag dazu dienen, Irritationen innerhalb von Partnerschaft und Familie zu vermeiden. Auch wurde vorgebracht, jeder Partner besitze einen Anspruch auf wohl informierte autonome Familienplanungsentscheidungen – insbesondere angesichts der Tragweite der hiermit einhergehenden Folgen (Kielstein/Sass 1992; Chadwick 1997b). In diesem Zusammenhang wurde auch von einer Verpflichtung gesprochen, Familienplanungsentscheidungen in umfassender Kenntnis der individuellen genetischen Risiken zu treffen (vgl. Kap. D.II.1.3. und Kap. D.IV.).

Insgesamt gesehen darf hinsichtlich der Frage, ob, wann oder in welcher Form eine Person das durch eine prädiktive genetische Analyse erzielte Ergebnis im privaten Umfeld weiterleitet, von Seiten der Analysezentren kein Druck ausgeübt werden. Dies gilt insbesondere, da die jeweiligen Personen die familiären Zusammenhänge in der Regel selbst am besten einschätzen können.

Eine besondere Situation liegt jedoch vor, wenn sich aus dem Ergebnis der prädiktiven genetischen Analyse ein erhöhtes Erkrankungsrisiko für andere genetisch verwandte Angehörige ableiten lässt, oder wenn Angehörige aus dem Analyseergebnis sogar direkt auf ihre eigene Anlageträgerschaft schließen können. Da diese Familienangehörigen durch die ursprüngliche genetische Analyse sozusagen indirekt mitgetestet werden, gestalten sich Überlegungen hinsichtlich einer Weiterleitung des Analyseergebnisses an diese Personengruppe als äußerst vielschichtig und komplex. Auf diesen Zusammenhang wird im nächsten Kapitel eingegangen.

2.) *Unsolicited disclosure*: Unaufgeforderte Enthüllung von Erkrankungsrisiken

Familienangehörige erfahren aus der Übermittlung des Analyseergebnisses eines engen Familienmitglieds unter Umständen von ihrem eigenen erhöhten Erkrankungsrisiko. So erhöht sich beispielsweise bei Geschwistern oder Kindern von Personen mit nachgewiesener Anlageträgerschaft dramatisch der entsprechende Risikostatus.

In Einzelfällen lässt sich aus dem Analyseergebnis eines Familienmitglieds sogar mit Quasi-Gewissheit ableiten, ob bestimmte Angehörige auch die entsprechende Mutation tragen. Zum Beispiel ergibt sich bei eineiigen Zwillingen aus dem Ergebnis des untersuchten Zwillings auch der genetische Status des anderen Zwillings. Am intensivsten werden entsprechende direkte Rückschlussmöglichkeiten derzeit diskutiert im Zusammenhang mit prädiktiver genetischer Diagnostik bei Personen mit 25 Prozent *A-priori*-Risiko an Chorea Huntington zu erkranken (Maat-Kievit u.a. 1999; Lindblad 2001; Tassicker u.a. 2003): Wenn beispielsweise eine Person mit einem an Chorea Huntington erkrankten Großvater, welche ein 25 Prozent *A-priori*-Erkrankungsrisiko trägt, bei direkter Gendiagnostik ein positives Analyseergebnis erhält, dann lässt sich hieraus auf die Anlageträgerschaft des zugehörigen Elternteils zurückschließen. Werden prädiktive genetische Analysen bei Personen mit 25 Prozent Chorea-Huntington-Erkrankungsrisiko durchgeführt, so erfolgt ein entsprechendes unaufgefordertes Enthüllen des Analyseergebnisses im Umfeld des Verfahrens recht häufig.[108] In einer Studie gelangten im Anschluss an bei Personen mit 25 Prozent Chorea-Huntington-Risiko durchgeführte direkte Gendiagnostik 34 Prozent der Angehörigen in nicht-nachgefragter Weise in Kenntnis ihres eigenen Risikostatus (Maat-Kievit u.a. 1999).[109]

Für Familienangehörige von getesteten Personen können sich hier vielfältige, äußerst komplexe Zusammenhänge ergeben – nicht zuletzt, da für viele Familienmitglieder die Information völlig überraschend und äußerst unwillkommen ist. Ein solches unaufgefordertes Enthüllen von Erkran-

108 Dieser Zusammenhang bildete einen der zentralen Gründe für die ursprüngliche Begrenzung präsymptomatischer genetischer Huntington-Diagnostik auf Personen mit 50 Prozent *A-priori*-Erkrankungsrisiko (vgl. Kap. D.II.1.1.).

109 Zur Möglichkeit eines indirekten Exklusionstests siehe Maat-Kievit u.a. 1999; Lindblad 2001 und Kap. D.II.4.1.

kungsrisiken wird in der englischsprachigen Literatur mit dem Begriff »*unsolicited disclosure*« beschrieben und äußerst kontrovers diskutiert.

Zunächst stellt sich im Zusammenhang mit einer Weiterleitung des Ergebnisses einer prädiktiven genetischen Analyse an möglicherweise selbst betroffene Angehörige die Frage: Darf das erhaltene Analyseergebnis an diese Angehörigen weitergegeben werden, besteht eventuell eine Verpflichtung zur Weiterleitung oder muss es gar verschwiegen werden?

In all diesen Fällen, in denen es um die Weiterleitung des durch eine prädiktive genetische Analyse erzielten Ergebnisses an möglicherweise selbst betroffene Angehörige geht, entsteht ein komplexes ethisches Dilemma: Einerseits besteht hier ein Konflikt zwischen dem Recht der getesteten Person auf Wahrung von Vertraulichkeit, Privatsphäre und Autonomie sowie dem Interesse der Familienmitglieder, vorhandene Informationen zu erhalten, die möglicherweise für wichtige Lebensentscheidungen relevant sind; andererseits steht quer zu dieser Problematik das Recht der Familienmitglieder auf Nichtwissen. Abstrakter gesprochen lässt sich dieser Zusammenhang formulieren als Konflikt zwischen der Autonomie der untersuchten Person, Fürsorge- bzw. Nichtschadensverpflichtungen gegenüber Familienangehörigen sowie der Wahrung der Autonomie von Angehörigen. Auf diese dilemmatische Konfliktsituation sowie auf verschiedene Möglichkeiten sie zu lösen soll im Folgenden eingegangen werden.

Bezüglich des Umgangs mit den Ergebnissen prädiktiver genetischer Diagnostik innerhalb der Familie werden von den verschiedenen Autoren recht unterschiedliche Sichtweisen vertreten. Angesichts der vielfältigen genetischen und zwischenmenschlichen Zusammenhänge zwischen der betreffenden Person und ihren Familienangehörigen (vgl. Kap. D.II.4.) wurde von verschiedener Seite dafür plädiert, bei prädiktiver genetischer Diagnostik jeweils die gesamte Familie als den eigentlichen Patienten bzw. Klienten zu sehen, und nicht nur jeweils einzelne Personen zu betrachten (Bloch u.a. 1992; Chapman 1992; Tibben u.a. 1992).[110] Dieser Ansicht zufolge können die durch eine prädiktive genetische Analyse erzielten Kenntnisse hinsichtlich der genetischen Konstitution eines Menschen nicht als persönliche Angelegenheit dieser einzelnen Person betrachtet

110 So stellt auch in vielen Fällen die Mitwirkung von gesunden und bereits erkrankten Familienmitgliedern eine zentrale Voraussetzung für das Durchführen prädiktiver genetischer Analysen dar, da die relevanten Mutationen häufig nur durch DNA-Vergleich ermittelt werden können (vgl. Kap. D.II.4.1.).

werden, sondern als gemeinsamer Besitz all derjenigen, die möglicherweise aufgrund entsprechender Familienzusammenhänge auch Anlageträger sind und die entsprechende Kenntnisse benötigen, um ihre eigene genetische Konstitution zu ermitteln.

In diesem Zusammenhang wird häufig die Ansicht vertreten, es bestehe eine Verpflichtung, Angehörigen die für sie relevanten Angaben über genetische Erkrankungen mitzuteilen, um auf diesem Wege dazu beizutragen, das Auftreten von Krankheiten zu vermeiden. Hierbei wird zumeist für eine selbstständige Weitergabe der Analyseergebnisse innerhalb der Familie plädiert, und gegen ein Weiterleiten der Ergebnisse von offizieller Seite, d.h. durch den Arzt – wenn auch eine Mitverantwortung des Arztes dafür gesehen wird, dass Angehörige sachlich korrekte Informationen erhalten. Der betreuende Arzt soll dieser Sichtweise zufolge die betreffenden Personen überzeugen, das Analyseergebnis an Familienmitglieder weiterzugeben, und lediglich im Zweifelsfall – sollten sich diese weigern – ggf. eigenmächtig die Vertraulichkeit brechen (Royal College of Physicians 1991; Macklin 1992; Nuffield Council on Bioethics 1993; Wilcke 1998; World Health Organization 1998; Hakimian 2000; Clayton 2003; Fröhlich u.a. 2003; Harris u.a. 2005).

Bei einer solchen Argumentation zugunsten einer Weiterleitung der Ergebnisse prädiktiver genetischer Diagnostik innerhalb der Familie wird die Möglichkeit zur Krankheitsvermeidung, d.h. die potenzielle Benefizienz, betont sowie die Möglichkeit, aufgrund der Kenntnis der genetischen Zusammenhänge selbstbestimmte Entscheidungen zu treffen. Demgegenüber treten Vertraulichkeitsgesichtspunkte, das Recht auf Nichtwissen und die Sorge, mit der prädiktiven Aussage möglicherweise zu schaden, eher in den Hintergrund.

So formuliert beispielsweise die Bundesärztekammer in ihren »Richtlinien zur Diagnostik der genetischen Disposition für Krebserkrankungen«, der betreuende Arzt solle die Patienten ermuntern, entsprechende Angehörige über ihr erhöhtes Krebsrisiko zu informieren, jedoch solle er sich nicht selbst an die Angehörigen seiner Patienten wenden (Bundesärztekammer 1998a). Für den Arzt ergibt sich hier ein Konflikt zwischen der Vertraulichkeitsverpflichtung gegenüber dem jeweiligen Patienten und der Rücksicht gegenüber Dritten, denen durch das Nicht-Mitteilen mit hoher Wahrscheinlichkeit geschadet wird oder denen dadurch zumindest ein gesundheitlicher Nutzen entgeht.[111]

Die zugunsten einer Weiterleitung des Analyseergebnisses sprechende Benefizienzverpflichtung ist umso größer, je eher geringfügige Lebensstil-Veränderungen dazu führen können, die jeweilige Krankheit zu vermeiden und je eher präventive oder therapeutische Maßnahmen verfügbar sind.[112] Denn in diesen Fällen entsteht für Angehörige, die ein Risiko für die gleiche Erkrankung tragen, ein großer Nutzen durch die Möglichkeit, ebenfalls eine genetische Analyse in Anspruch nehmen und von den jeweiligen medizinischen Verfahren profitieren zu können. In den Fällen, in denen medizinischer Nutzen eindeutig bzw. nahe liegend ist, spricht daher einiges zugunsten einer Weitergabe des erhaltenen Analyseergebnisses.

Allerdings gestaltet sich eine solche Betonung der (potenziellen) Benefizienz in all den Fällen problematisch, in denen nicht eindeutig ist, inwieweit aus dem Analyseergebnis tatsächlich ein gesundheitlicher Nutzen gewonnen werden kann. Dies gilt insbesondere in Fällen, in denen keine wirksamen präventiven oder therapeutischen Verfahren verfügbar sind, sowie bei mit verminderter Penetranz oder variabler Expressivität auftretenden Krankheiten.

So erscheint die Weitergabe der Ergebnisse prädiktiver genetischer Diagnostik an Angehörige beispielsweise nach genetischen Analysen auf Keimbahn-BRCA-Mutationen, bei denen nicht nur die Wahrscheinlichkeit des tatsächlichen Auftretens von Brust- oder Eierstockkrebs ungewiss ist, sondern derzeit auch keine adäquaten Präventionsstrategien mit nachgewiesener Wirksamkeit zur Verfügung stehen, aufgrund der Gefahr negativer Beeinträchtigungen wesentlich weniger verpflichtend als die Weiterleitung nach Feststellen von Mutationen im APC-Gen (vgl. Kap. D.I.2.2. und Kap. D.III.1.2.2.).

Eine weitere Verschiebung bei der Abwägung zwischen der Bedeutung von Benefizienz-, Nonmalefizienz- und Autonomiegesichtspunkten erfolgt, wenn – wie bei Chorea Huntington – mit der prädiktiven Aussage

---

111 Als Ausnahme, in der möglicherweise eine direkte Aufklärung von Angehörigen durch den Arzt angemessen sein mag, wird von der Bundesärztekammer jedoch eine Situation beschrieben, in welcher ein Patient seine beim gleichen Arzt in Behandlung stehenden Angehörigen nicht informiert (Bundesärztekammer 1998a, 2003).

112 Beispielsweise besitzen geringfügige Lebensstil-Veränderungen große Bedeutung beim autosomal rezessiv vererbten Alpha-1-Antitrypsin-Mangel, für dessen Symptomatik Rauchen einen entscheidenden Risikofaktor darstellt (Wilcke 1998).

kein direkter medizinischer Nutzen einhergeht. In diesen Fällen sind die auf die jeweiligen Risikostatusangehörigen bezogenen Benefizienzargumente zugunsten einer Weiterleitung des Analyseergebnisses wesentlich schwächer, sie beziehen sich vorrangig auf ein Befreien von gesundheitlichen Beeinträchtigungen aufgrund krankheitsbezogener Unsicherheit. Hier können vielmehr zugunsten einer Weiterleitung an möglicherweise selbst betroffene Angehörige in erster Linie aus dem Wissen erwachsende Wahlmöglichkeiten bei der Lebensgestaltung, mithin ein Autonomiezuwachs, genannt werden. Zugunsten einer Weitergabe der Ergebnisse spricht hier zusätzlich ein möglicher Nutzen bei der Familienplanung, d.h. Gründe, die sich vorrangig auf die nachfolgende Generation beziehen (vgl. Kap. D.IV.).

Vor diesem Hintergrund wird auch bei Erkrankungen, bei denen keinerlei präventive oder therapeutische Optionen verfügbar sind, häufig zugunsten einer Weiterleitung der Ergebnisse prädiktiver genetischer Diagnostik an möglicherweise selbst betroffene Angehörige plädiert. So sprachen sich in einer 1989 veröffentlichten internationalen Studie (Wertz/Fletcher 1989) nur 32 Prozent der befragten Genetiker für eine strikte Wahrung der Vertraulichkeit aus in einem fiktiven Fall, in dem sich eine von Chorea Huntington betroffene Person weigert, das Analyseergebnis an Geschwister und Kinder weiterzuleiten, die ein 50-prozentiges Erkrankungsrisiko tragen.[113]

Gerade bei Erkrankungen, bei denen keine präventiven oder therapeutischen Möglichkeiten zur Verfügung stehen, wird häufig die Ansicht vertreten, aus Gründen der Achtung der jeweiligen Personen als Entscheidungsträger sei es erforderlich, Angehörigen bereits vorhandene, für sie wichtige Analyseergebnisse zur Verfügung zu stellen und ihnen zu ermöglichen, in Kenntnis der relevanten Tatsachen wohl informierte, verantwortungsvolle Entscheidungen zu treffen. Demnach besteht eine Verpflichtung, die erhaltenen Ergebnisse an möglicherweise betroffene Familienmitglieder weiterzugeben, wobei davon ausgegangen wird, dass eine verantwortungsvolle Person solche Angaben im Allgemeinen auch erhalten möchte, insbesondere wenn sie Auswirkungen auf künftige Entscheidungen besitzen werden (West 1988; Royal College of Physicians 1991;

113 Demgegenüber würden bei diesem Fallbeispiel im internationalen Durchschnitt 34 Prozent der befragten Genetiker Verwandte aufklären, wenn diese Fragen stellen, 24 Prozent würden das Analyseergebnis den Angehörigen mitteilen, auch wenn sie nicht nachfragen, 10 Prozent würden den Fall an den Hausarzt der Familie weiterleiten (Wertz/Fletcher 1989).

Macklin 1992; Nuffield Council on Bioethics 1993; Sass 1996; Hakimian 2000).

Zugunsten von *unsolicited disclosure* wurde vor diesem Hintergrund vorgebracht, durch das zur Verfügung gestellte Analyseresultat werde die Autonomie der Familienangehörigen in substanzieller Weise gefördert, indem die erhaltene Information für die weitere Lebensgestaltung das Treffen selbstbestimmter Entscheidungen ermögliche. Zwar wird von Vertretern dieser Position zugestanden, durch die unaufgeforderte Enthüllung erfolge in formaler Form – durch Übergehen des *informed consent* – eine Missachtung der Autonomie der betreffenden Familienangehörigen. Jedoch verstoße dies nicht im eigentlichen Sinne gegen die autonomen Entscheidungen der jeweiligen Person.

Allerdings muss – gerade wenn ein gesundheitlicher Nutzen in den Hintergrund rückt – auch ein möglicher Schaden einer solchen Weitergabe der Ergebnisse prädiktiver genetischer Diagnostik an ahnungslose, möglicherweise selbst betroffene Angehörige berücksichtigt werden. Neben eher seltenen Implikationen einer prädiktiven genetischen Analyse, wie zum Beispiel Rückschlüssen auf eine nicht vorliegende genetische Vaterschaft (Tóth u.a. 1997; Farrell/Fost 2002), ist hier insbesondere an Ängste, mögliche Einschränkungen und Fehlentscheidungen zu denken, die sich aus einer Weiterleitung von Analyseergebnissen ergeben können. Dies gilt insbesondere, da die Familienangehörigen im Vorfeld keine Möglichkeit besaßen, sich für oder gegen den Erhalt der genetischen Daten auszusprechen. In diesem Zusammenhang spielt die Problematik der Verletzung des Rechts auf Nichtwissen der eigenen genetischen Konstitution eine große Rolle. Dieser zweite Konflikt zwischen dem Weiterleiten von möglicherweise wichtigen Analyseresultaten an Familienangehörige und dem Recht der Familienangehörigen auf Nichtwissen findet jedoch häufig wenig Beachtung.

Wie Jørgen Husted (Husted 1997) herausgearbeitet hat, wird jedoch – vor dem Hintergrund einer umfassenden Autonomiekonzeption – gerade hier die eigentliche Problematik der *unsolicited disclosure* deutlich. Denn wenn sich die getestete Person oder der Arzt an die nichts ahnenden Familienmitglieder wendet und sie auf diesem Weg von ihrem erhöhten Erkrankungsrisiko erfahren, wird hierdurch ihre Unwissenheit über ihr eigenes Erkrankungsrisiko zerstört, ohne dass die Familienangehörigen über eine Möglichkeit verfügt hätten, sich gegen den Erhalt dieser – unter Umständen in hohem Maße unwillkommenen – Information auszusprechen.[114] Denn ein solcherart unaufgefordertes Enthüllen von Erkrankungsrisiken übergeht die Möglichkeit dieser Personen, ihre wohl informierte freie Zustimmung zum Erhalten der Information, d.h. ihren *informed consent*, zu geben (vgl. Kap. C.I.2.). Unter Umständen haben sie sich zuvor sogar explizit gegen die Inanspruchnahme einer prädiktiven genetischen Analyse entschieden. Dies ist zum Beispiel der Fall bei Personen mit 50 Prozent Huntington-Erkrankungsrisiko, die sich selbst nicht untersuchen ließen, wenn sie aufgrund eines bei einem ihrer Kinder erzielten positiven Analyseergebnisses nun ihren eigenen genetischen Status erfahren.

Den verschiedenen Mitgliedern einer Familie kommt im Zusammenhang mit dem Erhalten von Kenntnissen hinsichtlich der eigenen genetischen Konstitution in unterschiedlichem Maße die Möglichkeit zu selbstbestimmter Entscheidungsfindung zu (Husted 1997): Nur die direkt an einer genetischen Analyse interessierte Person besitzt die Möglichkeit, sich in umfassend autonomer Weise zu entscheiden, ob sie entsprechende Kenntnisse erlangen möchte. Denn nur sie gibt – im Zusammenhang der genetischen Beratung – ihren *informed consent* zur Testinanspruchnahme und zum Erhalt der Analyseergebnisse. Hierdurch wird Freiwilligkeit und adäquates Verstehen der relevanten Zusammenhänge sichergestellt, bevor eine medizinische Maßnahme vorgenommen wird. Die anderen Familienangehörigen, die durch *unsolicited disclosure* von ihrem erhöhten Erkrankungsrisiko erfahren, besitzen diese Möglichkeit nicht; denn bei einem unwissenden Familienmitglied wird keine medizinische Maßnahme vorgenommen, es wird lediglich bereits verfügbare Information mitgeteilt, von der die Person mutmaßlich ein eindeutiges Interesse besitzt, sie zu kennen.

Allerdings ließ die erste Person die prädiktive genetische Diagnostik nicht deshalb durchführen, weil sie ein Interesse daran besitzt, das Analyseergebnis zu kennen – ein solches Interesse teilt sie mit den anderen Familienmitgliedern. Vielmehr nahm diese Person die prädiktive genetische

114 Zwar kann nicht nur *unsolicited disclosure* sondern auch das Auftreten von Krankheitssymptomen bei einem engen Familienangehörigen für eine Person Anlass bieten, auf ihren eigenen Risikostatus zurückzuschließen. Dieses sich aus der Situation ergebende Wissen mag dann allerdings den äußeren Umständen zuzuschreiben und als unvermeidlich zu betrachten sein. Demgegenüber spielt in den Fällen, in denen jemand aus dem Analyseergebnis eines Angehörigen auf seinen eigenen Risikostatus zurückschließen kann bzw. muss, die Entscheidung der bereits untersuchten Person zur Inanspruchnahme des Analyseverfahrens und zur Weiterleitung der erhaltenen Ergebnisse die zentrale Rolle.

Analyse in Anspruch, weil sie sich nach umfassender Überlegung dazu entschlossen hat, diesem ihrem Interesse gegenüber anderen Interessen Vorrang zukommen zu lassen. Hieraus lässt sich jedoch nicht schließen, dass auch die anderen Familienmitglieder die gleiche Entscheidung treffen und ebenso handeln würden (Husted 1997 und Kap. B.4.1.1.).

Zentral aus dieser Sichtweise ist, dass *unsolicited disclosure* ohne Zustimmung der betroffenen Person erfolgt, und dass diese Person nicht selbst entscheiden kann, ob sie wissen möchte oder nicht wissen möchte. Die Person wird hierdurch als verantwortlicher Entscheidungsträger übergangen, ihr wird nicht ermöglicht, wichtige Entscheidungen, die ihr eigenes Leben betreffen, selbst zu fällen. So gesehen stellt das unaufgeforderte Mitteilen von Ergebnissen prädiktiver genetischer Diagnostik an möglicherweise selbst betroffene Angehörige durch den Arzt oder durch ein Familienmitglied eine Form von starkem Paternalismus dar (vgl. Kap. C.II.1.3.2.): Aus medizinischen Gründen wird die Entscheidung, wissen zu wollen oder nicht wissen zu wollen, aus der Hand der nichts ahnenden Person genommen zu ihrem (mutmaßlichen) Wohlergehen (Husted 1997).

Die durch unaufgeforderte Enthüllung von Erkrankungsrisiken erfolgende Autonomieverletzung kann demnach nicht dadurch gerechtfertigt werden, dass die betroffene Person auf diesem Weg wichtige Informationen für künftige Entscheidungen erhält. Denn die Tatsache, dass eine Person neue und relevante Information erhält, rechtfertigt in sich selbst nicht die Ansicht, hierdurch werde ihrer Autonomie gedient (vgl. Kap. D.I.3.). Angesichts der vielfältigen möglichen Implikationen der Kenntnis genetischer Daten kann nicht generell davon ausgegangen werden, dass Familienmitglieder verfügbare Analyseergebnisse erhalten möchten, um wichtige Lebensentscheidungen zu treffen. Vielmehr mag auch ein Interesse daran bestehen, wichtige Lebensentscheidungen ohne eine Beeinträchtigung durch Kenntnisse hinsichtlich der eigenen genetischen Konstitution treffen zu können (vgl. Kap. D.V.2.).

In diesem Zusammenhang bezeichnet Husted (1997) daher die Empfehlung, Ärzte sollten im Rahmen genetischer Beratungsgespräche die betreffenden Personen auffordern, ihre Familienangehörigen über deren erhöhten Risikostatus aufzuklären (Macklin 1992; Nuffield Council on Bioethics 1993), nicht nur als paternalistisch sondern auch als moralistisch. Denn eine solche Aufforderung zur Informationsweiterleitung an nahe Angehörige stelle eine Belehrung der betreffenden Person über ihre moralische Pflicht in Bezug auf dritte Personen dar. Eine solche Vorgehensweise besitze jedoch in hohem Maße direktiven Charakter in jenseits der professionellen Fachkenntnisse des Arztes liegenden Bereichen, und sei mit einem nicht-direktiven Beratungskonzept unvereinbar. Vor diesem Hintergrund erscheinen Überlegungen über Vertraulichkeit und über eine angenommene Pflicht zur Aufklärung von Angehörigen in einem anderen Licht.

Insgesamt gesehen beruhen Positionen, die dazu tendieren, eine Verpflichtung zur Weiterleitung der Ergebnisse prädiktiver genetischer Diagnostik an möglicherweise selbst betroffene Angehörige zu sehen, vorrangig auf einer engen Autonomiekonzeption. Diese rückt in erster Linie die Bedeutung von Information als Voraussetzung für eine adäquate Entscheidungsfindung in den Vordergrund und tendiert dazu, das Erhalten von Information mit einem Autonomiezuwachs gleichzusetzen.

Demgegenüber wird vor dem Hintergrund weiter Autonomiekonzeptionen, welche die Möglichkeit zu selbstbestimmter Lebensgestaltung betonen, die Problematik von *unsolicited disclosure* deutlich. Für diese Positionen ist die mit einer Verletzung des Rechts auf Nichtwissen einhergehende Beeinträchtigung der Autonomie von großer Bedeutung, sodass der paternalistische Charakter dieser Vorgehensweise betont wird.

Allerdings kann in ebensolcher Weise das Nichtweiterleiten der Ergebnisse prädiktiver genetischer Analysen zugunsten des mutmaßlichen Wohlergehens des Betreffenden als Paternalismus bezeichnet werden (vgl. Kap. E.2.2.). Bezüglich des Umgangs mit bereits vorliegenden Analyseergebnissen ergibt sich hier eine dilemmatische, von Fremdbestimmung gekennzeichnete Situation: Wird das Analyseergebnis an möglicherweise selbst betroffene Familienangehörige weitergeleitet, so wird hierdurch deren Recht auf Nichtwissen verletzt, wird es nicht weitergeleitet, wird hingegen ihr Recht auf Wissen missachtet.

Hier entsteht ein Dilemma, das in der beschriebenen Situation, in welcher sich die Frage erhebt, ob bereits vorhandene Ergebnisse prädiktiver genetischer Analysen an ahnungslose, möglicherweise selbst betroffene Familienmitglieder weitergeleitet werden sollen, nicht mehr zufrieden stellend lösbar ist. Eine Vorgehensweise, welche im Umfeld prädiktiver genetischer Diagnostik eine Berücksichtigung der familiären Zusammenhänge auf die Frage beschränkt, ob nach Durchführen einer prädiktiven genetischen Analyse die anderen Familienmitglieder über ihr eigenes erhöhtes

Risiko informiert werden sollen oder nicht, führt hier also in eine Sackgasse.

Vor diesem Hintergrund erweist es sich als wenig hilfreich, im Zusammenhang mit der Inanspruchnahme prädiktiver genetischer Diagnostik von der Unabhängigkeit testwilliger Personen auszugehen, um dann später im Zusammenhang mit der Weiterleitung des Analyseergebnisses an Familienangehörige das Auftreten eines starken Konflikts zwischen der Autonomie der betreffenden Person, der Autonomie anderer Familienmitglieder und Fürsorge- bzw. Nichtschadensgesichtspunkten in Kauf zu nehmen. Dies gilt insbesondere, wenn – wie bei individueller Testinanspruchnahme von Hochrisikogruppen-Mitgliedern – eine beträchtliche Wahrscheinlichkeit zum Auftreten eines positiven Ergebnisses besteht.

Ein möglicher Ausweg aus dieser Problematik wäre, von Anfang an die gesamte familiäre Situation stärker zu berücksichtigen. Anstelle sich im Rahmen der Beratungsgespräche vor Durchführen einer prädiktiven genetischen Analyse in erster Linie auf die individuelle Rat suchende Person zu beziehen und lediglich indirekt andere Familienangehörige einzubeziehen, könnte man anstreben, möglicherweise betroffene Familienangehörige von Anfang an in die genetische Beratung zu integrieren. Bei einer solchen Vorgehensweise besteht die Möglichkeit, vor Durchführen einer prädiktiven genetischen Analyse klare Absprachen zu treffen. Sollte ein Familienmitglied definitiv das Analyseergebnis nicht erhalten wollen, so kann dies berücksichtigt werden und die familiäre Strategie im Zusammenhang mit der Inanspruchnahme prädiktiver genetischer Diagnostik entsprechend abgestimmt werden, sodass der betreffenden Person keinerlei Information bezüglich tatsächlicher Testinanspruchnahmen und bezüglich der erzielten Ergebnisse zukommt. Eine derartige Vorgehensweise könnte man als »gemischten Paternalismus« bezeichnen (vgl. Kap. C.II.1.3.2.).

Zweifellos treten auch bei einer solchen Vorgehensweise vielfältige Schwierigkeiten auf. Hierzu gehört bereits vor der Testinanspruchnahme das Auftreten vielfältiger Konflikte zwischen der einzelnen testwilligen Person und anderen Familienangehörigen, insbesondere wenn Familienangehörige keine Kenntnisse hinsichtlich der genetischen Konstitution erlangen möchten und möglicherweise gegen eine Inanspruchnahme prädiktiver genetischer Diagnostik plädieren (vgl. Kap. D.II.4.). Zudem wird es in vielen Fällen nicht einfach sein, nach einer solchen familiären Aussprache bezüglich der Möglichkeit einer Testinanspruchnahme das erhaltene Analyseergebnis geheim zu halten. Zwar ist es möglich, die Tatsache, dass tatsächlich eine genetische Analyse durchgeführt wurde, sowie das erhaltene Ergebnis zu verheimlichen. In der Praxis wird dies jedoch häufig schwer realisierbar sein, nicht zuletzt da sich die jeweiligen Personen ggf. durch ihre auf dem Analyseergebnis beruhenden Wahlentscheidungen verraten.

Die sich bei einer solchen Vorgehensweise ergebenden Schwierigkeiten, nicht zuletzt bezüglich der Freiheit und substanziellen Unabhängigkeit testwilliger Personen (vgl. Kap. B.4.3.2.), können sich also durchaus als beträchtlich erweisen. Ein Königsweg für den Umgang mit Ergebnissen prädiktiver genetischer Analysen innerhalb von Familien lässt sich daher nicht beschreiben. Vielmehr hängt es hier von der prädiktiv zu diagnostizierenden Erkrankung, der jeweiligen Familienstruktur, den familiären Verbindungen und Zusammenhängen sowie den persönlichen Einstellungen der jeweiligen Personen ab, welcher Weg im konkreten Fall adäquat erscheint.

Allerdings verdeutlicht die Diskussion der *unsolicited disclosure*-Problematik: Es erscheint in den meisten Konstellationen angemessener, von Anfang an in umfassender Weise familiäre Zusammenhänge zu berücksichtigen, anstelle im Vorfeld einer prädiktiven genetischen Analyse von einzelnen, unabhängig agierenden Rat suchenden Personen auszugehen, um dann im Fall einer Mutationsfeststellung gravierende Probleme im Zusammenhang mit der Weiterleitung des Analyseergebnisses innerhalb der Familie in Kauf zu nehmen.

2. Genetische Daten innerhalb der Gesellschaft

Im gesellschaftlichen Umfeld zeigt sich die Relevanz von Vertraulichkeit im Umgang mit prädiktiver genetischer Diagnostik auf einer anderen Ebene als im familiären Kontext. Im Mittelpunkt steht hier die Frage, wie gut eine Person in der Lage ist zu kontrollieren, welche Personen oder Institutionen Kenntnis über die Testdurchführung und deren Ergebnisse erlangen.

Vertraulichkeitsgesichtspunkte besitzen große Bedeutung angesichts der weit verbreiteten Befürchtung, genetische Daten könnten Außenstehenden oder Einrichtungen wie beispielsweise Versicherungen oder Arbeitgebern bekannt werden, welche aufgrund dieses Wissens bestimmte, für die jeweilige Person nachteilige Maßnahmen ergreifen könnten. Hier spielen einerseits historische Erfahrungen über den Missbrauch von Kenntnissen hinsichtlich genetischer Zusammenhänge, insbesondere in der Zeit von 1933–1945, eine Rolle. Andererseits wird die Sorge vor aktuellen oder künftigen Möglichkeiten genetischer Diskriminierung verstärkt durch das stetig zunehmende Wissen um genetische Abweichungen und ihre möglichen Auswirkungen sowie durch neuere Entwicklungen wie beispielsweise die DNA-Chip-Technologie, welche in der Lage ist, in kostengünstiger Weise eine große Zahl genetischer Daten zu liefern (vgl. Kap. D.I.1.).

Grundsätzlich muss jedoch bedacht werden, dass Kenntnisse hinsichtlich der genetischen Konstitution eines Menschen nicht nur auf direktem Wege aus genetischen Analysen erzielt werden können, sondern auch indirekt zugänglich sind über die jeweilige Familiengeschichte, über körperliche Untersuchungen oder medizinische Berichte.

Im Folgenden seien zunächst verschiedene Formen der Möglichkeit genetischer Diskriminierung beschrieben (Kap. D.III.3.2.1.), um vor diesem Hintergrund auf den Umgang von Versicherungen mit prädiktiver genetischer Diagnostik und auf Möglichkeiten der Benachteiligung aufgrund genetischer Daten im Zusammenhang mit Versicherungen einzugehen (Kap. D.III.3.2.2.).

1.) Möglichkeiten genetischer Diskriminierung

Mit dem Begriff »genetische Diskriminierung« kann jede Form von Benachteiligung einer Person oder ihrer Angehörigen bezeichnet werden, die aufgrund tatsächlicher oder vermuteter Abweichungen des Genoms dieser Person vom »normalen« Genom erfolgt (Billings u.a. 1992; Natowicz u.a. 1992). Hierzu gehören nicht Benachteiligungen, welche auf bereits vorhandene körperliche Beeinträchtigungen oder Krankheitsanzeichen zurückgehen, sondern es handelt sich um die unterschiedliche Behandlung von Individuen allein aufgrund des Genotyps. Während der Begriff »genetische Diskriminierung« zumeist auf eindeutige finanzielle, berufliche oder sonstige nachteilige Bedingungen innerhalb eines offiziellen Rahmens bezogen wird, werden mit dem ähnlichen, in diesem Zusammenhang auch häufig eingesetzten Begriff »Stigmatisierung« eher im zwischenmenschlichen Bereich auftretende negative Implikationen und Stimmungen beschrieben.

Verschiedene Personengruppen besitzen ein erhöhtes Risiko, von genetischer Diskriminierung betroffen zu sein (Natowicz u.a. 1992): Die erste Gruppe umfasst asymptomatische Personen mit genetischen Charakteristika, welche die Wahrscheinlichkeit einer künftigen Erkrankung erhöhen. Hierzu gehören Personen, die in der Zukunft von einer schweren unbehandelbaren Krankheit betroffen sein werden (zum Beispiel Chorea Huntington), aber auch Personen, deren Erkrankung, wenn sie auftritt, in Ausmaß und Schwere oder in der Effektivität der Behandlung variiert (zum Beispiel Neurofibromatose Typ I, Charcot-Marie-Tooth-Syndrom) sowie Personen mit Erkrankungen, die behandelt werden können, bevor die Symptome manifest werden, oder deren Symptome wirksam kontrolliert werden können, sodass keine körperlichen Beeinträchtigungen auftreten (zum Beispiel Phenylketonurie, Hämochromatose). Des Weiteren umfasst diese Gruppe Menschen mit genetischen Suszeptibilitäten, durch welche die Wahrscheinlichkeit des Auftretens einer bestimmten Erkrankung erhöht wird (zum Beispiel Prädispositionen für verschiedene Krebsformen oder Herz-Kreislauf-Erkrankungen) sowie Personen, deren Genotyp ihnen Suszeptibilität verleiht für negative Folgen von Umweltchemikalien und Ähnlichem, welche auf Personen mit normalem Genotyp keine bzw. minimale Auswirkungen hätten (zum Beispiel maligne Hyperthermie, Pseudocholinesterase-Mangel).

Als zweite Personengruppe mit erhöhtem Risiko für genetische Diskriminierung können heterozygote Träger autosomal rezessiver Erkrankungen (zum Beispiel Mukoviszidose, Sichelzellanämie) bezeichnet werden, oder Frauen, die Carrier einer X-chromosomal gebundenen genetisch bedingten Erkrankung sind (zum Beispiel Muskeldystrophie Duchenne). Sie sind symptomlos und werden dies auch bleiben. Darüber hinaus besteht Diskriminierungsgefahr bei direkten Angehörigen von Personen mit bekannten oder vermuteten genetisch bedingten Erkrankungen.

Über einzelne Familien hinaus können von genetischer Diskriminierung auch größere kulturelle Gruppierungen betroffen sein. Eine solche Gefahr kann in der Folge von Forschungsstudien mit ethnischen Bevölkerungsgruppen – beispielsweise mit Mitgliedern der isländischen Bevölkerung, mit jüdischen Menschen aschkenasischer Herkunft oder mit Mitgliedern bestimmter Eingeborenen-Gruppierungen – gesehen werden (vgl. Kap. D.II.4.2.), bei denen das gehäufte Auftreten bestimmter genetischer Veränderungen und hierdurch bedingter Erkrankungen festgestellt wurde (Foster u.a. 1997, 1998; Reilly 1998; Davis 2000).

Genetische Diskriminierung kann verschiedene Formen annehmen (Billings u.a. 1992; Hudson u.a. 1995; Hubbard/Lewontin 1996; Lapham u.a. 1996; Stemerding u.a. 1997; Wong/Lieh-Mak 2001). Sie liegt beispielsweise vor, wenn gesunde Menschen aufgrund ihrer genetischen Konstitution behandelt werden als ob sie chronisch krank oder behindert wären. Es handelt sich auch um genetische Diskriminierung, wenn bei in klinisch variabler Form auftretenden Krankheiten das Vorhandensein eines bestimmten Genotyps gleichgesetzt wird mit der Anwesenheit einer ernsten Erkrankung, und Menschen mit nur milder Form als schwer erkrankt angesehen werden. In derartigen Fällen wird in Bezug auf Personen mit Risikostatus das schlechtmöglichste Szenario als Standard eingesetzt. Hier liegt nicht selten ein mangelndes Verständnis der Bedeutung von genetischer Heterogenität, verminderter Penetranz und variabler Expressivität zugrunde.

Schwierigkeiten können insbesondere im Umgang mit Personen mit genetischen Prädispositionen für das Auftreten einer multifaktoriell bedingten Erkrankung auftreten: Obwohl viele dieser Personen nie eine manifeste Erkrankung entwickeln werden, sind sie diagnostiziert als Menschen mit Gesundheitsproblem, bei denen zwar keine Krankheitssymptome vorhanden sind, aber ein Risikofaktor in Bezug auf zukünftiges Krankheitspotenzial. Dieter Birnbacher bringt die in diesem Zusammenhang bestehende Schwierigkeit auf den Punkt: »Die Diagnose einer Disposition wird leicht als Prognose ihrer Manifestation gedeutet, der Besitz der Krankheitsdisposition bereits als Krankheit« (Birnbacher 2000: 45).

In den gesetzlichen Regelungen vieler westlicher Industrienationen, aber auch beispielsweise im Menschenrechtsübereinkommen zur Biomedizin des Europarats (Art. 11 und 12), wird es explizit untersagt, Personen aufgrund ihres genetischen Erbes zu diskriminieren sowie prädiktive genetische Analysen zu nicht-medizinischen Zwecken einzusetzen (Natowicz u.a. 1992; Hudson u.a. 1995; Europarat 1997; UNESCO 1997, 2000; Lorenz 2000; Taupitz 2001b; Heinrichs 2002).[115]

Trotz dieser breiten gesellschaftlichen Basis gegen genetische Diskriminierung wurde jedoch wiederholt von Fällen berichtet, in denen aufgrund von Kenntnissen oder Vermutungen hinsichtlich der genetischen Konstitution eines Menschen Schwierigkeiten, insbesondere mit Versicherungen

115 Allerdings sind die Bestimmungen des Menschenrechtsübereinkommens zur Biomedizin des Europarats für Deutschland noch nicht verbindlich, da bislang ein Beitritt Deutschlands noch aussteht (Taupitz 2001b).

oder am Arbeitsplatz, auftraten. Hierzu gehört das Verweigern von Krankenversicherungen, das Verweigern von Versicherungsleistungen für einzelne Behandlungen, das Fordern erhöhter Versicherungsprämien sowie das Verweigern von Lebensversicherungen (Billings u.a. 1992; Hudson u.a. 1995; Lapham u.a. 1996; Hubbard/Lewontin 1996; Birmingham 1997; Kitcher 1998; Delatycki/Tassicker 2001; Harris u.a. 2005).

Ein weiterer Bereich umfasst Schwierigkeiten bei Adoptionsanträgen oder beim Zugang zu In-vitro-Fertilisations-Verfahren.[116]

Darüber hinaus können Benachteiligungen aufgrund von Kenntnissen oder Vermutungen hinsichtlich der genetischen Konstitution im Berufsleben eine Rolle spielen. Obwohl das Fordern einer prädiktiven genetischen Analyse als Einstellungsvoraussetzung in den allermeisten Zusammenhängen untersagt ist, und genetische Analysen am Arbeitsplatz bislang nur in äußerst beschränktem Maße eingesetzt werden (Bundesärztekammer 1992b, 2003; Paslack 1993; Archer 1997; Holm 1999; Paul 1999b; Hennen u.a. 2001; Heinrichs 2002; European Group on Ethics in Science and New Technologies 2003; Nationaler Ethikrat 2005; Schmitz/Wiesing 2005), wurde von Fällen berichtet, in denen mit dem Bekanntwerden genetischer Zusammenhänge Schwierigkeiten am Arbeitsplatz, Kündigung oder Erfolglosigkeit bei der Arbeitssuche einhergingen (Rothenberg u.a. 1997; Holm 1999: Paul 1999b; Clayton 2003). In Deutschland sind hier insbesondere Fälle zu nennen, in denen Personen aufgrund eines bestehenden Huntington-Erkrankungsrisikos nicht in das Beamtenverhältnis aufgenommen wurden (Lohkamp 2003; Nationaler Ethikrat 2005; Schmitz/Wiesing 2005).

Auch wenn es sich hierbei zunächst um Einzelfälle handeln mag, so ist vor diesem Hintergrund das Vorhandensein großer Ängste vor genetischer Diskriminierung nicht verwunderlich (Billings u.a. 1992; Hudson u.a. 1995; Lapham u.a. 1996; Mayer u.a. 1999; Hennen u.a. 2001). So sprechen sich Mitglieder von Hochrisikogruppen und Selbsthilfegruppen zumeist deutlich gegen prädiktive genetische Diagnostik als Zugangsbedingung für Kranken- oder Lebensversicherungen sowie gegen genetische Analysen am

116 Zu diskutieren bleibt, ob und wenn ja inwieweit in Fällen assistierter Reproduktionsmedizin, in denen eine Schwangerschaft nur unter ärztlicher Mithilfe zustande kommt, von ärztlicher Seite eine direkte Einflussnahme, so beispielsweise ein Verweigern entsprechender Verfahren, angemessen ist und durch die Autonomie des Arztes gerechtfertigt werden kann, oder ob dies eine Form unzulässiger genetischer Diskriminierung darstellt (de Wert 1998b; Henn u.a. 2003; Prütz 2003; Robertson 2003 und Kap. D.IV.4.2.).

Arbeitsplatz aus. Auch sind sie der Ansicht, Arbeitgeber und Versicherungsgesellschaften sollten möglichst nicht in Kenntnis der Ergebnisse prädiktiver genetischer Diagnostik gelangen (vgl. auch Nationaler Ethikrat 2004).

Aus Sorge vor Diskriminierung halten offensichtlich viele Betroffene Informationen hinsichtlich der genetischen Konstitution vor Ärzten, Arbeitgebern oder Versicherungsgesellschaften zurück (Billings u.a. 1992; Lynch u.a. 1994; Lapham u.a. 1996; Lerman u.a. 1996); in einer Studie wurde ein entsprechendes Vorgehen bei einem mit bis zu 18 Prozent durchaus beträchtlichen Anteil der Befragten festgestellt (Lapham u.a. 1996).

Zudem stellt die Angst vor genetischer Diskriminierung, insbesondere vor Schwierigkeiten mit Krankenversicherungen, für viele Personen mit Risikostatus einen wichtigen Grund dar, erst gar keine prädiktive genetische Analyse in Anspruch zu nehmen (Lynch u.a. 1994; Lapham u.a. 1996; Lerman u.a. 1996).[117] Aus Sorge vor Diskriminierung der betreffenden Personen wurde daher die Forderung nach anonymem Durchführen prädiktiver genetischer Diagnostik auf Chorea Huntington oder auf dominant vererbte Formen von Morbus Alzheimer gestellt (Mehlman u.a. 1996; Post u.a. 1997).

In diesem Zusammenhang kann die häufig anzutreffende Bereitschaft testwilliger Personen mit erhöhten Erkrankungsrisiken gesehen werden, eine entsprechende prädiktive genetische Analyse lieber selbst zu bezahlen anstelle sie über die Krankenversicherung abzurechnen, um sich auf diese Weise vor möglichem Druck zu schützen, das Analyseergebnis angeben zu müssen (Nance u.a. 1991; Burgess u.a. 1997). Auch eine mögliche künftige Entwicklung dahingehend, genetische Analysen im Versandhandel von privaten Firmen durchführen zu lassen, kann vor diesem Hintergrund interpretiert werden.

Allerdings sind mit derartigen Anonymisierungs- und Verheimlichungsbestrebungen vielfältige Schwierigkeiten verbunden (Burgess u.a. 1997; Hoedemakers/ten Have 1998a; Williams-Jones 2003). So wird durch entsprechende Vorgehensweisen der »offizielle«, an medizinischen Standards ausgerichtete Weg verlassen, wodurch eine adäquate Betreuung und Begleitung der betreffenden Personen vor und nach der Testdurchführung erschwert, wenn nicht gar verunmöglicht, wird. Ein adäquates Miteinbe-

117 In einer Studie machten 9 Prozent der Befragten entsprechende Angaben (Lapham u.a. 1996).

ziehen von Familienmitgliedern und das Aufbauen eines Netzwerks sozialer Unterstützung können nicht stattfinden. Durch Anonymität können daher gerade für Personen, die eigentlich dringend psychologische Unterstützung benötigen, vielfältige Probleme entstehen. Wenn Personen die erhaltenen Analyseergebnisse nicht an ihre Hausärzte bzw. behandelnden Ärzte weiterleiten, zieht dies darüber hinaus eine deutliche Beeinträchtigung der normalen Arzt-Patient-Beziehung nach sich. Da der betreuende Arzt keine Kenntnis der relevanten Zusammenhänge besitzt, werden medizinische Versorgung und adäquater Ratschlag erschwert. Zudem sind Schwierigkeiten mit Versicherungen nicht auszuschließen (Kap. D.III.3.2.2.).

Im Folgenden soll mit der Diskussion einer möglichen künftigen Verwendung der Ergebnisse prädiktiver genetischer Diagnostik im Zusammenhang mit Versicherungen ein Bereich herausgegriffen werden, auf den sich in besonderem Maße die Sorge vor genetischer Diskriminierung bezieht.

2.) Prädiktive genetische Diagnostik und Versicherungen

Im Rahmen des folgenden Kapitels wird ausgehend von einer Beschreibung des derzeitigen Umgangs von Versicherungen mit prädiktiver genetischer Diagnostik (Kap. D.III.3.2.2.1.) der Frage nach Auswirkungen einer möglichen künftigen Verwendung genetischer Daten durch Versicherungen nachgegangen (Kap. D.III.3.2.2.2.). Die hierbei durchgeführten Überlegungen beziehen sich vorrangig auf Gesichtspunkte, die im Zusammenhang mit autonomiebezogenen Fragestellungen auftreten.

1. Derzeitige Situation

Überlegungen über den Umgang von Versicherungen mit genetischen Daten müssen zunächst in den allgemeinen Kontext des Umgangs von Versicherungen mit medizinischen Daten gestellt werden (Taupitz 2001b). Während in Deutschland gesetzliche, nach dem Solidarprinzip aufgebaute Krankenversicherungen grundsätzlich keine medizinische Risikoprüfung im Zusammenhang mit Versicherungsanträgen durchführen, werden von privaten Krankenversicherungsunternehmen vor Vertragsabschluss allgemeine Gesundheitsprüfungen vorgenommen. Jedoch wird derzeit in

Deutschland von privaten Krankenversicherungen bei der Antragstellung grundsätzlich keine Durchführung molekulargenetischer Analysen verlangt.

Weniger eindeutig ist die Situation in Bezug auf eine Offenbarungspflicht potenzieller Versicherungsnehmer über bereits vor Versicherungsabschluss durchgeführte prädiktive genetische Analysen (Wiesing/Schonauer 1997; Paul 1999b; Simon 2001; Taupitz 2001b; Hoffmann 2002). So muss der Versicherungsnehmer dem privaten Versicherer im Grunde Ergebnisse aus anderweitig durchgeführten prädiktiven genetischen Analysen vor Vertragsabschluss mitteilen, soweit sie sich darauf beziehen, dass nach gesicherten medizinischen Erkenntnissen in absehbarer Zeit eine schwere Erkrankung zu erwarten ist. Diese vorvertragliche Anzeigepflicht gilt für alle risikoerheblichen Umstände, die dem Kunden bis zum Vertragsabschluss bekannt sind.

Allerdings ergeben sich bei einer Umsetzung dieser Regelungen in die Praxis vielfältige Schwierigkeiten, nicht zuletzt da die Ergebnisse vieler Analyseverfahren relativ geringe prädiktive Aussagekraft besitzen (vgl. Kap. D.I.). Insbesondere bei weit verbreiteten multifaktoriell bedingten Erkrankungen ist der Vorhersagewert der genetischen Befunde in Bezug auf das Auftreten und den Verlauf der Krankheiten äußerst gering.

Zwar sind die deutschen Lebens- und privaten Krankenversicherungsunternehmen grundsätzlich der Ansicht, für eine risikogerechte Kalkulation der Prämien nicht darauf verzichten zu können, über die gleichen Kenntnisse wie ihre Kunden zu verfügen – was Informationen über die Ergebnisse bereits vor Vertragsabschluss durchgeführter genetischer Analysen einschließt. Angesichts der unklaren wissenschaftlichen Entwicklung und im Bestreben, einen eindeutigen, aber dennoch flexiblen wie auch bindenden Handlungsrahmen vorzugeben, haben im November 2001 die Lebens- und privaten Krankenversicherer jedoch eine zunächst bis zum Jahr 2006 befristete Verpflichtung abgegeben, in der sie auf die Kenntnisnahme der Ergebnisse bereits in freiwilliger Weise durchgeführter prädiktiver genetischer Analysen verzichten. Diese Selbstverpflichtung wurde inzwischen bis zum 31. Dezember 2010 verlängert (Gesamtverband der Deutschen Versicherungswirtschaft 2001; Hoffmann 2002).[118]

118 Allerdings erfolgte kein Verzicht auf die vorvertragliche Anzeigepflicht bei hohen Lebensversicherungs-Summen ab 250.000 Euro bzw. einer Jahresrente ab 30.000 Euro, denn hier wird von den Versicherern verstärkt die Möglichkeit gesehen, dass Kunden gegen die Versichertengemeinschaft spekulieren könnten (Gesamtverband der Deutschen Versicherungswirtschaft 2001; Hoffmann 2002).

Prädiktive genetische Analyseverfahren spielen im Zusammenhang mit Versicherungen derzeit weltweit keine erwähnenswerte Rolle, was nicht zuletzt auch auf die zum jetzigen Zeitpunkt geringe Verbreitung entsprechender Verfahren zurückzuführen ist. Jedoch könnte sich diese Situation künftig durchaus ändern. Ergebnisse prädiktiver genetischer Analysen könnten als Grundlage für eine verbesserte Risikoprüfung vor einem Vertragsabschluss sowohl zu einer risikoadäquateren Prämienkalkulation als auch zur Risikoselektion beitragen: Personen ohne erhöhtes Erkrankungsrisiko könnten Versicherungen zu günstigeren Konditionen angeboten werden, während Personen mit Erkrankungsrisiko höhere Prämien oder begrenzte Leistungen in Kauf nehmen müssten oder ggf. von einem privaten Versicherungsschutz ausgeschlossen werden könnten.

Eine solche mögliche Entwicklung wird durch mehrere Faktoren begünstigt (Lemmens 1999; Hennen u.a. 2001): Zunächst ist hier die allgemeine Tendenz zur Ausweitung des Einsatzes prädiktiver genetischer Diagnostik zu nennen (vgl. Kap. D.I.1.), in deren Rahmen künftig voraussichtlich in verstärktem Maße auch genetische Analysen in privaten Labors durchgeführt werden. So rückt im Zuge weitgehender – nicht zuletzt durch finanzielle Engpässe bedingter – Veränderungen im Gesundheitswesen der Aspekt der Eigenverantwortung für die künftige Gesundheit zunehmend in den Vordergrund (vgl. Kap. D.V.1.), was zu einer wachsenden Akzeptanz prädiktiver Medizin und genetischer Diagnostik in der Bevölkerung führt.

Sollten künftig kostengünstige und leistungsfähige Analyseverfahren, insbesondere auf multifaktoriell bedingte häufig vorkommende Erkrankungen, der breiten Bevölkerung zur Verfügung stehen und genutzt werden, mag man eine künftige Relevanz der Ergebnisse prädiktiver genetischer Diagnostik im Zusammenhang mit Versicherungen durchaus für denkbar halten. Denn eine verbesserte Risikoprüfung wäre für Versicherer finanziell von Vorteil, sodass sie ggf. für Personen ohne erhöhtes Erkrankungsrisiko günstigere Versicherungskonditionen anbieten könnten, was ihnen einen Marktvorteil sichern würde. Zudem befürchten Versicherungsgesellschaften bei einem generellen Verbot der Nutzung genetischer Daten im Versicherungsbereich das Entstehen eines Informationsungleichgewichts zwischen Versicherungsunternehmen und Versicherungsnehmern bzw. -interessenten. So könnten Kunden mit erhöhtem Erkrankungsrisiko Informationen nutzen, die den Versicherungsunternehmen nicht zugänglich sind, um günstigere Versicherungsbedingungen zu erreichen und sich dadurch bei Versicherungsabschluss Vorteile zu verschaffen (Negative Selektion). Versicherungsgesellschaften machen demgegenüber geltend, ein solches Nicht-Mitteilen genetischer Daten benachteilige in unangemessener Weise nicht nur die von betriebswirtschaftlichem Erfolg abhängigen Versicherungsunternehmen sondern auch andere Versicherungsnehmer, da diese die unvorhergesehenen Kosten in Form von erhöhten Raten bezahlen müssten (Wiesing/Schonauer 1997; Smith u.a. 1999; Lorenz 2000; Takala/Gylling 2000; Hennen u.a. 2001; Taupitz 2001b).[119]

Vor diesem Hintergrund wurden von verschiedener Seite Vorschläge unterbreitet, durch prädiktive genetische Analysen erzielbare Kenntnisse hinsichtlich der genetischen Konstitution bei Individualversicherungen ohne Abschlusszwang zu nutzen. So wurde vorgeschlagen, bei nicht zwingend erforderlichen Versicherungen (wie privaten Krankenversicherungen, Lebens- oder Invalidenversicherungen) die betreffenden ungetesteten Personen mit Risikostatus selbst entscheiden zu lassen, ob sie aufgrund ihres ungeklärten Risikostatus lieber erhöhte Prämien in Kauf nehmen möchten oder aber freiwillig eine prädiktive genetische Analyse durchführen lassen möchten, um dann entweder dem erhaltenen Analyseergebnis angepasste Prämien zu bezahlen oder aber ggf. Gefahr zu laufen, nicht versichert zu werden (Kitcher 1998; Lemmens 1999; Birnbacher 2000; Lorenz 2000; Hennen u.a. 2001; Simon 2001; Taupitz 2001b).[120]

Zum jetzigen Zeitpunkt kann über die diesbezügliche Weiterentwicklung und die künftige Bedeutung prädiktiver genetischer Analysen im Kontext von Versicherungen nur spekuliert werden. Für sie spielt nicht nur der künftige Einsatzbereich prädiktiver genetischer Diagnostik eine Rolle, sondern die gesamte komplexe Situation der Versicherungswirtschaft und des Gesundheitssystems. Auf diese Faktoren kann an dieser Stelle genauso wenig im Detail eingegangen werden wie auf die Spannung zwischen betriebswirtschaftlichem Erfolg und sozialen Zielen von Versicherungsunternehmen, auf die ökonomischen und strategischen Vor- und Nachteile der Unterteilung von Versicherten in kleinere Risikogruppen, und Ähnliches. In Bezug auf Details zur Versicherungswirtschaft, zu rechtlichen Fragestel-

119 Allerdings ist derzeit empirisch nicht belegt, ob Negative Selektion tatsächlich erfolgreich eingesetzt wird bzw. ob sie jemals auf breiter Ebene eingesetzt werden würde (Smith u.a. 1999).

120 Vgl. hierzu die entsprechenden, in Australien bestehenden Regelungen (Delatycki/Tassicker 2001).

lungen sowie entsprechenden Steuerungsmöglichkeiten siehe Paul 1999b; Hennen u.a. 2001; Simon 2001; Taupitz 2001b sowie die dort angegebene Literatur.

Im Folgenden sollen vielmehr autonomiebezogene Fragen, welche sich im Zusammenhang einer möglichen künftigen Verwendung von Ergebnissen prädiktiver genetischer Diagnostik durch Versicherungsunternehmen stellen, diskutiert werden.

2. Autonomiebezogene Implikationen einer Verwendung genetischer Daten durch Versicherungen

Hinsichtlich einer möglichen künftigen Verwendung von durch prädiktive genetische Diagnostik erzielbaren Daten durch Versicherungen lassen sich drei eng miteinander verbundene Fragestellungen unterscheiden: Neben der Frage, ob das Durchführen prädiktiver genetischer Analysen vor Versicherungsabschluss gefordert werden darf, erhebt sich die Frage, ob von Versicherungsinteressenten verlangt werden darf, Auskunft über die Ergebnisse bereits durchgeführter genetischer Analysen zu geben. Ein dritter Themenkomplex betrifft den Umgang mit genetischen Daten nach Versicherungsabschluss.

Zugunsten der Forderung von Versicherungen nach Durchführen prädiktiver genetischer Diagnostik vor Vertragsabschluss wurde vorgebracht, ein Verbot genetischer Analysen schränke die unternehmerische Freiheit der privaten Personenversicherer ein (Smith u.a. 1999; Lorenz 2000; Taupitz 2001b). Stattdessen wurde zugunsten einer Testdurchführung argumentiert, es bestehe kein gravierender Unterschied zwischen prädiktiver genetischer Diagnostik und den bisher eingesetzten Verfahren zur Risikoermittlung, da genetische Analysen zum einen vergleichbare – wenn auch wesentlich genauere – Informationen lieferten, wie sie aus der bisher üblichen Familienanamnese zugänglich sind, und zum anderen auch derzeit bei ärztlichen Untersuchungen Erkrankungen aufgedeckt werden, über die der Versicherungsinteressent bis dahin keine Kenntnis besaß (Smith u.a. 1999; Lorenz 2000; Simon 2001; Taupitz 2001b; Heinrichs 2002; Raithatha/Smith 2004 und Kap. D.I.3.).

Würde jedoch das Durchführen prädiktiver genetischer Diagnostik eine verpflichtende Voraussetzung für einen Versicherungsabschluss darstellen, so würde hierdurch das Recht der Versicherungsinteressenten auf Nichtwissen der eigenen genetischen Veranlagung, und somit deren Recht auf informationelle Selbstbestimmung, übergangen werden (Lorenz 2000; Hennen u.a. 2001; Taupitz 2001b und Kap. D.II.1.3.). Hinzu käme eine Verletzung des Rechts auf informationelle Selbstbestimmung durch eine Beeinträchtigung der Möglichkeit, darüber zu bestimmen, wie personenbezogene Daten über die eigene genetische Veranlagung verwendet werden dürfen. Auch unbeteiligte Dritte können hiervon betroffen sein, da sich der Informationsgehalt der erzielten Daten nicht auf die betreffende Person beschränkt, sondern sich auch auf deren Verwandte erstrecken kann (Lorenz 2000; Hennen u.a. 2001; Taupitz 2001b und Kap. D.III.3.1.).

Auf der anderen Seite wurde jedoch argumentiert, eine Person sei schließlich zumeist nicht darauf angewiesen, eine private Versicherung abzuschließen; ein Vertragsabschluss erfolge vielmehr freiwillig. Ihr Recht auf Nichtwissen wird demnach nur dann verletzt, wenn sie über keine Alternative verfügt als die Versicherung einzugehen (Wiesing/Schonauer 1997; Birnbacher 2000; Lorenz 2000; Taupitz 2001b; Heinrichs 2002). Jedoch kann man diese Freiwilligkeit privater Versicherungen nicht zuletzt aus finanziellen Gründen in vielen Fällen deutlich in Frage stellen. So erzwingt eine entsprechende Kopplung von Versicherungsabschluss und Testdurchführung in gewissem, allerdings schwachen Sinne eine Testinanspruchnahme, da eine Person bei Verweigerung der genetischen Analyse ggf. auf einen Vertragsabschluss verzichten muss oder nur zu erhöhten Prämien versichert wird (vgl. Kap. B.4.1.3. und Kap. B.4.1.4.). Aufgrund der Asymmetrie zwischen Versicherungsunternehmen und Versicherungsinteressent wird das Analyseverfahren daher nicht im eigentlichen Sinne freiwillig durchgeführt.[121]

Demgegenüber wird bei einer Auskunftspflicht über die Ergebnisse bereits durchgeführter genetischer Analysen – d.h. wenn eine Person bei Vertragsabschluss verpflichtet wird, bereits erhaltene Analyseergebnisse mitzuteilen – das Recht der betreffenden Person auf Nichtwissen nicht verletzt, da sie bereits über die entsprechenden Kenntnisse verfügt. Allerdings wird die betreffende Person hierdurch zur Informationsweitergabe gezwungen.

121 Eine parallele Argumentationsweise über eine entsprechende Asymmetrie zwischen Institution und einzelner Person findet sich im Zusammenhang mit der Diskussion um prädiktive genetische Analysen am Arbeitsplatz, wobei sich die Asymmetrie hier zwischen einzelner Person und Arbeitgeber lokalisieren lässt (Holm 1999; Schmitz/Wiesing 2005).

Die Befürchtung, aufgrund der Anzeigepflicht gegenüber Versicherungsunternehmen im Nachteil zu sein oder keinen Versicherungsschutz zu erhalten, spielt bereits derzeit für die betreffenden Personen im Umgang mit prädiktiver genetischer Diagnostik eine große Rolle (vgl. Kap. D.II.3.3. und Kap. D.III.3.2.1.). Sie bildet eines der gegen eine Testinanspruchnahme sprechenden Motive und kann Personen mit Risikostatus unter Umständen davon abhalten, eine für sie sinnvolle genetische Analyse durchzuführen (Wiesing/Schonauer 1997; Smith u.a. 1999; Hennen u.a. 2001).

Vor diesem Hintergrund erscheint es für Personen mit erhöhten Erkrankungsrisiken ratsam, Versicherungsfragen vor Durchführen einer prädiktiven genetischen Analyse zu klären, d.h. entsprechende Diagnostik erst nach Versicherungsabschluss in Anspruch zu nehmen.

Eine andere Möglichkeit für Betroffene besteht darin, das Analyseergebnis bei der Vertragsunterzeichnung – entgegen den Vorschriften – geheim zu halten (vgl. Kap. D.III.3.2.1.), was jedoch nicht nur als unfair kritisiert wurde, sondern für die betreffenden Personen auch vielfältige Probleme mit sich bringen kann (Burgess u.a. 1997; Takala/Gylling 2000). Denn sie treten hierbei in den jeweiligen Vertrag ein ohne völlige Offenlegung, worauf jedoch der Vertragsabschluss beruht. Die Forderungen nach Versicherungsleistungen sind daher anfechtbar, sodass hierbei bewusst das Risiko von Schwierigkeiten, wie zum Beispiel der Entzug von Versicherungsleistungen, eingegangen wird, sollte die Geheimhaltung aufgedeckt werden. Darüber hinaus entstehen komplizierte Verwicklungen, da auch Familienangehörige die relevanten Zusammenhänge geheim halten müssen, so zum Beispiel wenn andere Familienmitglieder prädiktive genetische Diagnostik in Anspruch nehmen möchten. Letztlich bringt diese Vorgehensweise auch eine Beteiligung von Ärzten an einer derartigen Täuschung der Versicherung mit sich.

In diesem Zusammenhang wird eine zentrale Schwierigkeit einer solchen Mitteilungspflicht deutlich: Da niemand eine juristische Verpflichtung besitzen kann, seinen genetischen Status zu kennen, entsteht eine Mitteilungsverpflichtung nur für diejenigen, die freiwillig entsprechende Kenntnisse erworben haben, sowie für diejenigen, die gegen ihren Willen informiert wurden.[122] Eine juristische Verpflichtung zur ehrlichen Mitteilung des Analyseergebnisses würde es für die jeweiligen Personen daher profitabler machen, sich keiner genetischen Analyse zu unterziehen. Insgesamt

122 Gerade für die letztgenannte Gruppe wäre eine solche Mitteilungspflicht besonders problematisch (vgl. Kap. D.III.3.1.2.).

stellt jedoch im Umgang mit prädiktiver genetischer Diagnostik die Freiwilligkeit der Testinanspruchnahme eine zentrale Rahmenvoraussetzung für einen adäquaten Einsatz des Verfahrens dar; eine Mitteilungspflicht würde diesem Ziel in hohem Maße entgegenwirken (Takala/Gylling 2000).

Diese Argumentation bezieht sich zunächst nur auf Personen, die bereits über Ergebnisse prädiktiver genetischer Diagnostik verfügen, sie bezieht sich also nicht auf die Forderung, vor Vertragsabschluss eine genetische Analyse durchführen zu lassen. Allerdings würden die betreffenden Personen nach einer solcherart vor Vertragsabschluss erzwungenen Durchführung einer prädiktiven genetischen Analyse fortan über genetische Daten verfügen, welche sie ggf. im Zusammenhang mit künftigen Versicherungsabschlüssen angeben müssten. Insofern sind beide Aspekte direkt miteinander verknüpft.

Eine dritte, hiermit in enger Verbindung stehende Fragestellung betrifft die mögliche Bedeutung genetischer Daten nach Vertragsabschluss. Sollten Krankenversicherungen über prädiktive Aussagen in Bezug auf präventiv vermeidbare oder therapierbare Erkrankungen verfügen, so mag man darüber spekulieren, inwieweit eine Verpflichtung der Versicherten formuliert werden könnte, aufgrund des Analyseergebnisses bestimmte Früherkennungsuntersuchungen durchführen zu lassen oder geeignete Präventionsmaßnahmen zu ergreifen. Auch mag man hier an eine individuelle Betreuung von versicherten Personen im Rahmen eines »professionellen Gesundheitsmanagements« denken. So könnte in dem Maße, in dem Präventionsmaßnahmen verfügbar werden und die Versicherten die jeweils empfohlenen Maßnahmen ergreifen, die Versicherungsprämie gesenkt werden (Lemmens 1999; Paul 1999b; Hennen u.a. 2001).

Auch bei solchen Überlegungen wird die autonomiebezogene Problematik deutlich. Während bisher in allen anderen Bereichen des Umgangs mit prädiktiver genetischer Diagnostik der Möglichkeit zur Selbstbestimmung zentrale Bedeutung beigemessen wird und zumeist keine Pflicht formuliert wird, gemäß dem erhaltenen Analyseergebnis zu handeln, würde hier eine bestimmte – im Sinne der Versicherungsunternehmen stehende – Handlungsoption sanktioniert und ggf. von überwachenden Maßnahmen flankiert werden. Erhöhte Kosten im Falle des Nicht-Durchführens geeigneter Maßnahmen sowie das Ergreifen anderer Sanktionen können in diesem Zusammenhang als »milder Paternalismus« beschrieben werden (vgl. Kap. C.II.1.3.2. und Kap. E.2.2.). Hier erhebt sich die Frage, ob bzw. inwieweit eine Verpflichtung besteht, gesund zu bleiben bzw. zu befolgen, was einem in Bezug auf die eigene Gesundheit geraten wird (vgl. Kap. C.II.2.1. und Kap. D.V.1.).

Allerdings kann es für bereits versicherte Personen durchaus sinnvoll wenn nicht gar notwendig sein, Krankenversicherungen das Analyseergebnis mitzuteilen bzw. genetische Untersuchungen durchzuführen als Voraussetzung für die Übernahme der Kosten bestimmter diagnostischer, präventiver oder therapeutischer Leistungen durch Krankenversicherer. So wird eine Person das positive Ergebnis bei genetischer Diagnostik auf BRCA-Mutationen bei ihrer Krankenversicherung möglicherweise angeben wollen oder angeben müssen, um eine Kostenübernahme für entsprechende prophylaktische Maßnahmen (zum Beispiel prophylaktische Mastektomie) durch die Krankenkasse zu erreichen (Hennen u.a. 2001; Kauff u.a. 2001).

Bisher wurden in erster Linie mögliche, aus prädiktiven genetischen Daten erwachsende Benachteiligungen für Einzelne im Umgang mit Versicherungen diskutiert. Eine andere Möglichkeit des Umgangs mit Ergebnissen prädiktiver genetischer Analysen könnte jedoch auch darin bestehen, ein negatives Analyseresultat zu seinem Vorteil einzusetzen. So könnte eine Person ein negatives Ergebnis auch verwenden wollen, um aufgrund dessen günstigere Versicherungsbedingungen zu erzielen, so zum Beispiel im Umfeld von Lebensversicherungen, wenn eine auffällige Familiengeschichte bekannt ist.

In diesem Zusammenhang wurde vorgeschlagen, Personen mit entsprechender Familiengeschichte bei Nachweis eines negativen Analyseergebnisses wie ein Mitglied der Normalbevölkerung zu versichern, sie demgegenüber aber auch nach Erhalt eines positiven Analyseergebnisses so zu versichern, wie sie aufgrund ihrer Familiengeschichte, d.h. ohne Berücksichtigung genetischer Daten, versichert werden würden. Eine solche Vorgehensweise würde eine Benachteiligung aufgrund genetischer Daten ausschließen (Nuffield Council on Bioethics 1993; Paul 1999b und Kap. D.III.3.2.1.).

Auch wenn ein solches Übermitteln der Ergebnisse prädiktiver genetischer Analysen auf freiwilliger Ebene erfolgen würde, brächte diese Strategie jedoch vielfältige Probleme mit sich. Denn eine derartige Vorgehensweise birgt – durch die Möglichkeit finanzieller Vergünstigungen – eine subtile Aufforderung zur Testinanspruchnahme in sich. Die Gefahr liegt nahe, dass sich aufgrund dieses Zusammenhangs viele Personen – in der Hoffnung auf finanzielle Vorteile – vergleichsweise arglos auf eine Inanspruchnahme prädiktiver genetischer Diagnostik einlassen könnten, welche dann jedoch für die betreffenden Personen selbst sowie in deren familiären Umfeld problematische Implikationen mit sich bringen kann. Die für den Einzelnen hierdurch entstehenden emotionalen und psychosozialen Schwierigkeiten sind unter Umständen viel größer als sein möglicher finanzieller Gewinn.

Dies gilt insbesondere, da durch eine solche Verwendung genetischer Daten auf freiwilliger Basis gerade gefördert wird, was eigentlich verhindert werden sollte: Es entsteht ein Anreiz für Personen mit bestimmten familiär bedingten Erkrankungsrisiken, eine prädiktive genetische Analyse heimlich – u.U. auf dem freien Markt – durchzuführen und das ggf. erhaltene positive Analyseergebnis zu verbergen (vgl. Kap. D.III.3.2.1.). Denn auch wenn ein positives Analyseergebnis aufgrund der vorgeschlagenen Regelungen keine negativen Implikationen im Versicherungsbereich besitzen würde, so können negative Auswirkungen, beispielsweise in der Arbeitswelt, im privaten oder psychosozialen Bereich, keineswegs ausgeschlossen werden. Eine heimliche Testdurchführung wäre insgesamt besonders interessant um zu ermitteln, ob man für eine Lebensversicherung, private Krankenversicherung oder Ähnliches unter günstigen Bedingungen in Frage käme.

Zudem entsteht folgender Zusammenhang: Wenn ein Versicherungsinteressent aus einer Familie mit erhöhtem Risiko für das Auftreten einer bestimmten Krankheit kein negatives Analyseergebnis zu seiner Entlastung vorbringt, kann mit erhöhter Wahrscheinlichkeit von einer Anlageträgerschaft ausgegangen werden, da er ansonsten mit gewisser Wahrscheinlichkeit versuchen würde, sich mittels prädiktiver genetischer Diagnostik einen Vorteil zu verschaffen. Entsprechende – unter Umständen völlig unzutreffende – Mutmaßungen können weit reichende Folgen nach sich ziehen.

Stellt man autonomiebezogene Überlegungen in den Vordergrund und betrachtet die Autonomie der Betroffenen als zentrales Bewertungskriterium für den Umgang mit prädiktiver genetischer Diagnostik, so ist eine Verpflichtung zur Durchführung genetischer Analysen vor Vertragsabschluss sowie eine Verpflichtung für Versicherungsinteressenten, die Ergebnisse bereits durchgeführter genetischer Analysen mitzuteilen, generell abzulehnen.[123] Dies gilt sowohl bei Pflichtkrankenversicherungen als auch im Zusammenhang mit freiwilligen Personenversicherungstypen.

Bei den genannten Einsatzmöglichkeiten prädiktiver genetischer Diagnostik im Umfeld von Versicherungen würden die Versicherungsbedingungen in Abhängigkeit des Analyseergebnisses gestaltet werden, d.h. es würde eine Benachteiligung allein aufgrund des genetischen Status erfolgen. Vor dem Hintergrund der Definition des Begriffs »genetische Diskriminierung« als Benachteiligung von Individuen, die nicht aufgrund von bereits vorliegenden körperlichen Beeinträchtigungen oder Krankheitsanzeichen erfolgt, sondern lediglich aufgrund des Genotyps, erscheint eine solche mit genetischen Daten begründete unterschiedliche Behandlung durch Versicherungen als in ungerechtfertigter Weise diskriminierend. Darüber hinaus stellt sich aus dieser Sichtweise auch die Möglichkeit, durch eine freiwillige Angabe negativer Analyseergebnisse Vorteile zu erzielen, aus autonomiebezogenen Gründen als ausgesprochen problematisch dar.

Eine Verwendung der Ergebnisse prädiktiver genetischer Analysen durch Versicherungen würde die bereits derzeit vorhandenen Tendenzen zur anonymen Testdurchführung sowie zur Verheimlichung der Analyseergebnisse weiter verstärken. So wird durch das Bestreben der Betroffenen, sich vor ungewollter Verwendung genetischer Daten zu schützen, insgesamt eine Entwicklung in Richtung verstärkter Anonymisierung genetischer Analysen und in Richtung des Entstehens und Etablierens eines freien Marktes für prädiktive genetische Diagnostik begünstigt. Letztlich besitzen jedoch die Begleitumstände dieser Entwicklung gerade für die Betroffenen in erhöhtem Maße negative Auswirkungen (vgl. Kap. D.III.3.2.1.).

Einer solchen Position, welche für ein generelles Verbot der Nutzung der Ergebnisse prädiktiver genetischer Diagnostik im Versicherungsbereich plädiert, wird häufig vorgeworfen, hierbei handele es sich um eine Ungleichbehandlung von durch genetische Diagnostik erhaltenen Daten und anderen medizinischen Daten. Demnach sei es willkürlich und ungerecht, die Verwendung genetischer Daten zu verbieten, während Versicherer die Prämien erhöhen dürfen oder Menschen ausschließen dürfen aufgrund anderer gesundheitsbezogener Daten oder aufgrund der Familienanamnese

123 Als einzige Ausnahme kann man hier den Abschluss sehr hoher Lebensversicherungen sehen.

(Wiesing/Schonauer 1997; Lemmens 1999; Taupitz 2001b; Heinrichs 2002; Raithatha/Smith 2004).

Dieser Vorwurf trifft jedoch nur partiell zu, denn es erfolgt keine generelle Gegenüberstellung von genetischen Daten und nicht-genetischen Daten; die relevante Unterscheidung betrifft vielmehr die zeitliche Dimension. Während bei herkömmlicher medizinischer Information die aktuelle Gesundheitssituation beschrieben wird und vor dem Hintergrund dieser aktuellen Gesundheitssituation unter Berücksichtigung von in der Vergangenheit liegenden Erkrankungen und anderen Vorkommnissen entsprechende Aussagen über künftige Erkrankungen und Ähnliches getroffen werden, werden bei durch prädiktive genetische Diagnostik erzielten Angaben lediglich – mehr oder weniger gesicherte – künftige Erkrankungsrisiken beschrieben, welche in keiner Beziehung zum derzeitigen gesundheitlichen Zustand der jeweiligen Person stehen. Eine große Rolle für ein Ablehnen der Verwendung der Ergebnisse prädiktiver genetischer Diagnostik durch Versicherungen spielt nicht zuletzt der zumeist geringe Vorhersagewert prädiktiver genetischer Analyseverfahren, insbesondere im Zusammenhang mit Prädispositionstests.

Insgesamt würde durch eine Verwendung genetischer Daten im Zusammenhang mit Versicherungen eine gezielte Verlagerung des Risikos zu Lasten der individuell Betroffenen, d.h. eine Individualisierung der Verantwortung, erfolgen (vgl. Kap. D.V.1.). Dem mag man entgegenhalten, eine Versicherung habe vor den Folgen von Unwägbarkeiten des Lebens zu schützen, anstelle Verantwortung zu individualisieren. Zudem kann die Legitimität von Benachteiligungen bei Versicherungen aufgrund von Ergebnissen prädiktiver genetischer Analysen generell in Frage gestellt werden angesichts der Tatsache, dass – anders als bei Personen mit Hochrisikoverhalten – niemand die Verantwortung für seine eigene genetische Konstitution trägt, da niemand diesbezüglich über Wahlmöglichkeiten verfügt (Kitcher 1998; Johnston 1999; Takala/Gylling 2000). Stattdessen mag man es als angemessenen und fairen Ausgleich betrachten, solche »Lotterien der Natur« wenigstens in finanzieller Hinsicht auszugleichen, anstelle mit erhöhten Versicherungsprämien diejenigen zu bestrafen, die aufgrund ihrer Gene bereits von Benachteiligungen betroffen sind (vgl. Kap. C.II.2.1.).

Nicht zu leugnen ist, dass durch ein vollständiges Verbot der Verwendung der Ergebnisse prädiktiver genetischer Analysen im Zusammenhang mit Versicherungen die unternehmerische Freiheit der Versicherungen eingeschränkt werden würde; zudem kann das Auftreten finanzieller Einbußen aufgrund von Negativer Selektion keineswegs ausgeschlossen werden. Auch mag sich eine solche Vorgehensweise für Versicherungswillige der Normalbevölkerung ohne erhöhte Erkrankungsrisiken zum finanziellen Nachteil durch leicht erhöhte Prämien gestalten, da sie möglicherweise mehr bezahlen müssten als bei Verwendung genetischer Daten erforderlich wäre.

Allerdings kommt insgesamt gesehen der Sicherung der Autonomie von Personen im Umgang mit prädiktiven genetischen Analysen und den hierdurch erzielbaren Ergebnissen grundlegende Bedeutung zu. Zentrale Voraussetzungen für die Wahrung der Autonomie der betreffenden Personen sind die Sicherung der Freiwilligkeit einer Testinanspruchnahme, das Gewährleisten des Rechts auf Nichtwissen sowie die Abwesenheit diskriminierender Tendenzen. Eine Verwendung genetischer Daten im Zusammenhang mit Versicherungen besäße jedoch zweifellos negative Auswirkungen auf diese Bereiche und würde die Autonomie der betreffenden Personen im Umgang mit prädiktiver genetischer Diagnostik insgesamt signifikant beeinträchtigen. Rückt man die Autonomie von Personen im Umgang mit prädiktiver genetischer Diagnostik in den Vordergrund, so ist die Verwendung von durch prädiktive genetische Analysen erzielbaren Kenntnissen hinsichtlich der genetischen Konstitution eines Menschen durch Versicherungen grundsätzlich abzulehnen.

IV. AUTONOMIE IM KONTEXT VORGEBURTLICHER GENETISCHER DIAGNOSTIK

Der sich anschließende Themenbereich beschäftigt sich mit dem Einsatz prädiktiver genetischer Diagnostik in der Reproduktionsmedizin. So können mithilfe von Verfahren der Pränatal- und der Präimplantationsdiagnostik, die hier unter Begriffen wie »vorgeburtliche genetische Diagnostik« oder »genetische Frühdiagnostik« zusammengefasst werden, Aussagen über den genetischen Status von Embryonen oder Feten getroffen werden.

Im Rahmen dieser Studie werden – ungeachtet der vielfältigen, im Zusammenhang genetischer Frühdiagnostik relevanten medizinischen, gesellschaftlichen, juristischen und ethischen Fragestellungen – in erster Linie die Bedeutung und die Reichweite autonomiebezogener Gesichtspunkte sowie die Implikationen autonomiezentrierter Argumentationen im Kontext der vorgeburtlichen genetischen Diagnostik besprochen. Insbesondere Überlegungen über Wahlfreiheit und Entscheidungsfreiheit im Zusammenhang mit die Fortpflanzung betreffenden Fragen stehen hierbei im Mittelpunkt.

Die Diskussion dieser Thematik lässt sich – aufgrund der vielfältigen Zusammenhänge – nicht beschränken auf die bisher innerhalb der vorliegenden Studie schwerpunktmäßig behandelten Erkrankungen, für welche bereits umfassende Erfahrungen mit postnataler prädiktiver genetischer Diagnostik vorliegen. Vielmehr kommt hier eine Reihe von Gesichtspunkten zum Tragen, die sich auf allgemeinere Fragen des Umgangs mit genetischer Frühdiagnostik beziehen. Diesem breiteren Kontext kommt nicht zuletzt deshalb zentrale Bedeutung zu, weil die im Zusammenhang genetischer Frühdiagnostik stehenden Entscheidungen von Paaren mit erhöhtem Risiko für das Auftreten spät ausbrechender genetisch bedingter Erkrankungen (Kap. D.IV.2.) immer vor dem Hintergrund des allgemeinen gesellschaftlichen Umgangs mit vorgeburtlicher genetischer Diagnostik getroffen werden. Dennoch stehen im Vordergrund der Überlegungen dieses Themenabschnitts die Möglichkeiten von Personen mit erhöhtem familiärem Risiko für das Auftreten spät manifestierender Erkrankungen im Umgang mit genetischer Frühdiagnostik. Die sich hierbei ergebenden Fragen nach Selbstbestimmung und Autonomie im Zusammenhang mit Familienplanungsentscheidungen sollen im Rahmen dieses Themenabschnitts analysiert und diskutiert werden.

In westlichen Gesellschaften wird in den letzten Jahren der Autonomie und Selbstbestimmung der Frauen bzw. Paare bei die Fortpflanzung betreffenden Fragen große Bedeutung zugemessen. Eine Diskussion dieser Gesichtspunkte erfolgt häufig unter dem Stichwort »reproduktive Freiheit«, wobei hier zumeist die Wahlfreiheit und die zur Verfügung stehenden Wahlmöglichkeiten in den Mittelpunkt gerückt werden (Kap. D.IV.3.). Diese Schwerpunktsetzung wird im Folgenden analysiert, wobei ihre Implikationen aufgezeigt und kritisch hinterfragt werden (Kap. D.IV.4. und Kap. D.IV.5.).

So lässt sich die Diskussion autonomiebezogener Gesichtspunkte im Kontext der genetischen Frühdiagnostik nicht auf Wahlmöglichkeiten und Wahlfreiheit beschränken, vielmehr müssen darüber hinaus neben den von den entsprechenden Wahlentscheidungen direkt betroffenen Embryonen, Feten und künftigen Kindern (Kap. D.IV.4.1.) auch Fragen der Entscheidungsfreiheit (Kap. D.IV.4.2.) sowie individuelle und gesellschaftliche Implikationen (Kap. D.IV.4.3.) Berücksichtigung finden. Über die Voraussetzungen einer umfassenden Gewährleistung von Autonomie im Zusammenhang mit vorgeburtlicher genetischer Diagnostik wird abschließend diskutiert (Kap. D.IV.5.).

Zunächst erfolgt jedoch ein kurzer Überblick über die verschiedenen Verfahren genetischer Frühdiagnostik (Kap. D.IV.1.).

1. Verfahren genetischer Frühdiagnostik

Genetische Frühdiagnostik umfasst sowohl Verfahren der Pränataldiagnostik als auch der Präimplantationsdiagnostik.

Pränatale Diagnostik beinhaltet alle diagnostischen Maßnahmen, durch welche morphologische, strukturelle, funktionelle, chromosomale und molekulare Störungen vor der Geburt erkannt oder ausgeschlossen werden können. Durch Früherkennung von Fehlbildungen soll eine optimale Behandlung der Schwangeren und des (ungeborenen) Kindes ermöglicht werden. Zudem können Befürchtungen und Sorgen der Schwangeren objektiviert und ggf. abgebaut werden sowie Schwangeren Hilfe bei der Entscheidung über die Fortsetzung oder den Abbruch der Schwangerschaft gegeben werden (Bundesärztekammer 1998b).

Neben nicht-invasiven Formen pränataler Diagnostik wie Ultraschall-Untersuchungen oder Triple-Test[124] stehen invasive Formen, insbesondere Amniozentese und Chorionzottenbiopsie, zur Verfügung. Darüber hinaus besteht die Möglichkeit zur Chordozentese (Nabelschnurpunktion) ab der 17. Schwangerschaftswoche sowie zu fetalen Gewebebiopsien. Mit Hilfe dieser invasiven Verfahren kann eine gezielte genetische Untersuchung des Embryos bzw. Fetus[125] erfolgen (Stengel-Rutkowski 1997; Bundesärztekammer 1998b; Schüler/Zerres 1998; Hennen u.a. 2001).

---

124 Mit Hilfe der Konzentration von drei verschiedenen mütterlichen Serummarkern – α-Fetoprotein (AFP), Choriongonadotropin (hCG) und konjugierten Östriolen – können Aussagen über die Wahrscheinlichkeit des Vorliegens von numerischen Chromosomenstörungen oder Fehlbildungen, insbesondere im Bereich des Rückenmarkskanals, getroffen werden. Allerdings erfolgt durch einen Triple-Test lediglich eine Risikospezifizierung; aufgrund von Schwierigkeiten bei der Interpretation der Ergebnisse ist sein Einsatz umstritten.

125 Unter »Embryo« wird hier die Leibesfrucht von der Befruchtung (Zygote) bis zum Abschluss der Organogenese verstanden, demgegenüber wird der Begriff »Fetus« angewandt auf die Entwicklungsstadien ab dem dritten Monat der menschlichen Embryonalentwicklung (Stadler 1998).

Von Seiten der Ärzteschaft wird grundsätzlich im Zusammenhang mit Pränataldiagnostik der elterliche Wunsch nach einem gesunden Kind anerkannt, wobei jedoch auch die Möglichkeit des Entstehens eines ernsten Konflikts mit dem Schutzbedürfnis des Ungeborenen und mit dem Tötungsverbot gesehen wird (Bundesärztekammer 1998b). Denn wenn sich – wie in den meisten Fällen – nach dem Feststellen genetischer Auffälligkeiten keine Therapiemöglichkeiten abzeichnen, stellt eine Entscheidung über Fortsetzung oder Abbruch der Schwangerschaft die einzige direkte Konsequenz des genetischen Analyseverfahrens dar. Entsprechende Entscheidungen können nur im Einzelfall erarbeitet werden. Notwendiger Bestandteil des Verfahrens stellt daher die ausführliche genetische Beratung der Schwangeren vor und nach der pränatalen Diagnostik dar (vgl. Kap. D.II.2.).

Das klassische Verfahren der Gewebegewinnung zur Pränataldiagnostik stellt die transabdominale Amniozentese ab der 15. Schwangerschaftswoche dar; Frühamniozentesen sind ab der 12. Schwangerschaftswoche möglich. Demgegenüber kann eine Chorionzottenbiopsie, im Rahmen derer Chorionzotten- bzw. Plazentagewebe entnommen wird, ab der 9./10. Schwangerschaftswoche durchgeführt werden. Mit beiden Verfahren geht ein Risiko zu eingriffsbedingten Fehlgeburten einher: Das Abortrisiko bei Amniozentese liegt bei 0,5–1 Prozent, bei Chorionzottenbiopsie bei circa 1–4 Prozent.[126]

Sowohl nach Amniozentese als auch nach Chorionzottenbiopsie kann Fluoreszenz-in-situ-Hybridisierung (FISH) als Schnelltest zur Erkennung der häufigsten Aneuploidien sowie molekulargenetische Schnelldiagnostik eingesetzt werden, jedoch ist zum Erzielen eines zuverlässigen Ergebnisses zumeist eine Kultivierung der Zellen erforderlich. Die durch Fruchtwasserpunktion erhaltenen Zellen können nach circa zwei bis drei Wochen Langzeitkultur untersucht werden, im Anschluss an eine Chorionzottenbiopsie ist eine (entsprechende) Untersuchung nach ein bis drei Tagen Kurzzeitkultur möglich. Durch Darstellung der Chromosomen (Karyotypisierung) können numerische oder strukturelle Chromosomenveränderungen festgestellt werden; zur Ermittlung monogener Krankheiten werden molekulargenetische oder biochemische Tests eingesetzt.

Durch eine Chorionzottenbiopsie wird zwar zu einem früheren Zeitpunkt in der Schwangerschaft eine Untersuchung ermöglicht als bei einer

---

126 Abortrisiko bei transvaginaler Chorionzottenbiopsie 2–4 Prozent, bei transabdominalem Zugang 1–2 Prozent.

Amniozentese (Zeitgewinn circa fünf Wochen), allerdings bestehen bei Chorionzottenbiopsien größere diagnostische Probleme durch nicht eindeutige Befunde oder falsch-positive und falsch-negative Ergebnisse.

Insgesamt hat seit den 1970er Jahren die Zahl der durchgeführten Amniozentesen und Chorionzottenbiopsien stark zugenommen, wobei in letzter Zeit eine Stagnation festzustellen ist. Derzeit werden jährlich circa 70.000 genetische pränatale Untersuchungen in Deutschland vorgenommen, d.h. bei circa jeder 10. Schwangerschaft wird ein entsprechendes Verfahren durchgeführt.

Genetische Pränataldiagnostik (PND) wird zumeist eingesetzt in Form von Chromosomenuntersuchungen. Über 70 Prozent der Fälle werden aufgrund des erhöhten Alters der Schwangeren durchgeführt,[127] mehr als 10 Prozent wegen Auffälligkeiten im Triple-Test und über 8 Prozent wegen unspezifischer Ängste vor der Geburt eines behinderten Kindes (Nippert u.a. 1997; Wiedebusch 1997; Hennen u.a. 2001; Nationaler Ethikrat 2003).

Nur circa 3 Prozent der durchgeführten pränataldiagnostischen Verfahren werden wegen nachgewiesenen familiären Risikos für das Auftreten monogen bedingter Erkrankungen in Anspruch genommen. Im Vordergrund stehen hier schwere früh manifestierende rezessiv vererbte Erkrankungen bzw. X-chromosomale Erkrankungen (Hennen u.a. 2001; Kollek 2002; Nationaler Ethikrat 2003).

Gemäß Angaben des Statistischen Bundesamtes wurden für das Jahr 1995 in Deutschland circa 98.000 Schwangerschaftsabbrüche gemeldet. Hiervon erfolgten 5 Prozent nach der allgemein-medizinischen Indikation und circa 0,7 Prozent nach der eugenischen bzw. embryopathischen Indikation. Aufgrund der Neuregelung des § 218 im Jahre 1995, durch welche die embryopathische Indikation in die medizinische Indikation integriert wurde, sind fortan keine statistischen Angaben mehr möglich über die Zahl der Abbrüche aufgrund kindlicher Erkrankungen, da diese nun nicht mehr gesondert erfasst werden, sondern vielmehr einen Teil der medizinischen Indikation bilden (Engels 1998; Hennen u.a. 2001; Nationaler Ethikrat 2003).

127 Während im Kontext der »Altersindikation« pränatale genetische Diagnostik ursprünglich nur bei Frauen über 35 Jahren eingesetzt wurde aufgrund des altersabhängig erhöhten Risikos der Mutter für Chromosomenanomalien des Kindes, wird diese Altersgrenze derzeit allgemein nicht mehr eingehalten (Bundesärztekammer 1998b).

Eine mögliche künftige Alternative gegenüber herkömmlicher Pränataldiagnostik bilden die Verfahren der nicht-invasiven genetischen Frühdiagnostik, im Rahmen derer Aussagen über den genetischen Status des Embryos bzw. Fetus bereits innerhalb des ersten Schwangerschaftsdrittels risikolos aus im mütterlichen Blut zirkulierenden fetalen Zellen, insbesondere kernhaltigen Erythroblasten, sowie freier fetaler DNA gewonnen werden können. Das Verfahren hat bisher keine Praxisreife erreicht; als erschwerend erweist sich insbesondere der geringe Anteil fetaler Zellen und fetaler DNA im mütterlichen Blut. Innerhalb von Forschungsstudien konnte mithilfe dieses nicht-invasiven Verfahrens auf Aneuploidien verschiedener Chromosomen untersucht werden; ebenso konnten pränataldiagnostische Untersuchungen beispielsweise auf Sichelzellanämie, Thalassämie, Muskeldystrophie vom Typ Duchenne oder Chorea Huntington durchgeführt werden (Lamvu/Kuller 1997; Torricelli/Pescucci 2001; González-González u.a. 2003).

Demgegenüber ist genetische Präimplantationsdiagnostik (PGD)[128] bereits seit einigen Jahren verfügbar – wenn sie auch bislang in Deutschland nicht eingesetzt wird. PGD stellt nur im weiteren Sinne ein pränatalmedizinisches Verfahren dar, da die Diagnostik vor der Implantation des Embryos, d.h. vor Beginn der Schwangerschaft, ansetzt.

Grundsätzlich existieren zwei verschiedene Verfahrensweisen zur genetischen Präimplantationsdiagnostik (Müller 1998; Hepp 2000; Hildt 2000; Braude u.a. 2002; Bui/Harper 2002; Kollek 2002; Nationaler Ethikrat 2003). Einerseits die genetische Präkonzeptionsdiagnostik, die Feststellung der genetischen Ausstattung weiblicher Keimzellen. Indem die DNA der im Rahmen der meiotischen Teilungen während der Oogenese entstehenden Polkörperchen untersucht wird, kann auf indirekte Weise durch Ausschlussverfahren auf die genetische Zusammensetzung der Oozyte geschlossen werden. Die Polkörperdiagnostik ist – da sie vor bzw. während des Befruchtungsprozesses erfolgt – mit dem deutschen Embryonenschutzgesetz kompatibel, sie wird in Deutschland in einigen Universitäts-

128 Als Abkürzung für Präimplantationsdiagnostik wird hier nicht das im Deutschen nahe liegende Kürzel PID verwendet, sondern die aufgrund der Ableitung von »Preimplantation Genetic Diagnosis« international gebräuchliche Abkürzung PGD. Nicht zuletzt wird hierdurch eine Verwechslung mit der für »Pelvic Inflammatory Disease« üblichen Abkürzung PID vermieden (Hepp 2000).

kliniken sowie von einigen privaten Laboratorien durchgeführt. Allerdings kann hiermit nur auf die genetische Ausstattung der Eizelle rückgeschlossen werden und keinerlei Aussage über den väterlichen Anteil getroffen werden. Polkörperdiagnostik wird derzeit vor allem bei Frauen über 35 Jahren durchgeführt, die sich wegen Fertilitätsproblemen einer In-vitro-Fertilisation (IVF) unterziehen; durch Ausschließen von Eizellen mit Chromosomenanomalien kann die Wahrscheinlichkeit des Entstehens einer Schwangerschaft erhöht werden (Verlinsky/Kuliev 1996; Braude u.a. 2002; Kuliev/Verlinsky 2003).

Die zweite Methode, welche zumeist als Präimplantationsdiagnostik im eigentlichen Sinne betrachtet wird, stellt die genetische Untersuchung von Zellen (Blastomeren) der *in vitro* erzeugten frühen menschlichen Embryonen dar. Hierzu werden eine oder zwei Blastomeren eines circa drei Tage alten Embryos im 6- bis 10-Zellstadium der Embryonalentwicklung vor dem Transfer in den Uterus der Frau untersucht.[129]

Zur Analyse auf monogene Erkrankungen wird die entnommene DNA durch Polymerasekettenreaktion (polymerase chain reaction, PCR) vervielfältigt und anschließend untersucht. Auf Chromosomenanomalien kann mithilfe von Fluoreszenz-in-situ-Hybridisierungstechniken (FISH) und ähnlicher Methoden untersucht werden (Handyside u.a. 1992; Reubinoff/Shushan 1996; Braude u.a. 2002; Bui/Harper 2002; Kollek 2002). Die jeweils äußerst geringe zur Analyse verfügbare DNA-Menge birgt allerdings ein beträchtliches Risiko diagnostischer Fehler in sich. Gemäß Angaben des ESHRE PGD Consortium betrug der Anteil an Fehldiagnosen 3,4 Prozent (ESHRE PGD Consortium Steering Comittee 2000), 1,8 Prozent (ESHRE PGD Consortium Steering Comittee 2002) bzw. 2,2 Prozent (Sermon u.a. 2005). Bei auf diesem Wege erzielten Schwangerschaften werden daher derzeit in circa 40 Prozent bis 50 Prozent der Fälle die mittels Präimplantationsdiagnostik erhaltenen Ergebnisse durch herkömmliche Verfahren der Pränataldiagnostik überprüft (ESHRE PGD Consortium Steering Comittee 2000, 2002; Sermon u.a. 2005).

Die Chance, nach einem Embryonentransfer eine Schwangerschaft erfolgreich zu etablieren und auszutragen, beträgt lediglich 15–20 Prozent.

129 Derzeit wird jedoch auch die Möglichkeit der Zellentnahme bei einem späteren Entwicklungsstadium diskutiert. Erwogen wird eine Zellentnahme im Blastozystenstadium, d.h. erst am 5. oder 6. Entwicklungstag. Durch Entnahme von Zellen des Trophoblasten, welcher später den embryonalen Anteil der Plazenta bildet, könnten hierbei mehr als zwei Zellen zur genetischen Analyse erhalten werden (Hennen u.a. 2001; Braude u.a. 2002; Kollek 2002).

Im Durchschnitt sind daher pro Frau drei bis sechs In-vitro-Fertilisations-Zyklen erforderlich, d.h. es handelt sich um ein langwieriges und in seinem Ergebnis ungewisses Verfahren, das nicht zuletzt mit starken emotionalen und psychischen Belastungen verbunden ist. Hinzu kommen körperliche Risiken und Belastungen, insbesondere durch die für eine In-vitro-Fertilisation erforderliche hormonelle Stimulation (ovarielles Überstimulationssyndrom) und Follikelpunktion sowie durch das bestehende Risiko von Mehrlingsschwangerschaften (Hildt/Mieth 1998; Hennen u.a. 2001; Kollek 2002).

Risiken für extrakorporal gezeugte Kinder ergeben sich aus dem erhöhten Risiko von Mehrlingsschwangerschaften, Frühgeburten und epigenetischen Veränderungen (ESHRE PGD Consortium Steering Comittee 2000, 2002; Nationaler Ethikrat 2003; Sermon u.a. 2005). Nach bisherigen Erkenntnissen erfolgt durch die Blastomeren-Entnahme keine nachhaltige Schädigung der Embryonen, jedoch sind derzeit noch keine aussagekräftigen Daten verfügbar über die Fehlbildungsrate nach Präimplantationsdiagnostik im Vergleich zu anderen Verfahren oder zu natürlicher Zeugung.

Die erste Publikation der Geburt eines Kindes nach erfolgreicher Präimplantationsdiagnostik erfolgte 1990 (Handyside u.a. 1990). PGD wurde bisher auf mindestens 50 verschiedene genetische Faktoren angewendet; weltweit wurden inzwischen mehrere hundert Kinder nach extrakorporaler Befruchtung und PGD geboren. Das Verfahren ist derzeit jedoch immer noch als experimentell anzusehen. Präimplantationsdiagnostik kann eingesetzt werden bei fertilen Paaren, bei denen ein erhöhtes Risiko für die Weitergabe einer bestimmten genetisch bedingten Erkrankung an ihre Nachkommen besteht. Sie wurde bislang durchgeführt bei monogen bedingten Krankheiten wie beispielsweise Chorea Huntington, Myotone Dystrophie, Mukoviszidose, Beta-Thalassämie oder Muskeldystrophie vom Typ Duchenne (Liebaers u.a. 1999; ESHRE PGD Consortium Steering Committee 2000, 2002; Bui/Harper 2002; Kollek 2002; Sermon u.a. 2005).

Darüber hinaus findet Präimplantationsdiagnostik Verwendung bei infertilen Paaren, die sich aufgrund eines unerfüllten Kinderwunsches einer In-vitro-Fertilisations-Behandlung unterziehen. Insbesondere bei älteren Müttern mit erhöhtem Risiko zu Trisomien können die *in vitro* erzeugten Embryonen mithilfe entsprechender Techniken auf Aneuploidien untersucht werden, wobei durch selektiven Transfer von Embryonen ohne Aneuploidien die Erfolgschancen pro Transfer erhöht werden sollen. Dieses Verfahren wird auch als »genetisches Präimplantationsscreening« oder

»Aneuploidie-Screening« bezeichnet (Egozcue 1996; Reubinoff/Shushan 1996; Verlinsky/Kuliev 1996; de Wert 1998b; Hennen u.a. 2001; Braude u.a. 2002; Kollek 2002; Kuliev/Verlinsky 2003).

Während PGD in einigen europäischen Ländern, beispielsweise in Großbritannien, Belgien oder den Niederlanden, seit mehreren Jahren praktiziert wird, wird das Verfahren in Deutschland bislang nicht eingesetzt – nicht zuletzt bedingt durch das deutsche Embryonenschutzgesetz (EschG), welches den Umgang mit menschlichen *in vitro* erzeugten Embryonen regelt. Zwar wird durch das zum 1.1.1991 in Kraft getretene Embryonenschutzgesetz kein direktes Verbot der Präimplantationsdiagnostik ausgesprochen. Im Zusammenhang mit Präimplantationsdiagnostik spielt jedoch §1 des Gesetzes eine große Rolle, demzufolge es verboten ist, »eine Eizelle zu einem anderen Zweck künstlich zu befruchten, als eine Schwangerschaft der Frau herbeizuführen, von der die Eizelle stammt« (§1 ESchG). Vor diesem Hintergrund wird insgesamt gesehen Präimplantationsdiagnostik – bei enger Interpretation – durch das deutsche Embryonenschutzgesetz in dreifacher Hinsicht untersagt. Denn wurde bei einem Embryo eine genetische Auffälligkeit festgestellt, so erfolgt keine Implantation des Embryos, was gegen §1 des Gesetzes verstößt. Darüber hinaus wird die Entnahme einer Zelle des 4- bis 8-Zellstadiums aus juristischer Sicht als Form des – ebenfalls durch das Embryonenschutzgesetz untersagten – Klonierens betrachtet. Des Weiteren wird im Zuge des diagnostischen Verfahrens die entnommene Zelle, die – aufgrund der angenommenen Totipotenz dieser Zelle – durch das Embryonenschutzgesetz mit einem menschlichen Embryo gleichgesetzt wird, zerstört, was ebenfalls gegen §1 des ESchG verstößt.

Derzeit wird in Deutschland ein möglicher künftiger Einsatz der Präimplantationsdiagnostik in engen Grenzen, insbesondere bei anamnestisch stark belasteten Paaren, diskutiert. Zu dieser intensiven Auseinandersetzung um eine mögliche Einführung der Präimplantationsdiagnostik siehe Hildt 1996, 2000; Ratzel/Heinemann 1998; Hepp 2000; Hennen u.a. 2001; Kollek 2002; Nationaler Ethikrat 2003.

2. Zusammenhang zwischen postnataler prädiktiver genetischer Diagnostik und Familienplanungsentscheidungen

Das folgende Kapitel beschäftigt sich mit den Auswirkungen der Ergebnisse postnataler prädiktiver genetischer Diagnostik auf die Entscheidungen von Paaren in Bezug auf Familienplanungsfragen, wobei im Mittelpunkt der Umgang von Paaren mit erhöhtem Risiko zur Weitergabe spät manifestierender genetisch bedingter Erkrankungen mit den Möglichkeiten genetischer Frühdiagnostik steht. Denn zwischen der Inanspruchnahme postnataler prädiktiver genetischer Diagnostik und der Inanspruchnahme vorgeburtlicher genetischer Analyseverfahren bestehen vielfältige Zusammenhänge und Querverbindungen.

So besitzen die aus einer postnatalen prädiktiven genetischen Analyse erhaltenen Ergebnisse nicht nur vielfältige Implikationen für die getestete Person selbst und deren direkte Angehörige, sondern sie bringen bei Paaren mit Kinderwunsch unter Umständen auch komplexe Auswirkungen auf Familienplanungsentscheidungen mit sich. Nicht zuletzt muss hier zusätzlich zu den normalerweise üblichen Überlegungen hinsichtlich der zu erwartenden familiären Veränderungen ein möglicher künftiger Krankheitsausbruch bei dem jeweiligen Risiko-Partner und die in diesem Zusammenhang stehenden Folgen für den nicht betroffenen Partner und für das künftige Kind berücksichtigt werden. Wie gut werden die Eltern künftig voraussichtlich in der Lage sein, trotz möglicher bzw. zu erwartender gesundheitlicher Einschränkungen adäquate familiäre Rahmenbedingungen zu gewährleisten? Auch Auswirkungen eines (möglichen) Voranschreitens der Erkrankung im Elternteil für das heranwachsende Kind müssen hier mitbedacht werden.

Für Personen mit erhöhtem Risiko für das Auftreten genetisch bedingter Erkrankungen spielen bereits vor Durchführen einer postnatalen prädiktiven genetischen Analyse Überlegungen, welche sich auf die künftige Generation beziehen, eine große Rolle: So wird von den Personen, die prädiktive genetische Diagnostik in Anspruch nehmen wollen, das Bestreben, durch das Analyseergebnis Entscheidungshilfen für die Familienplanung zu erhalten, als eines der Hauptmotive zugunsten einer Testdurchführung angeführt (vgl. Kap. D.II.3.2.).

Allerdings kann »Familienplanung« als Motiv für die Inanspruchnahme postnataler prädiktiver genetischer Diagnostik recht unterschiedliche Bedeutung besitzen (Evers-Kiebooms u.a. 2002): Neben Paaren mit Kinderwunsch, die im Fall eines positiven Analyseresultats die Anlageträgerschaft nicht an die nächste Generation weitergeben wollen und hierzu genetische Frühdiagnostik in Anspruch nehmen wollen, kann bei den Ratsuchenden auch die Absicht bestehen, im Fall einer Mutationsfeststellung auf eigene Kinder zu verzichten. Andere wünschen eine prädiktive Analyse, um Zahl der Kinder oder Zeitpunkt der Geburt besser planen zu können, wobei hier die Absicht im Hintergrund steht, bei günstigem Analyseergebnis die Familiengründung hinauszögern (da voraussichtlich mehr Zeit zur Verfügung stehen wird), und demgegenüber bei ungünstigem Ergebnis so bald als möglich Kinder zu bekommen aufgrund des durch den voraussichtlichen künftigen Krankheitsausbruch erwarteten Zeitdrucks.

Der Bedarf nach Inanspruchnahme genetischer Frühdiagnostik gestaltet sich in Abhängigkeit der jeweils in Frage stehenden Anlageträgerschaft recht unterschiedlich. Hierbei spielt die voraussichtliche Schwere der Erkrankung, das Alter beim Ausbrechen der Erkrankung, die Wahrscheinlichkeit einer klinischen Manifestation des Genotyps sowie die Wahrscheinlichkeit des Auftretens der Erkrankung bei Individuen ohne spezifische Risikofaktoren eine Rolle. Insgesamt erscheint der Einsatz genetischer Frühdiagnostik umso eher angemessen, je schwerer die Erkrankung, je früher sie auftritt, je weniger sie präventiv vermeidbar ist und je weniger therapeutische Möglichkeiten zur Verfügung stehen. Zudem sind hinsichtlich der Inanspruchnahme genetischer Frühdiagnostik die grundsätzlichen Wertorientierungen und Lebenseinstellungen des jeweiligen Paares bzw. der jeweiligen Familie von zentraler Relevanz.

Über den Zusammenhang zwischen der Inanspruchnahme postnataler prädiktiver genetischer Diagnostik der im Rahmen dieser Studie schwerpunktmäßig diskutierten spät manifestierenden Erkrankungen und der Inanspruchnahme genetischer Frühdiagnostik liegen nur äußerst spärliche Angaben vor.

Bisher werden keine pränatalen Analysen von Mutationen in den BRCA-Genen durchgeführt. Der Einsatz eines entsprechenden Verfahrens wird derzeit – nicht zuletzt angesichts der mit einer solchen Analyse verbundenen Unsicherheiten und Schwierigkeiten (vgl. Kap. D.I.2.2.2.) – zumeist abgelehnt und käme allenfalls in Frage bei schwangeren Frauen mit nachgewiesenen BRCA-Mutationen aus Familien mit mehreren an Brust- und Eierstockkrebs erkrankten Angehörigen (Elger 1998).[130]

Bei Familiärer Adenomatöser Polyposis (FAP) ist Pränataldiagnostik grundsätzlich verfügbar, wird jedoch nur sehr selten nachgefragt, was nicht zuletzt auf die vorhandenen Behandlungsmöglichkeiten zurückzuführen ist (Whitelaw u.a. 1996; Mangold u.a. 2001).

Pränataldiagnostik auf Mukoviszidose wird im Allgemeinen erst durchgeführt, wenn zuvor bei beiden Partnern eine Anlageträgerschaft nachgewiesen wurde, um das mit Risiken für den Fetus behaftete Verfahren nur auf die Fälle zu beschränken, in denen tatsächlich ein Erkrankungsrisiko vorliegt (vgl. Kap. D.I.2.3. und Kap. D.II.5.1.). Zudem besteht die Möglichkeit zur Präimplantationsdiagnostik. Autosomal rezessiv vererbte Erkrankungen wie Mukoviszidose stellen – im Zusammenhang dieser Studie – insofern eine besondere Situation dar, als die Eltern nicht selbst von der Erkrankung betroffen sein werden.

Am besten untersucht ist der Zusammenhang zwischen der Kenntnis genetischer Daten und möglichen Auswirkungen auf Fragen der Familienplanung bei Personen mit Chorea-Huntington-Erkrankungsrisiko,[131] sodass im Folgenden auf die hier vorliegende Situation näher eingegangen werden soll.

Verschiedene Handlungsoptionen stehen zur Verfügung, um die Weitergabe der Anlageträgerschaft an die kommende Generation zu verhindern. Grundsätzlich besteht die Möglichkeit, auf eigene Kinder zu verzichten. Für Paare mit Kinderwunsch ist seit 1986 pränatale genetische Diagnostik von Chorea Huntington verfügbar (Hayden u.a. 1987). Gemäß den ethischen Richtlinien der International Huntington Association und der World Federation of Neurology (1994) sollte vorgeburtliche genetische Diagnostik von Chorea Huntington nur durchgeführt werden, wenn der genetische Status des entsprechenden, aus einer Familie mit Chorea-Huntington-Erkrankungsrisiko stammenden Elternteils bekannt ist.[132]

---

130 Entgegen der zumeist unter Humangenetikern diesbezüglich anzutreffenden Zurückhaltung waren jedoch in einer von Martin Richards (Richards 2001) publizierten Umfrage 80 Prozent der befragten Studierenden und Frauen der Ansicht, Pränataldiagnostik sollte angeboten werden zur Analyse vererbten Brustkrebses.

131 Allerdings liegen auch hier nur sehr wenige systematische Studien vor.

132 Ausnahme: pränataler Exklusionstest, s.u.

Hier spielt einerseits das mit einem solchen Verfahren einhergehende Fehlgeburtsrisiko eine Rolle. Hinzu kommt: Bei Risikopaaren mit ungetestetem genetischen Status ist im Fall eines positiven Ergebnisses bei der Pränataldiagnostik ein doppelter Verlust zu verkraften, d.h. ein Verlust sowohl der eigenen künftigen Gesundheit des – nun identifizierten – Anlageträgers (vgl. Kap. D.III.3.1.2.) als auch ein Verlust der Schwangerschaft, was die große Gefahr psychischer Schwierigkeiten mit sich bringt (Ball u.a. 1994; Braude u.a. 1998).

Eine solche Vorgehensweise setzt die Bereitschaft der jeweiligen Person mit Erkrankungsrisiko voraus, sich einer postnatalen prädiktiven genetischen Analyse zu unterziehen. Ein Teil der Personen mit erhöhtem Erkrankungsrisiko wird also eine postnatale prädiktive genetische Analyse in erster Linie aufgrund von Familienplanungszusammenhängen durchführen. Angesichts der rückwirkenden Einflüsse von Fragen der Familienplanung auf den präsymptomatischen bzw. prädiktiven Bereich mag man in diesem Kontext jedoch die Möglichkeit einer freien und unabhängigen Entscheidung hinsichtlich der Inanspruchnahme einer postnatalen prädiktiven genetischen Analyse in Frage stellen (vgl. Kap. D.II.4.).

In Einzelfällen kann für Personen mit erhöhtem Erkrankungsrisiko ein großer Druck entstehen, eine prädiktive genetische Analyse in Anspruch zu nehmen. Als Beispiel für solch problematische Konstellationen diskutieren Tassicker u.a. (Tassicker u.a. 2003) einen hypothetischen Fall, in dem eine schwangere Frau Pränataldiagnostik auf Chorea Huntington durchführen lassen möchte. Ihr Partner, von dessen 50 Prozent Huntington-Erkrankungsrisiko sie erst vor kurzem erfahren hat, möchte jedoch nicht wissen, ob er Anlageträger ist. Hier konfligiert die Autonomie der schwangeren Frau und ihr Anspruch, den genetischen Status des Kindes zu erfahren, mit der Autonomie des Mannes und dessen Recht auf Nichtwissen (vgl. Kap. D.II.1.3.).

Eine Alternative für Paare, die ihren eigenen genetischen Status nicht erfahren wollen, jedoch die Anlageträgerschaft nicht an die nächste Generation weitergeben möchten, stellt ein pränataler Exklusionstest dar. Dieses Verfahren wurde ursprünglich – in Zeiten, in denen nur Kopplungsanalysen verfügbar waren – von Harper und Sarfarazi (1985) vorgeschlagen als Option für Paare mit Kinderwunsch, die wegen einer für die prädiktive Analyse ungeeigneten Familienstruktur aufgrund des ungeklärten Risikos zur Weitergabe von Chorea Huntington ansonsten kein Kind bekommen hätten.

Bei einem pränatalen Exklusionstest wird mittels polymorpher Marker in der Nähe des Genorts für Chorea Huntington auf Chromosom 4 untersucht, ob der Fetus das (für Chorea Huntington relevante) Chromosom 4 vom betroffenen Großelternteil oder vom Partner des betroffenen Großelternteils erhalten hat. Im letzten Fall besteht für den Fetus kein Erkrankungsrisiko, im ersten Fall beträgt das Risiko einer Anlageträgerschaft circa 50 Prozent (ebenso wie für das jeweilige Elternteil). Ein 50-Prozent-Risiko-Analyseergebnis für den Fetus verändert hierbei also nicht den Risikostatus des Elternteils. Als zentrales ethisches Problem eines Schwangerschaftsabbruchs nach einem pränatalen Exklusionstest erweist sich jedoch, dass 50 Prozent der abgetriebenen Feten Nicht-Anlageträger sind, sodass ein Abbruch seit der Verfügbarkeit direkter Gendiagnostik schwer zu rechtfertigen ist (Braude u.a. 1998; Evers-Kiebooms/Decruyenaere 1998).

Seit einiger Zeit besteht für Paare, bei denen ein Partner nachgewiesener Huntington-Anlageträger ist, die Möglichkeit zur Präimplantationsdiagnostik (Lashwood/Flinter 2001). Hierbei müssen die Schwierigkeiten der In-vitro-Fertilisation in Kauf genommen werden, wobei – wie allgemein bei dominant vererbten Erkrankungen – die Zahl transplantierbarer Embryonen eine Reduktion um 50 Prozent erfährt (vgl. Kap. D.IV.1.).

Zudem kann gemäß einem von Schulman u.a. (1996) unterbreiteten Vorschlag Präimplantationsdiagnostik im Grunde eingesetzt werden bei Personen, die ihr Recht auf Nichtwissen hinsichtlich ihres eigenen genetischen Status wahren möchten, indem diese keinerlei Information über das genauere Procedere erhalten (»non-disclosure PGD«). Als Voraussetzung hierfür müsste das Ärzteteam alle Informationen über das Analyseergebnis, über die Zahl der transferierten Embryonen und Ähnliches geheim halten – was sich jedoch angesichts der großen Zahl der am gesamten Verfahren beteiligten Personen als äußerst schwierig gestalten würde. Darüber hinaus müsste eine Vielzahl medizinisch unnötiger, mit Risiken und Kosten behafteter Scheinaktionen und -verfahren unternommen werden, wenn sich herausstellt, dass das Risikoelternteil die entsprechende Anlage gar nicht trägt. In einem solchen Fall darf es keine Aufklärung geben, denn sonst könnten alle Risikopaare, die nicht entsprechend über einen negativen Befund aufgeklärt wurden, auf eine Anlageträgerschaft zurückschließen (Braude u.a. 1998; de Wert 1998b). Ein möglicher künftiger Einsatz von »non-disclosure PGD« erscheint daher aufgrund vielfältiger praktischer und ethischer Probleme in hohem Maße problematisch.

Des Weiteren konnte in Forschungsstudien mittels derzeit experimenteller nicht-invasiver Pränataldiagnostik über die Analyse von aus dem mütterlichen Blut gewonnener fetaler DNA die Weitergabe einer Anlageträgerschaft für Chorea Huntington von väterlicher Seite ausgeschlossen werden (González-González u.a. 2003).

Inwieweit nehmen Paare mit hohem Huntington-Erkrankungsrisiko die Möglichkeiten genetischer Frühdiagnostik in Anspruch? Insgesamt gesehen gestaltet sich das Verhalten der Personen mit positivem Huntington-Analyseergebnis in Bezug auf Fragen der Familienplanung uneinheitlich. Obwohl hier die meisten Personen vor dem Durchführen einer präsymptomatischen genetischen Analyse klare Erwartungen über die voraussichtlichen Implikationen eines Hochrisiko-Ergebnisses besitzen, liegt keineswegs ein Automatismus vor, im Rahmen dessen als Anlageträger identifizierte Personen grundsätzlich auf eigene Kinder verzichten würden oder eine Schwangerschaft nur unter Einsatz genetischer Frühdiagnostik anstreben würden. Denn hierbei handelt es sich um komplexe Entscheidungen, bei denen neben dem Analyseergebnis eine Vielzahl weiterer Faktoren eine Rolle spielen (Tibben u.a. 1992; Brandt 1994; Taylor/Myers 1997; Evers-Kiebooms/Decruyenaere 1998).[133]

Genetischer Beratung kommt in diesem Zusammenhang die Aufgabe zu, den Betreffenden die verschiedenen Handlungsoptionen zu verdeutlichen und eine selbstbestimmte Entscheidungsfindung zu ermöglichen (vgl. Kap. D.II.2.). Insbesondere ist es im Rahmen der Beratungsgespräche vor einer Inanspruchnahme der präsymptomatischen Analyse wichtig, den betreffenden Personen zu vermitteln, dass das Analyseergebnis voraussichtlich nicht sämtliche Unsicherheiten in Bezug auf Familienplanungsgesichtspunkte klären wird, und diesbezüglich unrealistische Erwartungen zu dämpfen.

In vor dem Einführen direkter Gendiagnostik von Chorea Huntington durchgeführten Studien (Tyler u.a. 1990; Adam u.a. 1993) nahmen innerhalb eines Zeitraums von drei bzw. fünf Jahren 17–18 Prozent der Hun-

133 Als Versuch, dieser komplexen, ambivalenten Entscheidungsproblematik und der hiermit in Zusammenhang stehenden Übernahme von Verantwortung zu entkommen, kann man das im Rahmen einer Studie (Evers-Kiebooms/Decruyenaere 1998) beobachtete Vorgehen einiger Frauen interpretieren, die wenige Wochen vor Erhalt des präsymptomatischen Analyseergebnisses jegliche Verhütungsmaßnahmen abbrachen (vgl. Kap. D.V.1.).

tington-Hochrisikopaare einen pränatalen Exklusionstest in Anspruch.[134] Alle Schwangerschaften mit erhöhtem Risiko außer einer wurden abgebrochen.

Bei einer von Decruyenaere u.a. (1996) publizierten Untersuchung ergab sich ein Jahr nach Durchführen postnataler präsymptomatischer genetischer Diagnostik folgende Situation: Circa ein Drittel der Anlageträger mit Kinderwunsch verzichtete auf Kinder, ein Drittel entschied sich für Pränataldiagnostik, ein Drittel äußerte sich unentschieden in Bezug auf künftige Schwangerschaften. Bei einer weiteren Studie (Goizet u.a. 2002) war bei Paaren, bei denen ein Partner eine präsymptomatische genetische Analyse auf Chorea Huntington bzw. auf autosomal dominante spinocerebelläre Ataxien (ADCAs) durchführen ließ, im kurzfristigen Untersuchungszeitraum zwischen Anlageträgern und Nicht-Anlageträgern kein wesentlicher Unterschied in der Häufigkeit der Schwangerschaften festzustellen. In der Carrier-Gruppe wurde bei 54 Prozent der Schwangerschaften Pränataldiagnostik eingesetzt, welche bei nachgewiesener Anlageträgerschaft des Fetus abgebrochen wurden.

Im Rahmen einer Studie, in der anhand der Daten von sieben europäischen Analysezentren der kurz- und mittelfristige Einfluss[135] prädiktiver Chorea-Huntington-Diagnostik bei Paaren im fortpflanzungsfähigen Alter auf die Familienplanung untersucht wurde, ergab sich (Evers-Kiebooms u.a. 2002): 14 Prozent der Huntington-Carrier und 28 Prozent der Nicht-Carrier gingen nach der genetischen Analyse eine oder mehrere Schwangerschaften ein. Bei circa zwei Dritteln der Anlageträger wurde Pränataldiagnostik vorgenommen, in einem Fall Präimplantationsdiagnostik. In derjenigen Untergruppe, die vor der Testdurchführung Familienplanung als eines der Hauptmotive für prädiktive genetische Diagnostik angegeben hatte, und die mindestens drei Jahre begleitet wurde, gingen circa zwei Drittel (69 Prozent) der Nicht-Anlageträger eine Schwangerschaft ein, demgegenüber 39 Prozent der Anlageträger. Das negative Analyseergebnis erleichterte den Nicht-Anlageträgern, sich auf eine Schwangerschaft einzulassen, da kein Risiko zur Weitergabe der Anlageträgerschaft besteht. Für Anlageträger mit Kinderwunsch ergibt sich hier eine komplexe Situation: Die meisten erfüllten ihren Wunsch nach (weiteren) Kindern nicht inner-

---

134 Allerdings bestanden in den Studien von Tyler u.a. 1990 und Adam u.a. 1993 für die Risikopersonen beträchtliche Schwierigkeiten, die Implikationen des Exklusionstests zu verstehen.

135 Der Follow-up-Zeitraum betrug maximal sieben Jahre.

halb von drei Jahren und gingen keine Schwangerschaft ein. Allerdings wurde auch eine Gruppe von Anlageträgern mit Familienplanung als Motiv für präsymptomatische genetische Diagnostik und/oder der Absicht, das Risiko der Krankheitsweitergabe zu vermeiden, festgestellt, die ihre ursprüngliche Meinung änderten und eine Schwangerschaft ohne pränatale genetische Diagnostik eingingen.

Insgesamt gesehen ermöglicht die Verfügbarkeit von Pränataldiagnostik Paaren mit hohem Risiko zur Weitergabe genetisch bedingter Erkrankungen, ihren Kinderwunsch zu erfüllen ohne das Risiko, die Anlageträgerschaft weiterzugeben. Jedoch erwies sich bei Chorea Huntington – eine Krankheit, die generell als paradigmatisches Beispiel für spät ausbrechende schwere genetisch bedingte Erkrankungen gilt – der Bedarf an Pränataldiagnostik als wesentlich geringer als ursprünglich erwartet. Obwohl die Möglichkeit zu pränataler genetischer Diagnostik von Chorea Huntington seit 1986 besteht, wurden bisher, verglichen mit postnataler präsymptomatischer genetischer Diagnostik, nur vergleichsweise wenige pränatale Analysen auf Chorea Huntington durchgeführt.

Pränataldiagnostik wird insgesamt nur von einer Minderheit der Paare aus Huntington-Risikofamilien als akzeptable Handlungsoption betrachtet (Tyler u.a. 1990; Adam u.a. 1993; Evers-Kiebooms/Decruyenaere 1998; Harper u.a. 2000; Evers-Kiebooms u.a. 2002). Nur ein mit unter 20 Prozent relativ kleiner Teil der Huntington-Anlageträger nahm Pränataldiagnostik in Anspruch.[136] In den meisten Fällen vorgeburtlicher genetischer Diagnostik auf Chorea Huntington wurde bei nachgewiesener Anlageträgerschaft des Fetus ein Schwangerschaftsabbruch vorgenommen. Allerdings führten einige Paare trotz nachgewiesener Huntington-Anlageträgerschaft entgegen ihren ursprünglichen Plänen die Schwangerschaft fort.[137]

Ein Grund für die geringe Inanspruchnahme pränataler genetischer Diagnostik von Chorea Huntington stellt die generelle Problematik eines

136 Als die Interpretation erschwerend wirken sich hier jedoch die relativ kurzen Follow-up-Zeiträume der Studien aus.

137 Als problematisch erweist sich dann allerdings in diesen und ähnlichen Fällen die Kenntnis der Eltern über die genetische Konstitution des Kindes (vgl. Kap. D.II.1.2.). Aufgrund dieses Zusammenhangs wird auch bei Paaren, welche nach erfolgreicher Präimplantationsdiagnostik auf Chorea Huntington trotz des bei Präimplantationsdiagnostik bestehenden Fehldiagnose-Risikos keine Pränataldiagnostik durchführen ließen, bei der Geburt des Kindes das Analyseergebnis nicht bestätigt (Lashwood/Flinter 2001).

selektiven Schwangerschaftsabbruchs nach Pränataldiagnostik dar, insbesondere wenn es sich wie im Fall von Chorea Huntington um eine spät im Erwachsenenalter ausbrechende Erkrankung handelt. Auch der Sorge um die Sicherheit der Pränataldiagnostik sowie der Hoffnung, eine geeignete Therapie könnte verfügbar sein, bevor die Krankheit bei den jeweiligen Nachkommen auftritt, kommt hier Bedeutung für das geringe Interesse zu. Besonders zurückhaltend im Gebrauch von Pränataldiagnostik sind Paare, die bereits Kinder haben, sowie praktizierende Mitglieder religiöser Gemeinschaften. Die starke Zurückhaltung der Betroffenen gegenüber pränatalen genetischen Analysen ist auch mit bedingt durch einen – zu einem Dilemma führenden – Identitätsaspekt zwischen dem die Mutation tragenden Elternteil und dem jeweiligen Fetus, denn: Bei einem Schwangerschaftsabbruch wäre ein Fetus betroffen, der sich in der gleichen genetischen Situation wie der jeweilige Elternteil befindet (Evers-Kiebooms/ Decruyenaere 1998; Harper u.a. 2000; Richards 2001; Evers-Kiebooms u.a. 2002).

3. Reproduktive Freiheit: Wahlentscheidungen in Bezug auf künftige Kinder

In den letzten Jahren wird in westlichen, von Pluralität geprägten modernen Gesellschaften verstärkt das Bedürfnis und der Anspruch des Einzelnen wahrgenommen, Entscheidungen über Familienplanungsfragen in freier, selbstbestimmter Weise treffen zu können. Im englischsprachigen Raum werden derartige Überlegungen zumeist mithilfe von Begriffen wie »reproductive liberty«, »reproductive freedom« oder »reproductive autonomy« diskutiert, was sich im Deutschen mit »reproduktive Freiheit« umschreiben lässt.

Diese starke Betonung der Autonomie in Fragen der Fortpflanzung und der Familienplanung muss vor dem Hintergrund einer allgemeinen Entwicklung gesehen werden, im Rahmen derer generell der selbstbestimmten Lebensgestaltung eine zunehmende Bedeutung beigemessen wird (vgl. Kap. B.1.). Während bis vor einigen Jahrzehnten – gerade in Bezug auf das gesundheitliche Wohlbefinden – das Grundbestreben im Vordergrund stand, sich mit dem eigenen, unabänderlich erscheinenden Schicksal anzufreunden und es anzunehmen, wird in westlichen Gesellschaften in den letzten Jahren zunehmend die Bedeutung eigener Wahlentscheidungen betont und als zentral für das eigene Wohlbefinden angesehen (vgl. Kap. C.II.1.3.1.).

Ein Beispiel für eine schicksalhafte Beziehung im obigen, ursprünglichen Sinne stellt die Eltern-Kind-Konstellation dar. Hier verfügen traditionell weder Eltern noch Kinder über Wahlmöglichkeiten, vielmehr hängt das persönliche Wohlbefinden in starkem Maße davon ab, wie gut es gelingt, den neuen Erdenbürger in das bisher bestehende Beziehungsumfeld zu integrieren. Mit Aufkommen der Möglichkeiten vorgeburtlicher genetischer Diagnostik kommt in diesem Bereich der Gesichtspunkt der Wahlentscheidung ins Spiel: Wenn auch keine Wahl zugunsten eines nach Wunschkriterien zurechtgezimmerten »Designerbabys« möglich ist, so wird doch eine Auswahl ermöglicht in dem Sinne, dass bestimmte unerwünschte genetische Charakteristika ausgeschlossen werden können.

Bei die reproduktive Freiheit betonenden Positionen stehen hier zumeist die durch entsprechende Verfahren bereitgestellten Wahloptionen im Mittelpunkt, welche den jeweiligen Frauen und Paaren zusätzlichen Entscheidungs- und Handlungsspielraum eröffnen.

Im folgenden Kapitel sollen daher – vor dem Hintergrund der von Isaiah Berlin beschriebenen Voraussetzungen von Freiheit (vgl. Kap. B.4.2.2.) – verschiedene Aspekte, unter denen die Gesichtspunkte der Wahl, der Wahlmöglichkeiten und der Wahlfreiheit im Zusammenhang mit vorgeburtlicher genetischer Diagnostik in den unterschiedlichen Argumentationsweisen zum Tragen kommen, näher herausgearbeitet und analysiert werden sowie ihre Implikationen verdeutlicht werden.

Zunächst werden Überlegungen zur Bedeutung von Wahlmöglichkeiten in Bezug auf künftige Kinder und zur Formulierung eines entsprechenden Bedarfs an Wahlmöglichkeiten durchgeführt (Kap. D.IV.3.1.). Im Anschluss hieran erfolgt eine Charakterisierung der durch genetische Frühdiagnostik bereitgestellten Wahlmöglichkeiten in Bezug auf ihre Aktualisierbarkeit sowie in Bezug auf den Bereich, innerhalb dessen gewählt werden kann (Kap. D.IV.3.2.).

Da das Motiv, durch das Treffen von Wahlentscheidungen das Auftreten krankheitsbedingten Leidens zu vermeiden, oft in Zusammenhang mit dem im Bereich der prädiktiven Medizin gebräuchlichen Präventionskonzept gebracht wird, beschäftigt sich Kap. D.IV.3.3. mit der Frage nach der Angemessenheit einer solchen Übertragung des Präventionskonzeptes auf das Gebiet vorgeburtlicher genetischer Diagnostik.

Nicht zuletzt im Zusammenhang dieser letztgenannten Überlegungen wird die Problematik einer starken Betonung der Wahlfreiheit deutlich; diese Problematik verweist auf die Notwendigkeit, bei einer Diskussion autonomiebezogener Gesichtspunkte neben dem Wahlgesichtspunkt auch eine Reihe anderer Faktoren zu berücksichtigen (Kap. D.IV.4. und Kap. D.IV.5.).

1. Bedarf an Wahl

Im Zusammenhang mit der Forderung nach Selbstbestimmung in Fortpflanzungsfragen wurde es als Recht künftiger Eltern formuliert, Familienplanungsentscheidungen vor dem Hintergrund von so viel Information wie möglich zu treffen, d.h. alle verfügbaren Informationen in Bezug auf die genetische Konstitution ihrer Nachkommen zu erhalten, um hiervon ausgehend entsprechende Entscheidungen treffen zu können. Gemäß dieser Sichtweise konfligiert eine wie auch immer geartete Beschränkung des Zugangs zu genetischer Frühdiagnostik mit dem Autonomieprinzip, demzufolge für die Eltern ein Recht auf Wissen aller relevanten Informationen und Zusammenhänge besteht (Fletcher 1988; Royal College of Physicians Report 1991; Kielstein/Sass 1992; Chadwick 1997b).

Ein solches Recht auf Information über den Fetus könnte man zunächst als im *informed consent* (vgl. Kap. C.I.2.) begründet ansehen (Botkin 1995); so kann die umfassende Kenntnis über die genetische Konstitution des Fetus als Voraussetzung für eine wohl informierte Zustimmung zu einer Schwangerschaft betrachtet werden.[138] Allerdings stellt sich hier die Frage, welche Informationsmenge über einen Embryo bzw. Fetus als für eine solche wohl informierte Zustimmung relevante Voraussetzung angesehen werden könnte. Denn anders als beim herkömmlichen *informed consent*, bei dem das Ausmaß des Informationserhalts zumeist grob umschrieben werden kann durch das Kriterium des »Reasonable Person Standard«, kann ein entsprechender Standard im Zusammenhang vorgeburtlicher genetischer Diagnostik nicht angegeben werden. Vielmehr hängt der Umfang der für nötig erachteten Informationsmenge in hohem Maße von den jeweiligen persönlichen Einstellungen und Wertannahmen ab.

Darüber hinaus handelt es sich bei den zu erhaltenden genetischen Daten über den Embryo, Fetus bzw. das künftige Kind um Informationen über Dritte. Vertraulichkeitsgesichtspunkte und der Schutz der Privatsphäre des Kindes stehen hier in deutlicher Form dem Recht auf Wissen der Eltern entgegen (vgl. Kap. D.II.1.2.). In Analogie zu Vertraulichkeitsüberlegungen beim herkömmlichen *informed consent* im therapeutischen Kontext

138 Man mag Kenntnissen hinsichtlich der genetischen Konstitution im Zusammenhang mit genetischer Frühdiagnostik eventuell eine andere Stellung zuschreiben als im Umfeld postnataler prädiktiver genetischer Diagnostik, da im ersten Fall ein konkreter Kontext einer Entscheidungssituation und ein konkreter medizinischer Handlungszusammenhang gegeben sind (vgl. Kap. D.I.3.).

schlägt Jeffrey R. Botkin (1995) vor diesem Hintergrund vor, eine Weitergabe von Analyseergebnissen über den Embryo bzw. Fetus – quasi als Ausnahme – nur dann als zulässig zu betrachten, wenn anderen Personen, d.h. den Eltern, ansonsten signifikant geschadet werden würde.

Diesem Vorschlag zufolge ist ein selektiver Schwangerschaftsabbruch nach vorgeburtlicher genetischer Diagnostik nur gerechtfertigt in Fällen, in denen der den Eltern durch eine Erkrankung oder Behinderung des künftigen Kindes voraussichtlich entstehende psychosoziale Schaden ungefähr so groß ist wie der den Eltern durch eine ungewollte Schwangerschaft entstehende Schaden. Botkin zählt hierzu gravierende Erkrankungen oder Behinderungen des Kindes, durch welche die Eltern unablässig gefordert werden, so zum Beispiel bei im Kindesalter tödlich verlaufenden Erkrankungen, bei Fällen, bei denen das Kind auch im Erwachsenenalter keine Unabhängigkeit erreichen wird, oder bei chronisch verlaufenden und wiederholte Krankenhausaufenthalte erfordernden Zusammenhängen.

Eine solche Argumentation über das voraussichtliche Ausmaß der Beeinträchtigungen für die Eltern greift in erster Linie bei Behinderungen und bei schweren Erkrankungen, die bereits in der Kindheit auftreten. Demgegenüber ist bei vorgeburtlicher genetischer Diagnostik auf spät im Erwachsenenalter ausbrechende Krankheiten das Argument der Zumutbarkeit für die Eltern nicht im direkten Sinne anwendbar. Denn die jeweilige Erkrankung – und hiermit auch krankheitsbedingte Belastungen für die Eltern – tritt erst auf, wenn das Kind bereits erwachsen ist. Die Eltern erleben den Krankheitsausbruch allenfalls aus der Ferne, und sind in den meisten Fällen nicht bei Betreuung und Pflege involviert. Eine entsprechende, auf elterliche Belastungen rekurrierende Argumentation kann in diesem Zusammenhang spät ausbrechender Erkrankungen allenfalls indirekt lauten: Es ist nicht zumutbar für die Eltern, zu befürchten bzw. zu wissen, dass die Krankheit in einigen Jahrzehnten bei ihrem Kind auftreten wird.

Auch in der deutschen Gesetzgebung um den Schwangerschaftsabbruch spielt neben dem Lebensrecht des Ungeborenen die aus dem allgemeinen Persönlichkeitsrecht (GG Art. 2 Abs. 2) folgende Handlungsfreiheit der Frau bzw. der Eltern auf selbstbestimmte Elternschaft (Selbstbestimmung) eine zentrale Rolle.

Gemäß den Richtlinien der Bundesärztekammer zur Pränataldiagnostik kann

»Die Diagnose einer schwerwiegenden Erkrankung des Kindes […] eine Voraussetzung nach §§ 218ff. StGB für die Unzumutbarkeit der Fortsetzung der Schwangerschaft und daher Anlass für einen Schwangerschaftsabbruch sein« (Bundesärztekammer 1998b, A-3241/3242).

So kann ein Abbruch – unter Berücksichtigung der gegenwärtigen und zukünftigen Lebensverhältnisse der Schwangeren – nach ärztlicher Erkenntnis angezeigt sein, um eine Gefahr für das Leben oder die Gefahr einer schwerwiegenden Beeinträchtigung des körperlichen oder seelischen Gesundheitszustandes der Schwangeren abzuwenden, wenn die Gefahr nicht auf eine andere, für sie zumutbare Weise abgewendet werden kann (Bundesärztekammer 1998b).

Im Vordergrund steht hier nicht die unbehebbare gesundheitliche Beeinträchtigung des künftigen Kindes oder dessen gesundheitliches Wohlbefinden. Durch diese – die eugenische bzw. embryopathische Indikation vermeidende – Argumentationsweise soll verdeutlicht werden, dass ungeborenes behindertes Leben verglichen mit ungeborenem unbehindertem Leben keinem Sonderstatus unterworfen ist. Vielmehr geht die Gesundheit des Kindes nur indirekt ein über die Frage nach voraussichtlichen künftigen physischen und psychischen Beeinträchtigungen der Schwangeren bzw. künftigen Mutter.

Hierbei spielt das subjektive Erleben der jeweiligen Frauen bzw. Paare eine große Rolle; allerdings müssen die antizipierten Belastungen und das antizipierte Leid der Eltern durch die Geburt eines kranken oder behinderten Kindes auch von ärztlicher Seite nachvollziehbar sein (Hepp 1994; Nationaler Ethikrat 2003). Für den Arzt kann es sich vor diesem Hintergrund als äußerst schwierig erweisen, einerseits den jeweiligen Paaren Raum für selbstbestimmte Entscheidungen zu lassen, andererseits überzogenen Ansprüchen entgegenzutreten (vgl. Kap. D.IV.3.2.).

2. Wahlmöglichkeiten

Ein zentrales Kriterium für die Bewertung der sich im Zusammenhang mit genetischer Frühdiagnostik ergebenden Wahlsituationen und Wahlmöglichkeiten betrifft die Frage: Welche Belastungen müssen die Betreffenden auf sich nehmen, um die sich durch entsprechende diagnostische Verfahren eröffnenden Wahlmöglichkeiten zu aktualisieren, d.h. um bestimmte Optionen auch tatsächlich zu wählen (vgl. Kap. B.4.2.2.2.)?

Bei Paaren mit erhöhtem Risiko zur Weitergabe einer bestimmten genetisch bedingten Erkrankung wird genetische Frühdiagnostik zumeist nur durchgeführt, wenn zuvor bei einem oder beiden Elternteilen eine entsprechende Anlageträgerschaft nachgewiesen wurde. Die betreffenden Personen müssen sich also zunächst selbst einer prädiktiven genetischen Analyse stellen und sich mit den Implikationen des Analyseergebnisses auseinandersetzen. Für diese Paare könnte man eine Erleichterung der Aktualisierbarkeit der Wahlmöglichkeiten sehen durch Einsatz eines pränatalen Exklusionstests bzw. durch Verwendung der »non-disclosure PGD«, denn: Im Rahmen dieser Vorgehensweisen kann die Weitergabe der Krankheit an die künftige Generation ausgeschlossen werden und gleichzeitig das Recht auf Nichtwissen des betreffenden Elternteils mit Erkrankungsrisiko gewahrt bleiben. Allerdings sind diese Vorgehensweisen aufgrund der mit ihnen einhergehenden komplexen praktischen und ethischen Implikationen äußerst problematisch (vgl. Kap. D.IV.2.).

Grundsätzliche Voraussetzung für invasive pränatale Diagnostik stellt eine Amniozentese oder Chorionzottenbiopsie mit einem nicht zu vernachlässigenden Abortrisiko dar, dessen genaue Höhe in Abhängigkeit des Eingriffszeitpunkts und des jeweiligen Verfahrens variiert (vgl. Kap. D.IV.1.). Im Fall einer Befundstellung steht nach mehreren Wochen bzw. Monaten Schwangerschaft ggf. eine Entscheidung über einen Schwangerschaftsabbruch an. Ein solcher Abbruch einer eigentlich erwünschten Schwangerschaft stellt ein mit großen Schuldgefühlen, Verlusterfahrungen, gesundheitlichen Risiken und emotionalen Schwierigkeiten verbundenes traumatisches Erlebnis dar, vergleichbar einer Fehlgeburt. Hier spielen Fragen um den moralischen Status menschlicher Embryonen und Feten eine große Rolle (vgl. Kap. D.IV.4.1.). Pränataldiagnostik wird daher von einem großen Teil der betreffenden Frauen als beängstigend und die Schwangerschaft emotional stark belastend empfunden. Solange das Ergebnis des Analyseverfahrens nicht vorliegt, gestaltet sich für viele Schwangere eine solche Schwangerschaft als von Unsicherheit behaftete »Schwangerschaft auf Probe«, auf die sie sich erst völlig einlassen können, wenn sie ein negatives Analyseergebnis erhalten haben (Lippman 1994; Swientek 1998; Hennen u.a. 2001; Kollek 2002).

Die Entwicklung neuerer Verfahren der modernen Reproduktionsmedizin kann interpretiert werden im Zusammenhang mit dem Bestreben, eine entsprechende Aktualisierung der Wahlmöglichkeiten zu erleichtern (vgl. Kap. D.IV.1.). So liegt der Entwicklung non-invasiver Verfahren zur vorgeburtlichen genetischen Diagnostik die Absicht zugrunde, die Risiken des Analyseverfahrens zu verringern sowie den Analysezeitpunkt im Schwangerschaftsverlauf vorzuverlegen. Bei Präimplantationsdiagnostik erfolgt demgegenüber die genetische Analyse bereits beim frühen, *in vitro* vorliegenden Embryo, sodass bei Präimplantationsdiagnostik – analog zur »Schwangerschaft auf Probe« – auch von »Zeugung auf Probe« gesprochen wurde (Hepp 2000).[139]

Vielen Sichtweisen zufolge erscheint ein Schwangerschaftsabbruch als ethisch umso eher vertretbar, je früher er im Schwangerschaftsverlauf erfolgt, und zwar sowohl hinsichtlich der physischen und psychischen Belastungen für die betroffene Frau als auch aufgrund des geringeren Entwicklungsstandes des Embryos bzw. Fetus. Wird dem sich entwickelnden Embryo bzw. Fetus aufgrund der zeitlichen Vorverlegung geringere Schutzwürdigkeit zugeschrieben, gewinnt der Aspekt der Wahlfreiheit an Bedeutung (vgl. Kap. D.IV.4.1.1.).

Bei Präimplantationsdiagnostik treten zudem – anders als im Umfeld von Pränataldiagnostik – keine starken Verlusterfahrungen auf. Denn nach einem entsprechenden Auswahlverfahren werden in den meisten Fällen geeignete Embryonen zur Implantation übrig bleiben; den verworfenen frühen In-vitro-Embryonen wird in emotionaler und moralischer Hinsicht zumeist geringeres Gewicht zugemessen als älteren Embryonen bzw. Feten *in utero* (vgl. Kap. D.IV.4.1.1.). Allerdings wird dieser Weg erschwert durch den für Präimplantationsdiagnostik erforderlichen Zusammenhang einer In-vitro-Fertilisation (IVF).[140]

Trotz Kopplung an das belastende und mit geringen Erfolgsraten behaftete IVF-Verfahren ist jedoch die eigentliche Wahlentscheidung bei Präimplantationsdiagnostik wesentlich leichter zu treffen als bei Pränataldiagnostik. Hierbei spielt zudem eine große Rolle, dass durch die *in vitro* vorliegenden Embryonen letztlich – auf der Ebene der Wahlentscheidung – gleichzeitig eine größere Zahl von Auswahlmöglichkeiten zur Verfügung steht. Demgegenüber liegt bei herkömmlicher Pränataldiagnostik jeweils immer nur ein Fetus vor. Diese leichtere Aktualisierbarkeit tendiert in der

---

139 Zur Problematik einer Analogisierung von Pränataldiagnostik und Präimplantationsdiagnostik siehe Hildt 2000.

140 Das zusätzliche Erfordernis, sich aufgrund des Wunsches nach einem gesunden Kind auf das komplizierte und mit medizinischen Risiken behaftete IVF-Verfahren einzulassen, entfällt beim Einsatz von Präimplantationsdiagnostik bei (zumeist älteren) Frauen, die sich aufgrund von Fertilitätsproblemen sowieso einer IVF unterziehen (vgl. Kap. D.IV.1.).

Praxis dazu, eine Erweiterung des Bereichs, innerhalb dessen Wahlentscheidungen getroffen werden, nach sich zu ziehen. Jedoch lässt sich ein Ausdehnen des Spektrums der verfügbaren genetischen Analysen nicht lediglich durch Rekurs auf geringere Schwierigkeiten bei der Wahlentscheidung legitimieren (vgl. Kap. D.IV.4.2., Kap. D.IV.4.3. und Kap. D.IV.5.).

Grundsätzlich wurden keine eindeutigen Indikationen für genetische Frühdiagnostik im Sinne eines Indikationenkatalogs, welcher die Zugangsbedingungen zu den entsprechenden Verfahren in eindeutiger Weise angibt, formuliert (vgl. Kap. D.IV.5.); vielmehr besteht hier ein auf die jeweilige individuelle Situation bezogener Entscheidungsspielraum.

Obwohl sich der Einsatzbereich genetischer Frühdiagnostik bisher in erster Linie auf Chromosomenaberrationen und schwere nicht-behandelbare genetisch bedingte Erkrankungen bezieht (vgl. Kap. D.IV.1.), findet derzeit eine rege Diskussion über eine Ausweitung des Einsatzes auf andere Zusammenhänge statt.

So wurde bei hypothetischen Umfragen unter der allgemeinen Bevölkerung bzw. unter schwangeren Frauen eine relativ große Bereitschaft festgestellt zum Einsatz von Pränataldiagnostik bei Aspekten, die allgemein nicht als Erkrankungen betrachtet werden, wie zum Beispiel bei Kleinwuchs, zwei fehlenden Fingern oder der fiktiven genetischen Störung »genetisch bedingtes Übergewicht«, sowie zum Einsatz von Pränataldiagnostik zur Geschlechtsauswahl (Nippert 1997; Michie/Marteau 1999).[141] Erwähnt sei auch die – von der WHO abgelehnte, jedoch insbesondere in asiatischen Ländern praktizierte – Selektion von Embryonen oder Feten aufgrund ihres Geschlechts anhand von Pränataldiagnostik aus sozialen Gründen, um gezielt die Geburt von Kindern männlichen Geschlechts zu erreichen (World Health Organisation 1998; Henn 2000).

Während genetische Analysen auf Faktoren, die nicht zu schweren gesundheitlichen Beeinträchtigungen führen, bei herkömmlicher Pränataldiagnostik jedoch aufgrund der mit einem Schwangerschaftsabbruch verbundenen Belastungen zumeist keine Verwendung finden, zeichnet sich bei Präimplantationsdiagnostik aufgrund der leichteren Aktualisierbarkeit der Wahloptionen eine Ausdehnung der Analysepraxis ab. Denn zur Präimplantationsdiagnostik steht – zumindest hochgerechnet über einen län-

141 Allerdings ist hierbei zu berücksichtigen: Bei entsprechenden Umfragen werden lediglich Einstellungen abgefragt; hieraus geht nicht hervor, wie die jeweiligen Personen tatsächlich in einer vergleichbaren Situation handeln würden (Michie/Marteau 1999).

geren Zeitraum, d.h. über mehrere IVF-Zyklen hinweg – eine vergleichsweise große Zahl *in vitro* erzeugter Embryonen zur Verfügung, sodass unter mehreren Embryonen diejenigen Embryonen, die am besten geeignet erscheinen, ausgewählt werden können (Testart 1995, Testart/Sèle 1995; Munthe 1999).[142]

So kann derzeit bei Präimplantationsdiagnostik – mit dem expliziten Ziel, Wahlmöglichkeiten zum Vermeiden von Krankheiten bereitzustellen bzw. in diesem Bereich Wahlfreiheit zu gewährleisten (Damewood 2001; Verlinsky u.a. 2002) – eine Ausweitung des Analysespektrums festgestellt werden auf Faktoren, auf die im Umfeld herkömmlicher Pränataldiagnostik im Allgemeinen nicht untersucht werden würde (Braude u.a. 2002; Nationaler Ethikrat 2003; Robertson 2003).

Hierzu gehört zum einen das Ausweiten der Diagnostik auf genetische Prädispositionen. So wurde Präimplantationsdiagnostik durchgeführt um die Geburt eines Kindes mit p53-Mutationen (Li-Fraumeni-Syndrom) zu vermeiden (Verlinsky u.a. 2001b) sowie zum Ausschluss der – durch fast vollständig penetrante autosomal dominante Mutationen des Amyloid Precursor Protein (APP)-Gens bedingten – früh ausbrechenden Alzheimer-Krankheit (Verlinsky u.a. 2002). Derzeit befindet sich auch in der Diskussion, Präimplantationsdiagnostik einzusetzen zur Ermittlung der durch Mutationen in den BRCA-Genen vermittelten Suszeptibilität für Brust- und Eierstockkrebs (de Wert 1998b; Hennen u.a. 2001; Robertson 2003).

Zum anderen zeichnet sich eine Entwicklung ab, durch Präimplantationsdiagnostik Kenntnisse zu erhalten über Faktoren, die nicht direkt gesundheitsrelevant sind. In diesen Bereich fällt der Einsatz von Präimplantationsdiagnostik zur Geschlechtswahl im Rahmen eines »social sexing« bzw. »family balancing« (de Wert 1998b; Braude u.a. 2002; ESHRE PGD Consortium Steering Committee 2002; Robertson 2003), aber auch die Möglichkeit, gezielt weibliche Carrier X-chromosomal vererbter Erkrankungen – wie beispielsweise Hämophilie – zu vermeiden (Santalo u.a. 2000).

Zudem wird ein möglicher Einsatz von Präimplantationsdiagnostik zur Selektion von Embryonen nach Kriterien wie Hörfähigkeit, Größe, Intelligenz oder sexueller Orientierung diskutiert (Munthe 1999; Braude u.a.

---

142 Hierbei müssen jedoch die derzeit vergleichsweise geringen Erfolgsraten und starken Belastungen des In-vitro-Fertilisations-Verfahrens bedacht werden, sodass mit einem reibungslosen Verlauf nicht zu rechnen ist. Auch aus finanziellen Gründen sind dem Umfang der sinnvollerweise durchzuführenden Analysen Grenzen gesetzt.

2002; Robertson 2003). Hierbei stehen nicht selten Überlegungen hinsichtlich der Möglichkeit einer gezielten Selektion zugunsten von Gehörlosigkeit oder Zwergenwuchs im Mittelpunkt (Michie/Marteau 1999; Savulescu 2002; Robertson 2003 und Kap. D.IV.4.1.3.).

Eine Berücksichtigung gesundheitlich nicht relevanter Faktoren bei Präimplantationsdiagnostik erfolgt auch in Zusammenhängen wie dem von Verlinsky u.a. (2001a) publizierten Fall einer Familie mit einem von der autosomal rezessiv vererbten Fanconi-Anämie betroffenen Kind. Hier wurde durch Präimplantationsdiagnostik an *in vitro* erzeugten Embryonen nicht nur die Fanconi-Anämie ausgeschlossen, sondern zusätzlich erfolgte eine gezielte Auswahl derjenigen Embryonen, die über Immunkompatibilität mit dem erkrankten Geschwister verfügen (HLA-Antigen). Diese Vorgehensweise eröffnet die Möglichkeit einer Stammzellspende für das bereits an Fanconi-Anämie erkrankte ältere Geschwister. In ähnlicher Weise fand bei einer Familie mit einem an Leukämie erkrankten Kind ein Einsatz von Präimplantationsdiagnostik statt mit dem Ziel, durch das künftige Kind das Leben des erkrankten Geschwisters zu retten. Besonderheit in diesem letzten Fall: Die Selektion erfolgte nicht aufgrund eines genetischen Risikos, sondern lediglich aufgrund der beabsichtigten Gewebeverträglichkeit. Im Kontext derartiger Einsatzmöglichkeiten der Präimplantationsdiagnostik treten vielfältige ethische Fragen, insbesondere im Zusammenhang mit einer Instrumentalisierung menschlichen Lebens, auf (Boyle/Savulescu 2001; Damewood 2001; Braude u.a. 2002; Pennings u.a. 2002; Robertson 2003).

Als in praktischer Hinsicht erschwerend stellt sich bei einer gleichzeitigen Berücksichtigung mehrerer Genorte dar: Aufgrund der kombinatorischen Möglichkeiten muss eine recht große Zahl von Embryonen zur Verfügung stehen, um Embryonen mit der gewünschten Kombination anzutreffen (Braude u.a. 2002; Nationaler Ethikrat (Anhang) 2003). Während bei Pränataldiagnostik im Allgemeinen jeweils nur ein Embryo bzw. Fetus einer genetischen Analyse unterzogen werden kann, hängt bei Präimplantationsdiagnostik die Zahl der zur Verfügung stehenden Wahlmöglichkeiten von der Zahl und den Eigenschaften der *in vitro* erzeugten Embryonen ab. Denn die Wahlmöglichkeiten sind immer an das Vorhandensein entsprechender Embryonen gebunden; die jeweilige Option konkretisiert sich nur, wenn ein Embryo mit den gesuchten Eigenschaften vorliegt. So bilden insbesondere bei Mehrfachgentests Anzahl und Eigenschaften der verfügbaren Embryonen den limitierenden Faktor.

3. Wahlentscheidungen im Spannungsfeld von Prävention und Selektion

Im Vordergrund medizinisch-genetischer Versorgung im Bereich der Reproduktionsmedizin steht aus ärztlicher Sicht nicht das Ziel, die Häufigkeit unheilbarer genetisch bedingter Erkrankungen und Behinderungen zu reduzieren. Vielmehr wird Pränataldiagnostik als Angebot an besorgte Schwangere bzw. Paare verstanden, welches ihnen das Treffen selbstbestimmter Entscheidungen im Zusammenhang mit Fragen der Fortpflanzung ermöglicht (vgl. Kap. D.II.2.): bei negativem Ergebnis die Schwangerschaft unbelastet fortzuführen, und demgegenüber bei positivem Ergebnis in selbstbestimmter Weise über den weiteren Verlauf der Schwangerschaft zu entscheiden, d.h. sich für oder gegen ein Leben mit einem von einer bestimmten Erkrankung betroffenen Kind zu entscheiden (Gesellschaft für Humangenetik 1996; Nippert u.a. 1997; Hennen u.a. 2001)

Die Entscheidungen im Kontext genetischer Frühdiagnostik sind jedoch für die einzelnen Paare zumeist darauf ausgerichtet, das Auftreten von schwerem krankheitsbedingtem Leiden zu vermeiden – eine Vorgehensweise, die häufig mit dem Präventionskonzept in Verbindung gebracht wird. »Prävention« im Bereich der Familienplanung kann als Vorgehensweise beschrieben werden, welche darauf ausgerichtet ist, das Auftreten von Erkrankungen bei den eigenen Nachkommen zu vermeiden. Sie umfasst die Möglichkeiten, auf eigene Kinder zu verzichten oder ggf. nach dem Feststellen genetischer Auffälligkeiten durch Pränataldiagnostik eine Schwangerschaft abzubrechen, im Anschluss an ein In-vitro-Fertilisations-Verfahren Präimplantationsdiagnostik durchzuführen, oder aber einen anderen Weg der modernen Reproduktionsmedizin (wie zum Beispiel heterologe Insemination) zu wählen (Biesecker 1998; Bateman Novaes 1999). Häufig wird der Begriff »Prävention« direkt im Zusammenhang mit Pränatal- oder Präimplantationsdiagnostik benutzt (zum Beispiel Beck-Gernsheim 1993; Modell 1990; Munthe 1996; Kröner 1997; Hoedemaekers/ten Have 1998b; Lieberman 1998; Damewood 2001).

Allerdings erscheint eine direkte Übertragung des Präventionsansatzes auf den Bereich der vorgeburtlichen genetischen Diagnostik nicht angebracht (Hildt 1999b). Denn es bestehen einige wichtige Unterschiede zwischen der diesen Verfahren zugrunde liegenden Strategie und dem klassischen Ansatz der primären Prävention von Krankheiten, bei der durch das Ergreifen vorbeugender Maßnahmen das Auftreten einer Erkrankung bei einer bestimmten, bereits existierenden Person verhindert werden soll (vgl. Kap. D.I.1.).

Der erste zu nennende Unterschied bezieht sich auf den Status des betreffenden »Patienten«.[143] So wird bei der primären Prävention die Krankheit bzw. die mit der Krankheit einhergehende Beeinträchtigung als dem Individuum untergeordnet, als sekundär gegenüber dem Individuum, betrachtet. Durch die Präventionsmaßnahmen sollen Erkrankungsrisiken verringert werden und hierdurch die Gesundheit und das persönliche Wohlbefinden des betreffenden Menschen gefördert werden. Demgegenüber besteht das vorrangige Ziel krankheitsvermeidender Verfahren im Bereich der Reproduktionsmedizin zwar auch darin, Erkrankungen zu verhindern, hierbei werden jedoch die Konsequenzen für das Individuum häufig als nachgeordnet betrachtet. Im Falle von Pränatal- oder Präimplantationsdiagnostik wird dabei eine Selektion des jeweiligen Embryos bzw. Fetus in Kauf genommen (Steel 1995; Munthe 1996).

Bei entsprechenden, den Präventionsgesichtspunkt betonenden Ansätzen, welche sich auf die Reproduktionsmedizin beziehen, steht nicht das Wohlergehen des jeweiligen betroffenen Embryos oder Fetus im Vordergrund, sondern das – häufig in unpersönlicher Weise verstandene – allgemeine künftige Wohlergehen. Hiermit in Zusammenhang steht der zweite wichtige Unterschied zwischen Prävention im medizinisch-therapeutischen Kontext und »Prävention« im Bereich der Reproduktionsmedizin. Dieser bezieht sich auf die in den verschiedenen Zusammenhängen jeweils auftretenden Entscheidungssituationen, deren Strukturen sich in wesentlichen Aspekten unterscheiden. Die folgenden Überlegungen sollen diese unpersönliche konsequenzialistische Argumentationsweise mithilfe des Präventionsgedankens im Kontext der Reproduktionsmedizin verdeutlichen.

Bezogen auf Präventionsmaßnahmen, die zukünftig lebende Menschen betreffen, kann eine Unterscheidung zwischen zwei verschiedenen Präventionsweisen getroffen werden (Parfit 1984). Demgemäß besteht die eine Form der Prävention darin, das Auftreten von Erkrankungen bei in ihrer

143 Obwohl es das jeweilige Paar ist, welches im Kontext genetischer Frühdiagnostik um Rat nachfragt, eine Beratung erfährt und schließlich die entsprechenden Entscheidungen trifft, wird im Rahmen dieser Argumentation dennoch der Embryo bzw. Fetus als »Patient« betrachtet, und nicht die Rat suchenden erwachsenen Personen. Diese Zuordnung erscheint im Zusammenhang mit Überlegungen zum Präventionskonzept angemessen, da das Auftreten von Erkrankungen nicht beim Rat suchenden Elternpaar selbst, sondern bei deren Nachkommen vermieden werden soll.

Identität bereits festgelegten künftigen Personen zu verhindern. Wenn beispielsweise eine schwangere Frau sich entscheidet, während der Schwangerschaft nicht zu rauchen und keinen Alkohol zu trinken, so vermindert dies deutlich die Gesundheitsrisiken ihres Kindes. Derek Parfit nennt derartige krankheitsvermeidende Entscheidungen »Same People Choices«, da in beiden Fällen, d.h. unabhängig davon, welche Handlungsalternative gewählt wird, das gleiche Individuum geboren werden wird.

Im Gegensatz hierzu kann eine andere Form der Prävention als »Same Number Choice« beschrieben werden. Eine solche Wahl liegt zum Beispiel vor, wenn ein Paar beschließt, eine bereits geplante Schwangerschaft zu verschieben, da die Frau sich vorübergehend einer medizinischen Behandlung mit möglicherweise teratogenen Auswirkungen unterziehen muss. Aufgrund der präventiven Maßnahme wird – als Resultat einer späteren Schwangerschaft – ein Kind geboren werden; allerdings wird dieses Kind ein völlig anderes Kind sein als dasjenige, das geboren worden wäre, wenn die Schwangerschaft nicht verschoben worden wäre. Bei derartigen »Same Number Choices« wird also bei beiden Handlungsalternativen jeweils ein Kind geboren, d.h. die Anzahl der künftig lebenden Individuen ist in beiden Fällen die gleiche, während sich die Identität des Kindes in Abhängigkeit der getroffenen Wahl unterscheidet. In ähnlicher Weise wird auch eine »Same Number Choice« getroffen, wenn sich ein Paar mit einem erhöhten Risiko für das Auftreten einer bestimmten genetisch bedingten Erkrankung zur heterologen Insemination entscheidet, um die Weitergabe dieser Krankheit an die nächste Generation zu verhindern.

Demgegenüber hängt bei »Different Number Choices« die Anzahl der künftig existierenden Individuen von der getroffenen Wahl ab. Eine solche »Different Number Choice« wäre beispielsweise die Entscheidung, drei – und nicht nur zwei – Kinder bekommen zu wollen.

Als bei »Same Number Choices« bestehende Schwierigkeit erweist sich: In Abhängigkeit der getroffenen Wahlentscheidung wird in der Zukunft jeweils ein unterschiedliches Individuum existieren. Daher ist es nicht möglich, die beiden zur Wahl stehenden Handlungsalternativen auf der Basis Personen-bezogener Argumente (»person-regarding reasons«) zu vergleichen und zu bewerten. So kann zum Beispiel nicht argumentiert werden, es sei aus medizinischen Gründen für *das Kind* besser, die Schwangerschaft zu verschieben, denn das später geborene Kind wird ein völlig anderes Kind sein als dasjenige, welches ohne Verschieben der Schwangerschaft geboren worden wäre (vgl. auch Heyd 1992, der diese Schwierigkeit »genesis problem« nennt).

Um dieses Problem der Nicht-Identität zu umgehen, schlägt Derek Parfit vor, als Argumentationsbasis den »Same Number Quality Claim« bzw. »Claim Q« zu verwenden:

»If in either of two outcomes the same number of people would ever live, it would be bad if those who live are worse off, or have a lower quality of life, than those who would have lived« (Parfit 1984: 360).

»Claim Q« ermöglicht es, »Same Number Choices« zu vergleichen. So kann im obigen Beispiel, bei dem sich eine Frau einer Behandlung mit möglicherweise teratogenen Auswirkungen unterziehen muss, mithilfe Parfits »Claim Q« zugunsten einer Verschiebung der Schwangerschaft argumentiert werden: Das später geborene Kind wird mit hoher Wahrscheinlichkeit eine höhere Lebensqualität besitzen als dasjenige, das gezeugt worden wäre, wenn die Schwangerschaft nicht verschoben worden wäre.

Von Derek Parfit wurden mehrere derartige Beispiele im Präventionskontext erdacht und dargestellt. Solche Szenarien ähneln in starker Weise dem im Gesamtresultat scheinbar ganz ähnlichen Vorgehen, bei dem ein Verfahren der genetischen Frühdiagnostik eingesetzt wird. Auch hier wird, bedingt durch das Analyseverfahren und die sich anschließenden Folgehandlungen, scheinbar eine »Same Number Choice« getroffen: Entscheidet man sich nach Vorliegen des genetischen Analyseergebnisses für einen Schwangerschaftsabbruch, um dann – in der Hoffnung auf ein anderes, nicht von der jeweiligen Erkrankung betroffenes Kind – erneut eine Schwangerschaft zu wagen, so liegt auf den ersten Blick auch eine »Same Number Choice« vor, auf die »Claim Q« anwendbar zu sein scheint. Ein Gleiches gilt für Präimplantationsdiagnostik, bei der aufgrund des Analyseergebnisses ein Embryo verworfen wird, um einen anderen zu implantieren. Der »Same Number Quality Claim« wurde daher auch als Argumentationsgrundlage benutzt im Kontext von ethischen Überlegungen um Pränatal- oder Präimplantationsdiagnostik (Buckle 1988a; Brock 1995; Glannon 1998; Munthe 1999; Savulescu 2001b).

Insgesamt scheint es so, als würde es sich hier um »Same Number Choices« handeln, da in allen Fällen als Resultat ein Kind geboren wird, obwohl es sich bei diesem Kind um ein anderes Kind handelt als dasjenige, das ohne Einsatz genetischer Frühdiagnostik geboren worden wäre.[144] Die auf Pränataldiagnostik bezogene Argumentation lautet: Wenn bei einem Fetus durch die genetische Analyse Auffälligkeiten festgestellt worden sind, die voraussichtlich zu starken gesundheitlichen Beeinträchtigungen führen werden, so ist es gemäß »Claim Q« vorzuziehen, einen Schwangerschaftsabbruch vorzunehmen, um dann anstelle dieses gesundheitlich beeinträchtigten Kindes ein anderes, voraussichtlich gesundes Kind zu bekommen.

Die Unterscheidung, ob ein Fetus oder Embryo bereits existiert oder aber nur möglicherweise existieren wird, ist aus dieser konsequenzialistischen Sichtweise nicht relevant. Daher spielen bei dieser Argumentation auch bereits existierende Feten oder Embryonen, deren Schutzwürdigkeit oder deren Entwicklungspotenzial, keine Rolle. Im Vordergrund dieser Argumentation steht vielmehr eine (unpersönliche) Abwägung künftiger, zu erwartender Schicksale (Buckle 1988a; Brock 1995; Munthe 1999).

Jedoch ist eine Übertragung des Parfit'schen »Same Number Quality Claim« auf diese Zusammenhänge nicht angemessen. Denn bei Verfahren, welche Pränatal- oder Präimplantationsdiagnostik implizieren, sind nicht nur »Same Number Choices« beteiligt, sondern auch »Different Number Choices«. Wenn man annimmt – und dies ist sicher eine sehr bescheidene Annahme – dass das Schicksal eines menschlichen Embryos bzw. Fetus in irgendeiner Hinsicht von Relevanz ist und nicht vollständig vernachlässigt werden kann (vgl. Kap. D.IV.4.1.), dann unterscheiden sich die Strukturen der Entscheidungsfindung in den von Pränatal- und Präimplantationsdiagnostik implizierten Verfahren in deutlicher Hinsicht von Wahlentscheidungen, wie sie bei einer »Same Number Choice« getroffen werden.

So stellt die Entscheidung, ob nach Pränataldiagnostik ein selektiver Schwangerschaftsabbruch durchgeführt werden soll oder nicht, eine »Different Number Choice« dar, denn es hängt von der getroffenen Wahlentscheidung ab, ob der Fetus weiterleben wird oder nicht. Auch die Entscheidung zu einer erneuten Schwangerschaft ist eine »Different Number Choice«, die – vorausgesetzt, im Rahmen der pränatalen genetischen Analyse wird keine als schwerwiegend betrachtete genetische Auffälligkeiten festgestellt – von der »Same People Choice« gefolgt wird, das Kind auszu-

144 Vor gänzlich anderem theoretischem Hintergrund, aber letztlich mit ähnlicher Schlussfolgerung, argumentieren Ratzel und Heinemann (1998), indem sie bei Präimplantationsdiagnostik das Ziel der anzustrebenden Schwangerschaft hervorheben, aber die Ebene der Wahlentscheidung, welche einen Selektionsschritt impliziert, übergehen.

tragen. Obwohl der Gesamteffekt des Verfahrens also sehr ähnlich ist wie bei dem obigen Beispiel, bei dem eine Schwangerschaft verschoben wird, sind beim gesamten Verfahren: Schwangerschaft – Schwangerschaftsabbruch – erneute Schwangerschaft insgesamt zwei »Different Number Choices« beteiligt.[145] »Different Number Choices« sind auch bei In-vitro-Fertilisationsverfahren mit Präimplantationsdiagnostik beteiligt: Die Entscheidung, wie viele Embryonen *in vitro* erzeugt werden, stellt eine »Different Number Choice« dar, ebenso die Entscheidung, welche der Embryonen implantiert bzw. verworfen werden.

Demgegenüber kann die Fortsetzung einer Schwangerschaft nach vorgeburtlicher genetischer Diagnostik als »Same People Choice« beschrieben werden, während eine Entscheidung zur heterologen Insemination sowie Parfits Fall des Verschiebens einer Schwangerschaft eine »Same Number Choice« darstellen.

Während bei diesen beiden letztgenannten Formen von »Same Number Choices« die eigentliche Strategie zur Krankheitsvermeidung in der Wahl möglichst geeigneter Ausgangsbedingungen besteht, d.h. im Treffen einer Entscheidung, die vor der Existenz eines möglichen zukünftigen Individuums liegt, findet bei den einen Einsatz von Pränatal- oder Präimplantationsdiagnostik voraussetzenden Szenarien eine »Different Number Choice« statt, welche eine Auswahl unter bereits existierenden Embryonen oder Feten impliziert.

Da der Geltungsbereich von »Claim Q« auf »Same Number Choices« beschränkt ist, kann Parfits »Same Number Quality Claim« also nicht auf Verfahren wie Pränatal- oder Präimplantationsdiagnostik angewendet werden, denn diese erfordern »Different Number Choices«. Nur eine Position, welche verneint, dass das Schicksal menschlicher Embryonen oder Feten in irgendeiner Weise von Relevanz ist, kann – auf der Basis des Gesamteffekts der Geburt eines Kindes – diese Verfahren als »Same Number Choice« betrachten. Demnach sollten auch nur Verfahren, welche keine »Different Number Choice« mit sich bringen, als »Prävention« im eigentlichen Sinne bezeichnet werden.[146]

145 Hierbei wird vernachlässigt, dass jede Entscheidung, ein Kind zu bekommen, im Grunde eine »Different Number Choice« ist, und dass letztlich mit jeder Wahl eines bestimmten Zeugungszeitpunktes indirekt eine »Same Number Choice« getroffen wird.

146 Eine derzeit in der Anwendung am Menschen völlig hypothetische Form der Keimbahntherapie, bei der sowohl der Gentransfer als auch der Selektionsschritt auf der Ebene der Keimzellen erfolgen würde, könnte aus dieser Sichtweise auch

Ungeachtet dieser Problematik wurde jedoch von verschiedenen Autoren unter Bezugnahme auf unpersönliche, den Präventionsgesichtspunkt betonende Ansätze zugunsten genetischer Frühdiagnostik argumentiert (Buckle 1988a; Brock 1995; Glannon 1998; Munthe 1999; Savulescu 2001b; Tassicker u.a. 2003).

Eine solche Position wurde einerseits durch Benefizienzverpflichtungen begründet, denen zufolge vermeidbare Schmerzen und vermeidbares Leiden bei den Menschen, die geboren werden, nach Möglichkeit verhindert werden sollen (vgl. Kap. C.II.1.). Zusätzlich lässt sich dies durch Gerechtigkeitsüberlegungen unterstützen, wonach die Verpflichtung besteht, nicht Menschen auf die Welt zu bringen, die über eingeschränkte Möglichkeiten verfügen, ein angemessenes Minimalmaß an auf die Lebenszeit bezogenem Wohlbefinden zu erreichen (vgl. Kap. C.II.2.).

Auch wenn sich solche Überlegungen zunächst nur auf äußerst schwerwiegende Erkrankungen beziehen, so besitzt diese Argumentationsweise eine gewisse Tendenz, auch bei geringfügigeren gesundheitlichen Beeinträchtigungen zugunsten einer entsprechenden Vorgehensweise zu plädieren: Denn wenn man sich auf einen Vergleich zwischen potenziellen künftigen, durch gesundheitliche Parameter umrissene Lebensverläufe einlässt und aus Benefizienz- bzw. Gerechtigkeitsgründen für ein Eingreifen zugunsten der zu erwartenden »besseren« Zukunft plädiert, so ist bei konsequenter Betrachtungsweise nicht einsichtig, warum eine solche Argumentation nicht auch für weniger gravierende Erkrankungen eingesetzt werden sollte.

Zudem neigen die beschriebenen Ansätze zu der Ansicht, es bestehe aus Benefizienzgründen (bzw. aus Gerechtigkeitsgründen) – insbesondere für Paare mit erhöhtem Risiko für die Weitergabe einer schwerwiegenden genetisch bedingten Erkrankung – eine Verpflichtung, den genetischen Status in Erfahrung zu bringen und geeignete Maßnahmen zu ergreifen.[147] Auf die Spitze getrieben mag hieraus ein – zu einem exzessiven Gebrauch entsprechender Verfahren führender, im Übrigen völlig unrealistischer – Zwang resultieren, die bestmöglichen genetischen Voraussetzungen zu wählen.

Wie diese Überlegungen verdeutlichen, reichen Argumentationen hier nicht aus, welche sich nur auf das – von einem unpersönlichen Standpunkt

---

als – keine »Different Number Choice« erfordernde – Präventionsmaßnahme betrachtet werden.

147 Zur Problematik der Annahme einer Pflicht zu wissen vgl. Kap. D.II.1.3.

aus gesehene – Vermeiden von Krankheiten beziehen und lediglich die hierfür relevanten Wahlmöglichkeiten im Blick haben. Zu viele bei Entscheidungen im Zusammenhang mit genetischer Frühdiagnostik relevante Aspekte und Faktoren werden dabei ausgeblendet. Da es sich um Verfahren handelt, welche »Different Number Choices« implizieren, sind Fragen nach dem Lebensrecht und der Schutzwürdigkeit menschlicher Embryonen und Feten hier von zentraler Bedeutung. Auf diese Gesichtspunkte sowie auf weitere, im Kontext einer autonomiebezogenen Diskussion zu berücksichtigende Aspekte wird im folgenden Abschnitt eingegangen.

4. Reproduktive Freiheit: Wahlentscheidungen innerhalb komplexer Zusammenhänge

Im vorigen Kapitel wurde in erster Linie auf Autonomie unter dem Gesichtspunkt der Wahlfreiheit und der Wahlmöglichkeiten der individuellen Frauen bzw. Paare eingegangen. Hierbei wurde nicht zuletzt deutlich: Eine alleinige Betonung von Wahl, Wahlfreiheit und Wahlmöglichkeiten mit dem Ziel der Leidensvermeidung gibt die Komplexität der Situation nicht adäquat wieder. Eine umfassende Reflexion der im Zusammenhang mit autonomiebezogenen Überlegungen relevanten Gesichtspunkte muss vielmehr die bisher im Zentrum stehende Fokussierung auf die Wahlsituation überwinden und eine Reihe weiterer Aspekte und Faktoren mit einbeziehen.

Bei einer entsprechenden Zugangsweise müssen daher zunächst die von der Wahlentscheidung direkt betroffenen Embryonen, Feten bzw. künftigen Kinder berücksichtigt werden (Kap. D.IV.4.1.). Zudem kommt bei einer Diskussion autonomiebezogener Gesichtspunkte der Frage der Entscheidungsfreiheit der betreffenden Personen große Bedeutung zu (Kap. D.IV.4.2.). Da deren Entscheidungsfreiheit in hohem Maße beeinflusst wird von den bestehenden Rahmenbedingungen und den verschiedensten Zusammenhängen auf individueller und gesellschaftlicher Ebene, besitzen all diese Faktoren – auf direkte oder indirekte Weise – Einfluss auf die Möglichkeit der Betreffenden, bei Fragen der Familienplanung selbstbestimmte Entscheidungen zu treffen und Autonomie zu verwirklichen. Eine Begrenzung der Überlegungen auf die in der entsprechenden Entscheidungssituation zur Verfügung stehenden Wahlmöglichkeiten reicht hier ebenso wenig aus wie eine alleinige Berücksichtigung der individuellen Wahlsituation. Folglich müssen weit über die jeweilige Wahlsituation hinausgehende Implikationen genetischer Frühdiagnostik sowohl auf individueller als auch auf gesellschaftlicher Ebene mitberücksichtigt werden (Kap. D.IV.4.3.).

Vor dem Hintergrund der beschriebenen Zusammenhänge erfolgt daher im diesen Themenkomplex abschließenden Kapitel (Kap. D.IV.5.) eine Diskussion der für einen autonomen Umgang mit genetischer Frühdiagnostik erforderlichen Voraussetzungen.

1. Individueller Embryo, Fetus und künftiges Kind

Obwohl der Gesichtspunkt der reproduktiven Freiheit sowie Fragen der Wahlentscheidung und der Wahlmöglichkeiten im Umfeld genetischer Frühdiagnostik eine große Rolle spielen, darf nicht übersehen werden: Die Verfahren der Pränatal- und der Präimplantationsdiagnostik implizieren letztlich Entscheidungen über das Leben von Embryonen und Feten. Angesichts dieses unmittelbaren Betroffenseins Dritter wurde die Angemessenheit einer starken Betonung der reproduktiven Freiheit grundsätzlich in Frage gestellt, da der Embryo, Fetus bzw. das künftige Kind und ihm gegenüber bestehende Fürsorgeverpflichtungen bei dieser Zugangsweise nicht adäquate Berücksichtigung finden (Davis 1997; Haker 1999; Kuhlmann 1999).

Es gibt verschiedene Möglichkeiten, im Zusammenhang genetischer Frühdiagnostik auf den individuellen Embryo, Fetus bzw. das künftige Kind Bezug zu nehmen: Zunächst kann – unter Rückgriff auf Überlegungen zum moralischen Status menschlicher Embryonen – für eine generelle Schutzwürdigkeit menschlicher Embryonen und Feten argumentiert werden (Kap. D.IV.4.1.1.). Andere Positionen rücken den Gesichtspunkt der Fürsorge für den Embryo, Fetus bzw. das künftige Kind unter dem Aspekt der Leidensvermeidung in den Vordergrund (Kap. D.IV.4.1.2.). Eine dritte Gruppe bilden Positionen, welche die Autonomie des künftigen Kindes und späteren Erwachsenen betonen (Kap. D.IV.4.1.3.).

Auf diese verschiedenen Argumentationsweisen, die im konkreten Fall zu äußerst unterschiedlichen Schlussfolgerungen über den Umgang mit menschlichen Embryonen bzw. Feten führen können, wird im nächsten Kapitel eingegangen. Insbesondere soll untersucht werden, welches Gewicht diesen auf den Embryo, Fetus bzw. das künftige Kind bezogenen Argumenten bei einer Abwägung im Vergleich zum Autonomieargument beigemessen werden kann.

1.) Zum moralischen Status menschlicher Embryonen und Feten

Grundsätzlich lassen sich verschiedene Arten von Argumenten für oder gegen eine Schutzwürdigkeit menschlicher Embryonen und anderer früher menschlicher Lebensformen anführen (Rager 1996; Engels 1998; Kaminsky 1998; Knoepffler 1999; Damschen/Schönecker 2003). Die Argumente hierfür können in direkte und indirekte Argumente eingeteilt werden (Beyleveld 1998). Unter den direkten Argumenten für eine Schutzwürdigkeit können hierbei all diejenigen Argumente zusammengefasst werden, die sich unmittelbar aus den – aktuellen oder potenziellen – Eigenschaften des Embryos ableiten lassen. Hingegen ergeben sich die indirekten Argumente für einen Schutz menschlicher Embryonen und anderer früher menschlicher Lebensformen in erster Linie durch Rekurs auf die Bedeutung, die menschlichen Embryonen aufgrund der Interessen bereits lebender Personen zugeschrieben wird.

Bei Positionen, welche durch direkten Rekurs auf Eigenschaften des Embryos oder Fetus für eine Schutzwürdigkeit plädieren, lassen sich zwei Arten von Argumentationsweisen unterscheiden: das auf das Proportionalitätsargument rekurrierende Stufenmodell sowie das auf Kontinuitäts-, Potenzialitäts- und Identitätsgesichtspunkte Bezug nehmende KPI-Argument.

Gemäß dem auf das Proportionalitätsargument zurückgreifenden Stufenmodell gebührt menschlichen Embryonen Schutz aufgrund des aktuellen Besitzes von Eigenschaften und Fähigkeiten, die zumeist auch für das Personsein in irgendeiner Hinsicht relevant sind bzw. die für das Personsein essenzielle Voraussetzungen darstellen. Die Schutzwürdigkeit früher menschlicher Lebensformen steigt demzufolge proportional zu dem Ausmaß, in dem sie im Besitz der als relevant erachteten Eigenschaften sind, d.h. sie nimmt mit zunehmendem Entwicklungsgrad zu.

Für die verschiedenen Positionen dienen jedoch unterschiedliche Eigenschaften des Embryos bzw. Fetus als Begründung für die Zuschreibung von moralischem Status und Schutzwürdigkeit. Hieraus resultieren unterschiedliche Grenzziehungen während der Embryonalentwicklung, so zum Beispiel der Abschluss des Befruchtungsvorgangs (Lejeune 1985; Dawson 1990a; Conti 1990; siehe aber Bedate/Cefalo 1989), der Beginn der Genexpression, der Verlust der Totipotenz der embryonalen Zellen, die Implantation der Embryos, der Verlust der Fähigkeit zur Mehrlingsbildung (Ford 1988; Dawson 1990b; von der Pfordten 1990; McCormick

1991; Sadler 1998; Knoepffler 1999), der Entwicklungsstand des Gehirns (Sass 1989) oder der Besitz von Empfindungsfähigkeit, Interessen, Ich-Bewusstsein, Kommunikationsfähigkeit oder Autonomiefähigkeit (Harris 1983; Singer 1984; Fleming 1987; Hoerster 1989; Sass 1989; Kuhse/Singer 1990; Tooley 1990; Kuhse 1991).

Ein generelles Problem dieser auf dem Stufenmodell basierenden Positionen besteht darin, dass sie den kontinuierlichen Verlauf der Embryonalentwicklung in verschiedene Abschnitte einteilen: ein Abschnitt, der den Zeitraum umfasst, bevor das Schutzwürdigkeit verleihende Charakteristikum in der Embryonalentwicklung erstmals aufgetreten ist, und ein zweiter, darauf folgender Abschnitt, in welchem dem Embryo und allen späteren Entwicklungsstufen aufgrund des Besitzes eben dieser Eigenschaft Schutzwürdigkeit zukommt. Eine solche, eindeutig definierte Schnittstelle, welche die Trennungslinie für eine derartige Zuschreibung abgeben könnte, ist jedoch in der kontinuierlich verlaufenden Embryonalentwicklung nicht auszumachen. Zudem kann im Grunde jeder dieser verschiedenen Positionen vorgeworfen werden, die Auswahl der jeweils als relevant erachteten Eigenschaften und Fähigkeiten sei willkürlich.

Grundsätzlich erscheint vor dem Hintergrund des Stufenmodells eine entsprechende Abwägung zugunsten eines Schwangerschaftsabbruchs bzw. eines Verwerfens menschlicher Embryonen umso eher zulässig, je früher im Verlauf der Embryonalentwicklung die jeweilige Wahlentscheidung erfolgt.

Demgegenüber plädieren Argumentationen, welche auf Kontinuitäts-, Potenzialitäts- und Identitätsgesichtspunkte (KPI-Argument) Bezug nehmen, für einen Schutz früher menschlicher Lebensformen aufgrund des diesen innewohnenden Potenzials, sich zu Personen zu entwickeln (Lockwood 1988; Kirchenrat 1989; Poplawski/Gillett 1991; Rager 1996; Damschen/Schönecker 2003). Diese Schutzwürdigkeit wird im Allgemeinen unabhängig davon gesehen, wie groß im Einzelfall die Wahrscheinlichkeit eines bestimmten Embryos oder Fetus ist, sich zu einer Person zu entwickeln; sie hängt daher nicht vom aktuellen Entwicklungsstand ab (Iglesias 1984; Buckle 1988a; Lockwood 1988).

Vor dem Hintergrund des KPI-Arguments wird zumeist für einen starken Schutz früher menschlicher Lebensformen von Beginn der Entwicklung an plädiert. Dies impliziert eine zurückhaltende Einstellung sowohl gegenüber Pränataldiagnostik als auch gegenüber Präimplantationsdiagnostik, da in beiden Fällen aufgrund des Analyseverfahrens frühe menschliche Lebensformen zur Disposition stehen, welche das Potenzial besitzen, sich zu ausgewachsenen Personen zu entwickeln. Eine entsprechende Selektionsentscheidung erscheint solchen Positionen zufolge allenfalls im – dann als dilemmatisch beschriebenen – Extremfall nach Abwägung der im konkreten Fall relevanten Gesichtspunkte zulässig.

Allerdings lassen sich auch vielfältige Einwände gegen das KPI-Argument vorbringen: So wurde – trotz zweifellos kontinuierlich verlaufender Embryonalentwicklung – die Identität zwischen frühem Embryo und sich hieraus entwickelnder Person in Frage gestellt. Die Aussage, ein Embryo besitze das Potenzial, sich zu einer Person zu entwickeln, zeige vielmehr gerade, dass ein Embryo eben keine Person sei, und daher auch weder Rechte – wie beispielsweise ein Recht auf Leben – besitze noch wie eine Person behandelt zu werden brauche (Harris 1983; Sass 1989; Warnock 1990, Hare 1993; Engelhardt 1996; Merkel 2001). Zudem wurde angezweifelt, ob angesichts vollständiger Abhängigkeit von der Mutter hier überhaupt sinnvoll von einem Potenzial *des Embryos* oder *des Fetus* gesprochen werden könne (Tooley 1990).

Stufenmodell und KPI-Argument können auch verknüpft werden im Sinne der folgenden Argumentation: Einem menschlichen Embryo kommt generell von Beginn der Entwicklung an Schutzwürdigkeit zu, welche im Laufe der Entwicklung ansteigt. Diese Position geht von einer steigenden Schutzwürdigkeit früher menschlicher Lebensformen mit zunehmendem Entwicklungsgrad aus, ohne gleichzeitig aus den Augen zu verlieren, dass es die Entwicklungsfähigkeit zum Personsein ist, die frühen menschlichen Lebensformen Schutzwürdigkeit verleiht.

Darüber hinaus kann auch mithilfe von indirekten Argumenten, welche auf die Interessen einzelner Personen oder der ganzen Gesellschaft rekurrieren, für einen Schutz früher menschlicher Lebensformen argumentiert werden. Gründe dieser Art sind beispielsweise Ängste vor Manipulationen an menschlichen Keimzellen und Embryonen, wie sie im Gefolge der modernen Reproduktionsmedizin möglich werden könnten. Die Angst vor politischem oder sozialem Missbrauch, die Sorge, nicht ausreichend vor unerwünschten Eingriffen geschützt zu sein und die Befürchtung, die Folgen der modernen Technologien nicht kontrollieren zu können, spielen hier eine Rolle (Harris 1983; Schöne-Seifert 1990; McCormick 1991; Pieper 1996; Eibach 1997). So kann die im Interesse des Allgemeinwohls stehende Absicht, Ängste zu verhindern, die im Umfeld der Möglichkeiten der modernen Reproduktionsmedizin entstehen könnten, als Grund dafür angesehen werden, menschlichen Embryonen Schutz zuzusprechen. Darüber hinaus wurde das Missfallen sowie die verletzten Gefühle und moralischen Intuitionen außen stehender, unbeteiligter Personen bestimmten Handlungen gegenüber als Grund dafür beschrieben, Handlungen – wie beispielsweise den Verbrauch überzähliger menschlicher Embryonen für Forschungszwecke – zu unterlassen (»moralabhängige« Schadenszufügungen, vgl. Warnock 1983, 1990; Birnbacher 1996 und Kap. C.II.2.2.1.).

Die hier beschriebenen Argumentationsformen plädieren für einen grundsätzlichen Schutz menschlicher Embryonen bzw. Feten, wobei sich die verschiedenen Positionen jedoch darin unterscheiden, ab welchem Entwicklungsstadium frühen menschlichen Lebensformen Schutzwürdigkeit zukommt und welches Gewicht diesem Schutz gegenüber anderen, in konkreten Abwägungssituationen relevanten Aspekten zugeschrieben wird. Fürsorgeüberlegungen führen hier unabhängig vom individuellen genetischen Status des jeweiligen Embryos oder Fetus zum Schutz des Lebens und bringen daher eine generelle – je nach eingenommenem Standpunkt über den Status menschlicher Embryonen oder Feten allerdings unterschiedlich starke – Einschränkung der reproduktiven Freiheit mit sich.

In Deutschland kommt vor dem Hintergrund von Art. 1 des Grundgesetzes, welches menschlichem Leben in all seinen Formen Würde zuspricht, menschlichen Embryonen und Feten generell Schutz und Lebensrecht zu. In rechtlicher Hinsicht wird die Vorgehensweise beim Schwangerschaftsabbruch durch § 218 StGB geregelt. Das deutsche Embryonenschutzgesetz beschreibt die Rahmenbedingungen für den Umgang mit menschlichen *in vitro* erzeugten Embryonen; insbesondere wird durch das Embryonenschutzgesetz jede Form der Embryoselektion und des Verwerfens menschlicher *in vitro* erzeugter Embryonen untersagt.

Auf die detaillierten juristischen Regelungen und die äußerst komplexen Diskussionen um den Schutz menschlicher Embryonen und Feten im Zusammenhang mit Schwangerschaftsabbrüchen, um den Vorwurf eines Wertungswiderspruchs zwischen der beim Schwangerschaftsabbruch bestehenden Praxis und den strengen Regelungen des Embryonenschutzgesetzes sowie um das durch das Embryonenschutzgesetz bedingte Verbot der Präimplantationsdiagnostik in Deutschland kann an dieser Stelle nicht näher eingegangen werden. Hierzu sei verwiesen auf Engels 1998; Kaminsky 1998; Ratzel/Heinemann 1998; Hepp 2000; Merkel 2001; Kollek 2002; Nationaler Ethikrat 2003.

2.) Verhindern von schwerem Leiden

Im Zusammenhang der hier zu beschreibenden Argumentationsweise spielt die Fürsorge für den Embryo oder Fetus nicht unter dem Gesichtspunkt des Lebenserhalts (vgl. Kap. D.IV.4.1.1.), sondern unter dem Gesichtspunkt des Vermeidens von Krankheit und Leiden eine zentrale Rolle. So wurde argumentiert, es gebe bei erhöhten Risiken für das Auftreten schwerer, nicht präventiv vermeidbarer und nicht behandelbarer genetisch bedingter Erkrankungen für die Eltern eine durch Benefizienzüberlegungen begründete Pflicht, durch genetische Frühdiagnostik die genetische Konstitution des Embryos bzw. Fetus zu ermitteln um ggf. das Auftreten von schwerem Leiden zu verhindern (Munthe 1999; Clarkeburn 2000 und Kap. D.II.1.3.).

Im Hintergrund dieser Position steht eine Grundeinstellung gegenüber menschlichem Leben, gemäß welcher – bezogen auf den Lebensverlauf eines Menschen – eine Aufrechnung und anschließende Abwägung von möglichen Nutzen und Belastungen eines Lebens vorgenommen werden kann. Bei Menschen, die von mit dauerhaftem schwerem Leiden verbundenen Erkrankungen betroffen sind, kann sich dieser Zugangsweise zufolge – bezogen auf den gesamten Lebensverlauf – unter Umständen ein Übermaß an Belastungen ergeben. Leben wird in diesen schweren Fällen als schlechter als Nichtexistenz betrachtet und als Schaden bezeichnet. In Fällen, in denen sich anhand von Pränataldiagnostik auf eine solche »negative Bilanz« schließen lässt, sei demnach – bezogen auf den Fetus – die einzig mögliche benefiziente Handlung, die Schwangerschaft abzubrechen.

Derartige Positionen sind bereits aufgrund der grundsätzlichen Problematik eines solchen externen Urteils über den Wert eines Menschenlebens mit großen Schwierigkeiten behaftet (Swientek 1998 und Kap. D.IV.4.3.). Auch für Vertreter dieser Ansätze bildet es eine zentrale Schwierigkeit anzugeben, in welchen Fällen eine solche negative Bilanz vorliegen könnte. Im Zusammenhang genetischer Frühdiagnostik erweist sich nicht zuletzt als erschwerend, dass sich aus den erhaltenen Kenntnissen hinsichtlich des genetischen Status des Embryos bzw. Fetus häufig nur unklare Voraussagen über das Auftreten und die Intensität der jeweiligen Symptome treffen lassen.

Als Kriterium für schwere genetisch bedingte Krankheiten, bei denen vor diesem Hintergrund ein Abbruch angemessen erscheinen mag, wurde vorgeschlagen (Clarkeburn 2000): eine Kombination von anhaltendem und nicht-behandelbarem Schmerz zusammen mit der Abwesenheit jeglicher Möglichkeit, ein kontinuierliches Ich zu entwickeln, d.h. sich seiner Selbst als über die Zeit hinweg existierend bewusst zu sein. Der Autor nennt als hierfür möglicherweise in Frage kommende, sehr selten auftretende Beispiele: Morbus Tay-Sachs, Trisomie 13 oder (die akute infantile Form von) Morbus Gaucher – d.h. Erkrankungen, bei denen der Tod innerhalb der ersten Lebensmonate bzw. -jahre eintritt.

Für die allermeisten der derzeit üblichen Verfahren genetischer Frühdiagnostik, bei denen genetische Analysen auf wesentlich weniger schwerwiegende Krankheiten und Behinderungen durchgeführt werden, trifft diese Argumentation jedoch nicht zu, d.h. es kann nicht von einer Benefizienzverpflichtung im obigen Sinne die Rede sein. Insbesondere kann mit einer solchen Argumentationsweise grundsätzlich nicht bei spät ausbrechenden Erkrankungen für einen Schwangerschaftsabbruch plädiert werden, da in den Jahrzehnten vor dem Krankheitsausbruch von einem in gesundheitlicher Hinsicht weitgehend unbeeinträchtigten Leben der betreffenden Personen ausgegangen werden kann.

Darüber hinaus spielt bei allen weniger schwerwiegenden Erkrankungen und Behinderungen das »Non-identity-Problem« bzw. »genesis problem« eine zentrale Rolle (vgl. Kap. D.IV.3.3.); denn im Falle eines Schwangerschaftsabbruchs und einer erneuten Schwangerschaft wird ein anderes Kind zur Welt kommen. Bei dieser Vorgehensweise wird nicht aus Fürsorge für den bereits bestehenden Embryo oder Fetus gehandelt, da dieser aufgrund des Eingriffs künftig nicht mehr existieren wird. Vielmehr liegt der Schwerpunkt auf dem in unpersönlicher Weise verstandenen Wohlergehen künftiger Menschen (Heyd 1992; Parfit 1994; Brock 1995; Munthe 1999).

Eine gemäß diesem Ansatz verstandene Fürsorgeverpflichtung für den Embryo bzw. Fetus kann also allenfalls von Bedeutung sein bei äußerst seltenen, schwersten genetisch bedingten Krankheiten. Sie sagt nichts darüber aus, wie im Fall der wesentlich häufigeren und weniger schwerwiegenden Erkrankungen vorzugehen ist, welche den Haupteinsatzbereich von Pränatal- und Präimplantationsdiagnostik darstellen. Insgesamt ist also große Zurückhaltung geboten gegenüber dem Argument, es bestehe aus Fürsorgeüberlegungen für den bereits bestehenden Embryo oder Fetus eine Pflicht, dessen genetische Konstitution zu erfahren um ggf. sein künftiges Leiden zu verhindern.

3.) Autonomie des künftigen Kindes bzw. Erwachsenen

Eine weitere Gruppe von auf das individuelle künftige Kind rekurrierenden Argumenten, mit denen für eine Einschränkung der reproduktiven Freiheit plädiert werden kann, bezieht sich auf die Autonomie des künftigen Kindes bzw. Erwachsenen im weitesten Sinne. Diese Form der Argumentation, bei welcher letztlich eine Abwägung zwischen der Autonomie der Eltern und der künftigen Autonomie des Kindes erfolgt (Davis 1997), wird in gewisser Weise begünstigt durch die innerhalb prinzipienbasierter Ansätze bestehende Schwierigkeit, Fürsorgeaspekte gegen Autonomiegesichtspunkte abzuwägen (vgl. Kap. A.3. und Kap. C.II.1.3.).

Zwei verschiedene Argumentationsweisen lassen sich hier unterscheiden. Die erste Strategie plädiert für eine Begrenzung der über den Embryo oder Fetus erzielbaren Information aufgrund von Vertraulichkeitsgesichtspunkten und aufgrund der Achtung der Privatsphäre des künftigen Kindes.[148] So argumentiert Jeffrey R. Botkin (1995) dafür, genetische Frühdiagnostik nur zur Analyse schwerwiegender Erkrankungen zuzulassen, d.h. nur in Fällen, in denen den Eltern durch ein Nicht-Wissen der genetischen Konstitution des Kindes ein signifikanter Schaden entstehen würde. Kenntnisse über in gesundheitlicher Hinsicht geringfügigere Faktoren sollten demgegenüber für Eltern nicht verfügbar sein, nicht zuletzt um der im Fall eines Fortführens der Schwangerschaft nahe liegenden Tendenz der Eltern entgegenzuwirken, ihr Verhalten gegenüber dem Kind an den erhaltenen Analyseergebnissen auszurichten und auf diesem Wege den Gestaltungsspielraum des Kindes zu beschränken (vgl. Kap. D.II.1.2.).

Die zweite Form der Argumentation bezieht sich auf die Autonomie des künftigen Kindes bzw. Erwachsenen im Sinne von: Alle Möglichkeiten sollen ihm künftig offen stehen. Entsprechende Überlegungen greifen zurück auf das von Joel Feinberg (1980) formulierte Recht des Kindes auf eine offene Zukunft (vgl. Kap. D.II.1.2.). Demzufolge sind Eltern verpflichtet, durch ihr Handeln nicht die künftigen Möglichkeiten ihres Kindes einzuschränken.

Mithilfe des Arguments der offenen Zukunft kann im Zusammenhang genetischer Frühdiagnostik dafür plädiert werden, Entscheidungen so zu treffen, dass sie dem Kind in der Zukunft möglichst weiten Spielraum lassen, d.h. dem künftigen Kind nicht subnormale Gesundheitsvorausset-

---

148 Zum engen Zusammenhang zwischen Achtung der Autonomie und Achtung der Privatsphäre vgl. Kap. C.I.2.2.

zungen aufzuerlegen. Die künftigen Handlungsspielräume eines Kindes werden hierbei verglichen mit den entsprechenden Möglichkeiten eines »gesunden«, »normalen« Kindes.[149] Diese Argumentation impliziert zumindest bei Vorhandensein genetischer Risiken eine indirekte Empfehlung zugunsten des Einsatzes vorgeburtlicher genetischer Diagnostik.

Auf das Argument der offenen Zukunft wurde auch rekurriert im Zusammenhang mit dem kontrovers diskutierten Wunsch von einigen Paaren mit bestimmten körperlichen Besonderheiten wie Gehörlosigkeit oder Zwergenwuchs, mithilfe von ärztlicher Unterstützung gezielt ein Kind mit den gleichen körperlichen Besonderheiten zu bekommen (Davis 1997; Chadwick/Levitt 1998; Middleton u.a. 1998; Michie/Marteau 1999). Denn als zentrales Argument gegen eine entsprechende Vorgehensweise wurde vorgebracht: Auch wenn das künftige Kind keine Schmerzen leide und seine Lebensdauer nicht verkürzt sei, schränke eine körperliche Beeinträchtigung wie Gehörlosigkeit oder Zwergenwuchs den Bereich seiner künftigen Wahlmöglichkeiten ein und verletze daher sein Recht auf eine offene Zukunft. Vielmehr liege eine solche Vorgehensweise, im Rahmen derer einem künftigen Kind bewusst bestimmte körperliche Beeinträchtigungen auferlegt werden, in erster Linie im Interesse der Eltern, und nicht im Interesse des Kindes.[150]

Jedoch erweist sich der Einsatz des Arguments der offenen Zukunft als nicht unproblematisch. Zwar erscheint es auf den ersten Blick leichter, Autonomiegesichtspunkte gegen Autonomiegesichtspunkte abzuwägen, statt Autonomie gegen Benefizienzverpflichtungen (vgl. Kap. A.3.). Allerdings ist eine entsprechende Argumentation im Zusammenhang mit vorgeburtlicher genetischer Diagnostik wenig spezifisch. Denn ausgehend vom Argument der offenen Zukunft lässt sich letztlich auch bei geringfügigen gesundheitlichen Beeinträchtigungen dafür plädieren, eine Entscheidung zugunsten eines Kindes mit weniger festgelegter oder weniger einge-

---

149 Allerdings kann hier streng genommen nicht generell von einer Autonomie-Einschränkung die Rede sein, sondern davon, dass das Kind aufgrund einer voraussichtlichen krankheitsbedingten Einschränkung seiner Fähigkeiten in der Bandbreite seiner künftigen Möglichkeiten eingeschränkt sein wird (vgl. Kap. B.1.2.).

150 Auf ähnliche Weise wurde auch argumentiert, eine Auswahl des Kindes anhand des Geschlechts könne das Recht des Kindes auf eine offene Zukunft einschränken. Demnach besitzen Eltern, die mithilfe entsprechender Maßnahmen das Geschlecht ihres Kindes bestimmen möchten, mit hoher Wahrscheinlichkeit starke geschlechtsspezifische Erwartungen an ihre Kinder, welche auf subtile Weise das individuelle Gedeihen der Kinder beeinträchtigen können (Davis 1997).

schränkter Zukunft zu treffen (Davis 1997; Stein 1998). Insbesondere wenn man bei Überlegungen über den voraussichtlichen Handlungsspielraum eines künftigen Menschen den gesellschaftlichen Rahmen berücksichtigt, mögen kleine gesundheitliche Beeinträchtigungen oder schlichtweg Abweichungen von der »Normalität« schnell zu einer Einschränkung der ihm zur Verfügung stehenden Möglichkeiten führen, und sei es nur aufgrund bestehender Diskriminierungsgefahr oder aufgrund potenzieller künftiger Schwierigkeiten bei der Partnerwahl oder der Familienplanung.

Während bei Argumentationen, welche eine Fürsorgeverpflichtung zum Verhindern von schwerem Leiden des Kindes formulieren, Überlegungen über derart subtile Aspekte keine Rolle spielen, kommen solche vergleichsweise geringfügige Einschränkungen der künftigen Möglichkeiten und Handlungsspielräume hier zum Tragen. So kann man in der Verpflichtung der Eltern, nicht die künftigen Möglichkeiten ihrer Kinder einzuschränken, eine – im Übrigen völlig unrealistische – Verpflichtung zum in gesundheitlicher Hinsicht möglichst optimal ausgestatteten Kind sehen.

Darüber hinaus kann das Argument der offenen Zukunft auch aus grundsätzlichen Überlegungen nicht adäquat im Bereich vorgeburtlicher genetischer Diagnostik eingesetzt werden. Denn auch hier besteht das bereits im vorigen Kapitel angeführte Problem der Nicht-Identität: Im Fall eines geplanten selektiven Schwangerschaftsabbruchs wird das Kind mit offenerer Zukunft ein anderes Kind sein als dasjenige, welches sich aus dem bereits existierenden Embryo oder Fetus entwickeln würde (vgl. Kap. D.IV.3.3.). Demgegenüber verfügt der bereits existierende Embryo bzw. Fetus aufgrund des geplanten Schwangerschaftsabbruchs über keinerlei Zukunft, d.h. es erfolgt durch diese Vorgehensweise die maximal mögliche Einschränkung seiner künftigen Möglichkeiten.

Insgesamt wurde im Laufe der Diskussion der auf den individuellen Embryo, Fetus und das künftige Kind bezogenen Argumentationsweisen deutlich: Eine wirksame Berücksichtigung der von der Wahlentscheidung direkt betroffenen Embryonen oder Feten wird in erster Linie durch Bezug auf eine allgemeine Schutzwürdigkeit bzw. ein generelles Lebensrecht menschlicher Embryonen und Feten erzielt (Kap. D.IV.4.1.1.). Die anderen angeführten Argumentationsformen sind entweder – wie die auf das Argument der offenen Zukunft rekurrierenden Positionen – generell nicht in der Lage, in wirksamer Weise für eine Einschränkung der elterlichen Wahlmöglichkeiten zu plädieren, oder beziehen sich lediglich auf äußerst seltene Fälle extrem schwerwiegender Erkrankungen (Kap. D.IV.4.1.2.).

2. Einflüsse auf die Entscheidungssituation: Die Frage nach der Entscheidungsfreiheit

Von verschiedenen Autoren wurde betont, eine Darstellung, welche die durch vorgeburtliche genetische Diagnostik bereitgestellten zusätzlichen Wahlmöglichkeiten bzw. Handlungsoptionen und den hierdurch für die jeweiligen Paare erzielten Zuwachs an Wahlfreiheit in den Vordergrund rückt, sei zu einseitig und übergehe die komplexen Zusammenhänge, in denen entsprechende Wahlentscheidungen getroffen werden. So wird zu Recht kritisiert, bei einer solchen, die Wahlfreiheit hervorhebenden Darstellung werde der größere Kontext ausgeblendet, in dem ein erhöhtes Bedürfnis nach Inanspruchnahme entsprechender Wahlmöglichkeiten steht (Clarke 1991; Lippman 1994; Ramsay 1994; Junker-Kenny 1999). Denn Bedürfnisse besitzen zumeist keine intrinsische Realität, sie sind vielmehr gesellschaftlich (mit)bedingt sowie kultur- und kontextabhängig. Nicht zuletzt entstehen Bedürfnisse teilweise erst durch das Vorhandensein entsprechender, im jeweiligen Kontext anstrebenswert erscheinender Möglichkeiten. Ein solcher Zusammenhang kann auch zwischen der Verfügbarkeit genetischer Frühdiagnostik und dem Bedürfnis von Frauen, entsprechende Analyseverfahren in Anspruch zu nehmen, gesehen werden. Das alleinige Verweisen auf vorhandene Wahlmöglichkeiten wird daher der komplexen Situation nicht gerecht; vielmehr müssen bei einer Diskussion von Autonomie im Kontext genetischer Frühdiagnostik auch die jeweils vorhandenen Handlungs- und Entscheidungsspielräume berücksichtigt werden und der Gesichtspunkt der Entscheidungsfreiheit in die Überlegungen miteinbezogen werden. So stellen neben Wahlfreiheit (Kap. B.4.2.) auch Handlungsfreiheit (Kap. B.4.1.) und Entscheidungsfreiheit (Kap. B.4.3.) wichtige Aspekte von Autonomie dar.

Die genetische Frühdiagnostik eröffnet nicht nur neue Wahl- und Handlungsoptionen, sondern bringt hierdurch auch Verantwortungsgesichtspunkte ins Spiel in Lebensbereichen, die bislang jenseits menschlicher Einflussmöglichkeiten lagen. Demgegenüber konnten vor der Entwicklung pränataldiagnostischer Verfahren höchstens statistische Angaben über die Wahrscheinlichkeit des Auftretens bestimmter Erkrankungen oder Behinderungen bei den Nachkommen eines Paares getroffen werden; eindeutige Vorhersagen über das Auftreten bzw. Nicht-Auftreten bestimmter Auffälligkeiten im konkreten Einzelfall waren jedoch nicht möglich. In einer solchen Situation konnten Eltern nicht sinnvoll für die genetische Konstitution ihrer Kinder zur Verantwortung gezogen werden, da sie diesbezüglich über keinerlei Eingriffsmöglichkeiten verfügten – sieht man von der Möglichkeit ab, auf eigene Kinder zu verzichten.

Durch das Einführen von Verfahren zur vorgeburtlichen genetischen Diagnostik trat jedoch eine Veränderung der Situation ein. Für Frauen, die sich seit jeher als verantwortlich für die Gesundheit ihrer Kinder betrachten, weitet sich durch die Verfügbarkeit genetischer Frühdiagnostik der Verantwortungsbereich aus, was für viele eine Verstärkung des Verpflichtungsgefühls nach sich zieht, alles Verfügbare tun zu müssen, um ein gesundes Kind zur Welt zu bringen (vgl. Kap. D.V.1.).

So können sich viele Frauen angesichts des Angebots genetischer Frühdiagnostik der Möglichkeit, auf Nummer sicher zu gehen, nicht entziehen. Der tiefe Wunsch nach einem gesunden Kind und das Bedürfnis nach Kontrolle und Beruhigung spielen hier eine große Rolle. Für schwangere Frauen ist es daher häufig schwierig, pränatale Diagnostik abzulehnen, wenn sie im Rahmen der Schwangerschaftsvorsorge von ärztlicher Seite angeboten wurde. Dies gilt insbesondere, wenn Frauen aufgrund ihres Alters oder aufgrund ihrer Familiengeschichte als Mitglied einer Risikogruppe beschrieben werden. Obwohl kein direkter Zwang ausgeübt wird, fühlen sich viele Schwangere in gewissem Sinne zur Testinanspruchnahme verpflichtet (Lippman 1994, 1999; Nippert u.a. 1997; Hildt 1998, 2002; Kollek 2002).

Auch innerhalb der allgemeinen Bevölkerung wurden deutliche Erwartungen gegenüber dem Familienplanungsverhalten von Personen mit hohen genetischen Risiken festgestellt. So stimmte im internationalen Vergleich ein beträchtlicher Prozentsatz der Befragten der Aussage zu, vor einer Eheschließung sollte sowohl der eigene Carrierstatus als auch der Carrierstatus des Partners in Erfahrung gebracht werden; ebenso erfolgte große Zustimmung zur Forderung, schwangere Frauen sollten bei Vorhandensein genetischer Risiken Pränataldiagnostik in Anspruch nehmen (Wertz u.a. 2003). In einer Studie befürworteten über 60 Prozent der Befragten die Meinungsäußerung: »Personen mit einem hohen Risiko für schwere Fehlbildungen sollten keine Kinder bekommen, es sei denn, sie machen Gebrauch von der pränatalen Diagnose und dem selektiven Schwangerschaftsabbruch« (Nippert 1997). Darüber hinaus wurde das Vorhandensein latenter Schuldzuweisungen festgestellt gegenüber Schwangeren, die sich nicht gemäß diesen Erwartungen verhalten. Hiermit ist eine gewisse Neigung verbunden, Mütter bzw. Eltern, die sich gegen Pränataldiagnostik entschieden haben, für das Auftreten genetisch bedingter Erkrankungen oder Behinderungen bei ihren Kindern retrospektiv zur Verantwortung zu ziehen (vgl. Kap. D.V.1.). Mit dem Vorhandensein vorgeburtlicher genetischer Diagnostik geht also ein gewisser gesellschaftlicher Erwartungsdruck einher, die verfügbaren Verfahren einzusetzen (Beck-Gernsheim 1996; Wiedebusch 1997; Hildt 1998, 2002; Kuhlmann 1999; Kollek 2002).

Angesichts dieser Zusammenhänge liegt der Entscheidung über eine Inanspruchnahme von Pränataldiagnostik und ggf. über einen Schwangerschaftsabbruch nach Feststellen genetischer Auffälligkeiten oft keine wirkliche Wahl zugrunde. Die Entscheidung wird – insbesondere im gesellschaftlichen Zusammenhang – häufig in beträchtlichem Maße von den Umständen mitbestimmt (Sinclair/Griffiths 1994; Kuhlmann 1999; Lippman 1999; Kollek 2002).

Fraglich erscheint jedoch, ob diese Einflüsse des sozialen Umfelds bereits als Zwang im eigentlichen Sinne beschrieben werden können. Allerdings lässt sich zur Charakterisierung der Zusammenhänge hier an die von Joseph Raz durchgeführten Überlegungen anknüpfen (vgl. Kap. B.4.1.4.): Möglicherweise könnte man bei Pränataldiagnostik und in noch stärkerem Maße bei Präimplantationsdiagnostik eine Konstellation sehen, bei welcher der Wunsch nach einem gesunden Kind vor dem Hintergrund eines gewissen, mehr oder weniger subtilen gesellschaftlichen Drucks eine verstärkte Wahrscheinlichkeit der Verwirklichung sowie eine zusätzliche Legitimation erhält.[151]

Vor dem beschriebenen Hintergrund mag Pränataldiagnostik als geeignetes Angebot zur Beruhigung besorgter Schwangerer erscheinen. Jedoch stellt das Bereitstellen pränataler genetischer Analysemöglichkeiten letztlich kein neutrales Angebot dar. Im Grunde suggeriert das Angebot, bei erhöhter Wahrscheinlichkeit für das Auftreten genetischer Auffälligkeiten ein entsprechendes diagnostisches Verfahren durchführen zu lassen, bis zu einem gewissen Grad die Empfehlung, im Falle eines entsprechenden Befundes einen Schwangerschaftsabbruch vornehmen zu lassen. Denn solange nur in äußerst seltenen Fällen Möglichkeiten zur Verfügung stehen,

151 Als direkten Zwang kann man demgegenüber eine von Seiten der Krankenversicherung vorgenommene Einflussnahme beschreiben, im Rahmen derer eine Familie durch Entzug der finanziellen Abdeckung der Kosten für Schwangerschaft und künftiges Kind zu einem Schwangerschaftsabbruch gezwungen werden sollte, nachdem bei ihrem Fetus Mukoviszidose festgestellt worden war (Billings u.a. 1992; Lapham u.a. 1996).

um nach der genetischen Analyse eine Therapie zum Wohle des zukünftigen Kindes zu beginnen, dient das diagnostische Verfahren vorrangig dazu, den genetischen Status des Embryos bzw. Fetus festzustellen, um gegebenenfalls einen Schwangerschaftsabbruch einzuleiten.

Die Vorentscheidung für Pränataldiagnostik impliziert im Grunde die Entscheidung, im Falle des Feststellens einer als gravierend empfundenen genetisch bedingten Auffälligkeit einen Schwangerschaftsabbruch durchzuführen. Dies gilt in besonderem Maße für Angehörige von Familien mit erhöhtem Risiko für das Auftreten bestimmter genetisch bedingter Krankheiten, denn hier wird das diagnostische Verfahren gezielt eingesetzt, um eine bestimmte Mutation zu ermitteln. Im Fall einer Mutationsfeststellung erfolgt hier zumeist ein Abbruch der Schwangerschaft (vgl. Kap. D.IV.2.).

Demgegenüber hängt, gerade wenn – beispielsweise aufgrund erhöhten Alters der Schwangeren – in vergleichsweise unspezifischer Weise auf Chromosomenanomalien hin untersucht wird, die jeweilige Entscheidung stärker von der im individuellen Fall festgestellten Auffälligkeit ab. So entscheidet sich nach Feststellen weniger schwerwiegender Chromosomenanomalien auch ein beträchtlicher Teil der Frauen bzw. Paare für ein Weiterführen der Schwangerschaft, zum Beispiel bei Turner-, Klinefelter- und Triple-X-Syndrom. Demgegenüber werden über 90 Prozent der Schwangerschaften nach Diagnose Down-Syndrom abgebrochen (Hennen u.a. 2001; Kollek 2002; Wohlfahrt 2002). Frauen, die umfassender beraten werden, ziehen bei unklaren zytogenetischen Ergebnissen oder bei Geschlechtschromosomen-Anomalien weniger häufig einen Schwangerschaftsabbruch in Erwägung (Nippert u.a. 1997; Hennen u.a. 2001).

Obwohl sich nach Feststellen einer genetischen Auffälligkeit eine bewusste Entscheidung zugunsten des Kindes für die jeweilige Frau bzw. das jeweilige Paar nicht einfach gestaltet, ist bei Pränataldiagnostik eine entsprechende Wahlmöglichkeit im Grunde vorhanden (Hildt 1998, 2002; Wohlfahrt 2002). Demgegenüber verändern sich im Umfeld von Präimplantationsdiagnostik der Entscheidungsprozess und die Entscheidungsträger im Vergleich zu herkömmlichen pränataldiagnostischen Verfahren, wobei insbesondere eine Abnahme der Entscheidungsspielräume für die jeweiligen Frauen und Paare zu verzeichnen ist: Zwar legen Ärzte und Eltern gemeinsam die durchzuführenden genetischen Analysen fest und besprechen, welche der Embryonen transferiert werden sollen. Allerdings liegt hier insofern ein durch das Verfahren bedingter Automatismus vor, als nach der Testdurchführung – anders als bei Pränataldiagnostik– nicht mehr eine durch die genetische Analyse ausgelöste intensive Reflexion über das weitere Vorgehen erfolgt. Vielmehr kann man das Verfahren als von Anfang an auf Selektion ausgerichtet beschreiben (Ruppel/Mieth 1998; Hepp 2000).

Während bei Pränataldiagnostik für den Fall der Feststellung einer genetischen Auffälligkeit von dem betreffenden Paar die oftmals sehr schwierige und schmerzliche Entscheidung über den weiteren Verlauf der Schwangerschaft getroffen werden muss, werden demgegenüber nach Präimplantationsdiagnostik nur Embryonen implantiert, bei denen im Zuge der durchgeführten genetischen Analysen keine Auffälligkeiten festgestellt worden sind. Die Existenz des Kindes stellt das Ergebnis der elterlichen Wahlentscheidung dar, Präimplantationsdiagnostik durchführen zu lassen; jedoch liegt hier für die Eltern keine eigene Wahl für oder gegen einen bestimmten Embryo vor. Vielmehr wurde durch ärztliches Handeln das geplante Ziel eines Kindes ohne bestimmte genetisch bedingte Erkrankung oder Behinderung erreicht (Birnbacher 1989; Ratzel/Heinemann 1998). So mag das Interesse an Präimplantationsdiagnostik auch auf die Problematik der bei herkömmlicher Pränataldiagnostik anstehenden Abtreibungsentscheidung hinweisen sowie auf die Suche nach Möglichkeiten, diesem Entscheidungszwang und der damit verbundenen Übernahme von Verantwortung zu entgehen.

Zudem ist bei Präimplantationsdiagnostik – verglichen mit herkömmlichen Schwangerschaften und mit der bei Pränataldiagnostik üblichen Praxis – verfahrensbedingt eine größere Anfälligkeit gegenüber externen Einflussnahmen, beispielsweise durch Ärzte oder durch die im medizinischen Kontext vorliegenden Rahmenbedingungen, zu verzeichnen (Kollek 2002; Zeiler 2004). Da der behandelnde Arzt die Verantwortung für das Zustandekommen der Schwangerschaft und für das gesamte reproduktionstechnologische Verfahren trägt, erscheint aus Gründen ärztlicher Fürsorge, welche sowohl das Benefizienz- als auch das Nichtschadensprinzip einschließt, von ärztlicher Seite eine gewisse Einflussnahme durch Festlegung der Rahmenbedingungen nahe liegend. Hierzu mögen ggf. Vorgaben über die durchzuführenden Analysen gehören (de Wert 1998b, siehe aber Aittomäki u.a. 2004)[152] oder Beschränkungen des Zugangs von Paaren mit

152 Guido de Wert (1998b) diskutiert beispielsweise die Bitte eines Paares um In-vitro-Fertilisation mit Intrazytoplasmatischer Spermieninjektion (ICSI), wobei der Mann mit hoher Wahrscheinlichkeit über eine Mukoviszidose-Anlageträgerschaft verfügt. Von der betreffenden Klinik wurde der Zugang zur extrakorporalen Be-

erhöhten Erkrankungsrisiken zu reproduktionsmedizinischen Verfahren (vgl. Kap. D.III.3.2.1.).[153] In diesem Zusammenhang wendet sich Guido de Wert zwar gegen dubiosen »präventiven Perfektionismus«, hält jedoch aufgrund der Verantwortung des behandelnden Arztes eine teilweise Verschiebung des »locus of decision making« für unvermeidlich (de Wert 1998b).

Zu dieser Tendenz, möglichst weitgehend genetische Auffälligkeiten ausschließen zu wollen, mag nicht zuletzt die Sorge der behandelnden Ärzte beitragen, sie könnten für die In-vitro-Bildung und Implantation von Embryonen mit vermeidbaren Auffälligkeiten zur Verantwortung gezogen werden. Dieser Zusammenhang liegt in dem Maße bei herkömmlichen Schwangerschaften nicht vor, da sie nicht durch medizinisch-technisches Vorgehen unter Mitwirkung von Ärzten zustande kommen.

Insgesamt ist festzustellen: Mit dem Vorhandensein zusätzlicher Wahlmöglichkeiten bzw. Handlungsoptionen im Zusammenhang mit Familienplanungsfragen gehen im gesellschaftlichen Umfeld rückwirkende Einflüsse auf die Entscheidungssituation einher, durch welche die Entscheidungsfreiheit der betreffenden Frauen bzw. Paare unter Umständen beträchtliche Einschränkungen erfahren kann.

3. Über die Wahlsituation hinausgehende Implikationen

Bei Positionen, welche die reproduktive Freiheit bei Fragen der Familienplanung betonen, liegt der Schwerpunkt der Argumentation zumeist auf der jeweils anstehenden individuellen Wahl- bzw. Entscheidungssituation. Hierbei stehen Überlegungen über die Inanspruchnahme vorgeburtlicher

---

fruchtung von der Bedingung abhängig gemacht, sich zuvor einer genetischen Analyse auf Mukoviszidose-Anlageträgerschaft zu unterziehen und ggf., sollten bei beiden Partnern entsprechende Mutationen nachgewiesen werden, Pränatal- oder Präimplantationsdiagnostik durchzuführen.

153 Hierzu gehört vor Durchführen einer Präimplantationsdiagnostik von Seiten der beteiligten Ärzte das Überprüfen, ob das künftige Kind in Zukunft adäquat versorgt werden kann – beispielsweise wenn ein Elternteil an Chorea Huntington oder an einer früh ausbrechenden Form der Alzheimer-Krankheit erkranken wird (Braude u.a. 1998; Lashwood/Flinter 2001; Robertson 2003). Entsprechende Familienkonstellationen spielen auch eine Rolle bei einem Paar, dem – weil ein Partner ein erhöhtes Huntington-Erkrankungsrisiko trägt – der Zugang zum In-vitro-Fertilisationsverfahren verwehrt wurde (Henn u.a. 2003; Prütz 2003).

genetischer Diagnostik, über das Fortführen oder Abbrechen einer Schwangerschaft bzw. zur Selektion von Embryonen, über den Status menschlicher Embryonen und Feten sowie das Bestreben, krankheitsbedingtes Leiden zu vermeiden, im Vordergrund.

Allerdings spielen darüber hinaus auch eine Reihe individueller und gesellschaftlicher Implikationen eine Rolle, die zumeist nicht direkt in die jeweilige Wahl- und Entscheidungssituation mit eingehen, die aber – insgesamt gesehen – beträchtliche Relevanz besitzen. Hierzu zählen auf der individuellen Ebene langfristige Auswirkungen entsprechender Wahlentscheidungen auf das familiäre Zusammenleben sowie auf der gesellschaftlichen Ebene Fragen nach der innerhalb der Gesellschaft anzutreffenden Haltung gegenüber Krankheit und Behinderung und nach dem gesellschaftlichen Umgang mit Kranken und Behinderten. Auf diese, über die eigentliche Wahlsituation hinausgehenden Implikationen sei im Folgenden eingegangen.

So kann die Option, mittels genetischer Frühdiagnostik in gewissem Maße eine Kontrolle über den genetischen Status der Nachkommen ausüben zu können, im familiären Kontext unter Umständen vielfältige Auswirkungen sowohl auf die Kinder als auch auf die Eltern mit sich bringen. In diesem Zusammenhang wurde argumentiert, das resultierende Wesen werde durch die Einflussnahme der Eltern seiner ursprünglichen Freiheit beraubt, da seine Existenz von deren Plänen und Willen abhänge. Maureen Junker-Kenny formuliert dies folgendermaßen:

»The battle against natural chance can only be fought at the price of instrumentalising the human object of perfection for the design imperatives of paternalising adults. No matter how good the intention, it robs the resulting person of her most original possession: her freedom which is compromised from the start by having been designed in her specificity by another human will. Instead of being regarded as a threat to be minimised, natural chance needs to be acknowledged as a guardian of freedom« (Junker-Kenny 1999: 149/150).

Soll sich ein Mensch frei entwickeln und sein Leben frei gestalten können, so darf demnach der Beginn eines menschlichen Lebens nicht von der Entscheidung anderer Menschen abhängen. Auch wenn man in Frage stellen kann, ob hier tatsächlich durch Fremdbestimmung in die Freiheit des resultierenden Individuums eingegriffen wird (Birnbacher 1987), so ist doch der Aspekt der elterlichen Kontrolle im Zusammenhang genetischer Frühdiagnostik nicht zu leugnen. Man mag sich fragen: Was für Folgen besitzt das Bewusstsein, geboren worden zu sein, weil der vorgeburtliche

Blick in die Gene ein gesundes, normales, pflegeleichtes Kind versprach? Der Gedanke, es handele sich um den Umgang mit einem zu konsumierenden Produkt, dessen Qualität gegenüber den Unwägbarkeiten der Natur sichergestellt werden soll, mag sich hier aufdrängen (Lippman 1994; Davis 1997; Hildt 1998; Junker-Kenny 1999).

Zu den Auswirkungen vorgeburtlicher genetischer Diagnostik gehören auch mögliche Folgen des Analyseangebots auf Personen, die von denjenigen Erkrankungen betroffen sind bzw. künftig voraussichtlich betroffen sein werden, für welche vorgeburtliche Diagnostik angeboten wird. So fühlen sich diese Personen teilweise beträchtlich von entsprechenden – ihnen und ihren Familien unterbreiteten – Analyseangeboten mit Option auf Schwangerschaftsabbruch in ihrem Selbstbild betroffen und degradiert (Clarke 1991; Swientek 1998; McGowan 1999; Hennen u.a. 2001).

Insbesondere von Selbsthilfegruppen Behinderter und von Eltern behinderter Kinder wird vorgebracht, das Bestreben, durch breit angelegte Analyseangebote oder Screening-Programme die Geburt von Kindern mit genetisch bedingten Krankheiten oder Behinderungen verhindern zu wollen, richte sich auf indirekte Weise gegen all diejenigen, die von den jeweiligen Erkrankungen oder Behinderungen betroffen sind (Steel, 1995; Middleton u.a. 1998; Swientek 1998; Hennen u.a. 2001). Demgegenüber wird von Betroffenenverbänden ein gezielter Einsatz von Pränataldiagnostik bei entsprechenden Familien mit spezifischen Risiken nicht abgelehnt, und vielmehr als Möglichkeit der Familienplanung gesehen (Hennen u.a. 2001).

Man kann sich hier an Isaiah Berlin (1969) erinnert fühlen, der einen gewissen – wenn auch lockeren – Zusammenhang hergestellt hat zwischen dem Freiheitsgedanken und dem Fehlen gesellschaftlicher Anerkennung (vgl. Kap. B.4.1.3.). So liegt für Betroffene der Eindruck von Unfreiheit in dem Maße nahe, in dem sie sich als Mitglieder einer gesellschaftlich unerwünschten Gruppe wahrnehmen. Zudem kann der Eindruck, im privaten oder gesellschaftlichen Umfeld nicht in adäquater Weise anerkannt zu werden, über einen entsprechenden Einfluss auf die objektiven und subjektiven Wahlvoraussetzungen (vgl. Kap. B.4.2.) unter Umständen zu einer starken Einschränkung der Entfaltungsfreiheit führen.

Die Gefahr einer Zunahme der Benachteiligung und Diskriminierung Behinderter und chronisch Erkrankter stellt einen der Haupteinwände gegen eine Ausweitung des Einsatzes genetischer Frühdiagnostik dar (Birnbacher 1989; Steel 1995; Hennen u.a. 2001 und Kap. D.V.1.). Eine entsprechende Diskriminierungsgefahr betrifft nicht nur Personen, die von den vergleichsweise seltenen genetischen Veränderungen, welche derzeit pränatal diagnostiziert werden können, betroffen sind, sondern kann darüber hinausgehend auch ganz allgemein für jegliche Form von Behinderung oder Abweichung von der Normalität gesehen werden (Hubbard 1995, Steel 1995, Beck-Gernsheim 1996; Eibach 1997; Lanzerath/Honnefelder 1998; Swientek 1998; Nationaler Ethikrat 2003).

Auf der einen Seite wurde dieser Zusammenhang zurückgewiesen mit dem Argument, der Einsatz genetischer Frühdiagnostik richte sich nicht gegen bereits Betroffene und führe nicht zu einer zusätzlichen Diskriminierung Betroffener, sondern sei lediglich Ausdruck der innerhalb der Gesellschaft bestehenden Bedürfnisse nach einem gesunden Kind. In diesem Zusammenhang mag man auf gestiegenes gesellschaftliches Engagement zugunsten Behinderter und chronisch Kranker verweisen. Auf der anderen Seite wurde vorgebracht, angesichts der zunehmend breiteren Verfügbarkeit von Verfahren der vorgeburtlichen genetischen Diagnostik und der Ausweitung der Testpraxis bestehe die Gefahr einer Beeinflussung der allgemeinen gesellschaftlichen Haltung gegenüber Krankheit und Behinderung (Steel 1995; Nippert 1997; ten Have 1997; Nationaler Ethikrat 2003).

In diesem Zusammenhang lässt sich der Paaren mit erhöhten genetischen Risiken entgegengebrachte Erwartungsdruck sehen, Verfahren genetischer Frühdiagnostik einzusetzen (vgl. Kap. D.IV.4.2. und Kap. D.V.1.). Nicht zuletzt da bestimmte Erkrankungen angesichts der Möglichkeiten der genetischen Frühdiagnostik weitgehend als vermeidbar zu gelten haben, besteht für die betreffenden Familien die Gefahr negativer Implikationen im sozialen Umfeld, so beispielsweise im Umgang mit Versicherungen (vgl. Kap. D.III.3.2.). Zudem wurde die Befürchtung geäußert, die langfristige Versorgung Betroffener könnte beeinträchtigt werden, indem künftig möglicherweise weniger in die Entwicklung geeigneter Präventions- oder Behandlungsmöglichkeiten investiert werden könnte (Clarke 1991; Steel 1995).

Durch die Sorge vor Diskriminierung, Stigmatisierung und Benachteiligung – und handele es sich hierbei auch nicht um tatsächlich vorhandene Schwierigkeiten, sondern nur um mutmaßliche künftige Benachteiligungen – verliert jedoch eine Wahlentscheidung zugunsten eines betroffenen Kindes zusätzlich an Attraktivität, was unter Umständen eine Zunahme der Inanspruchnahme entsprechender Verfahren nach sich zieht.

Nicht zu leugnen ist, dass eine Ausweitung des Einsatzes genetischer Frühdiagnostik insgesamt eine Verringerung der Neigung der Gesellschaft zum Ausdruck bringt, kranke oder behinderte Kinder zu akzeptieren (Sinclair/Griffiths 1994; Schroeder-Kurth 1994; Swientek 1998; Kuhlmann 1999). Im Zusammenhang des – jeweils im individuellen Kontext erfolgenden – Einsatzes genetischer Frühdiagnostik wurde daher die Gefahr des Entstehens einer eugenischen Mentalität von »unten nach oben« und somit die Gefahr einer Verstärkung eugenischer Zielsetzungen gesehen (Haker 1993; Junker-Kenny 1999; Kollek 2002).

Allerdings ist zu betonen, dass sich die zuletzt genannten Überlegungen in erster Linie auf mögliche Folgen eines breiten Einsatzes genetischer Frühdiagnostik beziehen, d.h. auf eine Situation, in der weite Teile der Bevölkerung entsprechende Verfahren in Anspruch nehmen. So erscheint – nicht zuletzt aufgrund der zu erwartenden gesellschaftlichen Implikationen – eine Erweiterung des Analyseangebots über Risikofamilien hinaus als ausgesprochen problematisch. Demgegenüber können die beschriebenen negativen gesellschaftlichen Implikationen eines breiten Einsatzes genetischer Frühdiagnostik nicht als Argument gegen den Zugang von Personen mit hohem Risiko für das Auftreten schwerer genetisch bedingter Erkrankungen bei ihren Nachkommen zu entsprechenden Verfahren eingesetzt werden. Hier treten andere, sich an der persönlichen Familiengeschichte ausrichtende Überlegungen in den Vordergrund (vgl. Kap. D.IV.2.).

Insgesamt ist das Zur-Verfügung-Stellen entsprechender, im Zusammenhang genetischer Frühdiagnostik stehender Wahloptionen für Mitglieder von Familien mit erhöhtem Risiko für das Auftreten schwerer genetisch bedingter Erkrankungen anzustreben unter Bedingungen, welche das Auftreten der beschriebenen – insbesondere im Umfeld eines breiten Einsatzes entsprechender Verfahren zu erwartenden – negativen Implikationen möglichst umfassend vermeiden. Von Seiten der Gesellschaft müssen daher geeignete Rahmenbedingungen gewährleistet bzw. geschaffen werden, die Mitgliedern von Risikogruppen selbstbestimmte Entscheidungen im Zusammenhang mit Fragen der Familienplanung ermöglichen, und darüber hinaus ein Umfeld sicherstellen, das Personen mit genetisch bedingten Erkrankungen oder Behinderungen eine autonome Lebensgestaltung ermöglicht.

Mit diesem Zusammenhang beschäftigt sich das folgende Kapitel.

5. Autonomie jenseits von Wahlmöglichkeiten

Zentral für das Angebot vorgeburtlicher genetischer Diagnostik ist die auf zwei Forderungen beruhende Grundannahme: Die Möglichkeit zur Testdurchführung sollte für Angehörige von Risikogruppen vorhanden sein, die jeweilige Inanspruchnahme sollte jedoch absolut freiwillig erfolgen. Hierbei soll es sowohl in der autonomen Entscheidung der Einzelnen liegen, ob sie eine prädiktive genetische Analyse in Anspruch nehmen, als auch welche Konsequenzen sie aus dem Analyseergebnis ziehen. Zumeist wird jegliche Form der Druckausübung abgelehnt.

Allerdings ist es angesichts der Komplexität der Situation sehr schwierig, beide Teilaspekte gleichermaßen zu erfüllen. Wenn auch genetische Frühdiagnostik in vielen Fällen von Nutzen für Eltern ist, die ein erhöhtes genetisches Risiko für das Auftreten einer bestimmten Erkrankung bei ihren Nachkommen besitzen, so besteht doch im Fall eines breiten Einsatzes von Pränatal- und Präimplantationsdiagnostik auch die begründete Sorge vor im gesellschaftlichen Zusammenhang auftretenden Faktoren, welche die Möglichkeit zur Selbstbestimmung eingrenzen könnten.

Gerade für Mitglieder von Familien mit erhöhtem Risiko für das Auftreten schwerer genetisch bedingter Erkrankungen besitzen das gesellschaftliche Umfeld und die innerhalb der Gesellschaft vorhandenen Einstellungen und Haltungen gegenüber Kranken und Behinderten zentrale Bedeutung, da sie nicht nur beständig mit der krankheitsbezogenen Problematik und entsprechender Diskriminierungs- und Stigmatisierungsgefahr konfrontiert sind, sondern auch ihre Familienplanungsentscheidungen vor dem gesellschaftlichen Hintergrund treffen.

Das Vorhandensein von Wahloptionen reicht hier nicht aus, um Selbstbestimmung in Familienplanungsfragen zu gewährleisten. Vielmehr besteht aufgrund der beschriebenen Zusammenhänge die Gefahr, dass für Angehörige von Risikofamilien das Vorhandensein zusätzlicher Wahloptionen in Familienplanungsfragen durchaus eine Reihe negativer Implikationen mit sich bringen könnte, wenn diese Optionen nur dann zur Verfügung stehen, wenn auch alle anderen Mitglieder der Bevölkerung über vergleichbare Optionen verfügen (Dworkin 1988; Zeiler 2004 und Kap. B.4.2.2.1.). Obwohl insbesondere Personen und Familien mit erhöhtem Risiko zur Geburt eines Kindes mit genetischen Auffälligkeiten von den durch genetische Frühdiagnostik geschaffenen Möglichkeiten profitieren, sind es letztlich gerade diese Personengruppen, deren Freiräume durch die gesellschaftlichen Konsequenzen einer breiten Verfügbarkeit dieser Methodik unter Umständen deutlich eingeschränkt werden könnten.

Ein möglicher Ansatzpunkt bestünde darin, die Verbreitung genetischer Frühdiagnostik einzuschränken durch eine Begrenzung des Zugangs zu den entsprechenden Verfahren. Eine solche Möglichkeit stellt das Verfassen einer Indikationsliste dar, welche den Zugang zu genetischer Frühdiagnostik regelt. Allerdings wird das Erstellen eines solchen Indikationenkatalogs zur Regelung des Zugangs zu Pränatal- oder Präimplantationsdiagnostik zumeist generell abgelehnt (Clarke 1991; Hepp 1994; Hoedemaekers u.a. 1997; de Wert 1998b; Elger 1998; Henn 1998; White 1999; Nationaler Ethikrat 2003).

Eines der wesentlichen Argumente gegen das Aufstellen entsprechender Indikationslisten betrifft die Entscheidungsebene: Aus entsprechenden Listen könnte eine quasi automatische Legitimation zum Schwangerschaftsabbruch oder zur Embryoselektion abgeleitet werden. Demgegenüber basiert jede Entscheidung im Umfeld genetischer Frühdiagnostik auf individueller Reaktion auf Risiken und Unsicherheit und steht im Kontext persönlicher Werte und Umstände. So besteht kein Konsens über die Schwere vieler Erkrankungen, auch kann dieselbe Krankheit unterschiedlich schwere Manifestationen zeigen. Zudem würde ein solcher Indikationenkatalog voraussichtlich zur Stigmatisierung der von den entsprechenden Krankheiten und Behinderungen Betroffenen führen. Darüber hinaus können Fortschritte in Diagnose und Behandlung genetisch bedingter Erkrankungen zu Veränderungen führen, d.h. eine entsprechende Liste veraltet schnell und ist ständig unvollständig.

Jedoch erscheint es auf der anderen Seite ebenfalls problematisch, in umfassender Weise sämtliche verfügbare Optionen der breiten Bevölkerung zur Verfügung zu stellen und die Entscheidung über eine Inanspruchnahme genetischer Frühdiagnostik gänzlich dem Einzelnen zu überlassen. Wenn auch das Erstellen von Indikationslisten als nicht adäquater Weg betrachtet werden muss, so ist doch eine Beschränkung des Einsatzes genetischer Frühdiagnostik auf umschriebene Risikogruppen anzustreben sowie das Bestimmen einer Untergrenze für den Einsatz entsprechender Verfahren, durch welche Diagnostik auf geringfügige Erkrankungen und in gesundheitlicher Hinsicht irrelevante Faktoren ausgeschlossen wird.

Rückt man die Frage nach Autonomie im Umgang mit genetischer Frühdiagnostik in den Vordergrund, so lässt sich deren Diskussion jedoch nicht auf Überlegungen über Zugangsbedingungen zu entsprechenden Verfahren beschränken. Vielmehr müssen in umfassender Weise weitere autonomiebezogene Gesichtspunkte Berücksichtigung finden. Denn durch das bloße Vorhandensein von Wahlmöglichkeiten wird nicht bereits die Autonomie bzw. Freiheit der betreffenden Personen im Umgang mit diesen Wahloptionen gewährleistet.

Der Frage nach der Entscheidungsfreiheit im Umgang mit den entsprechenden Verfahren kommt hier zentrale Bedeutung zu. Zwar stehen entsprechende Entscheidungen letztlich im individuellen Kontext, allerdings spielt hierbei immer auch das gesellschaftliche Umfeld eine Rolle (vgl. Kap. D.IV.4.2.).

So sind im gesellschaftlichen Kontext die beiden Optionen – Inanspruchnahme genetischer Frühdiagnostik und ggf. Schwangerschaftsabbruch auf der einen Seite sowie das Einlassen auf eine Schwangerschaft ohne genetische Untersuchung bzw. eine bewusste Entscheidung zugunsten eines betroffenen Kindes auf der anderen Seite – nicht gleichwertig. Vielmehr wird durch häufig innerhalb der Gesellschaft anzutreffende Voreingenommenheiten gegenüber Familien mit chronisch kranken oder behinderten Kindern bzw. gegenüber chronisch Kranken und Behinderten eine Option begünstigt. Vor diesem Hintergrund ist es durchaus fraglich, ob bei Berücksichtigung des sozialen Umfelds für die betreffenden Frauen tatsächlich so große Freiheit besteht, sich für oder gegen die Inanspruchnahme von genetischer Frühdiagnostik bzw. für oder gegen einen Schwangerschaftsabbruch nach Feststellen genetischer Auffälligkeiten zu entscheiden (Lippman 1994, 1999; Hildt 1998, 2002; Kuhlmann 1999; Kollek 2002).

Diese Problematik wird deutlich auf der Wahlentscheidungs-Metaebene, auf der ein Hinterfragen der vorhandenen Optionen erfolgt im Sinne von: Möchte ich mit den Optionen konfrontiert sein, mit denen ich es bin? Das bloße Zur-Verfügung-Stellen von Wahlmöglichkeiten ermöglicht daher nicht bereits einen selbstbestimmten Umgang mit entsprechenden Verfahren. Voraussetzung hierfür ist vielmehr das Bereitstellen von in gleichem Maße wählbaren Optionen, sodass eine wirkliche Wahl zur Verfügung steht (vgl. Kap. B.4.2.).

So muss auch die Freiheit bestehen, genetische Frühdiagnostik nicht in Anspruch zu nehmen bzw. sich bewusst für ein erkranktes oder behindertes Kind zu entscheiden. Sind diese beiden Optionen nicht gleichwertig, so besteht lediglich Scheinautonomie, bei der zwar keine direktive Einflussnahme erfolgt, bei der jedoch vielfältige indirekte Einflüsse über gesellschaftliche Stimmungen und Erwartungshaltungen einen starken Einfluss auf die Entscheidungsfindung besitzen. Auch die Option, auf eigene Kinder zu verzichten, findet im Umfeld einer Diskussion genetischer Frühdiagnostik häufig zu geringe Beachtung.

Zentral ist hierbei, nicht nur Freiheit *von* äußeren Zwängen zu garantieren, sondern auch Freiheit *für* eigene Lebensgestaltung zu gewährleisten (vgl. Kap. B.1.2.).

Insgesamt besteht eine Verantwortung der Gesellschaft, die Rahmenbedingungen für den Umgang mit genetischer Frühdiagnostik so zu gestalten, dass sie dem Schutz gemeinsamer Werte, Güter und Grundannahmen dienen (vgl. Kap. C.II.2.2.2.). Neben dem Abwehren diskriminierender Tendenzen gegenüber Minderheiten, Behinderten und chronisch Kranken stellt in ebensolcher Weise der Schutz menschlicher Embryonen und Feten eine solche gemeinsame gesellschaftliche Aufgabe dar (vgl. Kap. E.3.).

Entsprechende Rahmenbedingungen sind nur gegeben, wenn die Lebensbedingungen von Familien mit behinderten bzw. chronisch erkrankten Angehörigen in medizinischer Hinsicht möglichst optimal gestaltet, in sozialer Hinsicht erleichtert sowie in finanzieller Hinsicht unterstützt werden. Ansonsten erfolgt in unzulässiger Weise eine Übertragung von Verantwortung, die eigentlich der gesamten Gesellschaft zukommt, auf schwangere Frauen bzw. Paare (vgl. Kap. D.V.1.).

V. AUTONOMIE ANGESICHTS DER KENNTNIS GENETISCHER ANALYSEERGEBNISSE – EINIGE HINTERGRUNDÜBERLEGUNGEN

Eines der Hauptmotive für die Inanspruchnahme prädiktiver genetischer Analysen liegt – neben der Möglichkeit, geeignete präventive oder therapeutische Maßnahmen zu ergreifen – im Bestreben, durch die auf diesem Wege erlangten Analyseergebnisse eine adäquate, selbstbestimmte Lebens- und Familienplanung zu erleichtern bzw. zu ermöglichen. Als zentral erweist sich daher die Frage nach dem Einfluss der Ergebnisse prädiktiver genetischer Diagnostik auf die Autonomie der betreffenden Personen.

Nach den in den vorigen Kapiteln diskutierten Auswirkungen genetischer Daten auf die Lebensgestaltung und die Familienplanung der betreffenden Personen soll nun vor dem Hintergrund der in Teil B dieser Studie vorgestellten philosophischen Positionen auf einer abstrakteren Ebene über den Zusammenhang zwischen den Ergebnissen prädiktiver genetischer Analysen und Autonomie reflektiert werden. Hierbei stehen zwei Aspekte im Vordergrund: Zum einen eine mögliche, durch Kenntnisse hinsichtlich der genetischen Konstitution bewirkte Ausdehnung des einer Person zugeschriebenen Verantwortungsbereichs. Dieser Gesichtspunkt kann beschrieben werden als Individualisierung von Verantwortung für angesichts des Wissens um genetische Zusammenhänge getroffene Entscheidungen (Kap. D.V.1.). Ein zweiter Aspekt betrifft mögliche Auswirkungen von Kenntnissen hinsichtlich der genetischen Konstitution auf die Autonomie sowie auf die Möglichkeiten bzw. Voraussetzungen autonomer Lebensgestaltung (Kap. D.V.2.).

1. Individualisierung von Verantwortung

In den vorigen Kapiteln wurde auf den Umgang mit den Ergebnissen prädiktiver genetischer Analysen sowohl auf individueller Ebene als auch im familiären und gesellschaftlichen Kontext eingegangen; anschließend wurden mögliche Auswirkungen auf Familienplanungsentscheidungen beschrieben. Allerdings wurde dabei noch nicht detaillierter eingegangen auf die bei vielen Entscheidungen im Hintergrund stehende Frage nach der Bedeutung der Kenntnis genetischer Daten für das Ausmaß, in dem eine Person für von ihr begangene Handlungen sinnvollerweise zur Verantwortung gezogen werden kann. Dieser Zusammenhang soll im Rahmen dieses Kapitels eingehender diskutiert werden.

Zunächst kann man ganz allgemein die durch prädiktive genetische Diagnostik erhaltenen Resultate selbst als unmittelbare Voraussetzung für verantwortungsvolles Handeln und autonome Lebensgestaltung betrachten. So wird durch die erhaltenen Ergebnisse – sei es über die genetische Konstitution seiner selbst oder seiner Nachkommen – in vielen Zusammenhängen ermöglicht, bewusste Entscheidungen im Wissen um die als relevant erachteten genetischen Daten zu treffen. Gemäß dieser Zugangsweise stellen entsprechende Kenntnisse hinsichtlich des genetischen Status die Voraussetzung für verantwortungsvolle Lebensgestaltung und Familienplanung dar – und zwar auch dann, wenn es sich um Vorhersagen von Krankheiten handelt, für welche keine geeigneten präventiven oder therapeutischen Maßnahmen verfügbar sind.

Jedoch bestehen bezüglich des Zusammenhangs zwischen Kenntnissen hinsichtlich der genetischen Konstitution und persönlicher Verantwortung auch eine Reihe anderer Positionen, welche – zumindest teilweise – auf Gesichtspunkten aufbauen, die häufig als speziell mit genetischen Zusammenhängen verbunden betrachtet werden. So geht mit der Überzeugung, eine Erkrankung bzw. die Suszeptibilität für eine Erkrankung lasse sich auf genetische Faktoren zurückführen, in der öffentlichen Wahrnehmung eine stärkere Tendenz einher, diese Erkrankung für unvermeidbar zu halten, als wenn andere körperliche Aspekte für das Erkrankungsrisiko ausschlaggebend wären (Coghlan 1996; Shaw u.a. 1999; Foucar 2001).

Hierbei spielt häufig der Eindruck genetischer Determination, aufgrund derer die gesundheitliche Entwicklung und diesbezügliche Risiken als nicht kontrollierbar wahrgenommen werden, eine Rolle. Im Hintergrund steht hier nicht selten die als »genetischer Essenzialismus« (»genetic essentialism«) bezeichnete übersteigerte Ansicht, das Wesentliche eines Menschen sei durch seine Gene definiert, während andere, nicht-genetische Aspekte lediglich untergeordnete Bedeutung besitzen. Wenn auch eine schicksalhafte Bestimmung eines Menschen durch seine Gene gegeben sein mag im Fall von schweren genetisch bedingten Krankheiten, so ist doch das Leben der meisten Menschen nicht in irgendeinem starken Sinne von ihren Genen kontrolliert. Insbesondere können aus der Basensequenz eines Menschen keine konkreten Aussagen über dessen individuelle komplexe Persönlichkeits-Charakteristika getroffen werden (Lippman 1992; Ramsay 1994; Nelkin/Lindee 1995; Greene 1999; Holm 1999; Reiss 2000; Plomin/Walker 2003).

Durch eine Zugangsweise, welche die genetischen Ursachen von Erkrankungen hervorhebt, rückt die Möglichkeit, durch eigenes Handeln gegenzusteuern und beispielsweise geeignete Maßnahmen gegen mögliche künftige Erkrankung zu ergreifen, in den Hintergrund. Im Zuge einer solchen, fatalistische Züge tragenden Haltung, in der Krankheit als genetisch vorprogrammiert erscheint, wird tendenziell weniger getan werden um die Gesundheitsrisiken zu verringern und das Auftreten der Erkrankung zu verhindern. Vielmehr mag durch den Eindruck, ein Zustand oder eine Krankheit sei nicht vermeidbar bzw. nicht kontrollierbar, den Betroffenen in erhöhtem Maße Mitgefühl entgegengebracht werden. Derartige, genetischen Determinismus ausdrückende Ansichten neigen dazu, den Einzelnen, aber auch die Gesellschaft, von der Verantwortung für das eigene Verhalten freizusprechen (Marteau/Croyle 1998; Welch/Burke 1998; Nelkin/Lindee 1999; Senior u.a. 1999; Broadstock u.a. 2000).[154]

---

154 Bezogen auf die gesellschaftliche Bedeutung genetischer Diagnostik wurde in diesem Zusammenhang die Investition von Ressourcen in Humangenetik, Routine-Gentests und die Vorhersage potenzieller Gesundheitsrisiken kritisiert, und stattdessen gesellschaftliche Veränderungen gefordert um bestehende sozioökonomische Ungerechtigkeiten zu beheben (Lippman 1994; Ramsay 1994; Levitt 1997).

Durch Genetik wird also einerseits die Verantwortung von der einzelnen Person genommen: Bestimmte genetische Charakteristika werden innerhalb der jeweiligen Familie vererbt, für eine entsprechende Anlageträgerschaft kann sie nicht sinnvoll zur Verantwortung gezogen werden. Allerdings werden durch eine solche Zugangsweise keineswegs automatisch Benachteiligungen aufgrund genetischer Daten ausgeschlossen. Sollten beispielsweise Ergebnisse prädiktiver genetischer Diagnostik künftig im Umfeld von Versicherungen zum Tragen kommen, so würde das aufgrund genetischer Analysen ermittelte, als feststehend angesehene Erkrankungsrisiko den Grund für erhöhte Prämien oder veränderte Versicherungsbedingungen darstellen – obwohl niemand die Verantwortung für seine eigene genetische Konstitution trägt (vgl. Kap. D.III.3.2.2.).

Auf der anderen Seite muss jedoch gesehen werden, dass eine Erkrankung selten allein auf genetische Faktoren zurückgeht; bei den meisten Krankheiten handelt es sich um multifaktoriell bedingte Erkrankungen, bei denen neben genetischen Faktoren auch die Umwelt und das eigene Verhalten, insbesondere psychische, kulturelle und soziale Faktoren, eine Rolle bei der Krankheitsentstehung spielen.

Vor diesem Hintergrund können Menschen durch prädiktive genetische Analysen in Erfahrung bringen, ob sie ein erhöhtes Risiko für das Auftreten bestimmter Erkrankungen tragen, und können ggf. ihr Verhalten am erhaltenen Analyseergebnis ausrichten, um durch Modifikation des Lebensstils oder durch prophylaktische Maßnahmen dazu beizutragen, das Auftreten der Krankheit zu vermeiden oder den Krankheitsverlauf günstig zu beeinflussen. Allerdings ist es in den meisten Fällen unmöglich, den Einfluss einer genetischen Anlageträgerschaft auf ein bestimmtes Individuum genau vorherzusagen; ebenso wenig kann angegeben werden, ob eine Person mit erhöhtem »genetischen Risiko« gesund bleibt oder erkrankt aufgrund ihres Verhaltens oder aber aufgrund ihrer Gene (Kielstein/Sass 1992; Lippman 1992; Marteau/Croyle 1998; Takala/Gylling 2000).

Eine Zugangsweise, die genetische Faktoren bei der Erklärung von Krankheiten hervorhebt, besitzt Auswirkungen auf die individuelle Vorstellung des Einzelnen von Wohlbefinden und Gesundheit und bringt insgesamt eine Veränderung traditioneller Konzepte von Krankheit und Gesundheit mit sich (Duster 1990; Lippman 1992, 1994; Ramsay 1994; Hubbard 1995; ten Have 1997; Surbone 2004). So kristallisiert sich eine Gruppe von Menschen heraus, die angesichts prädiktiver genetischer Daten als »gesunde Kranke« bezeichnet werden können, und aufgrund möglicherweise künftig auftretender Erkrankung eine Sonderbehandlung erfahren. Vor dem Hintergrund eines solcherart ausgedehnten Krankheitsbegriffs (vgl. Kap. C.II.1.2.) legt der durch prädiktive Diagnostik ermittelte Risikofaktor in Bezug auf künftige Krankheitsentstehung das Durchführen überwachender oder präventiver medizinischer Maßnahmen nahe (»surveillance medicine«). So mögen sich gesunde Personen aufgrund von Ergebnissen prädiktiver genetischer Analysen als krank oder minderwertig fühlen, obwohl sie von keinerlei Symptomen betroffen sind, und dies – vor allem wenn es sich lediglich um Prädispositionen handelt – möglicherweise auch künftig nie sein werden (Hubbard 1995; Stemerding u.a. 1997; Wiesing 1998; Council on Ethical and Judicial Affairs 1998; Chapman/Burn 1999).

In diesem Kontext wird insgesamt deutlich, dass angesichts der Möglichkeit, sich auf die Ergebnisse prädiktiver genetischer Analysen einzustellen und sein Leben entsprechend anzupassen, auch eine gewisse Verantwortung des Einzelnen in Erscheinung tritt, sein Leben gemäß dem erhaltenen Analyseergebnis zu gestalten. Diese individuelle Verantwortung des Einzelnen für seine Gesundheit und die Gesundheit seiner Nachkommen gewinnt im gesellschaftlichen Rahmen zusätzliche Bedeutung. Nicht zuletzt finanzielle Gründe spielen hierbei eine Rolle. So wurde wiederholt vorgebracht, dass eine Betonung der individuellen Verantwortung des Einzelnen dazu beiträgt, die Gesellschaft zu entlasten und stattdessen vom jeweiligen Individuum Veränderungen zu verlangen, indem entsprechende Wahlentscheidungen dem persönlichen, privaten Bereich zugeordnet werden (Patzig 1989; Lippman 1992; ten Have 1997 sowie Kap. B.4.1.2.).

Der Aspekt der individuellen Verantwortungsübernahme wird besonders deutlich im Zusammenhang mit Familienplanungsentscheidungen und vorgeburtlicher genetischer Diagnostik (vgl. Kap. D.IV.). Nicht nur die Inanspruchnahme genetischer Frühdiagnostik, sondern auch der Verzicht auf entsprechende Verfahren erweist sich zunehmend als bewusste Entscheidung, deren Folgen individuell verantwortet werden müssen (Lippman 1994, 1999; Hildt 1998, 2002; Hoedemaekers/ten Have 1998b; Kuhlmann 1999).

Häufig wird hierbei implizit vorausgesetzt, verantwortungsvolles Handeln zeige sich im adäquaten Vermeiden unnötiger persönlicher und gesellschaftlicher Risiken und Belastungen. Das Handeln von Paaren, die sich trotz erhöhter Risiken gegen genetische Frühdiagnostik entschieden haben und die ein schwer erkranktes oder behindertes Kind haben, wird vor diesem Hintergrund nicht selten als verantwortungslos charakterisiert (Fletcher 1988; Kielstein/Sass 1992; Lippman 1992; Nippert 1997; Andre u.a. 2000).

Wie Andre, Fleck und Tomlinson (2000) herausgearbeitet haben, ist ein solcher Verantwortungslosigkeitsvorwurf jedoch in verschiedener Hinsicht problematisch und zumeist unangebracht. Demnach ist zu unterscheiden zwischen der Aussage: jemand handelt verantwortungslos, und der Aussage: jemand handelt falsch. Während im letzten Fall eine Bewertung der jeweiligen Wahlentscheidung erfolgt, steht im ersten Fall die Art und Weise, in der eine Entscheidung getroffen wurde, im Vordergrund. Der Vorwurf der Verantwortungslosigkeit richtet sich also gegen den Prozess der moralischen Reflexion und nicht gegen dessen Ergebnis. Er signalisiert: Vor der Entscheidungsfindung fand nicht genügend Reflexion statt, die Implikationen des Handelns wurden nicht in adäquater Weise berücksichtigt; um hierüber Aussagen treffen zu können, müsste man jedoch wissen, wie die jeweilige Wahl zustande kam – was jedoch im Allgemeinen nicht der Fall ist.

Auch wenn der Vorwurf von Verantwortungslosigkeit also insgesamt schwierig erscheint, so erweist sich doch die mit Kenntnissen hinsichtlich der genetischen Konstitution einhergehende Tendenz zur Individualisierung von Verantwortung als zentrale Problematik des Umgangs mit prädiktiver genetischer Diagnostik.

Vor diesem Hintergrund mag die Ansicht entstehen: Personen, die eine verfügbare prädiktive genetische Analyse oder ein angebotenes Suszeptibilitäts-Screening nicht haben durchführen lassen, oder sich nach der Mutationsfeststellung nicht nach den Empfehlungen gerichtet haben, sollten selbst die Verantwortung für möglicherweise auftretende Folgen bei sich und ihren Nachkommen übernehmen und daher ggf. in finanzieller Hinsicht für entsprechende Konsequenzen aufkommen.[155]

Allerdings ist nicht jeder in der Lage, sein Verhalten zu ändern. Denn Personen verhalten sich möglicherweise in gesundheitlicher Hinsicht un-

155 In diesen Zusammenhang können Überlegungen gestellt werden, ob Krankenversicherungen möglicherweise berechtigt werden sollten, ausgehend von Ergebnissen prädiktiver genetischer Analysen in gewisser Weise Druck auf die Versicherten auszuüben, bei – aufgrund der genetischen Daten ratsam erscheinenden – Präventionsmaßnahmen mitzuwirken (vgl. Kap. D.III.3.2.2.).

zweckmäßig aufgrund von Verpflichtungen gegenüber anderen oder aufgrund von äußeren Zwängen; sie verfügen teilweise über keine wirkliche Möglichkeit, ihre Lebensumstände oder ihr Verhalten zu ändern. Verantwortungs- und Schuldzuschreibungen erscheinen daher ausgesprochen problematisch.

Aber auch wenn die betreffenden Personen ihren Lebensstil ändern könnten, ist nicht unbedingt gesagt, dass dies für sie von Vorteil wäre, da die Betreffenden möglicherweise gerne so leben wie sie es tun und ihr Verhalten nicht ändern wollen. Nicht zuletzt kann schwerlich kontrolliert werden, ob bzw. inwieweit die jeweiligen Personen ihr Verhalten tatsächlich modifiziert haben.

Unabhängig davon, ob die betreffenden Personen aufgrund der erhaltenen Analyseergebnisse umfassende Lebensstilveränderungen vornehmen oder ob sie sich weiter verhalten wie bisher: Wenn die durch die prädiktive genetische Analyse vorausgesagten Probleme auftreten, so stehen sie in völlig anderer Art in ihrer eigenen Verantwortung als ohne »Vorwarnung«. Der beschriebene Verantwortungszusammenhang mag dazu führen, dass sich Personen angesichts des Wissens um erhöhte genetische Risiken genötigt sehen, in bestimmter Weise zu handeln, und auf diesem Weg an Gestaltungsspielraum einbüßen (Lippman 1992, 1999; Ramsay 1994; Husted 1997; Takala/Gylling 2000 und Kap. D.V.2.).

Diese Individualisierung von Verantwortung wirkt sich nicht zuletzt auch auf das Ausmaß der Inanspruchnahme prädiktiver genetischer Diagnostik aus. Denn mit prädiktiver Genetik und der sich hierdurch eröffnenden Möglichkeit, durch das eigene Verhalten Gesundheitsparameter günstig zu beeinflussen, geht häufig die Erwartung einher: Die jeweiligen Personen sollten anstreben, möglichst umfassende Kenntnisse über ihren genetischen Status zu sammeln, um sich diesem Wissen gemäß verhalten und ggf. geeignete präventive Maßnahmen ergreifen zu können (Lippman 1994, 1999; Ramsay 1994; Levitt 1997; ten Have 1997; Sherwin 2004).

In der individuellen Zuschreibung von Verantwortung – und im Ideal der Wertneutralität der klinischen Genetik – kann man daher den eigentlichen Schrittmacher des Genetifizierungsprozesses sehen, d.h. einer Entwicklung, in deren Rahmen ein zunehmender Anstieg der Bedeutung genetischer Faktoren und genetischer Analyseverfahren im Umgang mit Gesundheit und Krankheit zu erwarten ist (ten Have 1997, 2001; Hoedemaekers/ten Have 1998a; Lippman 1999 und Kap. D.I.1.).

Beide für einen solchen angenommenen Genetifizierungsprozess als verantwortlich beschriebene Faktoren, d.h. sowohl die Tendenz zur Individualisierung von Verantwortung als auch das Wertneutralitätsideal der klinischen Genetik, gehen letztlich auf das Autonomiekonzept zurück. Beide Faktoren, insbesondere jedoch die Tendenz zur Individualisierung von Verantwortung, treten in Erscheinung in der Folge einer Betonung der Achtung von Autonomie und selbstbestimmter Entscheidungsfindung des Einzelnen im Umgang mit den Ergebnissen prädiktiver genetischer Diagnostik.

Aus dieser Sichtweise ist – wenn nicht geeignete regulierende Maßnahmen ergriffen werden – für die Zukunft eine starke Zunahme der Verbreitung und der Inanspruchnahme prädiktiver genetischer Diagnostik zu erwarten (vgl. Kap. E.1.). Allerdings zeichnet sich hier bereits eine in gewisser Hinsicht stabilisierende Gegenbewegung ab. So wurde in letzter Zeit das Wertneutralitätsideal klinischer Genetik im Bereich postnataler prädiktiver genetischer Diagnostik von verschiedener Seite in Frage gestellt, und zwar insbesondere in den Bereichen, in denen keine Auswirkungen auf reproduktionsmedizinische Zusammenhänge vorliegen und in denen präventive und therapeutische Behandlungsoptionen verfügbar sind (vgl. Kap. D.II.2.2. und Kap. E.).

2. Selbstbestimmte Lebensgestaltung oder Fremdsteuerung durch Ergebnisse prädiktiver genetischer Diagnostik?

Über die im vorigen Kapitel diskutierten Implikationen der Ergebnisse prädiktiver genetischer Diagnostik im Zusammenhang mit einer Individualisierung von Verantwortung hinaus bleibt die grundlegende Frage bestehen: Ermöglichen bzw. erleichtern Kenntnisse hinsichtlich der genetischen Konstitution eine autonome Lebensgestaltung? Denn es kann keineswegs davon ausgegangen werden, dass der Erhalt von Analyseergebnissen an sich bereits generell einen Autonomiezuwachs mit sich bringt. Hinsichtlich der Autonomie sind vielmehr einerseits die genaueren Umstände, in denen das Wissen um die genetischen Daten steht, d.h. der individuelle Lebenskontext der jeweiligen Person, von großer Bedeutung (vgl. Kap. D.III.). Andererseits spielen zentrale Grundannahmen in Bezug auf Autonomie und den Einfluss der Kenntnis genetischer Zusammenhänge eine wichtige Rolle; auf diese sei im Folgenden näher eingegangen.

Im Zentrum der meisten Autonomiekonzeptionen steht der Gesichtspunkt der selbstbestimmten Lebensgestaltung, wobei zwischen den einzelnen Theorien jedoch große Unterschiede hinsichtlich der inhaltlichen Präzisierung dessen bestehen, was unter selbstbestimmter Lebensgestaltung zu verstehen ist (vgl. Kap. B.1.).

Gemäß einer weit verbreiteten Sichtweise steht hierbei im Vordergrund (vgl. Husted 1997): Personen sind Wesen, die Wünsche und Präferenzen besitzen und die in möglichst hohem Maße ihren vorhandenen Wünschen und Präferenzen nachzukommen und sie zu erfüllen suchen. Um dies zu erreichen sind sie bestrebt, ihre Entscheidungen auf der Grundlage der hierfür relevanten Informationen zu treffen und entsprechend zu handeln. So gesehen stellt das Ergebnis einer prädiktiven genetischen Analyse eine für die jeweiligen Entscheidungen relevante Voraussetzung dar. Dieser Ausrichtung zufolge werden die Wünsche und Präferenzen als feststehend und zur jeweiligen Person dazugehörend betrachtet.

Auf einer ähnlichen Zugangsweise beruht auch die Strategie bei der Gabe des *informed consent* im medizinisch-therapeutischen Kontext: Selbstbestimmte Entscheidungen über Therapiemöglichkeiten werden nach reiflicher Überlegung auf der Grundlage der diesbezüglich wichtigen Informationen getroffen; hier handelt es sich um eine konkrete Entscheidungssituation, in der die Präferenzen als gegeben angenommen werden können (vgl. Kap. C.I.2.).

Zunächst mag man auch im Zusammenhang prädiktiver genetischer Diagnostik den Eindruck besitzen, durch eine Inanspruchnahme genetischer Analyseverfahren und durch die hierdurch erzielten Ergebnisse werde – auch wenn diese verarbeitet werden müssen und zumindest vorübergehend gewisse Unannehmlichkeiten in Kauf genommen werden müssen – ein Autonomiezuwachs erzielt, da die Kenntnis des Analyseergebnisses die Voraussetzung dafür bildet, in begründeter und verantwortungsvoller Weise Entscheidungen treffen zu können. Auch wenn aus den erhaltenen Daten zumeist nur Wahrscheinlichkeitsaussagen hinsichtlich des Auftretens von Erkrankungen abgeleitet werden können, scheint die Kenntnis des genetischen Status eine rationale Entscheidungsfindung zu erleichtern, wenn nicht gar überhaupt erst zu ermöglichen.

Allerdings ist es im Zusammenhang prädiktiver genetischer Diagnostik eher irreführend anzunehmen, eine Person besitze gewisse feststehende Langzeitpräferenzen und erhalte dann einige nützliche, wenn auch unter Umständen unangenehme Informationen, mit deren Hilfe ihr ermöglicht wird, ihre Präferenzen besser zu erfüllen sowie Schwierigkeiten und nicht zu verwirklichende Projekte zu vermeiden. Vielmehr unterliegen die Präferenzen, Wünsche und Ansichten einer Person im Laufe der Zeit einem gewissen Wandel, sie sind nicht unverändert vorgegeben. Denn das Leben von Personen entwickelt sich in einem kontinuierlichen Prozess der Selbstgestaltung, als Ergebnis aufeinander folgender Wahlentscheidungen und Handlungen. Auch die Präferenzen, Wünsche und Ansichten einer Person durchlaufen diesen Entwicklungsprozess.

Vor diesem Hintergrund sind umfassendere Autonomiekonzeptionen zu sehen, wie sie beispielsweise von Isaiah Berlin, Gerald Dworkin und Joseph Raz entwickelt wurden (Berlin 1969; Raz 1986; Benn 1988; Dworkin 1988). Bei ihnen steht im Zusammenhang mit Autonomie nicht im Mittelpunkt, durch eigene Entscheidungen und Handlungen möglichst weitgehend bereits vorgegebene Präferenzen zu erfüllen, sondern bei diesen Ansätzen steht das erfolgreiche Verfolgen frei gewählter Ziele im Vordergrund. Als Voraussetzung für Selbstbestimmung wird hier häufig die Fähigkeit zur reflektierenden Selbstbewertung, zur Ausbildung von Präferenzen höherer Ordnung, genannt. So wird es als für Personen charakteristische Fähigkeit betrachtet, über Wünsche nachzudenken und Einstellungen ihnen gegenüber einzunehmen. Hierdurch legen Personen fest, was sie für wertvoll und anstrebenswert halten, und gestalten vor diesem Hintergrund ihr Leben. Autonomie wird in diesem Zusammenhang als Fähigkeit zweiter Ordnung beschrieben, kritisch über die Präferenzen erster Ordnung nachzudenken (vgl. Kap. B.1.).

Argumentiert man innerhalb dieses Rahmens, so werden durch das Erhalten genetischer Daten letztlich in vielen Bereichen die Präferenzen zweiter Ordnung modifiziert, was Rückwirkungen auf die Präferenzen erster Ordnung besitzt. Aus dieser Sichtweise eröffnen sich durch eine prädiktive genetische Analyse erweiterte Möglichkeiten zur Autonomiewahrnehmung, d.h. zu selbstbestimmter Lebensgestaltung angesichts des erwarteten bzw. wahrscheinlichsten gesundheitlichen Verlaufs. Hierzu gehören positive Gestaltungsmöglichkeiten, wie zum Beispiel geeignete Präventionsmaßnahmen zu ergreifen, angesichts einer erwarteten kürzeren Lebensspanne die Zeit vor Ausbrechen der Erkrankung besonders intensiv zu nutzen oder frühzeitig eine Familiengründung anzustreben und in wohl informierter Weise Familienplanungsentscheidungen zu treffen. Andererseits mag es für betroffene Personen angesichts der Kenntnis genetischer Daten nicht mehr anstrebenswert oder nicht mehr sinnvoll sein, bestimmte langfristige Projekte zu entwickeln oder bestimmte Dinge zu tun oder zu wünschen. Hierdurch tritt eine Negativbewertung solcher Präferenzen ein, was schließlich zur Aufgabe dieser Präferenzen führen kann. Ein Beispiel hierfür wäre, von einer langwierigen Berufsausbildung abzusehen oder das Rauchen aufzugeben.

Allerdings kann man hier auch eine andere Sichtweise vertreten und in Frage stellen, ob durch Kenntnisse hinsichtlich der genetischen Konstitution tatsächlich für die jeweilige Person eine autonome Lebensgestaltung erleichtert wird (Husted 1997). Denn Handlungsmöglichkeiten, die vor Erhalten des Analyseergebnisses wertvolle Optionen für die Person darstellten, sind unter Umständen aufgrund des Ergebnisses für die betreffende Person nicht mehr wählbar.

So mögen sich Personen mit nachgewiesener Anlageträgerschaft für Chorea Huntington »gezwungen sehen«, auf eigene Kinder zu verzichten, wenn sie einen Schwangerschaftsabbruch für nicht akzeptabel halten. Entsprechende Situationen können auch im Zusammenhang mit der Weitergabe von Analyseergebnissen an enge, möglicherweise selbst betroffene Familienmitglieder entstehen. Die Enthüllung des Ergebnisses mag als Pflicht empfunden werden, besonders gegenüber Angehörigen, die planen, Kinder zu bekommen. Eine Person, die eine mit dem Auftreten einer schweren Erkrankung in Zusammenhang stehende Mutation trägt, mag trotz ihres Wunsches, die Kenntnisse in Bezug auf ihren genetischen Status für sich zu behalten, den Eindruck erlangen, keine wirkliche Wahl mehr zu besitzen zwischen zwei wählbaren Optionen – den Familienmitgliedern das Analyseergebnis mitzuteilen oder nicht mitzuteilen – sondern vielmehr eine Wahl zwischen einer guten Option, d.h. zumindest all diejenigen Familienmitglieder zu informieren, die sich in der Familienplanungsphase befinden, und einer schlechten Option, nämlich die genetische Analyse zu verschweigen. Zwar bleibt die jeweilige Option immer noch als Wahlmöglichkeit vorhanden. Jedoch kann die Person angesichts des erhaltenen Analyseergebnisses nicht die Verantwortung übernehmen, diese Option zu wählen, da diese Wahl aus ihrer Sicht moralisch falsch wäre.

Angesichts des Ergebnisses einer prädiktiven genetischen Analyse verringert sich für die betreffenden Personen also unter Umständen der Umfang der verfügbaren Handlungsalternativen in beträchtlichem Maße. Jemand mag sich mehr oder weniger gezwungen sehen, sich für eine bestimmte Option zu entscheiden. In einer solchen Situation besteht keine wirkliche Wahlfreiheit mehr. In Situationen, in denen eine Person ohne Kenntnisse hinsichtlich ihres genetischen Status die verschiedenen Optionen gegeneinander abwägen würde um – angesichts der normalen Lebensrisiken – ihr Leben zu gestalten, kämpft sie nun um das, was Joseph Raz (1986) als »moralisches Überleben« (moral survival) bezeichnet (Husted 1997 und Kap. B.4.2.).

Insgesamt kann man hier die Gefahr einer Überforderung des Einzelnen durch Situationen sehen, welche übergroße Verantwortungsübernahme implizieren; dies mag zu einem aus moralisch erzwungenen Wahlentscheidungen zusammengesetzten Leben führen. Zu betonen ist, dass es sich hier zunächst nicht um von Dritten vorgenommene Verringerungen des Handlungsspielraums handelt – wie es bei diskriminierenden Einflüssen der Fall wäre –, sondern vielmehr um selbst auferlegte Einschränkungen.

Dem kann entgegengehalten werden: Auch in Kontexten, in denen angesichts genetischer Daten die Freiheit einer Person zu tun, was sie tun möchte, Einschränkungen erfährt, kann dennoch ihre Autonomie unbeeinträchtigt gewährleistet sein. Man mag hier eine Analogie sehen zu Odysseus, der sich an den Mast seines Schiffes binden lässt, um den Verlockungen der Sirenen widerstehen zu können (vgl. Kap. B.1.2.). Analog zu diesem Beispiel lässt sich bezogen auf prädiktive genetische Diagnostik argumentieren, eine Person zwinge sich dazu, aufgrund des erhaltenen Analyseergebnisses bestimmte Dinge zu tun, und verwirkliche auf diesem Wege Autonomie. Demzufolge wird gerade durch die selbst auferlegte Freiheitseinschränkung eine langfristige Selbstbestimmung im eigentlichen Sinne möglich.

Jedoch stellt sich hier die Frage: Wie frei kann eine Person ihr Leben gestalten, wenn sie beständig in Sorge vor einer künftigen Erkrankung lebt? So geht mit dem Wissen um eine Anlageträgerschaft, insbesondere wenn keinerlei wirksame präventive oder therapeutische Möglichkeit verfügbar ist und die Krankheit mit hoher Wahrscheinlichkeit in der Zukunft ausbrechen wird, auch ein Gefühl der Hilflosigkeit und des Ausgeliefertseins einher.

Dieser Zusammenhang stellt zwar keineswegs ein Charakteristikum genetisch bedingter Erkrankungen dar, denn ganz allgemein beschränkt jegliche Form von Krankheit die Gestaltungsmöglichkeiten einer Person. Gerade im Umfeld prädiktiver genetischer Analysen und genetisch bedingter Erkrankungen mag jedoch für die betreffende Person in besonderem Maße der Eindruck entstehen, von ihren Genen bestimmt und gesteuert zu werden. Auch die Möglichkeit prädiktiver genetischer Diagnostik, Aussagen über künftige, unter Umständen zeitlich weit entfernt liegende Erkrankungen und Erkrankungswahrscheinlichkeiten zu treffen, besitzt hierbei eine große Bedeutung. So scheint es nicht die Person selbst oder das bewusst planende »Ich« zu sein, das wichtige Eckdaten des künftigen Lebensverlaufs kontrolliert, sondern die Gene. Nicht zuletzt spielen hierfür auf genetische Determination rekurrierende Positionen und Intuitionen eine Rolle (vgl. Kap. D.V.1.).

Dieser »Eindruck von Nichtkontrollierbarkeit« kann zu vielfältigen Schwierigkeiten führen. Allerdings wäre es unangebracht, in einer solchen körperlichen »Fremdsteuerung« bereits eine Einschränkung der Freiheit oder der Autonomie der betreffenden Person zu sehen. Denn durch diese körperlichen Gegebenheiten wird zunächst nicht die Freiheit einer Person eingeschränkt, sondern ihre Möglichkeiten und Fähigkeiten, bestimmte Dinge zu tun (vgl. Kap. B.1.2.). Trotz Kenntnissen hinsichtlich der genetischen Konstitution bzw. trotz bestehender Krankheit entscheidet eine Person selbst, wägt Gründe gegeneinander ab und gestaltet ihr Leben – wenn auch innerhalb veränderter Rahmenbedingungen, welche bestimmte Planungen bzw. Lebensentwürfe nicht angemessen erscheinen lassen.

Allerdings kann man hier die Wahlentscheidungs-Metaebene ins Spiel bringen und fragen (vgl. Kap. B.4.2.): Möchte eine Person mit den Optionen konfrontiert sein, mit denen sie es ist? Dieses Hinterfragen der Qualität der zur Verfügung stehenden Handlungsmöglichkeiten weist auf einen anderen Zusammenhang hin: So sind Personen nach einer prädiktiven genetischen Analyse – zumindest solange sie von keinerlei Krankheitsanzeichen betroffen sind – im Grunde frei zu tun was sie tun wollen. Dennoch kann die Aussicht auf künftige Erkrankung zu einer subjektiven, selbst auferlegten Verringerung des Handlungsspielraums führen. Eine derartige Verringerung mag hauptsächlich auf – nach Mitteilung des Analyseergebnisses eintretende – Modifizierungen der Selbstwahrnehmung zurückzuführen sein. Denn solange die mit gewisser Wahrscheinlichkeit vorhergesagte Krankheit noch nicht aufgetreten ist, liegt keine Veränderung der äußeren Rahmenbedingungen vor, vielmehr handelt es sich zunächst in vielen Fällen in erster Linie um eine Änderung der subjektiven Wahlvoraussetzungen (vgl. Kap. B.4.2.).

Aufgrund des Analyseergebnisses mögen einige Personen in der Lage sein, ihr Leben besonders intensiv zu nutzen und zu gestalten. Für andere mag es sich als schwierig erweisen, die bisherigen Ziele weiter zu verfolgen oder längerfristige Pläne und Projekte zu entwickeln. Jedoch ist in allen Fällen kein unbefangenes Planen und Gestalten des Lebens mehr möglich. Lebenszeit, die ansonsten nicht durch Krankheit beeinträchtigt wäre, wird mit dem Wissen um das Analyseergebnis und hiermit verbundenen Erwartungen und Befürchtungen belastet.

So gesehen hindert sich eine Person aufgrund des Ergebnisses einer prädiktiven genetischen Analyse letztlich selbst daran, bestimmte Dinge zu tun, die sie eigentlich gerne tun möchte, und unternimmt stattdessen andere: Sie versucht, ihre Wünsche und Pläne entsprechend dem erhaltenen Analyseresultat und entsprechend dem in gesundheitlicher Hinsicht wahrscheinlichsten Verlauf anzupassen. Diese Vorgehensweise mag bezogen auf die konkrete Lebenssituation und Lebensbewältigung viele Vorteile besitzen; jedoch kann angezweifelt werden, ob eine Strategie, bei der die Wünsche und Pläne so modifiziert werden, dass die Schwierigkeiten und Zwänge nicht mehr als solche wahrnehmbar sind, d.h. bei der in erster

Linie das gewünscht wird, zu dessen Erreichen keine Hindernisse im Weg stehen, mit Freiheit und Autonomie in Zusammenhang gebracht werden kann. Vielmehr mag man vorbringen: Ein innerer Verzicht und ein Sich-Anpassen an das Analyseergebnis erleichtert zwar den Umgang damit, trägt aber auch in hohem Maße Züge von Selbstverleugnung (Berlin 1969; Benn 1988 und Kap. B.4.1.3.). Insbesondere ist die betreffende Person häufig gezwungen, gegen ihre eigentlichen Wünsche zu handeln, d.h. gegen Wünsche, die normalerweise – ohne das Wissen um genetische Faktoren – unproblematisch wären. Denn sie wird letztlich angetrieben von Gründen und Zusammenhängen, die sie eigentlich ablehnt, die sie jedoch nicht kontrollieren kann (Dworkin 1988). Aus dieser Sichtweise kann schwerlich von Selbstbestimmung gesprochen werden.

Wenn man Autonomie als die Fähigkeit von Personen beschreibt, sich selbst zu entwerfen, kann man fragen: Ist dieses Sich-selbst-Entwerfen nicht besser unabhängig von genetischen Vorgaben möglich? Denn aufgrund der genetischen Daten reduziert die betreffende Person ihren Handlungsspielraum möglicherweise drastisch. Dieser Gesichtspunkt wird umso relevanter, je größer der zeitliche Abstand zwischen prädiktiver genetischer Diagnostik und Ausbrechen der Erkrankung ist.[156]

Angesichts der vielfältigen, mit Ergebnissen prädiktiver genetischer Analysen verbundenen Ungewissheiten besteht eine beträchtliche Gefahr unangemessener, selbst auferlegter Beschränkungen aufgrund des Analyseergebnisses. Insbesondere in den Fällen, in denen der Verlauf der Erkrankung stark vom erwarteten Verlauf abweicht, wird der Handlungsspielraum unter Umständen ohne wirklichen Grund eingeschränkt. Dies ist vor allem dann der Fall, wenn die Krankheitssymptome gar nicht auftreten, wenn sie sehr viel später auftreten als erwartet oder wenn sie weniger gravierend sind.

Bezüglich des hier interessierenden Zusammenhangs zwischen Kenntnissen hinsichtlich der genetischen Konstitution und der Autonomie der betreffenden Person kann also auch mit Hilfe der zu Rate gezogenen philosophischen Positionen keine einheitliche Antwort erzielt werden. Jedoch sei vor einem unbekümmerten Einsatz prädiktiver genetischer Diagnostik gewarnt, der auf die Ansicht zurückgreift, zusätzliche Information in Bezug auf den genetischen Status bringe quasi automatisch einen Autonomiezu-

156 Vgl. die Diskussion um prädiktive genetische Diagnostik im Kindesalter auf spät ausbrechende Erkrankungen in Kap. D.II.1.2.

wachs mit sich. In gleicher Weise kann jedoch auch keineswegs davon ausgegangen werden, entsprechende Kenntnisse zögen generell eine Autonomieeinschränkung nach sich.

Vielmehr hängen die Auswirkungen der Ergebnisse prädiktiver genetischer Diagnostik in hohem Maße vom jeweiligen Kontext ab, in dem eine prädiktive genetische Analyse in Anspruch genommen wird, von der jeweils in Frage stehenden Erkrankung und von der Aussagekraft des Verfahrens. Zudem bestehen große individuelle Unterschiede darin, wie gut die jeweiligen Personen in ihrer jeweiligen Umgebung mit dem Ergebnis zurechtkommen (vgl. Kap. D.III.). Im Fall eines negativen Analyseergebnisses wird selbstbestimmte Lebensgestaltung aufgrund der Erleichterung von krankheitsbezogener Unsicherheit zumeist leichter gelingen als ohne Testdurchführung, im Fall eines positiven Analyseergebnisses erscheint die Situation jedoch wesentlich ambivalenter.

Prädiktive genetische Diagnostik kann einerseits als Mittel angesehen werden, welches den jeweiligen Personen ermöglicht bzw. erleichtert, unter den jeweils gegebenen Rahmenbedingungen die von ihnen zur Verwirklichung eines gelungenen Lebens und zur Förderung ihres Wohlbefindens als wichtig erachteten Ziele durch selbstbestimmte Lebensgestaltung zu erreichen. Allerdings treten hier andererseits neben der Möglichkeit, die Lebensgestaltung am erhaltenen Analyseergebnis auszurichten, die beschriebenen Schwierigkeiten auf, welche im Zusammenhang stehen mit Gesichtspunkten wie Individualisierung von Verantwortung, Fehlen von Unbefangenheit, Fortdauern von Ungewissheit trotz vorhandener Analyseergebnisse und Ähnlichem.

Vor dem Hintergrund dieser wenig eindeutigen Schlussfolgerungen über die Auswirkungen der Ergebnisse prädiktiver genetischer Diagnostik auf die Autonomie der betreffenden Personen überrascht, welch große Bedeutung üblicherweise dem – häufig generell zugunsten prädiktiver genetischer Diagnostik vorgebrachten – Argument zugemessen wird, die durch prädiktive genetische Diagnostik erzielte Kenntnis hinsichtlich des genetischen Status besitze einen positiven Einfluss auf die Autonomie der betreffenden Personen.

[illegible]

[illegible]

[illegible]

[illegible]

Teil E: Fazit – Bedeutung einer weiten Autonomiekonzeption für den Umgang mit prädiktiver genetischer Diagnostik

Im Verlauf dieser Studie wurden vor dem Hintergrund eines prinzipienbasierten kohärentistischen Theorieansatzes (Teil A) verschiedene Facetten des Autonomiekonzepts beschrieben (Teil B) und deren Verwendung und Implikationen im medizinisch-therapeutischen Kontext (Teil C) sowie im Umgang mit prädiktiver genetischer Diagnostik (Teil D) herausgearbeitet, analysiert und diskutiert.

Insgesamt ergab sich hierbei: Autonomiebezogene Überlegungen spielen im nicht-therapeutischen Kontext prädiktiver genetischer Diagnostik aufgrund des Fehlens unmittelbar krankheitsbezogener Handlungszusammenhänge eine modifizierte, häufig umfassendere und weiter reichende Rolle als im medizinisch-therapeutischen Kontext. So stellt der Autonomiegesichtspunkt, d.h. die Möglichkeit, Lebensgestaltung und Familienplanung an den mittels prädiktiver genetischer Diagnostik erhaltenen Analyseergebnissen ausrichten zu können, für viele Personen das zentrale Argument zugunsten einer Testinanspruchnahme dar. Dies gilt insbesondere, wenn keine geeigneten präventiven oder therapeutischen Maßnahmen verfügbar sind. Demgegenüber besitzen am gesundheitlichen Wohlbefinden der betreffenden Person ausgerichtete Fürsorgegesichtspunkte im Kontext prädiktiver genetischer Diagnostik nur in den Fällen zentrale Bedeutung, in denen wirksame präventive oder therapeutische Handlungsmöglichkeiten zur Verfügung stehen – sieht man einmal von einem indirekten Zusammenhang zwischen krankheitsbezogener Unsicherheit, Autonomie und Wohlbefinden ab.

Im Laufe der Analyse zeigten sich große Unterschiede zwischen der im medizinisch-therapeutischen Kontext im Umfeld des *informed consent* eingesetzten Autonomiekonzeption und den im nicht-therapeutischen Kontext prädiktiver genetischer Diagnostik anzutreffenden, auf Autonomie rekurrierenden Überlegungen. Auf diese Unterschiede, aber auch auf grundlegende Zusammenhänge soll im Folgenden näher eingegangen werden. Einerseits wird hierbei der große Einfluss des Modells des *informed consent* und der im medizinisch-therapeutischen Kontext verwendeten Autonomiekonzeption auf den Bereich prädiktiver genetischer Diagnostik deutlich. Andererseits zeigt sich bei Überlegungen zur prädiktiven genetischen Diagnostik jedoch auch die Schwierigkeit eines solchen Transfers der auf den *informed consent* bezogenen engen Autonomiekonzeption auf den Umgang mit prädiktiven genetischen Analyseverfahren (vgl. Kap. E.1.).

Nicht zuletzt begünstigt eine enge Autonomiekonzeption einen breiten, tendenziell unreflektierten Einsatz prädiktiver genetischer Diagnostik – ein Umstand, dem innerhalb prinzipienbasierter kohärentistischer Theorieansätze üblicherweise durch verstärkte Betonung der Bedeutung anderer Prinzipien entgegengewirkt wird. Mit dem Verhältnis von Autonomie zu anderen zentralen medizinethischen Prinzipien, insbesondere mit den Möglichkeiten einer Abwägung zwischen Autonomieprinzip und Fürsorge- sowie Gerechtigkeitsprinzip, beschäftigt sich daher das folgende Kapitel (vgl. Kap. E.2.). Zunächst wird hierzu in allgemeiner Weise eingegangen auf im Kontext prädiktiver genetischer Diagnostik auftretende Schwierigkeiten einer Vorgehensweise, die auf eine Abwägung zwischen eng verstandenen Prinzipien ausgerichtet ist (vgl. Kap. E.2.1.). Im Anschluss hieran erfolgt eine Konkretisierung dieses Abwägungsproblems anhand des – auf Abwägung zwischen Autonomie- und Benefizienzüberlegungen beruhenden – Paternalismusmodells. Denn sowohl diese Abwägungsschwierigkeiten als auch die Problematik der Verwendung einer engen Autonomiekonzeption spiegeln sich nicht zuletzt wider in der Schwierigkeit, aus dem medizinisch-therapeutischen Bereich entliehene, paternalistische Ansätze auf den Kontext prädiktiver genetischer Diagnostik zu übertragen und als argumentative Basis für eine mögliche Regulation des Einsatzes genetischer Analyseverfahren einzusetzen (vgl. Kap. E.2.2.).

Vor diesem Hintergrund wird die Relevanz einer weiten Autonomiekonzeption, wie sie bereits innerhalb der vorigen Kapitel zur Diskussion autonomiebezogener Gesichtspunkte verwendet wurde, unterstrichen (vgl. Kap. E.3.): Durch sie können wesentliche, von einer sich am *informed consent* orientierenden Autonomiekonzeption vernachlässigte, autonomiebezogene Aspekte des Umgangs mit prädiktiver genetischer Diagnostik in adäquater Weise diskutiert und berücksichtigt werden. Ausgehend von einer solchen Argumentationsbasis, welche den Aspekt der selbstbestimmten Lebensgestaltung in den Vordergrund rückt und langfristige Folgen sowie Auswirkungen auf Dritte und hierdurch entstehende Rückwirkungen mit einbezieht, kann nicht zuletzt ein Ansatz zur Steuerung des Umgangs mit genetischer Diagnostik auf gesellschaftlicher Ebene entwickelt werden.

1. Schwierigkeiten einer auf den *informed consent* bezogenen engen Autonomiekonzeption

In der medizinischen Praxis der letzten Jahrzehnte spielt der *informed consent* im Rahmen der Arzt-Patient-Beziehung eine zentrale Rolle. Die klassische Literatur zum *informed consent* bezieht sich jedoch fast ausschließlich auf den medizinisch-therapeutischen Kontext, für welchen vielfältige, gut fundierte theoretische Überlegungen und praktische Untersuchungen vorliegen (vgl. Kap. C.I.). Medizinische Diagnoseverfahren werden hier nur insofern indirekt berücksichtigt, als es um die Zustimmung zu einer diagnostischen Maßnahme geht, deren Ergebnis ggf. die Voraussetzung für eine sich anschließende therapeutische Behandlungsmaßnahme darstellt. Überlegungen über die Zustimmung einer Person zur Durchführung eines nicht-therapeutischen Verfahrens – wie es die prädiktive genetische Diagnostik darstellt – spielen bei klassischen Untersuchungen um den *informed consent* keine Rolle. Derartige Fragestellungen werden zumeist in erster Linie im thematischen Zusammenhang adäquater genetischer Beratung behandelt (vgl. Kap. D.II.2.).

Allerdings werden Überlegungen zur Autonomie des Patienten bzw. Ratsuchenden – ähnlich wie im therapeutischen Zusammenhang – häufig auch im Bereich der prädiktiven genetischen Diagnostik schwerpunktmäßig vor dem Hintergrund von *informed consent*-Überlegungen diskutiert (Ball u.a. 1994; Quante 1997; Bundesärztekammer 1998a; Burson/Markey 2001). Diese in vielerlei Hinsicht angemessene Vorgehensweise bringt jedoch angesichts zahlreicher Unterschiede zwischen therapeutischem und nicht-therapeutischem Kontext auch einige problematische Implikationen mit sich, die im Folgenden zusammengefasst werden.

Eine der wesentlichen Voraussetzungen des *informed consent* im medizinisch-therapeutischen Kontext ist das Erhalten einer ausreichenden Informationsmenge, welche es dem jeweiligen Patienten ermöglicht, eine adäquate, wohl informierte Entscheidung bezogen auf künftige Behandlungsschritte treffen zu können. Man könnte hier von einem »Recht auf

Wissen« der für die Entscheidung relevanten Umstände sprechen. Der Umfang der zu erhaltenden Informationsmenge kann durch den »Reasonable Person Standard« grob umschrieben werden (vgl. Kap. C.I.3.2.).

Ein Recht auf Wissen im Kontext prädiktiver genetischer Diagnostik bezieht sich zunächst gemäß der eigentlichen *informed consent*-Analogie darauf, adäquat über die Chancen und Risiken des Analyseverfahrens und seine möglichen Folgen aufgeklärt zu werden, um nach ausführlicher genetischer Beratung in selbstbestimmter Weise über die Inanspruchnahme einer genetischen Analyse entscheiden zu können. Allerdings wird der Begriff »Recht auf Wissen« im Zusammenhang mit prädiktiver genetischer Diagnostik zumeist nicht in dieser Weise verwendet, sondern im Sinne von: Recht auf Wissen über den eigenen genetischen Status (vgl. Kap. D.II.1.).

Dem Recht auf Wissen der eigenen genetischen Konstitution kommt im Umgang mit prädiktiver genetischer Diagnostik zweifellos zentrale Bedeutung zu. Jedoch kann eine solche Sinngebung, welche ein Recht auf Zur-Verfügung-Stellen und auf Inanspruchnahme prädiktiver genetischer Analyseverfahren impliziert, aus der Analogie zum *informed consent* nicht gewonnen werden. Insbesondere die Frage, wie viel Kenntnisse hinsichtlich der eigenen genetischen Konstitution eine Person für die weitere Lebensplanung adäquaterweise besitzen sollte, lässt sich – anders als beim *informed consent* im therapeutischen Kontext – nicht durch Rekurs auf allgemein gültige Kriterien wie beispielsweise einen statistischen »Reasonable Person Standard« beantworten (vgl. Kap. C.I.3.2.). Vielmehr neigt sie dazu, zu einer Legitimierung individueller, unter Umständen auch überzogener Ansprüche auf Inanspruchnahme genetischer Diagnostik beizutragen.

Möglicherweise wird der Wunsch, sein Recht auf Nichtwissen wahren zu wollen und genetische Daten nicht erhalten zu wollen, häufig so geringschätzig betrachtet aufgrund einer auf den ersten Blick nahe liegenden, jedoch nur scheinbar vorliegenden Analogie zum «waiver«, im Rahmen dessen ein Patient auf seine Entscheidungsautorität verzichtet (vgl. Kap. C.I.2.1.). Demgegenüber liegt jedoch beim Recht auf Nichtwissen hinsichtlich der eigenen genetischen Konstitution (vgl. Kap. D.II.1.3.) eine grundlegend andere Situation vor, nicht zuletzt da auch der Arzt im Allgemeinen nicht über die entsprechenden Analyseergebnisse verfügt. Hierbei steht für den Betreffenden nicht im Mittelpunkt, seine Entscheidungsautorität abzugeben, sondern sein Leben ohne die Interferenz von Kenntnissen hinsichtlich der genetischen Konstitution zu gestalten (vgl. Kap. D.V.).

So bezieht sich im Bereich postnataler prädiktiver genetischer Diagnostik die erhaltene Information – anders als im medizinisch-therapeutischen Bereich – nicht auf eine konkrete Situation medizinischen Handelns, d.h. auf eine unmittelbar zu treffende Therapieentscheidung, sondern zumeist auf den gesamten weiteren Lebensverlauf einer Person. Anders als im medizinisch-therapeutischen Kontext, in dem die erhaltene Information in einem konkreten medizinischen Handlungszusammenhang steht, sind die mittel- und langfristigen Folgen der Kenntnis der genetischen Daten zumeist im Wesentlichen offen, nicht zuletzt auch was Veränderungen der Präferenzen sowie mögliche Implikationen im familiären und gesellschaftlichen Umfeld betrifft. Bei der Frage, welche Handlungsoptionen sich aus einer postnatalen prädiktiven genetischen Analyse ergeben, stehen im nicht-therapeutischen Kontext häufig nicht medizinische Kriterien im Mittelpunkt, sondern die Einstellungen, Überzeugungen und Präferenzen der jeweiligen Person. Je weniger präventive oder therapeutische Handlungsoptionen zur Verfügung stehen, desto stärkere Bedeutung erhält hier der Autonomiegesichtspunkt und mit ihm Fragen der allgemeinen Lebensgestaltung und des Selbstentwurfs von Personen.

Ein weiterer wichtiger Unterschied zwischen den im therapeutischen und nicht-therapeutischen Kontext bestehenden Rahmenbedingungen betrifft den Kreis der von der jeweiligen medizinischen Maßnahme Betroffenen. Während im ersten Fall beim *informed consent* im Wesentlichen nur der jeweilige Patient die Folgen einer Therapieentscheidung trägt (vgl. Kap. C.I.1.), beziehen sich die Ergebnisse prädiktiver genetischer Analysen nicht nur auf die jeweils einzelne testwillige Person, sondern zumeist in mehr oder weniger direkter Weise auch auf andere Familienangehörige. Hierdurch können komplexe Zusammenhänge entstehen, vor deren Hintergrund sich im Kontext prädiktiver genetischer Diagnostik die Frage stellt, inwieweit die Fürsorgepflicht des Arztes auch die von einer Testinanspruchnahme zusätzlich möglicherweise betroffenen Familienangehörigen einer Person umfasst.[157]

---

157 Auch im Zusammenhang mit Überlegungen hinsichtlich der Durchführung klinischer Xenotransplantations-Studien wurde angesichts des möglichen Betroffenseins Dritter aufgrund nicht auszuschließender Risiken einer Infektion mit tierischen Erregern die Angemessenheit des herkömmlichen *informed consent* in Frage gestellt. Vielmehr wurde für die Notwendigkeit eines »*informed contract*« plädiert, im Rahmen dessen sich nicht nur die zu transplantierende Person selbst sondern auch Personen aus ihrer näheren Umgebung verbindlich zur lebenslangen Teilnahme an Kontrolluntersuchungen verpflichten (Schicktanz 2002).

In Fällen, in denen Dritte von den Analyseergebnissen betroffen sind, kann daher in Frage gestellt werden, ob bzw. inwieweit von einer unabhängigen, selbstbestimmten Entscheidungsfindung der Rat suchenden Person in Bezug auf die Entscheidung zur Testinanspruchnahme überhaupt ausgegangen werden kann bzw. ausgegangen werden sollte (vgl. Kap. D.II.4.). In diesem Zusammenhang stehen auch Überlegungen zum *community consensus* (vgl. Kap. D.II.4.2.) sowie Ansätze, letztlich die ganze Familie als vom Ergebnis der genetischen Analyse möglicherweise betroffenen Patienten zu betrachten (vgl. Kap. D.III.3.1.).

Besonders deutlich wird die Beteiligung Dritter bei genetischer Frühdiagnostik, in deren Konsequenz unter Umständen Entscheidungen der jeweiligen Rat suchenden Frauen bzw. Paare über das Leben von Embryonen oder Feten stehen (vgl. Kap. D.IV.). In Analogie zum *informed consent* wurden solche Entscheidungssituationen auch als »stellvertretende Zustimmung« (*proxy consent*) beschrieben (Irrgang 1995). Allerdings erscheint das Herstellen dieses Zusammenhangs problematisch, da beim im therapeutischen Kontext stehenden *proxy consent* das Wohlbefinden des nichtkompetenten Patienten, für den stellvertretend eine Entscheidung getroffen wird, im Vordergrund steht (vgl. Kap. C.I.3.1.). Auf das Wohlbefinden des individuellen Embryos bzw. Fetus lässt sich jedoch im Umfeld genetischer Frühdiagnostik nur in den – vergleichsweise sehr seltenen – Fällen besonders schwerwiegender Erkrankungen sinnvoll rekurrieren (vgl. Kap. D.IV.4.1.2.).

Demgegenüber liegt eine – durch Fürsorgeaspekte legitimierbare – stellvertretende Zustimmung der Eltern vor, wenn bei Kindern eine prädiktive genetische Analyse auf im Kindesalter möglicherweise ausbrechende bzw. präventiv vermeidbare Erkrankungen durchgeführt wird. Allerdings wird bei prädiktiver genetischer Diagnostik von Kindern auf erst im Erwachsenenalter ausbrechende Erkrankungen eine stellvertretende Zustimmung der Eltern im Allgemeinen als nicht ausreichend betrachtet und daher hier eine Testdurchführung bei Kindern zumeist nicht in Erwägung gezogen (vgl. Kap. D.II.1.2.).

Insgesamt gesehen steht bei einer Betonung des *informed consent*-Modells im Kontext prädiktiver genetischer Diagnostik eine enge Autonomiekonzeption im Vordergrund, für welche die Frage zentral ist, ob die jeweilige – auf ein feststehendes Ziel ausgerichtete – Entscheidung hinsichtlich einer Testinanspruchnahme frei, rational und wohl informiert erfolgt (vgl. Kap. C.I.3.). Bei dieser Zugangsweise wird der Informationsgewinn ins Zentrum gerückt, wodurch die Tendenz entsteht, das Erhalten von Information mit einem Zuwachs an Autonomie gleichzusetzen (vgl. Kap. D.V.2.).

So befinden sich bei im Umfeld des *informed consent* anzutreffenden Überlegungen Gesichtspunkte der negativen Freiheit, d.h. Freiheit *von* äußeren Zwängen in einer konkreten Entscheidungssituation, im Mittelpunkt. Hierzu gehören die Abwesenheit von äußeren Einflüssen, welche die Entscheidungsfreiheit der betreffenden Personen beeinträchtigen könnten, sowie das Nicht-Vorhandensein von Missverständnissen und Informationsdefiziten. Demgegenüber findet der für den Umgang mit prädiktiver genetischer Diagnostik zentrale Aspekt der selbstbestimmten Lebensgestaltung hier nur in untergeordneter Weise Berücksichtigung.

Durch die Analogie zum *informed consent* kann daher die Notwendigkeit qualitativ hochwertiger genetischer Beratung unterstrichen werden, welche Rat suchenden Personen ermöglicht, in selbstbestimmter und wohl informierter Weise über die Inanspruchnahme einer genetischen Analyse zu entscheiden. Darüber hinaus ist es eine der wesentlichen Aufgaben genetischer Beratung, den betreffenden Personen den Umgang mit dem Analyseergebnis zu erleichtern sowie ihnen verfügbare Handlungsoptionen aufzuzeigen (vgl. Kap. D.II.2.). Zudem ermöglicht diese Analogie, Kriterien für einen adäquaten Einsatz genetischer Beratung zu formulieren, an denen sich auch die bei Screening-Verfahren einzusetzenden Aufklärungsstrategien messen lassen müssen (vgl. Kap. D.II.5.).

Interessanterweise werden Fragen nach der Autonomie im Umgang mit prädiktiver genetischer Diagnostik in erster Linie – analog zum *informed consent* – im Zusammenhang mit Überlegungen hinsichtlich einer Testinanspruchnahme diskutiert (vgl. Kap. D.II.). Die Frage, welchen Einfluss die erhaltenen Analyseergebnisse auf die Autonomie der betreffenden Personen und deren Möglichkeiten selbstbestimmter Lebensgestaltung besitzen, wird bislang in auffallend deutlicher Form vernachlässigt (vgl. Kap. D.III.2.2.). Auch hierin mag man eine Konsequenz aus *informed consent*-Analogien sehen – beziehen sich Autonomie-Überlegungen im therapeutischen Kontext doch auf das Treffen einer Entscheidung hinsichtlich einer medizinischen Behandlung, d.h. auf die *vor* dem Durchführen einer medizinischen Maßnahme bestehende Situation. Demgegenüber wird im Kontext prädiktiver genetischer Diagnostik die Information in Bezug auf den genetischen Status, deren Auswirkungen auf die Autonomie und die Möglichkeit zu selbstbestimmter Lebensgestaltung zu diskutieren wäre, erst *nach* dieser – für *informed consent*-bezogene Autonomiereflexion ausschlaggebenden – Entscheidungssituation erhalten.

Durch die mit einer Analogie zum *informed consent* verbundene Betonung des Rechts auf Wissen und die damit einhergehende Neigung, einen Zuwachs an Information mit einem Autonomiezuwachs in Zusammenhang zu bringen, wird insgesamt ein Einsatz prädiktiver genetischer Diagnostik begünstigt. Nicht zuletzt angesichts der autonomiebezogenen Argumentationen häufig innewohnenden Tendenz, individuelle Interessen zu betonen und zu legitimieren, wird eine solche, sich an einer engen Autonomiekonzeption ausrichtende argumentative Basis voraussichtlich einen breiten, eher unreflektierten Einsatz genetischer Analyseverfahren mit den beschriebenen problematischen Implikationen mit sich bringen. Eine solche Entwicklung würde jedoch zu einer Intensivierung bereits derzeit feststellbarer Schwierigkeiten führen. Neben möglichen Problemen der betreffenden Personen, mit den erhaltenen Ergebnissen prädiktiver genetischer Analysen zurechtzukommen (vgl. Kap. D.III.1. und Kap. D.III.2.), ist hier an Auswirkungen auf möglicherweise betroffene Familienangehörige zu denken (vgl. Kap. D.III.3.1.) sowie an mögliche Folgen im gesellschaftlichen Umfeld, die nicht zuletzt im Kontext einer Individualisierung von Verantwortung (vgl. Kap. D.V.1.) zu sehen sind. Hierzu gehören negative Implikationen von Kenntnissen hinsichtlich der genetischen Konstitution im Zusammenhang mit Fragen der Familienplanung (vgl. Kap. D.IV.), am Arbeitsplatz sowie im Umgang mit Versicherungen (vgl. Kap. D.III.3.2.).

Demgegenüber müssen insgesamt die Bedingungen für einen Einsatz prädiktiver genetischer Diagnostik solcherart gestaltet werden, dass sie in möglichst umfassender Weise sowohl die Autonomie als auch das Wohlbefinden der auf direktem oder indirektem Wege von den entsprechenden Verfahren Betroffenen zu gewährleisten in der Lage sind sowie Gerechtigkeitsanforderungen genügen. Von verschiedener Seite wurde daher die Notwendigkeit entsprechender Regelungs- und Steuerungsmaßnahmen betont, um durch das Schaffen geeigneter Rahmenbedingungen einen adäquaten Einsatz prädiktiver genetischer Diagnostik und einen angemessenen Umgang mit Analyseergebnissen innerhalb der Gesellschaft zu gewährleisten. An erster Stelle sind hier Vorschläge hinsichtlich des Einführens eines (beschränkten) Arztvorbehalts zu nennen, durch welchen das Durchführen prädiktiver genetischer Diagnostik an den Bereich ärztlichen Handelns gebunden wird und approbierten Ärzten vorbehalten bleibt. Hierdurch könnte nicht zuletzt einer unkontrollierten Ausdehnung des

Einsatzes prädiktiver genetischer Analyseverfahren im Rahmen eines von kommerziellen Interessen geleiteten freien Marktes entgegengesteuert werden (Ethik-Beirat beim Bundesministerium für Gesundheit 2001; Taupitz 2001a; Heinrichs 2002; Seel 2002; Sherwin 2004).

Entsprechende Vorschläge gehen auf eine Zugangsweise zurück, im Rahmen derer bei der Suche nach einer angemessenen Form des Umgangs mit prädiktiver genetischer Diagnostik nicht in erster Linie autonomiebezogene Aspekte im Mittelpunkt stehen, sondern auch Fürsorge- und Gerechtigkeitsgesichtspunkte in verstärktem Maße in die Überlegungen mit einfließen. Innerhalb prinzipienbasierter kohärentistischer Theorieansätze werden solche Handlungsempfehlungen über das Spezifizieren der inhaltlichen Bedeutung der jeweiligen Prinzipienkomplexe im konkreten Kontext sowie das anschließende Abwägen zwischen den verschiedenen Prinzipienkomplexen erzielt (vgl. Kap. A.3.).

Im folgenden Kapitel sollen solche Abwägungsüberlegungen, welche sich auf das Verhältnis zwischen Autonomie und anderen zentralen medizinethischen Prinzipien im Kontext prädiktiver genetischer Diagnostik beziehen, detaillierter ausgeführt werden.

2. Verhältnis zwischen Autonomie und anderen zentralen medizinethischen Prinzipien

Einer starken Autonomiebetonung und den beschriebenen, mit einer engen Autonomiekonzeption einhergehenden, negativen Implikationen (vgl. Kap. E.1.) kann innerhalb des von Tom L. Beauchamp und James F. Childress entwickelten Ansatzes entgegengewirkt werden, indem neben dem Autonomieprinzip in verstärktem Maße weitere zentrale medizinethische Prinzipien Berücksichtigung finden. Im Rahmen dieses Kapitels soll daher auf die für prinzipienbasierte kohärentistische Theorien zentrale Strategie, durch Abwägung zwischen den verschiedenen, im jeweiligen Kontext spezifizierten Prinzipien zu einer Handlungsempfehlung zu gelangen, eingegangen werden (vgl. Kap. A.3.).

Bei einer solchen Vorgehensweise ist jedoch zu berücksichtigen, dass sich die Situation im Bereich prädiktiver genetischer Diagnostik in wesentlichen Gesichtspunkten von der für die Diskussion des Beauchamp-Childress-Ansatzes zentralen Situation der therapiebezogenen Entscheidungsfindung unterscheidet. Denn Beauchamp und Childress diskutieren die verschiedenen Prinzipienkomplexe in erster Linie im medizinisch-therapeutischen Zusammenhang des *informed consent*, bei dem es um die Entscheidungsfindung hinsichtlich direkt anstehender medizinischer Behandlungsschritte geht (vgl. Kap. C.I.). Zumeist werden in diesem Zusammenhang entsprechende Abwägungsentscheidungen zwischen verschiedenen, gegensätzliche Implikationen besitzenden Prinzipienkomplexen formuliert (vgl. Kap. C.II.). Konflikte zwischen dem Autonomie- und dem Benefizienzprinzip treten bei der Diskussion paternalistischer Vorgehensweisen besonders deutlich hervor.

Demgegenüber liegen im Bereich prädiktiver genetischer Diagnostik in vielerlei Hinsicht andere inhaltliche Schwerpunktsetzungen vor, welche ein – gegenüber der im medizinisch-therapeutischen Kontext üblichen Zugangsweise – modifiziertes Verständnis der Prinzipienkomplexe nahe legen. Zur Verdeutlichung werden daher im folgenden Kapitel (Kap. E.2.1.)

zunächst allgemein gehaltene Überlegungen über den Zusammenhang zwischen Autonomie-, Fürsorge- und Gerechtigkeitsüberlegungen im Kontext prädiktiver genetischer Diagnostik durchgeführt und Schwierigkeiten eines Ansatzes, welcher auf einem engen Prinzipienverständnis beruht, aufgezeigt (Kap. A.3.5.).

Betont man die Strategie des Abwägens der verschiedenen Prinzipien untereinander, so können Überlegungen, von ärztlicher Seite in die derzeitige und künftige Praxis des Einsatzes prädiktiver genetischer Diagnostik durch das Ergreifen von Steuerungsmechanismen regulierend einzuwirken, zunächst im – auf Abwägung zwischen Benefizienz- und Autonomiegesichtspunkten beruhenden – Paternalismus-Zusammenhang angesiedelt werden (vgl. Kap. C.II.1.3.2.). Mit der argumentativen Tragweite und den Schwierigkeiten dieser Zugangsweise, welche das Ergreifen regulierend wirkender Maßnahmen über das Paternalismusmodell zu legitimieren sucht, beschäftigt sich das darauf folgende Kapitel (Kap. E.2.2.).

1. Schwierigkeiten einer Vorgehensweise, die auf Abwägung zwischen eng verstandenen Prinzipien beruht

Hinsichtlich des Umgangs mit prädiktiver genetischer Diagnostik treten vielfältige komplexe Fragestellungen auf, bei denen neben Autonomiegesichtspunkten auch Fürsorge- und Gerechtigkeitsaspekte zu berücksichtigen sind. Hierzu gehören Fragen nach dem anzubietenden Spektrum und dem Einsatzbereich prädiktiver genetischer Analyseverfahren, nach dem Umgang mit den erhaltenen Analyseergebnissen und nach Auswirkungen von Kenntnissen über die genetische Konstitution einer Person im familiären und gesellschaftlichen Umfeld (vgl. Teil D).

Man kann entsprechende Fragen hinsichtlich des adäquaten Umgangs mit prädiktiver genetischer Diagnostik und hinsichtlich der in diesem Zusammenhang auftretenden Interessenkonflikte und ethischen Gesichtspunkte diskutieren unter Betonung von Abwägungsentscheidungen zwischen miteinander konkurrierenden, gegensätzliche Implikationen besitzenden Prinzipien. Diese Strategie geht aus von Überlegungen zur Abwägung zwischen Autonomieprinzip, Benefizienzprinzip, der Achtung von Autonomie und Wohlbefinden möglicherweise betroffener Dritter sowie Gerechtigkeitsüberlegungen. Anschließend müssen Entscheidungen darüber getroffen werden, welchem der involvierten Prinzipien in der jeweils vorliegenden Situation Vorrang zu gewähren sei, um hiervon ausgehend zu entsprechenden Handlungsempfehlungen zu gelangen.

Bei dieser Vorgehensweise entstehen jedoch vielfältige Schwierigkeiten: Diese beziehen sich zum einen in allgemeiner Weise auf das innerhalb prinzipienbasierter kohärentistischer Theorieansätze bestehende Abwägungsproblem (vgl. Kap. A.3.). Zum anderen betreffen sie die im Kontext prädiktiver genetischer Diagnostik vorliegende besondere Situation.

So erscheint eine Gegenüberstellung von Autonomiegesichtspunkten, mithilfe derer die Entscheidungsautorität des Patienten betont wird, und Fürsorgegesichtspunkten, welche sich auf dessen gesundheitliches Wohlbefinden und das von ärztlicher Seite bestehende Bestreben zum Ergreifen präventiver oder therapeutischer Maßnahmen beziehen, im Umfeld prädiktiver genetischer Diagnostik wenig plausibel. Denn im Vordergrund der Absicht, Kenntnisse hinsichtlich der eigenen genetischen Konstitution zu erhalten, steht in den meisten Fällen – und zwar allen, in denen keine wirksamen präventiven oder therapeutischen Optionen verfügbar sind – nicht das gesundheitliche Wohlbefinden, sondern Fragen der Lebensgestaltung und Familienplanung, d.h. letztlich Aspekte, welche sich auf die Autonomie der betreffenden Personen beziehen (vgl. Kap. D.II.).

Insbesondere kann im Umfeld postnataler prädiktiver genetischer Diagnostik ein Gegensatz zwischen Wohlbefinden und Autonomie – wie er häufig im medizinisch-therapeutischen Kontext in den Vordergrund gerückt wird – nicht festgestellt werden, vielmehr bestehen hier komplexe, eher positive Zusammenhänge zwischen dem Wohlbefinden, dem Erzielen von Kenntnissen hinsichtlich der genetischen Konstitution und der Möglichkeit zu selbstbestimmter Lebensgestaltung. Insgesamt können prädiktive genetische Analysen die Möglichkeit einer Prävention oder frühzeitigen Behandlung von Erkrankungen eröffnen; sie können zur Beseitigung krankheitsbezogener Unsicherheit beitragen, zur Verminderung oder zur Verstärkung von Ängsten führen sowie indirekt durch eine Veränderung der Handlungsspielräume einen positiven oder negativen Einfluss auf das Wohlbefinden ausüben (vgl. Kap. D.III.).

Zudem besitzt hinsichtlich möglicher Auswirkungen des Analyseergebnisses auf das Wohlbefinden der Betreffenden die individuelle Sichtweise der jeweiligen Person große Bedeutung. Das Wissen um genetische Zusammenhänge kann sich – zumindest mittel- und langfristig gesehen – als das Wohlbefinden einer Person fördernd erweisen, indem es ihr ermöglicht, ihr Leben zu planen und zu gestalten, und zwar auch in Abwesenheit präventiver oder therapeutischer Optionen. In gleicher Weise möglich ist jedoch auch eine starke Beeinträchtigung des Wohlbefindens durch das Wissen, künftig mit bestimmter Wahrscheinlichkeit von einer genetisch bedingten Erkrankung betroffen zu sein.

Kann man bereits im medizinisch-therapeutischen Kontext eine enge Verwobenheit zwischen Autonomie- und Benefizienzgesichtspunkten sehen (vgl. C.II.1.3.1.), so wird dieser Zusammenhang also noch wesentlich deutlicher im Kontext prädiktiver genetischer Diagnostik, bei welchem Gesichtspunkte mittel- und langfristiger Lebensgestaltung eine große Rolle spielen.

Des Weiteren beziehen sich die Ergebnisse prädiktiver genetischer Analysen nicht nur auf jeweils einzelne, unabhängige Personen, sondern zumeist in mehr oder weniger direkter Weise auch auf andere Familienangehörige. Durch dieses mögliche Betroffensein Dritter können komplexe Zusammenhänge und Interessenkonflikte entstehen, und zwar sowohl bei der Entscheidung über die Inanspruchnahme einer genetischen Analyse als auch beim Umgang mit dem erhaltenen Analyseergebnis (vgl. Kap. D.II.4. und Kap. D.III.3.). Diese gründen im Recht auf Wissen bzw. im Recht auf Nichtwissen der eigenen genetischen Konstitution. Darüber hinaus besitzen Kenntnisse über den genetischen Status komplexe Auswirkungen auf Fragen der Familienplanung. Auch über diesen Zusammenhang sind in vielfältiger Weise Dritte betroffen (vgl. Kap. D.IV.).

Bei Entscheidungen hinsichtlich der Inanspruchnahme einer prädiktiven genetischen Analyse und hinsichtlich der Weitergabe der auf diesem Weg erzielten Ergebnisse an möglicherweise selbst betroffene Angehörige müssen – nicht zuletzt aus Gerechtigkeitsgründen – Autonomie und Wohlbefinden von Familienangehörigen zweifellos berücksichtigt werden, d.h. es handelt sich nicht um unabhängige Entscheidungen einzelner testwilliger bzw. getesteter Personen. Will man diesen komplexen Zusammenhang durch das Treffen von kontextbezogenen Abwägungen lösen, im Rahmen derer das Wohl oder die Interessen einer bestimmten Person dem Wohl oder den Interessen anderer Personen gegenübergestellt werden, so werden durch diese Vorgehensweise die zwischen den verschiedenen Personen bestehenden Konflikte herausgearbeitet, um anschließend durch das Treffen von Abwägungsentscheidungen zugunsten des Wohls oder der Interessen einer bestimmten Person bestätigt und weiter verstärkt zu werden.

Begrenzt man demgegenüber autonomiebezogene Überlegungen nicht auf die eigentliche Entscheidung hinsichtlich einer Testinanspruchnahme bzw. einer Weitergabe der erzielten Ergebnisse, sondern bezieht Fragen der mittel- und langfristigen Lebensgestaltung mit ein, so erscheint es durchaus plausibel, Ansprüche und Interessen von Familienangehörigen nicht als mit der Autonomie der sich für eine genetische Analyse interessierenden bzw. bereits getesteten Person abzuwägende und somit konkurrierende Gesichtspunkte zu betrachten, sondern diese in Autonomieüberlegungen zu integrieren. Vor diesem Hintergrund kann nach Möglichkeiten einer gemeinsamen Abstimmung gesucht werden, bei welcher die Interessen der verschiedenen Familienmitglieder Berücksichtigung finden. Man mag hier langfristige Auswirkungen entsprechender Entscheidungen im Umgang mit prädiktiver genetischer Diagnostik auf das familiäre Zusammenleben und den Familienzusammenhalt im Auge haben, oder Überlegungen hinsichtlich einer möglichst gerechten Verteilung der Möglichkeiten zur Autonomiewahrnehmung innerhalb der Familie.

Ähnliche Überlegungen gelten für Abwägungen zwischen Autonomie- und Gerechtigkeitsgesichtspunkten, sei es im familiären, sei es im gesellschaftlichen Bereich: So bringt die Betonung der Autonomie Einzelner oder bestimmter Gruppen nicht selten Benachteiligungen anderer mit sich und wirft somit scheinbar nicht aufzulösende Gerechtigkeitskonflikte auf.

Erst über weiter gefasste Konzeptionen von Autonomie und Gerechtigkeit wird der positive Zusammenhang zwischen beiden Konzepten deutlich, indem für eine gerechte Verteilung der Möglichkeiten zu selbstbestimmter Lebensgestaltung argumentiert werden kann, und so – über die Forderung nach Unterlassen von zu Gerechtigkeitskonflikten führenden Handlungen hinausgehend – auch die Verantwortung der Gemeinschaft für das Schaffen geeigneter Rahmenbedingungen betont werden kann (vgl. Kap. C.II.2.). Vor diesem Hintergrund können Fragen hinsichtlich des Umgangs mit genetischen Daten innerhalb von Familie (vgl. Kap. D.II.4. und Kap. D.III.3.1.) und Gesellschaft (vgl. Kap. D.III.3.2.) oder hinsichtlich grundlegender Rahmenbedingungen für den Umgang mit vorgeburtlicher genetischer Diagnostik (vgl. Kap. D.IV.5.) einer adäquaten Lösung zugeführt werden.

Voraussetzung für diese nicht so sehr die gegensätzlichen Implikationen der verschiedenen Prinzipienkomplexe, sondern ihre Gemeinsamkeiten betonende Zugangsweise ist jedoch ein weit gefasstes Verständnis der Prinzipienkomplexe.

So erweist sich die inhaltliche Füllung der Prinzipienkomplexe, wie sie zumeist im medizinisch-therapeutischen Kontext vorgenommen wird, im Umfeld prädiktiver genetischer Diagnostik in mancherlei Hinsicht als wenig hilfreich, da hier anders als im therapeutischen Zusammenhang nicht eine konkrete therapiebezogene Entscheidungssituation ansteht, sondern sich Fragen der mittel- und langfristigen Lebensgestaltung im Mittelpunkt befinden. Ähnlich wie für das Autonomiekonzept im Rahmen dieser Studie in detaillierter Weise herausgearbeitet, gestaltet sich daher auch die Verwendung weit gefasster Benefizienz- und Gerechtigkeitskonzeptionen für die Diskussion ethischer Fragen im nicht-therapeutischen Kontext prädiktiver genetischer Diagnostik als vorteilhaft. Nicht zuletzt können mithilfe solch weit verstandener Konzeptionen die – unzweifelhaft bestehenden – positiven Zusammenhänge zwischen den verschiedenen Prinzipienkomplexen besser herausgearbeitet werden. Bei Benefizienzüberlegungen erscheint die Verwendung eines Ansatzes angemessen, welcher sich nicht auf die Abwesenheit von gesundheitlichen Beeinträchtigungen und das Zur-Verfügung-Stellen präventiver oder therapeutischer Handlungsoptionen – so wichtig diese unzweifelhaft sind – beschränkt, sondern welcher vor einem holistischen Hintergrund Gesundheit als Voraussetzung für das Erreichen wesentlicher Ziele beschreibt und ärztliches Handeln im Umfeld prädiktiver genetischer Diagnostik in diesem Bereich ansiedelt (vgl. Kap. C.II.1.2.).

Ein Gleiches gilt für Gerechtigkeitsüberlegungen. Eine weite Konzeption kann helfen, sich nicht nur auf die Forderung nach Abwesenheit von interferierenden Einflüssen durch andere und die Abwesenheit von hierdurch auftretenden Benachteiligungen zu beschränken, sondern darüber hinaus auch den – auf familiärer und gesellschaftlicher Ebene im Umgang mit prädiktiver genetischer Diagnostik zentralen – Gesichtspunkt der gerechten Verteilung der Möglichkeiten zu selbstbestimmter Lebensgestaltung zu berücksichtigen (vgl. Kap. C.II.2.). Vor diesem Hintergrund können Fragen des Umgangs mit prädiktiver genetischer Diagnostik innerhalb von Familie und Gesellschaft in adäquater Weise diskutiert werden.

Mithilfe eines weit gefassten Verständnisses der Prinzipienkomplexe kann also zum einen für eine modifizierte Form des Einsatzes prinzipienbasierter kohärentistischer Ansätze argumentiert werden. Indem die Gemeinsamkeiten der Implikationen der verschiedenen weit verstandenen Prinzipienkomplexe betont werden, können auftretende Konflikte durch

Rekurs auf Prinzipien mittlerer Ebene, jedoch unter Umgehung bzw. Abschwächung des Abwägungsproblems, diskutiert werden (vgl. Kap. A.3.).

Zum zweiten können ausgehend von einem solchen weit gefassten Verständnis der Prinzipienkomplexe Interessenkonflikte und ethische Fragen, wie sie im Umfeld prädiktiver genetischer Diagnostik auftreten, adäquat erfasst und diskutiert werden sowie geeignete Handlungsempfehlungen für den Umgang mit prädiktiven genetischen Analysen und ihren Ergebnissen formuliert werden.

Während im Rahmen dieser Studie vor dem Hintergrund einer weiten Autonomiekonzeption zugunsten des Ergreifens von den Einsatzbereich prädiktiver genetischer Diagnostik steuernden Maßnahmen argumentiert wird (Kap. E.3.), bestünde eine andere argumentative Zugangsweise darin, den Einsatz entsprechender Regulationsmechanismen durch das – auf Abwägung zwischen Benefizienz- und Autonomiegesichtspunkten beruhende – Paternalismusmodell zu begründen. Mit der Frage, wie weit das Paternalismusmodell als argumentativer Ausgangspunkt und als Legitimation für das Bereitstellen entsprechender Steuerungsmöglichkeiten im nicht-therapeutischen Kontext prädiktiver genetischer Diagnostik zu tragen vermag, beschäftigt sich daher das folgende Kapitel.

2. Paternalismus im Kontext prädiktiver genetischer Diagnostik

Im medizinisch-therapeutischen Kontext stellt paternalistisches Handeln, in dessen Rahmen Benefizienzgesichtspunkte in den Vordergrund gerückt werden, die gegenläufige Strategie zu einer starken Berücksichtigung der Patientenautonomie dar (vgl. Kap. C.II.1.3.2.). Charakteristisch für paternalistische Vorgehensweisen ist das Übergehen der Autonomie des Patienten zugunsten seines gesundheitlichen Wohlbefindens. Im therapeutischen Kontext umfasst dies beispielsweise das Zurückhalten von Informationen oder das Treffen von Therapieentscheidungen ohne Beteiligung des Patienten.

Paternalistisches Handeln im weiten Sinne kann im nicht-therapeutischen Kontext prädiktiver genetischer Diagnostik in zwei verschiedenen Zusammenhängen gesehen werden: Zum einen in einer Beeinträchtigung der Möglichkeit zu selbstbestimmter Entscheidungsfindung des Betreffenden (Kap. E.2.2.1.) sowie zum anderen im Rahmen des Vorenthaltens der Möglichkeit, durch eine prädiktive genetische Analyse Kenntnisse in Bezug auf den genetischen Status zu erzielen (Kap. E.2.2.2.).

1.) Beeinträchtigung der Möglichkeit zu selbstbestimmter Entscheidungsfindung

Paternalistische Vorgehensweisen, welche eine Beeinträchtigung der Entscheidungsautonomie implizieren, wären beispielsweise, eine Person – aufgrund ihres mutmaßlichen gesundheitlichen Wohlbefindens – zu einer Inanspruchnahme prädiktiver genetischer Diagnostik zu drängen oder gar zwangsweise eine entsprechende Analyse durchzuführen.

Während solche Formen der Einflussnahme eindeutig abzulehnen sind, kann man jedoch auch einen entsprechenden Zusammenhang herstellen zwischen dem Paternalismuskonzept und Überlegungen hinsichtlich eines Abweichens vom nicht-direktiven Beratungskonzept bei präventiv vermeidbaren Erkrankungen. Denn auch ein – von ärztlicher Seite erfolgendes – Empfehlen einer prädiktiven genetischen Analyse oder ein aktives Auffordern zum Ergreifen von Präventionsmaßnahmen stellt letztlich, basierend auf medizinischen Kriterien von Krankheit und Gesundheit, eine vom Wertneutralitätsideal genetischer Diagnostik abweichende paternalistische Maßnahme dar (vgl. Kap. D.II.2.2.).

Zum Bereich paternalistischer Maßnahmen im weiteren Sinne können auch Versuche gezählt werden, auf indirekte Weise die Präferenzen und das Verhalten von Personen durch Verändern der Rahmenbedingungen zu beeinflussen, zum Beispiel durch Einführen von Screening-Verfahren oder durch Erhöhen bestimmter krankheitsbezogener Kosten. Im Hintergrund stehen hier – abgesehen von finanziellen Gesichtspunkten – Fürsorgebestrebungen und die leitende Annahme, dass der Betreffende von einer durch genetische Daten angeregten Lebensstilveränderung voraussichtlich in gesundheitlicher Hinsicht profitieren wird. Eine solche Vorgehensweise – die nicht in erster Linie auf der Ebene der individuellen Arzt-Patient-Beziehung anzusiedeln ist, sondern eher durch Festlegen entsprechender gesellschaftlicher Rahmenbedingungen erfolgt – kann als »milder Paternalismus« bezeichnet werden (vgl. Kap. C.II.1.3.2.).

In diesem Zusammenhang mag man auch ein Abrücken von der starken Betonung der Vertraulichkeit der Ergebnisse prädiktiver genetischer

Analysen im familiären Umfeld erwarten, und vielmehr eine künftige Entwicklung sehen, im Rahmen derer bei präventiv vermeidbaren oder behandelbaren Erkrankungen, oder auch vor dem Hintergrund von Familienplanungsentscheidungen, ganze Familien als Zielgruppe prädiktiver genetischer Diagnostik betrachtet werden. Bei einem solchen Zugang werden Familienangehörige letztlich in paternalistischer Weise mitbetreut und ggf. über ihr Erkrankungsrisiko aufgeklärt (vgl. Kap. D.II.4. und Kap. D.III.3.1.).

Gerade beim unaufgeforderten Enthüllen von Erkrankungsrisiken gegenüber möglicherweise selbst betroffenen Familienangehörigen (*unsolicited disclosure*) handelt es sich jedoch um eine besonders heikle Form von Paternalismus, da hier dem Betreffenden die Entscheidung, ob er Informationen hinsichtlich seines genetischen Status erhalten will, aus der Hand genommen wird, und so durch Übergehen seines Rechts auf Nichtwissen eine Missachtung seiner Autonomie erfolgt (vgl. Kap. D.III.3.1.2.). Allerdings stellt auch das Nicht-Weiterleiten der Ergebnisse prädiktiver genetischer Analysen an möglicherweise selbst betroffene Familienangehörige paternalistisches Handeln dar (vgl. Kap. D.III.3.1.2. und Kap. E.2.2.2.). Im Zusammenhang der Weiterleitung von Analyseergebnissen an möglicherweise selbst betroffene Familienangehörige entsteht also ein Dilemma, welches nur durch Berücksichtigung des familiären Umfelds bereits *vor* der Testinanspruchnahme und durch ein gewisses Miteinbeziehen der möglicherweise selbst betroffenen Familienmitglieder von Anfang an umgangen werden kann (vgl. Kap. D.II.4.).

2.) Vorenthalten prädiktiver genetischer Analysen

Paternalistisches Eingreifen durch Vorenthalten der Möglichkeit, durch eine prädiktive genetische Analyse Kenntnisse in Bezug auf den genetischen Status zu erzielen, kann verschiedene Formen annehmen.

Zunächst besteht die Möglichkeit, durch generelles Nicht-zur-Verfügung-Stellen bestimmter Analyseverfahren für umschriebene Personengruppen[158] oder für die gesamte Bevölkerung den Einsatz dieser Verfahren zu verhindern. So kann auf gesellschaftlicher Ebene durch entsprechendes paternalistisches Zurückhalten noch nicht ausgereifter oder gene-

158 So zum Beispiel das generelle Unterlassen prädiktiver genetischer Diagnostik bei Kindern auf spät ausbrechende Erkrankungen (vgl. Kap. D.II.1.2.).

rell nicht sinnvoll erscheinender Gentests in einer allgemeinen Form verhindert werden, dass prädiktive genetische Analyseverfahren angewendet werden, nur weil sie verfügbar und technisch realisierbar sind.

In diesem Zusammenhang wurde das Einführen eines externen Untersuchungsgremiums vorgeschlagen, welches die Zulassung von prädiktiven genetischen Analyseverfahren regeln soll. Hierdurch soll der voreilige, durch finanzielle Interessen und Ähnliches geleitete Einsatz genetischer Analyseverfahren, für welche noch keine umfassenden Forschungsergebnisse vorliegen in Bezug auf Validität sowie Nutzen und Risiken eines positiven und negativen Analyseergebnisses, in der klinischen Praxis verhindert werden (Collins 1996; Holtzmann u.a. 1997; Hoedemaekers 2000; Heinrichs 2002). Eine solche zentrale Überwachung der Bedingungen für die Zulassung genetischer Analyseverfahren stellt gemäß der von Gerald Dworkin vorgenommenen Unterscheidung eine gemischte Form von Paternalismus dar (vgl. Kap. C.II.1.3.2.).

Diese Überlegungen beziehen sich zum einen auf technisch nicht ausgereifte Verfahren. Sie lassen sich jedoch auch auf das Erlassen von Regelungen hinsichtlich der Art der verfügbaren diagnostischen Verfahren übertragen. In diesem Zusammenhang könnte man eine künftige eng begrenzte Zulassung oder eine künftige Nicht-Zulassung der Präimplantationsdiagnostik in Deutschland sehen (vgl. Kap. D.IV.).

Zudem betreffen Überlegungen bezüglich einer Begrenzung des Zugangs zu prädiktiver genetischer Diagnostik auch die Frage, bei welchen Erkrankungen genetische Analyseverfahren zur Verfügung gestellt werden sollten. Man mag hier beispielsweise die Notwendigkeit sehen, prädiktive genetische Diagnostik nur anzubieten bei Erkrankungen, bei denen effektive medizinische Handlungsoptionen, verstanden als Präventions- oder Therapiemöglichkeiten, gegeben sind (vgl. Kap. D.I. und Kap. D.II.1.), oder deren Auswirkungen so gravierend sind, dass ein Einsatz in Form von genetischer Frühdiagnostik im Einzelfall legitimierbar erscheint (vgl. Kap. D.IV.). Gerade im Zusammenhang genetischer Frühdiagnostik wurde das Aufstellen von Indikationslisten vorgeschlagen, welche die Zugangsvoraussetzungen zu den entsprechenden Analyseverfahren regeln könnten (vgl. Kap. D.IV.5.).

Eine andere Form paternalistischen Handelns steht im Zusammenhang der Entscheidung, ob einer bestimmten individuellen Person ein generell verfügbarer Gentest angeboten werden soll. So mag man es im Einzelfall für angemessen halten, einer testwilligen Person die Inanspruchnahme einer postnatalen prädiktiven genetischen Analyse zu verweigern, um sie vor möglicherweise auftretenden Analyseergebnissen zu schützen, die ihr voraussichtlich in erster Linie schaden und nichts oder nur wenig nützen werden (vgl. Kap. D.II.2.). Diese Vorgehensweise lässt sich in den Zusammenhang der Motivation stellen, Menschen vor Handlungen zu schützen, deren mögliche Folgen sie nicht richtig verstanden haben bzw. nicht absehen können.

Wie angemessen ist die Legitimation solcher Vorgehensweisen durch ein – im weiten Sinne verstandenes – Paternalismusmodell? Grundsätzlich unterscheidet sich ein derartiges Vorenthalten von Informationen in Bezug auf den genetischen Status in wesentlicher Hinsicht von einem paternalistischen Vorenthalten von Information im medizinisch-therapeutischen Kontext (zum Beispiel bei infauster Prognose). Denn im therapeutischen Zusammenhang liegt die entsprechende gesundheitsbezogene Information bereits vor und ist anderen, d.h. Ärzten oder Angehörigen, verfügbar, wird jedoch zurückgehalten um den jeweiligen Patienten vor Ängsten, gesundheitlichen Beeinträchtigungen etc. zu schützen (vgl. Kap. C.II.1.3.2.). Demgegenüber wird im nicht-therapeutischen Kontext prädiktiver genetischer Diagnostik dem Betreffenden nicht aktiv etwas vorenthalten, was andere bereits wissen, vielmehr wird ihm verweigert, zusätzliche Information zu erhalten. Auch die jeweiligen Ärzte kennen diese Information nicht.[159] Zudem handelt es sich nicht um Informationen über auf einen konkreten Kontext bezogene medizinische Handlungsoptionen, sondern um allgemeine Fragen der Lebensgestaltung. Insbesondere wenn es sich um nicht präventiv vermeidbare oder nicht therapierbare Krankheiten handelt sowie wenn kein Zusammenhang mit Familienplanungsfragen besteht, kann hier eine generelle ärztliche Verpflichtung zum Bereitstellen zusätzlicher Kenntnisse hinsichtlich der genetischen Konstitution schwerlich formuliert werden (vgl. Kap. D.II.1.1.).

Allerdings ist auf der anderen Seite durch Rekurs auf das Paternalismusmodell eine Legitimation für die oben beschriebenen Einschränkungen des Zugangs zu prädiktiven genetischen Analyseverfahren ausgesprochen schwierig zu erzielen. Denn als grundsätzlich problematisch beim Transfer

159 Allerdings können zwei Ausnahmen beschrieben werden: zum einen das Nichtweiterleiten von Analyseergebnissen an möglicherweise selbst betroffene Angehörige (vgl. Kap. D.III.3.1.2.), zum anderen das Vorenthalten der erzielten Resultate im Zusammenhang mit non-disclosure PGD (vgl. Kap. D.IV.2.).

von Paternalismus-Überlegungen auf diesen Zusammenhang erweist sich: Sie setzen einen Gegensatz zwischen Wohlbefinden und Patientenautonomie voraus, welcher im Umfeld prädiktiver genetischer Diagnostik jedoch nicht festgestellt werden kann (vgl. Kap. E.2.1.). So sind bei prädiktiven genetischen Analysen die Auswirkungen auf das Wohlbefinden der betreffenden Personen zumeist nicht klar vorhersehbar. Ein Untersagen des Zugangs zu bestimmten Gentests, d.h. ein Übergehen der Autonomie der betreffenden Personen aus Benefizienzgründen, wäre nur angemessen, wenn mit der prädiktiven genetischen Analyse und dem Analyseergebnis voraussichtlich ein großer Schaden für die betreffende Person einhergehen würde. Dies kann jedoch in den meisten Fällen vor der Inanspruchnahme prädiktiver genetischer Diagnostik nicht abgeschätzt oder vorhergesagt werden (vgl. Kap. D.II.).

Solange nur die testwillige Person selbst von der prädiktiven genetischen Analyse betroffen ist – dies gilt insbesondere wenn sie die Analyse auf dem freien Markt auf private Kosten durchführen lässt – kann hier vor dem Hintergrund des *informed consent* nicht wirkungsvoll mit einem Rekurs auf das Paternalismus-Konzept zugunsten einer solchen Beschränkung des individuellen Testzugangs argumentiert werden.[160]

Die Situation sieht jedoch anders aus, wenn – wie häufig im Umfeld genetischer Analyseverfahren – Dritte direkt betroffen sind, so zum Beispiel wenn sich durch ein von einer Person erzieltes Analyseergebnis die Familienmitglieder dieser Person zu Schlussfolgerungen über ihren eigenen genetischen Status genötigt sehen (*unsolicited disclosure*, vgl. Kap. D.III.3.1.2.), oder wenn – wie bei genetischer Frühdiagnostik – die genetische Analyse mit weit reichenden Folgen für das Leben des Embryos bzw. Fetus verbunden sein kann (vgl. Kap. D.IV.).

Allerdings greift in diesen Fällen das Paternalismus-Konzept nicht, da sich paternalistisches Handeln definitionsgemäß darauf bezieht, jemanden vor Handlungen zu schützen, die *ihn selbst* schädigen. Will man hier zugunsten einer regulierenden Einflussnahme plädieren, so muss man auf die von Gerald Dworkin beschriebene Form des »gemischten Paternalismus«

160 Diese Argumentation setzt allerdings eine – in dieser Form jedoch streng genommen nicht gegebene – Trennung zwischen öffentlichen und privaten Handlungen voraus (vgl. Kap. B.4.1.2.). Denn bereits durch die Entwicklung und Bereitstellung entsprechender Analyseverfahren – auch wenn dies auf privatwirtschaftlichem Wege erfolgt – sind immer auch die Gesellschaft bzw. einige ihrer Mitglieder beteiligt und möglicherweise auf direkte oder indirekte Weise in ihren Interessen tangiert.

zurückgreifen (vgl. Kap. C.II.1.3.2.) oder aber vor dem Hintergrund eines nicht-paternalistischen Schutzes Dritter argumentieren.

So mag man beispielsweise der Ansicht sein, Familienangehörige seien aus Gründen des Selbstschutzes berechtigt, bei einem Familienmitglied eine Testinanspruchnahme zu verhindern, um sich vor unerwünschten Kenntnissen hinsichtlich der genetischen Konstitution zu schützen (vgl. Kap. C.II.2.2.1.). Als Schutz Dritter kann auch der Schutz Betroffener vor Diskriminierung bezeichnet werden (vgl. Kap. D.III.3.2.1.). Im Bereich der Reproduktionsmedizin kann aufgrund des Schutzes Dritter, d.h. aufgrund des Schutzes menschlicher Embryonen und Feten, eine Beschränkung der Analysepraxis auf schwere genetisch bedingte Krankheiten gefordert werden (vgl. Kap. D.IV.).

Als zentrale Schwierigkeit von Paternalismus-Überlegungen in diesem Zusammenhang erweist sich, dass sie nur die individuelle Ebene treffen; eine Legitimation von begrenzenden Eingriffen in die Analysemöglichkeiten aufgrund möglicher negativer Implikationen für Außenstehende ist vor diesem Hintergrund schwierig.[161] Für möglicherweise auftretende problematische Auswirkungen prädiktiver genetischer Diagnostik auf zwischenmenschlicher, familiärer und gesellschaftlicher Ebene findet das Paternalismus-Konzept keine Berücksichtigung, da sich paternalistisches Eingreifen darauf bezieht, eine Person davor zu schützen, sich selbst zu schaden.

Durch Rekurs auf das im medizinisch-therapeutischen Bereich entwickelte Paternalismus-Konzept kann also im Grunde keine wirksame Steuerung des Einsatzes prädiktiver genetischer Diagnostik erreicht werden. Denn ein paternalistisch legitimiertes Einschränken der verfügbaren Informationsmenge erscheint – aufgrund der oben beschriebenen Schwierigkeiten des Paternalismusmodells im Kontext prädiktiver genetischer Diagnostik – in vielen Bereichen wenig akzeptabel.

Will man den Horizont für eine regulative Einflussnahme auf den Umgang mit prädiktiver genetischer Diagnostik auf gesellschaftlicher Ebene öffnen, so ist stattdessen eine Argumentation unter Verwendung einer weiten Autonomiekonzeption wesentlich aussichtsreicher (Kap. E.3.). Denn erst vor dem Hintergrund einer weiten Autonomiekonzeption wer-

---

161 So mag für den Einzelnen die Inanspruchnahme einer prädiktiven genetischen Analyse oder die breite Verfügbarkeit prädiktiver genetischer Diagnostik u.U. anstrebenswert sein, obwohl hiermit entsprechende Schwierigkeiten im zwischenmenschlichen, familiären oder gesellschaftlichen Kontext einhergehen.

den Implikationen im zwischenmenschlichen, familiären und gesellschaftlichen Bereich in die Betrachtung und Diskussion der Situation miteinbezogen und einer die Entwicklung steuernden Regelung zugänglich.

3. Zur steuernden Funktion einer weiten Autonomiekonzeption

Will man unter Verwendung des – als Prinzip mittlerer Ebene innerhalb eines prinzipienbasierten kohärentistischen Ansatzes verstandenen – Autonomieprinzips ethische Aspekte des Umgangs mit prädiktiver genetischer Diagnostik diskutieren, so bildet hierfür eine Präzisierung der Bedeutung von Autonomie im Kontext prädiktiver genetischer Diagnostik, d.h. eine Spezifizierung des Autonomieprinzips, die Voraussetzung (vgl. Kap. A.3.).

Hierzu ist es erforderlich, sich zu lösen von einer Beschränkung der Autonomiediskussion auf die im medizinisch-therapeutischen Kontext im Zusammenhang des *informed consent* übliche Zugangsweise, welche in erster Linie den individuellen Entscheidungsträger und die konkrete, auf eine Therapiewahl ausgerichtete Entscheidungssituation berücksichtigt (vgl. Kap. C.I.). Zur adäquaten Diskussion autonomiebezogener Aspekte im Kontext prädiktiver genetischer Diagnostik ist es vielmehr notwendig, die Autonomiekonzeption über die im Umfeld des *informed consent* gängige Betrachtungsweise hinausgehend zu erweitern, und über Fragen der selbstbestimmten Lebensgestaltung vielfältige weitere, im Zusammenhang mit Autonomie stehende Gesichtspunkte zu integrieren, die sich nicht zuletzt im familiären und gesellschaftlichen Kontext ergeben.

Erst vor dem Hintergrund einer solchen weiten Autonomiekonzeption wird eine umfassende Diskussion der Implikationen prädiktiver genetischer Diagnostik möglich. Denn die Frage nach Autonomie im Umgang mit prädiktiven genetischen Analyseverfahren beschränkt sich nicht auf die konkrete Entscheidung über eine Testinanspruchnahme und hiermit in direktem Zusammenhang stehende Entscheidungssituationen. Vielmehr erstreckt sie sich auch auf die wesentlich weiter reichende Frage nach der Möglichkeit einer Person, in ihrem gesamten weiteren Lebensverlauf mit dem erhaltenen Analyseergebnis zurechtzukommen. Hier sind Gesichtspunkte der selbstbestimmten Lebensplanung und -gestaltung von zentraler

Bedeutung; diese finden jedoch erst innerhalb einer umfassenderen Autonomiekonzeption Berücksichtigung.

So stellt eine Analogie zum *informed consent* generell die Bedeutung des Zuwachses an Wissen in den Vordergrund: Zusätzliches Wissen erleichtert – in Bezug auf eine konkrete Entscheidungssituation und feststehende Präferenzen – das Treffen selbstbestimmter Entscheidungen. Demgegenüber beschränkt sich eine weit verstandene Autonomiekonzeption nicht auf die Diskussion des Ausmaßes der zur Verwirklichung feststehender Präferenzen erforderlichen Informationsmenge, sondern rückt den Gesichtspunkt des selbstbestimmten Lebensentwurfs ins Zentrum. Vor diesem Hintergrund mag es sich als anstrebenswert erweisen, bestimmte Lebensentscheidungen unbelastet von der Kenntnis der Ergebnisse prädiktiver genetischer Diagnostik treffen zu können (vgl. Kap. D.V.2.).

Erst mithilfe einer weiten Autonomiekonzeption können entsprechende Auswirkungen der Ergebnisse prädiktiver genetischer Analysen auf das Selbstbild, auf die individuelle Lebensplanung und das Entwerfen individueller Ziele adäquat thematisiert werden (vgl. Kap. D.III.1. und Kap. D.III.2.). Auch möglicherweise aus dem Analyseergebnis resultierende Handlungs- und Entscheidungszwänge im familiären und gesellschaftlichen Zusammenhang (vgl. Kap. D.III.3.), mögliche Folgen auf Familienplanungsentscheidungen sowie Auswirkungen prädiktiver genetischer Diagnostik auf im Kontext der Reproduktionsmedizin stehende Entwicklungen können vor diesem Hintergrund beschrieben werden (vgl. Kap. D.IV.).

Hierzu dürfen die entsprechenden Überlegungen nicht auf den einzelnen, individuellen Entscheidungsträger begrenzt bleiben, vielmehr muss zusätzlich das familiäre und gesellschaftliche Umfeld der jeweiligen Personen berücksichtigt werden.

Denn sowohl bei der Entscheidung über die Testinanspruchnahme (vgl. Kap. D.II.4.) als auch beim Umgang mit dem Analyseergebnis (vgl. Kap. D.III.3.1.) spielen häufig Familienangehörige eine große Rolle. Notwendig ist daher eine Erweiterung der im Kontext des *informed consent* anzutreffenden individualistischen Engführung hin zu einem Ansatz, innerhalb dessen zwischenmenschliche Beziehungen verstärkte Berücksichtigung finden. Ein entsprechender Zugang erlaubt ganz allgemein eine Analyse und Diskussion des Umgangs mit prädiktiver genetischer Diagnostik innerhalb der Familie – angefangen von unnachgefragtem Enthüllen von Analyseergebnissen (*unsolicited disclosure*), über das Treffen von Absprachen bereits vor der Testdurchführung, den Verzicht auf substanzielle Unabhängigkeit, bis hin zum *community consensus*.

Für den Umgang des Einzelnen mit prädiktiver genetischer Diagnostik spielt zudem auch die Bedeutung, die genetischen Daten innerhalb der Gesellschaft beigemessen wird, eine große Rolle. Angesichts einer festzustellenden Tendenz zur Individualisierung von Verantwortung (vgl. Kap. D.V.1.) sowie angesichts der nicht grundsätzlich auszuschließenden Möglichkeit genetischer Diskriminierung (vgl. Kap. D.III.3.2.) ist es für die einzelne getestete Person hier von besonderer Bedeutung, inwieweit sie in der Lage ist zu kontrollieren, wer die Analyseergebnisse erfährt.

Der Wahrung des Rechts auf Nichtwissen kommt in diesen Bereichen zentrale Bedeutung zu (vgl. Kap. D.II.1.). Dies impliziert zum einen die Forderung, Fragen hinsichtlich des Umgangs mit dem Ergebnis einer prädiktiven genetischen Analyse innerhalb der Familie bereits vor der Testinanspruchnahme zu klären, um hierdurch das sich ansonsten ergebende Dilemma hinsichtlich einer Weiterleitung des Analyseergebnisses an möglicherweise selbst betroffene Angehörige (vgl. Kap. D.III.3.1.2.) soweit möglich zu umgehen. Zum anderen geht hieraus eine generelle Ablehnung der Verwendung der Ergebnisse prädiktiver genetischer Analysen im Zusammenhang mit dem Festlegen von Versicherungsbedingungen sowie am Arbeitsplatz und in ähnlichen Zusammenhängen hervor (vgl. Kap. D.III.3.2.2.). Nur auf diese Weise kann ein vertraulicher Umgang mit genetischen Daten sowie – hierdurch bedingt – die Wahrung des Rechts auf Nichtwissen im gesellschaftlichen Kontext gewährleistet werden.

Zudem besitzen die gesellschaftlichen Rahmenbedingungen einen großen Einfluss auf die Inanspruchnahme von genetischer Frühdiagnostik (Pränatal- und Präimplantationsdiagnostik) sowie auf den Umgang mit sich auf die kommende Generation beziehenden Analyseergebnissen (vgl. Kap. D.IV.). Eine weite Autonomiekonzeption ist im Bereich genetischer Frühdiagnostik in der Lage, über die jeweilige Wahlsituation hinausgehende, im gesellschaftlichen Kontext entstehende Implikationen zu thematisieren (vgl. Kap. D.IV.4.3.) sowie die Rückwirkungen gesellschaftlicher Faktoren auf die Entscheidungsfreiheit der einzelnen Paare zu berücksichtigen (vgl. Kap. D.IV.4.2.).

Angesichts der beschriebenen gesellschaftlichen Implikationen prädiktiver genetischer Analyseverfahren kann die Gesellschaft als Ganze als vom Einsatz prädiktiver genetischer Diagnostik grundsätzlich Mitbetroffene angesehen werden. Hieraus lässt sich die Legitimation, aber auch die Notwendigkeit, ableiten, von gesellschaftlicher Seite geeignete Rahmenbedingungen zu schaffen, welche einen sowohl auf individueller Ebene als auch in gesellschaftlicher Hinsicht adäquaten Umgang mit prädiktiver genetischer Diagnostik gewährleisten. Hierzu gehört die Wahrung des Rechts auf Wissen und des Rechts auf Nichtwissen, das Verhindern nicht adäquater Analysepraxis, der Schutz Betroffener und ihrer Angehörigen, das Verhindern diskriminierender Praktiken sowie der Schutz menschlicher Embryonen und Feten.

Ein entsprechender Regelungsansatz, der auch die sich bereits abzeichnenden künftigen Einsatzmöglichkeiten prädiktiver genetischer Diagnostik berücksichtigt, muss im Rahmen einer umfassenden interdisziplinären Diskussion erarbeitet werden. Die vorliegende Studie will hierzu einen Beitrag leisten, indem sie zum einen auf die vielfältigen und weit reichenden Implikationen prädiktiver genetischer Diagnostik auf die Autonomie der in direkter oder indirekter Weise von prädiktiven genetischen Analysen Betroffenen aufmerksam macht. Zum anderen wird im Rahmen dieser Studie – ausgehend von einer Analyse der im medizinisch-therapeutischen Kontext im Umfeld des *informed consent* eingesetzten engen Autonomiekonzeption und der hiermit im Bereich prädiktiver genetischer Diagnostik einhergehenden Schwierigkeiten – zugunsten der Verwendung einer weiten Autonomiekonzeption argumentiert, mithilfe derer die Auswirkungen prädiktiver genetischer Analysen auf individueller, familiärer und gesellschaftlicher Ebene in umfassender Weise berücksichtigt und in entsprechende Handlungsempfehlungen umgesetzt werden können.

Literaturverzeichnis

Abernethy, V. (1984): »Compassion, Control, and Decisions about Competency«, *American Journal of Psychiatry*, 141:53–60.

Ach, J.S./Runtenberg, C. (2002): *Bioethik: Disziplin und Diskurs. Zur Selbstaufklärung angewandter Ethik*, Campus: Frankfurt/M.

Adam, S., Wiggins, S., Whyte, P., Bloch, M., Shokeir, M., Soltan, H. u.a. (1993): »Five year study of prenatal testing for Huntington's disease: demand, attitudes and psychological assessment«, *Journal of Medical Genetics*, 30:549–556.

Aittomäki, K., Wennerholm, U.-B., Bergh, C., Selbing, A., Hazekamp, J./Nygren, K.-G. (2004): »Safety issues in assisted reproduction technology. Should ICSI patients have genetic testing before treatment? A practical proposition to help patient information«, *Human Reproduction*, 19:472–476.

Allen, K./Williamson, R. (1999): »Should we genetically test everyone for haemochromatosis? «, *Journal of Medical Ethics*, 25:209–214.

Almqvist, E.W., Bloch, M., Brinkman, R., Craufurd, D./Hayden, M.R. (1999): »A worldwide assessment of the frequency of suicide, suicide attempts and psychiatric hospitalizations following predictive testing for Huntington disease«, *American Journal of Human Genetics*, 64:1293–1304.

Almqvist, E.W., Brinkmann, R.R., Wiggins, S., Hayden, M.R./The Canadian Collaborative Study of Predictive Testing (2003): »Psychological consequences and predictors of adverse events in the first 5 years after predictive testing for Huntington's disease«, *Clinical Genetics*, 64:300-309.

Amelung, E. (1992): *Ethisches Denken in der Medizin*, Berlin, Heidelberg.

American College of Obstetricians and Gynecologists, American College of Medical Genetics (2001): *Preconception and Prenatal Carrier Screening for Cystic Fibrosis: Clinical and Laboratory Guidelines*, American College of Obstetricians and Gynecologists: Washington, DC.

American Society for Clinical Oncology (ASCO) Public Issues Committee (1996): »Statement of the American Society of Clinical Oncology: genetic testing for cancer susceptibility«, *Journal of Clinical Oncology*, 14:1730–1736.

American Society of Human Genetics and American College of Medical Genetics (ASHG/ACMG) (1995): »Points to consider: Ethical, legal, and psychosocial implications of genetic testing in children and adolescents«, *American Journal of Human Genetics*, 57:1233–41.

Andorno, R. (2004): »The right not to know: an autonomy based approach«, *Journal of Medical Ethics*, 30:435–440.

Andre, J., Fleck, L.M./Tomlinson, T. (2000): »On Being Genetically ›Irresponsible‹«, *Kennedy Institute of Ethics Journal*, 10:129–146.

Anscombe, G.E.M. (1966): *Intention*, Blackwell: Oxford, Second Edition.

Anselm, R. (1999): »Jenseits von Laienmedizin und hippokratischem Paternalismus«, *Zeitschrift für Medizinische Ethik*, 45:91–108.

Appelbaum, P.S., Lidz, C.W./Meisel, A. (1987): *Informed Consent - Legal Theory and Clinical Practice*, Oxford University Press: Oxford.

Appelbaum, P.S./Grisso, T. (1995): »The MacArthur Treatment Competence Study, I.: Mental Illness and Competence to Consent to Treatment«, *Law and Human Behavior*, 19:105–126.

Appelbaum, P.S. (1999): »Ought We to Require Emotional Capacity as Part of Decisional Competence?«, *Kennedy Institute of Ethics Journal*, 8:377–387.

Arblaster, A. (1984): *The Rise and Decline of Western Liberalism*, Basil Blackwell: Oxford.

Archer, L. (1997): »Soziale Auswirkungen der neuen prädiktiven Medizin und ihre Regelung«, in: Tröhler, U./Reiter-Theil, S. (Hg.): *Ethik und Medizin: 1947–1997; was leistet die Kodifizierung von Ethik?*, Göttingen: Wallstein, 363–377.

Arras, J.D. (1991): »Getting down to cases: The revival of casuistry in bioethics«, *Journal of Medicine and Philosophy*, 16:29–51.

Baier, A.C. (1994): »Wir brauchen mehr als bloß Gerechtigkeit«, *Deutsche Zeitschrift für Philosophie*, 42:225–236.

Ball, D., Tyler, A./Harper, P. (1994): »Predictive testing of adults and children«, in: Clarke, A. (Hg.): *Genetic counselling: practice and principles*, Routledge: London, 63–86.

Bansal, A., Critchfield, G.C., Frank, T.S., Reid, J.E., Thomas, A., Deffenbaugh, A.M./Neuhausen, S.L. (2000): »The Predictive Value of BRCA1 and BRCA2 Mutation Testing«, *Genetic Testing*, 4:45–48.

Bateman Novaes, S. (1999): »Making Decisions about Someone Else's Offspring: Geneticists and Reproductive Technology«, in: Fortun, M./Mendelsohn, E. (Hg.): *The Practices of Human Genetics*, Kluwer: Dordrecht, 169–184.

Bayertz, K. (1998): »What's Special About Molecular Genetic Diagnostics?«, *Journal of Medicine and Philosophy*, 23:247–254.

Beal, M.F./Ferrante, R.J. (2004): »Experimental therapeutics in transgenic mouse models of Huntington's disease«, *Nature Reviews Neuroscience*, 5:373–384.

Beauchamp, T.L. (2003): »Methods and principles in biomedical ethics«, *Journal of Medical Ethics*, 29:269–274.

Beauchamp, T.L./Childress, J.F. (1979): *Principles of Biomedical Ethics*, Oxford University Press: New York.

Beauchamp, T.L./Childress, J.F. (2001): *Principles of Biomedical Ethics*, Oxford University Press: New York, Fifth Edition.

Beck-Gernsheim, E. (1993): »Zwischen Prävention und Selektion - Fortschritte und Dilemmata der Gentechnologie«, in: Zwierlein, E. (Hg.): *Gen-Ethik*, Schulz-Kirchner Verlag: Idstein, 59–78.

Beck-Gernsheim, E. (1996): »Die soziale Konstruktion des Risikos - das Beispiel Pränataldiagnostik«, *Soziale Welt*, 47:284–296.

Beckmann, J.P. (1996): »Über die Bedeutung des Person-Begriffs im Hinblick auf aktuelle medizin-ethische Probleme«, in ders. (Hg.): *Fragen und Probleme einer medizinischen Ethik*, de Gruyter: Berlin, 279–306.

Bedate, C.A./Cefalo, R.C. (1989): »The Zygote: To Be or Not Be a Person«, *Journal of Medicine and Philosophy*, 14:641–645.

Beecher, H.K. (1966): »Ethics and Clinical Research, *New England Journal of Medicine*, 274:1354–1360.

Begg, C.B. (2002): »On the use of familial aggregation in population-based case probands for calculating penetrance«, *Journal of the National Cancer Institute*, 94:1221–1226.

Bekker, H., Modell, M., Denniss, G., Silver, A., Mathew, C., Bobrow, M./Marteau, T. (1993): »Uptake of cystic fibrosis testing in primary care: supply push or demand pull?«, *British Medical Journal*, 306:1584–1586.

Bengler, J.H., Pennington, C., Metcalfe, M./Freis, E. (1980): »Informed Consent: How much does the patient understand?«, *Clinical Pharmacology and Therapeutics*, 27:435–440.

Benjamin, C.M./Lashwood, A. (2000): »United Kingdom experience with presymptomatic testing of individuals at 25% risk for Huntington's disease«, *Clinical Genetics*, 58:41–49.

Benn, S.I. (1976): »Freedom, Autonomy, and the Concept of a Person«, *Proceedings of the Aristotelian Society*, LXXVI:109–130.

Benn, S.I. (1988): *A Theory of Freedom*, Cambridge University Press: Cambridge.

Berg, J.W., Appelbaum, P.S./Grisso, T. (1996): »Constructing Competence: Formulating Standards of Legal Competence to Make Medical Decisions«, *Rutgers Law Review*, 48:345–396.

Berg, J.W. (2000): »When, if ever, should confidentiality be set aside?«, in: Zeman, A./Emanuel, L. (Hg.): *Ethical Dilemmas in Neurology*, Saunders: London, 61–70.

Bergdolt, K. (1998): »Medizinische Ethik - 1. Historisch«, in: Korff, W., Beck, L./Mikat, P. (Hg.): *Lexikon der Bioethik*, Band 2, Gütersloher Verlagshaus, 647–652.

Berkowitz, J.M./Snyder, J.W. (1998): »Racism and sexism in medically assisted conception«, *Bioethics*, 12:25–44.

Berlin, I. (1969): »Two Concepts of Liberty«, in: *Four Essays on Liberty*, Oxford University Press: Oxford, 118–172.

Berofsky, B. (1996): *Liberation from self. A theory of personal autonomy*, Cambridge University Press: Cambridge.

Berrios, G. E., Wagle, A. C., Markova, I. S., Wagle, S. A., Rosser, A./Hodges, J. R. (2002): »Psychiatric symptoms in neurologically asymptomatic Huntington's disease gene carriers: a comparison with gene negative at risk subjects«, *Acta Psychiatrica Scandinavica,* 105:224–230.

Berufsverband Medizinische Genetik e.V. (1990): »Stellungnahme zu einem möglichen Heterozygoten-Screening bei Zystischer Fibrose«, *Medizinische Genetik*, 2/2–3:6.

Beyleveld, D. (1998): »The Moral and Legal Status of the Human Embryo«, in: Hildt, E./Mieth, D. (Hg.): *In Vitro Fertilisation in the 1990s - Towards a Medical, Social and Ethical Evaluation,* Ashgate: Aldershot, 247–260.

Bickeböller, R. (1999): »Die Wahrheit wissen, aber nicht mitteilen dürfen – Zum Problem der Aufklärung am Krankenbett«, *Ethik in der Medizin,* 11:184–186.

Biesecker, B.B., Boehnke, M., Calzone, K., Markel, D.S., Garber, J.E. Collins, F.S./Weber, B.L. (1993): »Genetic Counseling for Families with Inherited Susceptibility to Breast and Ovarian Cancer«, *Journal of the American Medical Association,* 269:1970–1974.

Biesecker, B.B. (1998): »Future Directions in Genetic Counseling: Practical and Ethical Considerations«, *Kennedy Institute of Ethics Journal,* 8:145–160.

Billings, P.R., Kohn, M.A., de Cuevas, M., Beckwith, J., Alper, J.S./Natowicz, M.R. (1992): »Discrimination as a Consequence of Genetic Testing«, *American Journal of Human Genetics,* 50:476–482.

Binedell, J., Soldan, J., Scourfield, J./Harper, P. (1996): »Huntington's disease predicitve testing: the case for an assessment approach to requests from adolescents«, *Journal of Medical Genetics,* 33:912–918.

Bird, T.D. (1999a): »Outrageous Fortune: The Risk of Suicide in Genetic Testing for Huntington Disease«, *American Journal of Human Genetics,* 64:1289–1292.

Bird, T.D. (1999b): »Risks and Benefits of DNA Testing for Neurogenetic Disorders«, *Seminars in Neurology,* 19:253–259.

Birmingham, K. (1997): »Insurers admit genetic discrimination (news)«, *Nature Medicine,* 3:710.

Birnbacher, D. (1987): »Gefährdet die moderne Reproduktionsmedizin die menschliche Würde?«, in: Braun, V., Mieth, D./Steigleder, K. (Hg.): *Ethische und rechtliche Fragen der Gentechnologie und der Reproduktionsmedizin*, Schweitzer: München, 77–88.

Birnbacher, D. (1988): *Verantwortung für zukünftige Generationen*, Reclam: Stuttgart.

Birnbacher, D. (1989): »Genomanalyse und Gentherapie«, in: Sass, H.-M. (Hg.): *Medizin und Ethik*, 212–232.

Birnbacher, D. (1993): »Welche Ethik ist als Bioethik tauglich?«, in: Ach, J.S./Gaidt, A. (Hg.): *Herausforderungen der Bioethik*, Frommann-Holzboog: Stuttgart, 45–67.

Birnbacher, D. (1996): »Ethische Probleme der Embryonenforschung«, in: Beckmann, J.P. (Hg.): *Fragen und Probleme einer medizinischen Ethik*, de Gruyter: Berlin, 228–253.

Birnbacher, D. (2000): »Ethische Überlegungen im Zusammenhang mit Gendiagnostik und Versicherung«, in: Thiele, F. (Hg.): *Genetische Diagnostik und Versicherungsschutz. Die Situation in Deutschland*, Graue Reihe: Bad Neuenahr-Ahrweiler, 39–46.

Bisgaard, M.L., Ripa, R., Knudsen, A.L./Bülow, S. (2004): »Familial adenomatous polyposis patients without an identified APC germline mutation have a severe phenotype«, *Gut*, 53:266–270.

Bloch, M., Adam, S., Wiggins, S., Huggins, M./Hayden, M.R. (1992): »Predictive testing for Huntington's disease in Canada: the experience of those receiving an increased risk«, *American Journal of Medical Genetics*, 4:499–507.

Bloom, M. (1996), *Primary Prevention Practices*, SAGE Publications: Thousand Oaks.

Bok, S. (1978): *Lying: Moral Choice in Public and Private Life*, Vintage Books: New York.

Boorse, C. (1977): »Health as a theoretical concept«, *Philosophy of Science*, 44:542–573.

Boorse, C. (1981): »On the Distinction between Disease and Illness«, in: Caplan, A.L., Engelhardt, H.T./McCartney, J.J. (Hg.): *Concepts of Health and Disease*, Addison-Wesley Publishing Company: Reading, Massachusetts, 545–560.

Botkin, J.R. (1995): »Fetal Privacy and Confidentiality«, *Hastings Center Report* 25(5):32–39.

Bouchard, L., Blancquaert, I., Eisinger, F., Foulkes, W.D., Evans, G., Sobol, H./Julian-Reynier, C. (2004): »Prevention and genetic testing for breast cancer: variations in medical decisions«, *Social Science & Medicine*, 58:1085–1096.

Boyle, R. J./Savulescu, J. (2001): »Ethics of using preimplantation genetic diagnosis to select a stem cell donor for an existing person«, *British Medical Journal*, 323:1240–1243.

Brandt, J. (1994): »Ethical considerations in genetic testing: an empirical study of presymptomatic diagnosis of Huntington's disease«, in: Fulford, K.W.M., Gillett, G.R./Soskice, J.M. (Hg.): *Medicine and Moral Reasoning*, Cambridge University Press: Cambridge, 41–58.

Braude, P.R., de Wert, G.M.W.R., Evers-Kiebooms, G., Pettigrew, R.A./Geraedts, J.P.M. (1998): »Non-disclosure preimplantation genetic diagnosis for Huntington's disease: practical and ethical dilemmas«, *Prenatal Diagnosis*, 18:1422–1426.

Braude, P., Pickering, S., Flinter, F./Mackie Ogilvie, C. (2002): »Preimplantation Genetic Diagnosis«, *Nature Reviews Genetics*, 3:941–955.

Breast Cancer Linkage Consortium (1999): »Cancer risks in BRCA2 mutation carriers«, *Journal of the National Cancer Institute*, 91:1310–1316.

Brennan, A.L./Geddes, D.M. (2002): »Cystic fibrosis«, *Current Opinion in Infectious Diseases*, 15:175–182.

Breo, D.L. (1993): »Altered fates – Counseling families with inherited breast cancer«, *Journal of the American Medical Association*, 269:2017–2022.

Brinkman, R.R., Mezei, M.M., Thielmann, J., Almqvist, E./Hayden, M.R. (1997): »The likelihood of being affected with Huntington disease by a particular age for a specific CAG size«, *American Journal of Human Genetics*, 60:1202–1210.

Broadstock, M., Michie, S./Marteau, T. (2000): »Psychological consequences of predictive genetic testing: a systematic review«, *European Journal of Human Genetics*, 8:731–738.

Brock, D.W./Wartman, S.A. (1990): »When Competent Patients Make Irrational Choices«, *New England Journal of Medicine*, 322(22):1595–1599

Brock, D.W. (1995), »The Non-identity Problem and Genetic Harms - The Case of Wrongful Handicaps«, *Bioethics*, 9:269–75.

Brody, B.A. (1988): *Life and Death Decision Making*, Oxford University Press: New York.

Brody, B.A. (1990): »Quality of scholarship in bioethics«, *Journal of Medicine and Philosophy*, 15:161–78.

Brody, H. (1992): *The Healer's Power*, New Haven.

Brower, V. (1997): »Testing, testing ... testing?«, *Nature Medicine*, 3:131–132.

Bruno, M., Tommasi, S., Stea, B., Quaranta, M., Schittulli, F., Mastropasqua, A., Distante, A., Di Paola, L./Paradiso, A. (2004): »Awareness of breast cancer genetics and interest in predictive genetic testing: a survey of a southern Italian population«, *Annals of Oncology*, 15(Supplement I):i48–i54.

Buchanan, A. (1978): »Medical Paternalism«, *Philosophy & Public Affairs*, 7:370–390.

Buchanan, A.E. (1982): »Philosophical Foundations of Beneficence«, in: Shelp, E.E. (Hg.): *Beneficence and Health Care*, Reidel: Dordrecht, 33–62.

Buchanan, A./Brock, D. (1989): *Deciding for others. The Ethics of Surrogate Decision Making*, Cambridge: Cambridge University Press.

Buckle, S. (1988a): »Arguing from Potential«, *Bioethics*, 2:227–253.

Buckle, S. (1988b): »Biological Processes and Moral Events«, *Journal of Medical Ethics*, 14:144–147.

Bui, T.-H./Harper, J. C. (2002): »Preimplantation Genetic Diagnosis«, *Clinical Obstetrics and Gynecology*, 45:640–648.

Bundesärztekammer (1992a): »Memorandum: Genetisches Screening«, *Deutsches Ärzteblatt*, 89:A-2317–2325.

Bundesärztekammer (1992b): »Die sogenannte ›Genomanalyse an Arbeitnehmern‹«, *Deutsches Ärzteblatt* 89:B-1597–1602.

Bundesärztekammer (1998a): »Richtlinien zur Diagnostik der genetischen Disposition für Krebserkrankungen«, *Deutsches Ärzteblatt*, 95:A-1396–1403.

Bundesärztekammer (1998b): »Richtlinien zur pränatalen Diagnostik von Krankheiten und Krankheitsdispositionen«, *Deutsches Ärzteblatt*, 95:A-3236–3242.

Bundesärztekammer (2000): »Diskussionsentwurf zu einer Richtlinie zur Präimplantationsdiagnostik«, *Deutsches Ärzteblatt*, 97:A-525.

Bundesärztekammer (2003): »Richtlinien zur prädiktiven genetischen Diagnostik«, *Deutsches Ärzteblatt*, 100:A-1297–1305.

Bundey, S. (1997): »Few psychological consequences of presymptomatic testing for Huntington's disease«, *Lancet*, 349:4.

Burgess, M.M., Adam, S., Bloch, M./Hayden, M.R. (1997): »Dilemmas of Anonymous Predictive Testing for Huntington Disease: Privacy vs. Optimal Care«, *American Journal of Medical Genetics*, 71:197–201.

Burke, W., Pinsky, L. E./Press, N. A. (2001): »Categorizing genetic tests to identify their ethical, legal, and social implications«, *American Journal of Medical Genetics*, 106:233–240.

Burke, W., Atkins, D., Gwinn, M., Guttmacher, A., Haddow, J., Lau, J., Palomaki, G., Press, N., Rischards, C.S., Wideroff, L./Wiesner, G.L. (2002): »Genetic Test Evaluation: Information Needs of Clinicians, Policy Makers, and the Public«, *American Journal of Epidemiology*, 156:311–318.

Burson, C.M./Markey, K.R. (2001): »Genetic Counseling Issues in Predicitve Genetic Testing for Familial Adult-Onset Neurologic Diseases«, *Seminars in Pediatric Neurology*, 8:177–186.

Buselmaier, W./Tariverdian, G. (1999): *Humangenetik*, Springer: Berlin u.a., 2. Auflage.

Calderon-Margalit, R./Paltiel, O. (2004): »Prevention of breast cancer in women who carry *BRCA1* or *BRCA2* mutations: a critical review of the literature«, *International Journal of Cancer*, 112:357–364.

Callahan, D. (1981): »Minimalist Ethics«, *Hastings Center Report*, 11:19–25.

Callahan, D. (1984): »Autonomy: A Moral Good, Not a Moral Obsession«, *Hastings Center Report*, 14:40–42.

Callahan, D. (2003): »Principlism and communitarianism«, *Journal of Medical Ethics*, 29:287–291.

Cassell, E.J. (1984): »Life as a Work of Art«, *Hastings Center Report*, 14(5):35–37.

Cassileth, B.R., Zupkis, R.V., Sutton-Smith, K./March, V. (1980): »Informed Consent: Why are its Goals Imperfectly Realized?«, *New England Journal of Medicine*, 302:896–900.

Cates, D.F. (1994): »Commentary on Genetic Knowledge and Self-understanding«, in: Weir, R.F., Lawrence, S.C./Fales, E. (Hg.): *Genes and Human Self-knowledge*, Iowa University Press: Iowa City, 59–62.

Chadwick, R.F. (1993): »What counts as success in genetic counselling?«, *Journal of Medical Ethics*, 19:43–46.

Chadwick, R. (1997a): »Introduction«, in: Chadwick, R., Levitt, M./Shickle, D. (Hg.): *The Right to Know and the Right Not to Know*, Ashgate: Aldershot, 1–11.

Chadwick, R. (1997b): »The Philosophy of the Right to Know and the Right Not to Know«, in: Chadwick, R., Levitt, M./Shickle, D. (Hg.): *The Right to Know and the Right Not to Know*, Ashgate: Aldershot, 13–22.

Chadwick, R./Levitt, M. (1997): »Mass media and public discussion in bioethics«, in: Chadwick, R., Levitt, M./Shickle, D. (Hg.): *The Right to Know and the Right Not to Know*, Ashgate: Aldershot, 79–86.

Chadwick, R., ten Have, H., Husted, J., Levitt, M., McGleenan, T., Shickle, D./Wiesing, U. (1998): »Genetic Screening and Ethics: European Perspectives«, *Journal of Medicine and Philosophy*, 23:255–273.

Chadwick, R./Levitt, M. (1998): »Genetic technology: A threat to deafness«, *Medicine, Health Care and Philosophy*, 1:209–215.

Chaliki, H., Loader, S., Levenkron, J.C., Logan-Young, W., Hall, W.J./Rowley, P.T. (1995): »Women's receptivity to testing for a genetic susceptibility to breast cancer«, *American Journal of Public Health*, 85:1133–1135.

Chapman, M.A. (1992): »Canadian Experience with Predictive Testing for Huntington Disease: Lessons for Genetic Testing Centers and Policy Makers«, *American Journal of Medical Genetics*, 42:491–498.

Chapman, P.D./Burn, J. (1999): »Genetic predictive testing for bowel cancer predisposition: the impact on the individual«, *Cytogenetics and Cell Genetics*, 86:118–124.

Charland, L.C. (1998): »Appreciation and Emotion: Theoretical Reflections on the MacArthur Treatment Competence Study«, *Kennedy Institute of Ethics Journal*, 8:359–76.

Chikhaoui, Y., Gélinas, H., Joseph, L./Lance, J.-M. (2002): »Cost-minimization analysis of genetic testing versus clinical screening of at-risk relatives for familial adenomatous polyposis«, *International Journal of Technology Assessment in Health Care*, 18:67–80.

Childress, J.F. (1982): *Who Should Decide? Paternalism in Health Care*, Oxford University Press: New York.

Childress, J.F. (1990): »The Place of Autonomy in Bioethics«, *Hastings Center Report*, 20:12–17.

Chipollini, G., Tommasi, S., Paradiso, A., Aretini, P., Bonatti, F., Brunetti, I., Bruno, M., Lombardi, G., Schittulli, F., Sensi, E., Tancredi, M., Bevilacqua, G./Caligo, M.A. (2004): »Genetic alterations in hereditary breast cancer«, *Annals of Oncology*, 15(Supplement I):i7–i13.

Cho, M.K., Sankar, P., Wolpe, P.R./Godmilow, L. (1999): »Commercialization of *BRCA1/2* Testing: Practitioner Awareness and Use of a New Genetic Test«, *American Journal of Medical Genetics*, 83:157–163.

Church, J., Burke, C., McGannon, E., Pastean, O./Clark. B. (2003): »Risk of Rectal Cancer in Patients after Colectomy and Ilorectal Anastomosis for Familial Adenomatous Polyposis«, *Diseases of the Colon & Rectum*, 46:1175–1181.

Churchland, P.S. (1996): »Vernunft braucht Gefühle«, in: Maar, C./Pöppel, E. (Hg.): *Die Technik auf dem Weg zur Seele*, rororo: Reinbek, 90–119.

Clarke, A. (1991): Is Non-directive Counselling Possible?, *The Lancet*, 338:998–1001.

Clarkeburn, H. (2000): »Parental duties and untreatable genetic conditions«, *Journal of Medical Ethics*, 26:400–403.

Clayton, E.W., Hannig, V.L., Pfotenhauer, J.P., Parker, R.A., Campbell, P.W./Phillips, J.A. (1996): »Lack of interest by nonpregnant couples in population-based cystic fibrosis carrier screening«, *American Journal of Human Genetics*, 58:617–627.

Clayton, E.W. (1997): »Genetic testing in children«, *Journal of Medicine and Philosophy*, 22:233–51.

Clayton, E.W. (2003): »Ethical, Legal, and Social Implications of Genomic Medicine«, *New England Journal of Medicine*, 349:562–569.

Clouser, K.D./Gert, B. (1990): »A Critique of Principlism«, *The Journal of Medicine and Philosophy*, 15:219–236.

Codori, A.M./Brand, J. (1994): »Psychological costs and benefits of predictive testing for Huntington's Disease«, *American Journal of Medical Genetics*, 54:174–184.

Codori, A.M., Hanson, R./Brand, J. (1994): »Self-selection in predictive testing for Huntington's disease«, *American Journal of Medical Genetics*, 54:167–173.

Coghlan, A. (1996): »Hopelessness is key result of gene test«, *New Scientist*, 151:8.

Cohen, C.B. (1998): »Wrestling with the Future: Should We Test Children for Adult-Onset Genetic Conditions?«, *Kennedy Institute of Ethics Journal*, 8:111–130.

Collins, F.S. (1996): »BRCA1 – lots of mutations, lots of dilemmas«, *New England Journal of Medicine*, 334:186–188.

Collins, F.S., Guyer, M.S./Chakravarti, A. (1997): »Variations on a theme: cataloging human DNA sequence variation«, *Science*, 278:1580–1581.

Collins, F.S./Guttmacher, A.E. (2001): »Genetics moves into the medical mainstream«, *Journal of the American Medical Association*, 286:2322–2324.

Collins, F.S./McKusick, V.A. (2001): »Implications of the Human Genome Project for Medical Science«, *Journal of the American Medical Association*, 285:540–544.

Conti, B.M. (1990): »Letters: Ethics, Science, and Embryos: Weighing the Evidence«, *The Tablet* (January 6): 12.

Council on Ethical and Judicial Affairs (1998): »Multiplex Genetic Testing«, *Hastings Center Report,* 28(4):15–21.

Crittenden, J. (1993): »The Social Nature of Autonomy«, *Review of Politics,* 55:35–65.

Cronin, M.T., Fucini, R.V., Kim, S.M., Masino, R.S., Wespi, R.M./Miyada, C.G. (1996): »Cystic fibrosis mutation detection by hybridization to light-generated DNA probe arrays«, *Human Mutation,* 7:244–255.

Croyle, R.T., Smith, K.R., Botkin, J.R., Baty, B./Nash, J. (1997): »Psychological responses to BRCA1 mutation testing: Preliminary findings«, *Health Psychology,* 15:63–72.

Culver, C.M./Gert, B. (1982): *Philosophy in Medicine,* Oxford University Press: New York.

Dagan, E./Gershoni-Baruch, R. (2001): »Hereditary breast & ovarian cancer – pitfalls in genetic counseling«, *Clinical Genetics,* 60:310–313.

Damasio, A. (1994): *Descartes' Error: Emotion, Reason, and the Human Brain,* Avon Books: New York.

Damewood, M.D. (2001): »Ethical Implications of a New Application of Preimplantation Diagnosis«, *Journal of the American Medical Association,* 285:3143–3144.

Damschen, G./Schönecker, D. (Hg.) (2003): *Der moralische Status menschlicher Embryonen,* de Gruyter: Berlin.

Daniels, N. (1981): »Health-care needs and distributive justice«, *Philosophy and Public Affairs,* 10:146–179.

Daniels, N. (1985): *Just Health Care,* Cambridge University Press: Cambridge.

Dausset, J. (1996): »Predictive medicine«, *European Journal of Obstetrics & Gynecology and Reproductive Biology,* 65:29–32.

Davis, D.S. (1997): »Genetic Dilemmas and the Child's Right to an Open Future«, *Hastings Center Report,* 27(2):7–15.

Davis, D.S. (2000): »Groups, Communities, and Contested Identities in Genetic Research«, *Hastings Center Report* 30(6):38–45.

Dawson, K. (1990a): »Fertilization and Moral Status: A Scientific Perspective«, in: Singer, P., Kuhse, H. u.a. (Hg.): *Embryo Experimentation,* Cambridge University Press: Cambridge, 43–52.

Dawson, K. (1990b): »Segmentation and Moral Status: A Scientific Perspective«, in: Singer, P., Kuhse, H. u.a. (Hg.): *Embryo Experimentation,* Cambridge University Press: Cambridge, 53–64.

Day, J.P. (1977): »Threats, Offers, Law, Opinion and Liberty«, *American Philosophical Quarterly,* 14:257–272.

de Bock, G.,H., van Asperen, C.J., de Vries, J.M., Hageman, G.C.H.A., Springer, M.P./Kievit, J. (2001): »How women with family history of breast cancer and their general practitioners act on genetic advice in general practice: prospective longitudinal study«, *British Medical Journal,* 322:26–27.

Decruyenaere, M., Evers-Kiebooms, G., Boogaerts, A. u.a. (1995): »Predictive testing for Huntington's disease: risk perception, reasons for testing and psychological profile of test applicants«, *Genetic Counseling,* 6:1–13.

Decruyenaere, M., Evers-Kiebooms, G., Boogaerts, A., Cassiman, J.J., Cloostermans, T. u.a. (1996): »Prediction of psychological functioning one year after the predictive test for Huntington's disease and impact of the test result on reproductive decision making«, *Journal of Medical Genetics,* 33:737–743.

Decruyenaere, M., Evers-Kiebooms, G., Boogaerts, A., Cloostermans, T., Cassiman, J.-J., Demyttenaere, K., Dom, R., Fryns, J.-P./van den Berghe, H. (1997): »Non-Participation in Predictive Testing for Huntington's Disease: Individual Decision-Making, Personality and Avoidant Behaviour in the Family«, *European Journal of Human Genetics,* 5:351–363.

Decruyenaere, M., Evers-Kiebooms, G., Boogaerts, A., Cassiman, J.J., Cloostermans, T., Demyttenaere, K., Dom, R./Fryns, J.P. (1999): »Psychological functioning before predictive testing for Huntington's disease: the role of the parental disease, risk perception, and subjective proximity of the disease«, *Journal of Medical Genetics,* 36:897–905.

DeGrazia, D. (1992): »Moving Forward in Bioethical Theory: Theories, Cases, and Specified Principlism«, *Journal of Medicine and Philosophy,* 17:511–539.

De La Hoya, M., Osorio, A., Godino, J., Sulleiro, S., Tosar, A., Perez-Segura, P., Fernandez, C., Rodriguez, R., Diaz-Rubio, E., Benitez, J., Devilee, P./Caldés, T. (2002): »Association between *BRCA1* and *BRCA2* mutations and cancer phenotype in Spanish breast & ovarian cancer families: implications for genetic testing«, *International Journal of Cancer,* 97:466–471.

Delatycki, M./Tassicker, R. (2001): »Adult onset neurological disorders. Predictive genetic testing«, *Australian Family Physician,* 30:948–952.

Delvaux, I., van Tongerloo, A., Messiaen, L., van Loon, C., de Bie, S., Mortier, G/de Paepe, A. (2001): »Carrier Screening for Cystic Fibrosis in a Prenatal Setting«, *Genetic Testing,* 5:117–125

Dennett, D.C. (1981): »Bedingungen der Personalität«, in: Bieri, P. (Hg.): *Analytische Philosophie des Geistes,* Hain, 303–324.

Deutsche Forschungsgemeinschaft (DFG) (1999): *Humangenomforschung und prädiktive genetische Diagnostik: Möglichkeiten – Grenzen – Konsequenzen,* http://www.dfg.de.

Deutsche Forschungsgemeinschaft (DFG) (2003): *Prädiktive genetische Diagnostik. Wissenschaftliche Grundlagen, praktische Umsetzung und soziale Implementierung,* http://www.dfg.de.

Devilee, P. (1999): »BRCA1 and BRCA2 Testing: Weighing the Demand against the Benefits«, *American Journal of Human Genetics,* 64:943–948.

de Wert, G. (1998a): »Ethics of predictive DNA-testing for hereditary breast and ovarian cancer«, *Patient Education and Counseling,* 35:43–52.

de Wert, G. (1998b): »Dynamik und Ethik der genetischen Präimplantationsdiagnostik – Eine Erkundung«, in: Düwell, M./Mieth, D. (Hg.): *Ethik in der Humangenetik,* Tübingen: Francke, 327–357.

Dickenson, D.L. (1999): »Can children and young people consent to be tested for adult onset genetic disorders?«, *British Medical Journal,* 318:1063–1065.

Dickson, D. (1998): »Panel urges caution on genetic testing for mental disorders«, *Nature,* 395:309.

Di Maio, L., Squitieri, F., Napolitano, G., Campanella, G., Trofatter, J.A./Conneally, P.M. (1993): »Suicide risk in Huntington's disease«, *Journal of Medical Genetics,* 30:293–295.

Di Pietro, M.L., Giuli, A./Spagnolo, A.G. (2004): »Ethical implications of predictive DNA testing for hereditary breast cancer«, *Annals of Oncology* (Supplement 1):i65–i70.

Dobbie, Z. (2000): »Molekulargenetische Diagnostik bei der familiären adenomatösen Polypose (FAP)«, *Schweizerische Ärztezeitung,* 81(37):2079–2081.

Donagan, A. (1987): *Choice – The Essential Element in Human Action,* Routledge: London.

Dose, M. (2000): »Die Huntington-Krankheit«, in: Deutsche Huntington-Hilfe e.V. (Hg.): *Huntington-Krankheit. Informationsschrift,* Duisburg, 7–28.

Doull, I.J.M. (2001): »Recent advances in cystic fibrosis«, *Archives of Disease in Childhood,* 85:62–66.

Downie, R.S./Telfer, E. (1971): »Autonomy«, *Journal of the Royal Institute of Philosophy,* 46(178):293–301.

Drane, J.F. (1985): »The Many Faces of Competency«, *Hastings Center Report,* 15:17–21.

Duan, W., Guo, Z., Jiang, H., Ladenheim, B., Xu, X., Cadet, J.L./Mattson, M.P. (2004): »Paroxetine retards disease onset and progression in huntingtin mutant mice«, *Annals of Neurology,* 55:590–594.

DudokdeWit, A.C., Tibben, A., Frets, P.G., Meijers-Hejboer, E.J., Devilee, P./Niermeijer, M.F. (1996): »Males at-risk for the BRCA1-gene, the psychological impact«, *Psycho-Oncology,* 5:251–257.

DudokdeWit, A.C., Tibben, A., Duivenvoorden, H.J. Niermeijer, M.F., Passchier, J., Trijsburg, R.W./the Rotterdam/Leiden Genetics Workgroup (1998): »Distress in Individuals Facing Predictive DNA Testing for Autosomal Dominant Late-Onset Disorders: Comparing Questionnaire Results With In-Depth Interviews«, *American Journal of Medical Genetics,* 75:62–74.

Duffy, S.W./Nixon, R.M. (2002): »Estimates of the likely prophylactic effect of tamoxifen in women with high risk BRCA1 and BRCA2 mutations«, *British Journal of Cancer,* 86:218–221.

Duster, T. (1990): *Backdoor to Eugenics,* Routledge: New York.

Dworkin, G. (1972): »Paternalism«, *Monist,* 56:64–84.

Dworkin, G. (1976): »Autonomy and behavior control«, *Hastings Center Report,* 6:23–28.

Dworkin, G. (1988), *The Theory and Practice of Autonomy*, Cambridge University Press: Cambridge.

Easton, D.F., Ford, D., Bishop, D.T./The Breast Cancer Linkage Consortium (1995): »Breast and ovarian cancer incidence in BRCA1-mutation carriers«, *American Journal of Human Genetics,* 56:265–271.

Egozcue, J. (1996): »Of course, not«, *Human Reproduction,* 11:2077–2078.

Eibach, U. (1997): »Vom Paternalismus zur Autonomie des Patienten? – Medizinische Ethik im Spannungsfeld zwischen einer Ethik der Fürsorge und einer Ethik der Autonomie«, *Zeitschrift für Medizinische Ethik,* 43:215–231.

Eisen, A., Rebbeck, T.R., Wood, W.C. u.a. (2000): »Prophylactic surgery in women with a hereditary predisposition to breast and ovarian cancer«, *Journal of Clinical Oncology,* 18:1980–1995.

Elger, B. (1998): »Pränatale Diagnostik hereditärer Tumoren: Die ethische Kontroverse am Beispiel des BRCA1-Gens«, *Medizinische Genetik,* 10:238–241.

Elias, S./Annas, G.J. (1994): »Generic Consent for Genetic Screening«, *New England Journal of Medicine,* 330:1611–1613.

Embryonenschutzgesetz/Gesetz zum Schutz von Embryonen (1990), *Bundesgesetzblatt,* Teil I, 2746–2748.

Engelhardt, H.T. (1976): »Ideology and Etiology«, *The Journal of Medicine and Philosophy,* 1:256–268.

Engelhardt, H.T. (1981): »The Concepts of Health and Disease«, in: Caplan, A.L., Engelhardt, H.T./McCartney, J.J. (Hg.): *Concepts of Health and Disease*, Addison-Wesley Publishing Company: Reading, Massachusetts, 31–45.

Engelhardt, H.T. (1986): *The Foundations of Bioethics*, Oxford University Press: New York, First Edition.

Engelhardt, H.T. (1996): *The Foundations of Bioethics*, Oxford University Press. New York, Second Edition.

Engelhardt, H.T. (1989): »Die Prinzipien der Bioethik«, in: Sass, H.-M. (Hg.): *Medizin und Ethik*, Reclam: Stuttgart, 96–117.

Engels, E.-M. (1998): »Der moralische Status von Embryonen und Feten – Forschung, Diagnose, Schwangerschaftsabbruch«, in: Düwell, M./Mieth, D. (Hg.): *Ethik in der Humangenetik*, Tübingen: Francke, 271–301.

Engels, E.-M. (1999a): »Natur- und Menschenbilder in der Bioethik des 20. Jahrhunderts. Zur Einführung«, in: Engels, E.-M. (Hg.): *Biologie und Ethik*, Reclam: Stuttgart, 7–42.

Engels, E.-M. (1999b): »Bioethik«, in: Auffarth, C., Bernard, J./Mohr, H. (Hg.): *Metzler Lexikon Religion,* Band 1, Metzler: Stuttgart, 159–164.

Engels, E.-M. (2005): »Ethik in den Biowissenschaften«, in: Maring, M. (Hrsg): *Ethisch-Philosophisches Grundlagenstudium 2*, LIT Verlag: Münster, 135–166.

Enriqurez, J. (1998): »Genomics and the World's Economy«, *Science,* 281:925–926.

ESHRE PGD Consortium Steering Committee (2000): »ESHRE Preimplantation Genetic Diagnosis (PGD) Consortium: data collection II (May 2000)«, *Human Reproduction,* 15:2673–2683.

ESHRE PGD Consortium Steering Committee (2002): »ESHRE Preimplantation Genetic Diagnosis Consortium: data collection III (May 2001)«, *Human Reproduction,* 17:233–246.

Ethik-Beirat beim Bundesministerium für Gesundheit (2001): »Prädiktive Gentests. Eckpunkte für eine ethische und rechtliche Orientierung«, *Jahrbuch für Wissenschaft und Ethik,* Band 6, de Gruyter: Berlin, 443–456.

Europarat (1997): »Übereinkommen zum Schutz der Menschenrechte und der Menschenwürde im Hinblick auf die Anwendung von Biologie und Medizin: Menschenrechtsübereinkommen zur Biomedizin des Europarats«, *Jahrbuch für Wissenschaft und Ethik,* Band 2:285–303.

European Commission (2004): *25 Recommendations on the ethical, legal and social implications of genetic testing,* Brussels.

European Group on Ethics in Science and New Technologies (2003): *Ethical aspects of genetic testing in the workplace,* Opinion No 18, Brussels, 28th July 2003.

Evans, D.G.R., Maher, E.R., Macleod, R., Davies, D.R./Craufurd, D. (1997): »Uptake of genetic testing for cancer predisposition«, *Journal of Medical Genetics,* 34:746–748.

Evans, J.H. (2000): »A Sociological Account of the Growth of Principlism«, *Hastings Center Report,* 30(5):31–38.

Evans, J.P., Skrzynia, C./Burke, W. (2001): »The complexities of predictive genetic testing«, *British Medical Journal,* 322:1052–1056.

Evers-Kiebooms, G./Decruyenaere, M. (1998): »Predictive testing for Huntington's disease: a challenge for persons at risk and for professionals«, *Patient Education and Counseling,* 35:15–26.

Evers-Kiebooms, G., Nys, K., Harper, P., Zoeteweij, M., Dürr, A., Jacopini, G., Yapijakis, C./Simpson, S. (2002): »Predictive DNA-testing for Huntington's disease and reproductive decision making: a European collaborative study«, *European Journal of Human Genetics,* 10:167–176.

Faden, R./Beauchamp, T. (1980): »Decision-making and Informed Consent«, *Social Indicators Research,* 7:313–336.

Faden, R.R./Beauchamp, T.L. (1986): *A History and Theory of Informed Consent,* Oxford University Press: Oxford.

Farrell, P.M./Fost, N. (2002): »Prenatal screening for cystic fibrosis: Where are we now?«, *Journal of Pediatrics,* 141:758–63.

Feinberg, J. (1971): »Legal Paternalism«, *Canadian Journal of Philosophy,* 1:105–124.

Feinberg, J. (1972): »The Idea of a Free Man«, in: Dearden, R.F. (Hg.): *Education and the Development of Reason*, Routledge and Kegan Paul: London.

Feinberg, J. (1980): »The Child's Right to an Open Future«, in: Aiken, W./LaFollette, H. (Hg.): *Whose Child? Children's Rights, Parental Authority, and State Power*, Littlefield, Adams/Co.:Totowa, N.J., 124–153.

Fleming, L. (1987): »The Moral Status of the Foetus: A Reappraisal«, *Bioethics*, 1:15–34.

Fletcher, J. (1988): *The Ethics of Genetic Control. Ending Reproductive Roulette*, Buffalo.

Fodor, S.P.A. (1997): »Massively parallel genomics«, *Science*, 277:393–395.

Foot, P. (1990): »Das Abtreibungsproblem und die Doktrin der Doppelwirkung«, in: Leist, A. (Hg.): *Um Leben und Tod*, Suhrkamp: Frankfurt/M., 196–211.

Ford, N.M. (1988): *When Did I Begin? Conception of the Human Individual in History, Philosophy and Science*, Cambridge University Press: Cambridge.

Ford, D., Easton, D., Bishop, D., Narod, S., Goldgar, D./the Breast Cancer Linkage Consortium (1994): »Risks of cancer in BRCA1-mutation carriers«, *Lancet*, 343:692–695.

Ford, D., Easton, D./Peto, J. (1995): »Estimates of the gene frequency of BRCA1 and its contribution to breast and ovarian cancer incidence«, *American Journal of Human Genetics*, 57:1457–1462.

Ford, D., Easton, D.F., Stratton, M. u.a. (1998): »Genetic heterogeneity and penetrance analysis of the BRCA1 and BRCA2 genes in breast cancer families. The Breast Cancer Linkage Consortium«, *American Journal of Human Genetics*, 62:676–689.

Foster, M.W., Eisenbraun, A.J./Carter, T.H. (1997): »Communal discourse as a supplement to informed consent for genetic research«, *Nature Genetics*, 17:277–279.

Foster, M., Bernsten, D./Carter, T. (1998): »A model agreement for genetic research in socially identifiable populations«, *American Journal of Human Genetics*, 63:696–702.

Foster, C., Evans, D.G.R., Eeles, R., Eccles, D., Ashley, S., Brooks, L,, Davidson, R., Mackay, J., Morrison, P.J. and Watson, M. (2002): »Predictive testing for BCRA1/2: attributes, risk perception and management in a multicentre clinical cohort«, *British Journal of Cancer*, 86:1209–1216.

Foucar, E. (2001): »Predictive genetics and predictive morphology have certain similarities«, *British Medical Journal*, 323:514.

Frankena, W.K. (1994): *Analytische Ethik*, dtv wissenschaft: München, 5. Auflage.

Frankfurt, H.G. (1981): »Willensfreiheit und der Begriff der Person«, in: Bieri, P. (Hg.): *Analytische Philosophie des Geistes*, Hain, 287–302.

Frewer, A. (1999): »Die Wahrheit wissen, aber nicht mitteilen dürfen – Zum Problem der Aufklärung am Krankenbett«, *Ethik in der Medizin,* 11:187–189.

Friend, S.H. (1996): »Breast cancer susceptibility testing: realities in the post-genomic era«, *Nature Genetics*, 13:16–17.

Fröhlich, S., Wang, Y./Peters, B. (2003): »Schweigepflicht oder Aufklärungspflicht? Eine Umfrage zur Arzt- und Patientenethik«, in: Sass, H.-M./Schröder, P. (Hg.): *Patientenaufklärung bei genetischem Risiko,* LIT Verlag: Münster, 93–108.

Fuchs, M. (1998): »Medizinische Ethik – Ethik des Gesundheitssystems«, in: Korff, W., Beck, L./Mikat, P. (Hg.): *Lexikon der Bioethik,* Band 2, Gütersloher Verlagshaus, 659–661.

Futreal, P.A., Liu, Q., Shattuck-Eidens, D. u.a. (1994): »BRCA1 mutations in primary breast and ovarian carcinomas«, *Science,* 266:120–122.

Gaylin, W. (1982): »The Competence of Children: No Longer All or None«, *Hastings Center Report,* 12:33–38.

Geisler, J. P., Hatterman-Zogg, M. A., Rathe, J. A., Lallas, T. A., Kirby, P./Buller, R. E. (2001): »Ovarian cancer BRCA1 mutation detection: Protein truncation test (PTT) outperforms single strand conformation polymorphism analysis (SSCP)«, *Human Mutation*, 18:337–344.

Geller, G., Strauss, M., Bernhardt, B.A./Holtzman, N.A. (1997): »Decoding' Informed Consent. Insights from Women regarding Breast Cancer Susceptibility Testing«, *Hastings Center Report,* 27(2):28–33.

Geller, G. (1999): »Commentary: Weighing burdens and benefits rather than competence«, *British Medical Journal,* 318:1065–1066.

Georgiou-Karistianis, N., Smith, E., Bradshaw, J. L., Chua, P., Lloyd, J., Churchyard, A./Chiu, E. (2003): »Future directions in research with presymptomatic individuals carrying the gene for Huntington's disease«, *Brain Research Bulletin,* 59:331–338.

Gert, B. (1988): *Morality: A New Justification of the Moral Rules*, Oxford University Press: New York.

Gert, B./Culver, C.M. (1976): »Paternalistic Behavior«, *Philosophy* & *Public Affairs*, 6:45–57.

Gesamtverband der Deutschen Versicherungswirtschaft (2001): »Freiwillige Selbstverpflichtungserklärung der Mitgliedsunternehmen des Gesamtverbandes der Deutschen Versicherungswirtschaft e.V. (GDV)«, http://www.gdv.de/fachservice/15807.htm.

Gesellschaft für Humangenetik, Kommission für Öffentlichkeitsarbeit und ethische Fragen (1991): »Stellungnahme zum Heterozygoten-Bevölkerungsscreening«, *Medizinische Genetik,* 3(2):11–12.

Gesellschaft für Humangenetik, Kommission für Öffentlichkeitsarbeit und ethische Fragen (1995): »Stellungnahme zur genetischen Diagnostik bei Kindern und Jugendlichen«, *Medizinische Genetik,* 7:358–359.

Gesellschaft für Humangenetik (1996): »Positionspapier der Gesellschaft für Humangenetik«, *Medizinische Genetik*, 8:125–131.

Gesellschaft für Humangenetik, Kommission für Öffentlichkeitsarbeit und ethische Fragen (2000): »Stellungnahme zur postnatalen prädiktiven genetischen Diagnostik«, *Medizinische Genetik*, 12:376–377.

Gewirth, A. (1978): *Reason and Morality*, University of Chicago Press: Chicago.

Gewirth, A. (1982): »The Basis and Content of Human Rights«, in ders.: *Human Rights. Essays on Justification and Applications*, University of Chicago Press: Chicago, 41–78.

Gewirth, A. (1990): »Die rationalen Grundlagen der Ethik«, in: Steigleder, K./Mieth, D. (Hg.): *Ethik in den Wissenschaften. Ariadnefaden im technischen Labyrinth?*, Attempto Verlag: Tübingen, 3–34.

Giardiello, F.M., Brensinger, J.D., Petersen, G.M. Luce, M.C. u.a. (1997): »The Use and Interpretation of Commercial *APC* Gene Testing for Familial Adenomatous Polyposis«, *New England Journal of Medicine*, 336:823–827.

Gilbert, F. (2001): »Familial Dysautonomia and the Expansion of the Ashkenazi Jewish Carrier Screening Panel«, *Genetic Testing*, 5:83–85.

Gillon, R. (1986): *Philosophical Medical Ethics*, John Wiley: Chichester.

Gillon, R. (2003): »Ethics needs principles – four can encompass the rest – and respect for autonomy should be 'first among equals'«, *Journal of Medical Ethics*, 29:307–312.

Glannon, W. (1998): »Genes, embryos, and future people«, *Bioethics*, 12:187–211.

Goizet, C., Lesca, G./Durr, A. (2002): »Presymptomatic testing in Huntington's disease and autosomal dominant cerebellar ataxias«, *Neurology*, 59:1330–1336.

Gonzalez-Gonzalez, M. C., Trujillo, M. J., Rodriguez De Alba, M., Garcia-Hoyos, M., Lorda-Sanchez, I., Diaz-Recasens, J., Ayuso, C./Ramos, C. (2003): »Huntington disease-unaffected fetus diagnosed from maternal plasma using QF-PCR«, *Prenatal Diagnosis*, 23:232–234.

Green, M.J./Botkin, J.R. (2003): »›Genetic Exceptionalism‹ in Medicine: Clarifying the Differences between Genetic and Nongenetic Tests«, *Annals of Internal Medicine*, 138:571–575.

Green, R.M. (1990): »Method in Bioethics: A Troubled Assessment«, *Journal of Medicine and Philosophy*, 15:179–197.

Greene, S. (1999): »What Makes a Person a Person? The Limits and Limitations of Genetics«, in: Junker-Kenny, M. (Hg.): *Designing Life? Genetics, Procreation and Ethics*, Ashgate: Aldershot, 79–92.

Griesenbach, U., Ferrari, S., Geddes, D.M./Alton, E.W.F.W. (2002): »Gene Therapy Progress and Prospects: Cystic fibrosis«, *Gene Therapy*, 9:1344–1350.

Grisso, T./Appelbaum, P.S. (1998): *Assessing Competence to Consent to Treatment: A Guide to Physicians and Other Health Care Professionals*. Oxford University Press: New York.

Grody, W.W., Cutting, G.R., Klinger, K.W., Richards, C.S., Watson, M.S./Desnick, R.J. (2001): »Laboratory standards and guidelines for population-based cystic fibrosis screening«, *Genetics in Medicine*, 3:149–154.

Gusella, J.F., Wexler, N.S., Conneally, P.M. u.a. (1983): »A polymorphic DNA marker genetically linked to Huntington's disease«, *Nature*, 306:234–238.

Hacia, J.G., Brody, L.C., Chee, M.S., Fodor, S.P.A./Collins, F.S. (1996): »Detection of heterozygous mutations in BRCA1 using high density oligonucleotide arrays and two-colour fluorescence analysis«, *Nature Genetics*, 14:441–447.

Hacia, J.G., Woski, S.A., Fidanza, J. u.a. (1998): »Enhanced high density oligonucleotide array-based sequence analysis using modified nucleoside triphosphates«, *Nucleic Acids Research*, 26:4975–4982.

Hacia, J.G./Collins, F.S. (1999): »Mutational analysis using oligonucleotide microarrays«, *Journal of Medical Genetics*, 36:730–736.

Hacia, J.G., Edgemon, K., Fang, N., Mayer, R. A., Sudano, D., Hunt, N./Collins, F.S. (2000): »Oligonucleotide microarray based detection of repetitive sequence changes«, *Human Mutation*, 16:354–363.

Haffty, B.G., Harrorld, E., Khan, A.J., Pathare, P., Smith, T.E., Turner, B.C., Glazer, P.M., Ward, B., Carter, D., Matloff, E. Bale, A.E./Alvarez-Franco, M. (2002): »Outcome of conservatively managed early-onset breast cancer by BRCA1/2 status«, *Lancet*, 359:1471–1477.

Haker, H. (1993): »Human Genome Analysis and Eugenics«, in: Haker, H., Hearn, R./Steigleder, K. (Hg.): *Ethics of Human Genome Analysis*, Attempto: Tübingen, 290–323.

Haker, H. (1999): »Ethical Reflections of Genetic Counselling in Prenatal Diagnosis«, in: Junker-Kenny, M. (Hg.): *Designing Life? Genetics, Procreation and Ethics*, Ashgate: Aldershot, 112–129.

Hakimian, R. (2000): »Disclosure of Huntington's Disease to Family Members: The Dilemma of Known but Unknowing Parties«, *Genetic Testing*, 4:359–364.

Hall, W.D., Morley, K.I./Lucke, J.C. (2004): »The prediction of disease risk in genomic medicine«, *EMBO Reports*, 5:S22–S26.

Hallowell, N., Foster, C., Eeles, R., Ardern-Jones, A., Murday, V./Watson, M. (2003): »Balancing autonomy and responsibility: The ethics of generating and disclosing genetic information«, *Journal of Medical Ethics*, 29:74–79.

Handyside, A.H., Kontogianni, E.H., Hardy, K./Winston, R.M.L. (1990): »Pregnancies from biopsied human preimplantation embryos sexed by y-specific DNA amplification«, *Nature*, 344:768–770.

Handyside, A.H., Lesko, J.G., Tarin, J.J. u.a. (1992), »Birth of a normal girl after in vitro fertilization and preimplantation diagnostic testing for cystic fibrosis«, *New England Journal of Medicine*, 327:905–909.

Hare, R.M. (1981): *Moral Thinking: Its Levels, Methods and Point*, Oxford.

Hare, R.M. (1993): »Embryo Experimentation: Public Policy in a Pluralist Society«, in: Hare, R.M.: *Bioethics*, Clarendon Press: Oxford, 118–130.

Harper, P.S./Sarfarazi, M. (1985): »Genetic prediction and family structure in Huntington's chorea«, *British Medical Journal*, 290:1929–1931.

Harper, P.S./Clarke, A. (1990): »Should we test children for ›adult‹ genetic diseases?«, *Lancet*, 335:1205–1206.

Harper, P.S. (1992): »Huntington's Disease and the Abuse of Genetics«, *American Journal of Human Genetics*, 50:460–464.

Harper, P.S. (Hg.) (1996): *Huntington's disease*, W.B. Saunders: London

Harper, P.S., Lim, C./Craufurd, D., on behalf of the UK Huntington's Disease Prediciton Consortium (2000): »Ten years of presymptomatic testing for Huntington's disease: the experience of the UK Huntington's Disease Prediction Consortium«, *Journal of Medical Genetics*, 37:567–571.

Harris, J. (1983): »In Vitro Fertilization: The Ethical Issues«, *Philosophical Quarterly*, 33:217–237.

Harris, J. (1985): *The Value of Life*, Routledge: London.

Harris, M., Winship, I./Spriggs, M. (2005): »Controversies and ethical issues in cancer-genetics clinics«, *Lancet Oncology*, 6:301–310.

Hartge, P., Struewing, J.P., Wacholder, S., Brody, L.C.,/Tucker, M.A. (1999): »The prevalence of common BRCA1 and BRCA2 mutations among Ashkenazi Jews«, *American Journal of Human Genetics*, 64:963–970.

Hartmann, L.C., Schaid, D.J., Wood, J.E., Crotty, T.P., Myers, J.L., Arnold, P.G. u.a. (1999): »Efficacy of bilateral prophylactic mastectomy in women with a family history of breast cancer«, *New England Journal of Medicine*, 340:77–84.

Hartmann, L.C., Sellers, T.A., Schaid, T.A. u.a. (2001): »Efficacy of bilateral prophylactic mastectomy in BRCA1 and BRCA2 gene mutation carriers«, *Journal of the National Cancer Institute*, 93:1633–1637.

Hayden, M.R., Hewitt, J., Kastelein, J.J.P. u.a. (1987): »First trimester prenatal diagnosis for Huntington's Disease with DNA probes«, *Lancet* 1(8545):1284–1285.

Hayden, M.R. (2000): »Predictive testing for Huntington's disease: the calm after the storm«, *Lancet*, 356:1944–1945.

He, Y.-L., Zhang, C.-H., Huang, M.-J., Cai, S.-R., Zhan, W.-H., Wang, J.-P./Wang, J.-F. (2004): »Clinical analysis of eight kindreds of familial adenomatous polyposis«, *World Journal of Gastroenterology*, 10:3659–3661.

Hedgecoe, A.M. (1998): »Geneticization, medicalisation and polemics«, *Medicine, Health Care and Philosophy*, 1:235–243.

Hedgecoe, A.M. (2001): »Ethical boundary work: Geneticization, philosophy and the social sciences«, *Medicine, Health Care and Philosophy*, 4:305–309.

Heinrich. K. (1997): »Patient und Arzt – gleichrangige Partner«, *Münchner Medizinische Wochenschrift*, 139(49):723–724.

Heinrichs, B. (2002): »Zur Regelungsbedürftigkeit prädiktiver genetischer Tests und zur normativen Kraft des Gesundheitsbegriffs«, *Jahrbuch für Wissenschaft und Ethik*, Band 7, de Gruyter: Berlin, 199–215.

Henn, W. (1998): »Der DNA-Chip – Schlüsseltechnologie für ethisch problematische neue Formen genetischen Screenings?«, *Ethik in der Medizin*, 10:128–137.

Henn, W. (2000): »Consumerism in prenatal diagnosis: a challenge for ethical guidelines«, *Journal of Medical Ethics*, 26:444–446.

Henn, W., Schindelhauer-Deutscher, H.J./Haker, H. (2003): »Fall und Kommentare: Wunsch nach In-vitro-Fertilisation bei einer Anlageträgerin für die Huntington-Krankheit – Darf es Behandlungsverweigerung zu Gunsten eines noch nicht gezeugten Kindes geben?«, *Ethik in der Medizin*, 15:52–57.

Hennen, L., Petermann, T./Sauter, A. (2001): *Das genetische Orakel. Prognosen und Diagnosen durch Gentests – eine aktuelle Bilanz*, Studien des Büros für Technikfolgenabschätzung beim Deutschen Bundestag: 10, Edition Sigma: Berlin.

Hepp, H. (1994): »Ethische Probleme am Anfang des Lebens«, in: Honnefelder, L./Rager, G. (Hg.): *Ärztliches Urteilen und Handeln – Zur Grundlegung einer medizinischen Ethik*, Insel Verlag: Frankfurt, 237–283.

Hepp, H. (1996): »Medizinische und ethische Aspekte der Pränatal- und Frühgeburtsmedizin«, in: Hepp, H., Knoepffler, N./Schwarke, C. (Hg.): *Verantwortung und Menschenbild*, Akzente 5, Herbert Utz Verlag: München, 9–33.

Hepp, H. (2000): »Präimplantationsdiagnostik – medizinische, ethische und rechtliche Aspekte«, *Deutsches Ärzteblatt*, 97:A1213–1221.

Heyd, D. (1992): *Genethics: Moral Issues in the Creation of People*, University of California Press: Berkeley, CA

Hildt, E. (1996): »Preimplantation Diagnosis in Germany?«, *Biomedical Ethics*, 1(2):28–29.

Hildt, E. (1998): »Über die Möglichkeit freier Entscheidungsfindung im Umfeld vorgeburtlicher Diagnostik«, in: Düwell, M./Mieth, D. (Hg.): *Ethik in der Humangenetik*, Francke: Tübingen, 202–224.

Hildt, E./Mieth, D. (Hg.) (1998): *In Vitro Fertilisation in the 1990s – Towards a Medical, Social and Ethical Evaluation*, Ashgate: Aldershot.

Hildt, E. (1999a): »Influences of genetic testing on a person's freedom«, in: Thompson, A./Chadwick, R. (Hg.): *Genetic Information: Acquisition, Access and Control*, Kluwer: Dordrecht, 235–242.

Hildt, E. (1999b): »Some reflections on the use of the term ›prevention‹ in reproductive medicine«, in: Hildt, E./Graumann, S. (Hg.): *Genetics in Human Reproduction*, Ashgate: Aldershot, 243–250.

Hildt, E./Graumann, S. (Hg.) (1999): *Genetics in Human Reproduction*, Ashgate: Aldershot.

Hildt, E. (2000): »Präimplantationsdiagnostik – Vom Angebot zur Nachfrage?«, in: Knoepffler, N./Haniel, A. (Hg.): *Menschenwürde und medizinethische Konfliktfälle*, Hirzel: Stuttgart, 67–84.

Hildt, E. (2001): »Vom Nutzen der Ethik für die medizinische Praxis«, in: Busch, R.J./Knoepffler, N. (Hg.): *Grenzen überschreiten*, Utz: München, 41–52.

Hildt, E. (2002): »Autonomy and Freedom of Choice in Prenatal Genetic Diagnosis«, *Medicine, Health Care and Philosophy*, 5:65–71.

Hildt, E. (2003): »Prädiktive genetische Diagnostik bei Kindern im Konflikt zwischen Autonomie und Fürsorge«, in: Wiesemann, C., Dörries, A., Wolfslast, G./Simon, A. (Hg.): *Das Kind als Patient. Ethische Konflikte zwischen Kindeswohl und Kindeswille*, Campus: Frankfurt/M., 234–250.

Hildt, E. (2004): »Autonomie. Von den Implikationen eines politisch-moralischen Ideals in Humangenetik und Neurowissenschaften«, *Jahrbuch für Christliche Sozialwissenschaften*, 45:37–60.

Hildt, E. (2005): »Vom Miteinander und Gegeneinander der Beauchamp-Childress-Prinzipien«, in: Rauprich, O./Steger, F. (Hg.): *Prinzipienethik in der Biomedizin. Moralphilosophie und medizinische Praxis*, Campus: Frankfurt/M., 315-338.

Hoedemaekers, R., ten Have, H./Chadwick, R. (1997): »Genetic screening: a comparative analysis of three recent reports«, *Journal of Medical Ethics*, 23:135–141.

Hoedemaekers, R./ten Have, H.A.M.J. (1998a): »Commercialisation of genetic diagnostic services«, *Medicine, Health Care and Philosophy*, 1:217–224.

Hoedemaekers, R./ten Have, H. (1998b): »Geneticization: The Cyprus Paradigm«, *Journal of Medicine and Philosophy*, 23:274–287.

Hoedemaekers, R. (2000): »Commercial predictive testing: the desirability of one overseeing body«, *Journal of Medical Ethics*, 26:282–286.

Hoedemaekers, R. (2001): »Commercialization, patents and moral assessment of biotechnology products«, *Journal of Medicine and Philosophy*, 26:273–284.

Hoffmann, G. (2002): »Prädiktive Gentests finden bei Lebens- und Krankenversicherern keine Verwendung«, *Versicherungsmedizin*, 54(1):Editorial.

Holm, S. (1999): »There Is Nothing Special about Genetic Information«, in: Thompson, A.K./Chadwick, R.F. (Hg.): *Genetic Information – Acquisition, Access, and Control*, Kluwer: New York, 97–103.

Holtzman, N.A., Murphy, P.D., Watson, M.S./Barr, P.A. (1997): »Predictive Genetic Testing: From Basic Research to Clinical Practice«, *Science*, 278:602–605.

Honecker, M. (1997): »Wissen und Handeln. Ethische Probleme und Aporien in pränataler Diagnostik und Fortpflanzungsmedizin«, *Zeitschrift für medizinische Ethik*, 43:199–213.

Honnefelder, L. (1998): »Medizinische Ethik - 2. Systematisch«, in: Korff, W., Beck, L./Mikat, P. (Hg.): *Lexikon der Bioethik*, Band 2, Gütersloher Verlagshaus, 652-659.

Honnefelder, L. (1999): »Anwendung in der Ethik und angewandte Ethik«, in: Honnefelder, L./Streffer, C. (Hg.): *Jahrbuch für Wissenschaft und Ethik*, Band 4, de Gruyter: Berlin, 273–282.

Horowitz, M. J., Field, N. P., Zanko, A., Donnelly, E. F., Epstein, C./Longo, F. (2001): »Psychological impact of news of genetic risk for Huntington disease«, *American Journal of Medical Genetics,* 103:188–192.

Hossenfelder, M. (2001): »Autonomie als Problem der Bioethik«, *Philosophical Inquiry*, 23:31–46.

Hubbard, R. (1995): »Transparent Women, Visible Genes, and New Conceptions of Disease«, *Cambridge Quarterly of Healthcare Ethics,* 4:291–295.

Hubbard, R./Lewontin, R.C. (1996): »Pitfalls in Genetic Testing«, *New England Journal of Medicine,* 334:1192–1194.

Hudson, K.L., Rothenberg, K.H., Andrews, L.B., Kahn, M.J.E./Collins, F.S. (1995): »Genetic Discrimination and Health Insurance: An Urgent Need for Reform«, *Science,* 270:391–393.

Hüsing, B., Engels, E.-M., Frick, T., Menrad, K./Reiß, T. (1998): *Technologiefolgenabschätzung Xenotransplantation,* Schweizerischer Wissenschaftsrat TA 30/1998, Bern.

Hüsing, B., Engels, E.-M., Gaisser, S./Zimmer, R. (2001): *Zelluläre Xenotransplantation*, Studie des Zentrums für Technologiefolgen-Abschätzung beim Schweizerischen Wissenschafts- und Technologierat, TA 39/2001, Bern.

Huggins, M., Bloch, M., Wiggins, S., Adam, S. u.a. (1992): »Predictive Testing for Huntington Disease in Canada: Adverse Effects and Unexpected Results in Those Receiving a Decreased Risk«, *American Journal of Medical Genetics,* 42:508–515.

The Huntington's Disease Collaborative Research Group (1993): »A novel gene containing a trinucleotide repeat that is expanded and unstable on Huntington's disease chromosomes«, *Cell,* 72:971–983.

Husak, D. (1980): »Paternalism and Autonomy«, *Philosophy and Public Affairs,* 10:27–46.

Husted, J. (1997), »Autonomy and a Right Not to Know«, in: Chadwick, R., Levitt, M./Shickle, D. (Hg.), *The Right to Know and the Right Not to Know,* Ashgate: Aldershot, 55–68.

Iglesias, T. (1984): »In Vitro Fertilization: The Major Issues«, *Journal of Medical Ethics,* 10:32–37.

Ingelfinger (1972): »Informed (But Uneducated) Consent«, *New England Journal of Medicine*, 287:465–466.

International HapMap Consortium (2003): »The International HapMap Project«, *Nature,* 426:789–796.

International Huntington Association and World Federation of Neurology (1994): »Guidelines for the molecular genetics predictive test in Huntington's disease«, *Neurology*, 44:1533–1536.

Irrgang, B. (1995): *Grundriss der medizinischen Ethik*, München.

Irrgang, B. (1997): *Forschungsethik Gentechnik und neue Biotechnologie*, Hirzel: Stuttgart.

Janich, P. (2001): »Der Status des genetischen Wissens«, in: Honnefelder, L./Propping, P. (Hg.): *Was wissen wir, wenn wir das menschliche Genom kennen?*, DuMont: Köln, 71–89.

Järvinen, H.J./Peltomäki, P. (2004): »The complex genotype-phenotype relationship in familial adenomatous polyposis«, *European Journal of Gastroenterology* & *Hepatology*, 16:5–8.

Johnston, M. (1999): »Selling Souls: Ethical Theory and the Commercialisation of Genetic Information«, in: Thompson, A.K./Chadwick, R.F. (Hg.): *Genetic Information – Acquisition, Access, and Control*, Kluwer: New York, 79–84.

Jonas, H. (1989): »Humanexperimente«, in: Sass, H.-M. (Hg.): *Medizin und Ethik*, Reclam: Stuttgart.

Jonsen, A./Toulmin, S. (1988): *The Abuse of Casuistry: A History of Moral Reasoning*, University of California Press: Berkeley.

Junker-Kenny, M. (1999): »Embryos *in vitro*, Personhood, and Rights«, in: Junker-Kenny, M. (Hg.): *Designing Life? Genetics, Procreation and Ethics*, Ashgate: Aldershot, 130–158.

Kaback, M., Lim Steele, J., Dabholkar, D., Brown, D., Levy, N./Zeiger, K. (1993): »Tay-Sachs disease – carrier screening, prenatal diagnosis and the molecular era. An international perspective, 1970 to 1993«, *Journal of the American Medical Association*, 270:2307–2315.

Kaminsky, C. (1998): *Embryonen, Ethik und Verantwortung*, Mohr Siebeck: Tübingen.

Kant, I. (1785/1991): *Grundlegung zur Metaphysik der Sitten*, Reclam: Stuttgart.

Kaplan, J. (2002): »Genomics and medicine: hopes and challenges«, *Gene Therapy*, 9:658–661.

Katz, J. (1984): *The Silent World of Doctor and Patient*, New York.

Kauff, N.D., Scheuer, L., Robson, M.E., Glogowski, E. u.a. (2001): »Insurance reimbursement for risk-reducing mastectomy and oophorectomy in women with BRCA1 or BRCA2 mutations«, *Genetics in Medicine*, 3:422–425.

Kauff, N.D., Satagopan, J.M., Robson, M.E. u.a. (2002): »Risk-reducing salpingo-oophorectomy in women with a BRCA1 or BRCA2 mutation«, *New England Journal of Medicine*, 346:1609–1615.

Kennedy, R.D., Quinn, J.E., Johnston, P.G./Harkin, D.P. (2002): »BRCA1: mechanisms of inactivation and implications for management of patients«, *The Lancet*, 360:1007–1014.

Kent, A. (2003): »Consent and confidentiality in genetics: whose information is it anyway?«, *Journal of Medical Ethics*, 29:16–18.

Kerem, B.S., Rommens, J.M., Buchanan, J.A., Markiewicz, D., Cox, T.K., Chakravarti, A., Buchwald, M. u.a. (1989): »Identification of the cystic fibrosis gene: genetic analysis«, *Science,* 245:1073–1080.

Kern, A.O., Beske, F./Lescow, H. (1999): »Leistungseinschränkung oder Rationalisierung im Gesundheitswesen?«, *Deutsches Ärzteblatt,* 96:C86–89.

Kessler, S. (Hg.) (1984): *Psychologische Aspekte der genetischen Beratung,* Enke: Stuttgart.

Kessler, S., Field, T., Worth, L./Mosbarger, H. (1987): »Attitudes of persons at risk for Huntington disease toward predictive testing«, *American Journal of Medical Genetics,* 26:259–270.

Kessler, S. (1994): »Predictive testing for Huntington disease: a psychologist's view«, *American Journal of Medical Genetics,* 4:161–166.

Khoury, M.J., McCabe, L.L./McCabe, E.R.B. (2003): »Population Screening in the Age of Genomic Medicine«, *New England Journal of Medicine,* 348:50–58.

Kielstein, R. u. Sass, H.-M. (1992): »Right Not to Know or Duty to Know? Prenatal Screening for Polycystic Renal Disease«, *Journal of Medicine and Philosophy,* 17:395–405.

Kielstein, R. (2003): »Information und Beratung von Patienten mit erblich bedingten Krankheiten: Beispiel Autosomal Dominant Polyzystische Nierenerkrankung (ADPKD)«, in: Sass, H.-M./Schröder, P. (Hg.): *Patientenaufklärung bei genetischem Risiko,* LIT Verlag: Münster, 147–177.

King, M.-C., Rowell, S./Love, S.M. (1993): »Inherited breast and ovarian cancer: what are the risks, what are the choices?«, *Journal of the American Medical Association,* 269:1975–1980.

King, M.-C., Wieand, S., Hale, K. u.a. (2001): »Tamoxifen and Breast Cancer Incidence Among Women With Inherited Mutations in BRCA1 and BRCA2«, *Journal of the American Medical Association,* 286:2251–2256.

King, M.-C., Marks, J.H., Mandell, J.B.; New York Breast Cancer Study Group (2003): »Breast and ovarian cancer risks due to inherited mutations in BRCA1 and BRCA2«, *Science,* 302:643–646.

Kirchenamt der Evangelischen Kirche in Deutschland und Sekretariat der Deutschen Bischofskonferenz (1989): *Gott ist ein Freund des Lebens: Herausforderungen und Aufgaben beim Schutz des Lebens,* Gütersloher Verlagshaus Mohn: Gütersloh.

Kitcher, P. (1998): *Genetik und Ethik – Die Revolution der Humangenetik und ihre Folgen,* Luchterhand: München.

Knoepffler, N. (1999): *Forschung an menschlichen Embryonen,* S. Hirzel Verlag: Stuttgart.

Kodish, E., Wiesner, G. L., Mehlman, M./Murray, T. (1998): »Genetic testing for cancer risk: how to reconcile the conflicts«, *Journal of the American Medical Association,* 279:179–181.

Kollek, R. (1999): »Schutz der Embryonen, Freiheit der Forscher. Fortpflanzungsmedizin im Widerstreit konkurrierender Grundrechte«, in: *Im Zeitalter der Bio-Macht. 25 Jahre Gentechnik – eine kritische Bilanz*, Mabuse: Frankfurt, 125–136.

Kollek, R. (2002): *Präimplantationsdiagnostik – Embryonenselektion, weibliche Autonomie und Recht*, Francke: Tübingen, zweite Auflage.

Komrad, M.S. (1983): »A Defence of Medical Paternalism. Maximising Patient's Autonomy«, *Journal of Medical Ethics*, 9:38–44.

Korff, W., Beck, L./Mikat, P. (Hg.) (1998): *Lexikon der Bioethik*, Gütersloher Verlagshaus: Gütersloh.

Kröner, H.-P. (1997): »Von der Eugenik zum genetischen Screening: Zur Geschichte der Humangenetik in Deutschland«, in: Petermann, F., Wiedebusch, S./Quante, M. (Hg.): *Perspektiven der Humangenetik – medizinische, psychologische und ethische Aspekte*, Schöningh: Paderborn, 23–47.

Kuhlmann, H. (1999): »Crisis Pregnancies in the Age of Human Genetic Diagnosis: Women's Right to Self-determined Pregnancies and the Right of the 'Other'«, in: Junker-Kenny, M. (Hg.): *Designing Life? Genetics, Procreation and Ethics*, Ashgate: Aldershot, 93–111.

Kuhse, H. (1991): »Severely Disabled Infants: Sanctity or Quality of Life?«, in: Walters, W.A.W. (Hg.): Human Reproduction: Current and Future Ethical Issues, *Baillière's Clinical Obstetrics and Gynaecology*, 5:743–759.

Kuhse, H./Singer, P. (1990): »Individuals, Humans and Persons: The Issue of Moral Status«, in: Singer, P., Kuhse, H. u.a. (Hg.): *Embryo Experimentation*, Cambridge University Press: Cambridge, 65–75.

Kuliev, A./Verlinsky, Y. (2003): »The role of preimplantation genetic diagnosis in women of advanced reproductive age«, *Current Opinion in Obstetrics and Gynecology*, 15:233–238.

Labisch, A./Paul, N. (1998): »Ärztliche Gelöbnisse«, in: Korff, W., Beck, L./Mikat, P. (Hg.): *Lexikon der Bioethik*, Band 1, Gütersloher Verlagshaus: Gütersloh, 249–255.

Lamport, A.T. (1987): »Presymptomatic testing in Huntington's chorea: ethical and legal issues«, *American Journal of Medical Genetics*, 26:307–14.

Lamvu, G./Kuller, J.A. (1997): »Prenatal Diagnosis Using Fetal Cells from the Maternal Circulation«, *Obstetrical and Gynecological Survey*, 52:433–437.

Langbehn, D.R., Brinkman, R.R., Falush, D., Paulsen, J.S./Hayden, M.R. on behalf of an International Huntington's Disease Collaborative Group(2004): »A new model for prediction of the age of onset and penetrance for Huntington's disease based on CAG length«, *Clinical Genetics*, 65: 267–277.

Lannfelt, L., Axelman, K., Lilius, L. u.a. (1995): »Genetic counseling of a Swedish Alzheimer family with amyloid precursor protein mutation«, *American Journal of Human Genetics*, 56:332–335.

Lanzerath, D. (1998): »Krankheit«, in: Korff, W., Beck, L./Mikat, P. (Hg.): *Lexikon der Bioethik*, Band 2, Gütersloher Verlagshaus: Gütersloh, 478–485.

Lanzerath, D./Honnefelder, L. (1998): »Krankheitsbegriff und ärztliche Anwendung der Humangenetik«, in: Düwell, M./Mieth, D. (Hg.): *Ethik in der Humangenetik*, Tübingen: Francke, 51–77.

Lapham, E.V., Kozma, C./Weiss, J.O. (1996): »Genetic Discrimination: Perspectives of Consumers«, *Science*, 274:621–624.

Lappin, S., Cahlik, J./Gold, B. (2001): »Robot Printing of Reverse Dot Blot Arrays for Human Mutation Detection«, *Journal of Molecular Diagnostics*, 3:178–188.

Lashwood, A., Flinter, F. (2001): »Clinical and counselling implications of preimplantation genetic diagnosis for Huntington's disease in the UK«, *Human Fertility*, 4:235–238

Leggett, B. (2002): »When is molecular genetic testing for colorectal cancer indicated?«, *Journal of Gastroenterology and Hepatology*, 17:389–393.

Lejeune, R. (1985): »Die Spitze der Nadel - Über den Anfang des menschlichen Lebens«, in: Hoffacker, P., Steinschulte, B./Fietz, P.-J. (Hg.): *Auf Leben und Tod. Abtreibung in der Diskussion*, Bergisch Gladbach.

Lemmens, T. (1999): »Private Parties, Public Duties? The Shifting Role of Insurance Companies in the Genetics Era«, in: Thompson, A.K./Chadwick, R.F. (Hg.): *Genetic Information – Acquisition, Access, and Control*, Kluwer: New York, 31–39.

Lenk, H. (1992): *Zwischen Wissenschaft und Ethik*. Frankfurt/M.

Lerman, C., Seay, J., Balshem, A., Audrain, J. (1995): »Interest in genetic testing among first-degree relatives of breast cancer patients«, *American Journal of Medical Genetics*, 57:385–392.

Lerman, C., Narod, S., Schulman, K., Hughes, C., Gomez-Caminero, A. u.a. (1996): »BRCA1 Testing in Families With Hereditary Breast-Ovarian Cancer. A Prospective Study of Patient Decision Making and Outcomes«, *Journal of the American Medical Association*, 275:1885–1892.

Lerman, C., Biesecker, B., Benkendorf, J.L., Kerner, J., Gomez-Caminero, A., Hughes, C./Reed, M.M. (1997): »Controlled trial of pretest education approaches to enhance informed decision-making for BRCA1 gene testing«, *Journal of the National Cancer Institute*, 89:148–157.

Lerman, C, Hughes, C., Lemon, S.J., Main, D., Snyder, C., Durham, C., Narod, S./Lynch, H.T. (1998): »What You Don't Know Can Hurt You: Adverse Psychologic Effects in Members of BRCA1-Linked and BRCA2-Linked Families Who Decline Genetic Testing«, *Journal of Clinical Oncology*, 16:1650–1654.

Lerman, C., Hughes, C., Croyle, R.T., Main, D., Durham, C., Snyder, C., Bonney, A., Lynch, J.F., Narod, S.A./Lynch, H.T. (2000): »Prophylactic Surgery Decisions and Surveillance Practices One Year Following BRCA1/2 Testing«, *Preventive Medicine*, 31:75–80.

Lerman, C., Croyle. R.T., Tercyak, K.P./Hamann, H. (2002): »Genetic Testing: Psychological Aspects and Implications«, *Journal of Consulting and Clinical Psychology*, 70:784–797.

Leven, K.-H. (1997): »Die Erfindung des Hippokrates - Eid, Roman und *Corpus Hippocraticum*«, in: Tröhler, U./Reiter-Theil, S. (Hg.): *Ethik und Medizin: 1947–1997*, Wallstein Verlag: Göttingen.

Levine, D.A./Gemignani, M.L. (2003): »Prophylactic Surgery in Hereditary Breast & Ovarian Cancer Syndrome«, *Oncology*, 17:932–941.

Levitt, M. (1997): »Sociological perspectives on the right to know and the right not to know«, in: Levitt, M., Chadwick, R./Shickle, D. (Hg.): *The Right to Know and the Right not to Know*, Ashgate: Aldershot, 29–36.

Liddell, M.B., Lovestone, S./Owen, M.J. (2001): »Genetic risk of Alzheimer's disease: advising relatives«, *British Journal of Psychiatry*, 178:7–11

Liebaers, I., Sermon, K., Staessen, C. u.a. (1999): »Clinical experience with PID and ICSI«, in: Hildt, E./Graumann, S. (Hg.): *Genetics in Human Reproduction*, Ashgate: Aldershot, 3–15.

Lieberman, B.A. (1998): »Limits of Reproductive Technology«, in: Hildt, E./Mieth, D. (eds), *In vitro Fertilisation in the 1990s - Towards a Medical, Social and Ethical Evaluation*, Ashgate: Aldershot, 317–323.

Liede, A., Metcalfe, K., Hanna, D., Hoodfar, E., Snyder, C., Durham, C., Lynch, H.T./Narod, S.A. (2000): »Evaluation of the needs of male carriers of mutations in BRCA1 or BRCA2 who have undergone genetic counseling«, *American Journal of Human Genetics*, 67:1494–1504.

Lindblad, A. N. (2001): »To test or not to test: an ethical conflict with presymptomatic testing of individuals at 25% risk for Huntington's disorder«, *Clinical Genetics*, 60:442–446.

Lindley, R. (1986), *Autonomy*, Macmillan: Hampshire.

Link, G. (1999): »Eugenische Zwangssterilisationen und Schwangerschaftsabbrüche im Nationalsozialismus«, *Geburtshilfe und Frauenheilkunde*, 59:416–424.

Lippman, A. (1992): »Led (astray) by genetic maps: The cartography of the human genome and health care«, *Social Science & Medicine*, 35:1469–1476.

Lippman, A. (1994): »Prenatal genetic testing and screening: constructing needs and reinforcing inequities«, in: Clarke, A. (Hg.): *Genetic counselling: practice and principles*, Routledge: London, 142–186.

Lippman, A. (1999): »Choice as a risk to women's health«, *Health, Risk & Society*, 1:281–291.

Locke, J. (1690/1981): *Versuch über den menschlichen Verstand*, Hamburg.

Lockwood, M. (1988): »Warnock versus Powell (and Harradine): When does Potentiality Count?«, *Bioethics*, 2:187–213.

Loeben, G.L., Marteau, T.M./Wilfond, B.S. (1998): »Mixed Messages: Presentation of Information in Cystic Fibrosis-Screening Pamphlets«, *American Journal of Human Genetics*, 63:1181–1189.

Loewy, E.H. (1989): *Textbook of Medical Ethics*, Plenum Publishers: New York, N.Y.

Loewy, E.H. (1995): »Ärzte und Patienten: Rechte und Pflichten – ein sich stets änderndes Verhältnis«, in ders: *Ethische Fragen in der Medizin*, Springer: Wien, 51–79.

Lohkamp, C. (2000): »Denkanstöße. Informationen für Risikopersonen der Huntington-Krankheit zur prädiktiven molekulargenetischen Diagnostik«, in: Deutsche Huntington-Hilfe e.V. (Hg.): *Huntington-Krankheit. Informationsschrift*, Duisburg, 29–41.

Lohkamp, C. (2003): Stellungnahme in: Wortprotokoll der Sitzung des Nationalen Ethikrats vom 25. September 2003 in Berlin, http://www.ethikrat.org.

Loman, N., Johannsson, O., Kristoffersson, U., Olsson, H./Borg, Å. (2001): »Family History of Breast and Ovarian Cancers and BRCA1 and BRCA2 Mutations in a Population-Based Series of Early-Onset Breast Cancer«, *Journal of the National Cancer Institute*, 93:1215–1223.

Lorenz, E. (2000): »Zur Berücksichtigung genetischer Tests und ihrer Ergebnisse beim Abschluß von Personenversicherungsverträgen – ein Diskussionsbeitrag«, in: Thiele, F. (Hg.): *Genetische Diagnostik und Versicherungsschutz. Die Situation in Deutschland*, Graue Reihe, Bad Neuenahr-Ahrweiler, 17–38.

Lustig, B.A. (1992): »The Method of ›Principlism‹: A Critique of the Critique«, *Journal of Medicine and Philosophy*, 17:487–510.

Lynch, H.T., Lynch, J., Conway, T./Severin, M. (1994): »Psychological aspects of monitoring high-risk women for breast cancer«, *Cancer*, 74:1184–1192.

Lynch, H.T., Lemon, S.J., Durham, C. u.a. (1997): »Descriptive study of BRCA1 testing and reactions to disclosure of test results«, *Cancer*, 79:2219–2228.

Lynch, H.T./Smyrk, T.C. (1998): »Classification of Familial Adenomatous Polyposis: A Diagnostic Nightmare«, *American Journal of Human Genetics*, 62:1288–1289.

Maat-Kievit, A., Vegter-van der Vlis, M., Zoeteweij, M., Losekoot, M., Haeringen, A./Roos, R.A.C. (1999): »Predictive testing of 25 percent at-risk individuals for Huntington disease (1987–1997)«, *American Journal of Medical Genetics* (Neuropsychiatr. Genet), 88:662–668.

MacIntyre, A.C. (1981): *After Virtue: A Study in Moral Theory*, University of Notre Dame Press: Notre Dame, Indiana.

Macklin, R. (1992): »Privacy and Control of Genetic Information«, in: Annas, G.J./Elias, S. (Hg.): *Gene Mapping*, Oxford University Press: Oxford.

Macklin, R. (2003): »Applying the four principles«, *Journal of Medical Ethics*, 29:275–280.

Mahowald, M. (1995): »Person«, in: Reich, W. (Hg.): *Encyclopedia of Bioethics*, 1934–1940.

Maio, G. (2002): »The cultural specifity of research ethics - or why ethical debate in France is different«, *Journal of Medical Ethics,* 28:147–150.

Malcolm, J.G. (1988): *Treatment Choices and Informed Consent*, Charles C. Thomas: Springfield.

Malm, H.M. (1999): »Medical Screening and the Value of Early Detection. When Unwarranted Faith Leads to Unethical Recommendations«, *Hastings Center Report,* 29(1):26–37.

Mangold, E., Friedl, W./Propping, P. (2001): »Erbliches kolorektales Karzinom: Prädikative Diagnostik und genetische Beratung«, *Praxis,* 90:490–496

Margolis, J. (1976): »The Concept of Disease«, *The Journal of Medicine and Philosophy,* 1:238–255.

Maring, M. (1991): »Institutionelle und korporative Verantwortung in der Wissenschaft«, in: Lenk, H. (Hg.): *Wissenschaft und Ethik*, Reclam: Stuttgart, 135–150.

Marteau, T.M./Croyle, R.T. (1998): »The new genetics: Psychological responses to genetic testing«, *British Medical Journal,* 316:693–696.

Marteau, T. M./Lerman, C. (2001): »Genetic risk and behavioural change«, *British Medical Journal,* 322:1056–1059.

Martin, A.-M., Blackwood, M.A., Antin-Ozerkis, D., Shih, H.A., Calzone, K., Colligon, T.A., Seal, S., Collins, N., Stratton, M.R., Weber, B.L./Nathanson, K.L. (2001): »Germline Mutations in *BRCA1* and *BRCA2* in Breast-Ovarian Families from a Breast Cancer Risk Evaluation Clinic«, *Journal of Clinical Oncology,* 19:2247–2253.

Mastromauro, C., Myers, R.H./Berkman, B. (1987): »Attitude towards presymptomatic testing in Huntington's disease«, *American Journal of Human Genetics,* 26:271–82.

Mayer, R.N., Smith, K.R., Zick, C.D./Botkin, J.R. (1999): »Coercion, Control, and Consequence in Genetic Testing: Views on Insurance among Tested Individuals and the General Public«, in: Thompson, A.K./Chadwick, R.F. (Hg.): *Genetic Information – Acquisition, Access, and Control,* Kluwer: New York, 41–56.

McCormick, R.A. (1991): »Who or What is the Preembryo?«, *Kennedy Institute of Ethics Journal,* 1:1–15.

McGowan, R. (1999): »Beyond the disorder: one parent's reflection on genetic counselling«, *Journal of Medical Ethics,* 25:195–199.

McKusick, V.A. (1998): *Mendelian Inheritance in Man: A Catalog of Human Genes and Genetic Disorders,* Johns Hopkins University Press: Baltimore, MD, 12th Edition.

McMurray, C. T. (2001): »Huntington's disease: new hope for therapeutics«, *Trends in Neurosciences*, 24:S32–38.

Mehlman. M.J., Kodish, E.D., Whitehouse, P., Zinn, A.B., Sollitto, S., Berger, J., Chiao, E.J., Dosick, M.S./Cassidy, S.B. (1996): »The need for anonymous genetic counseling and testing«, *American Journal of Human Genetics*, 58:393–397.

Meijers-Heijboer, H., van Geel, B., van Putten, W.L. u.a. (2001): »Breast cancer after prophylactic bilateral mastectomy in women with a BRCA1 or BRCA2 mutation«, *New England Journal of Medicine*, 345:159–164.

Meincke, U., Kosinski, C., Zerres, K./Maio, G. (2003): »Psychiatrische und ethische Aspekte genetischer Diagnostik am Beispiel der Chorea Huntington«, *Nervenarzt*, 74:413–419.

Meiser, B./Dunn, S. (2001): »Psychological effect of genetic testing for Huntington's disease: an update of the literature«, *Western Journal of Medicine*, 174:336–340.

Melton, G.B., Koocher, G.P./Saks, M.J. (Hg.) (1983): *Children's Competence to Consent*, Plenum Press: New York.

Merkel, R. (2001): »Grundrechte für frühe Embryonen? Normative Grundlagen der Präimplantationsdiagnostik und der Forschung an embryonalen Stammzellen«, in: Kaiser, G. (Hg.): *Jahrbuch 2000/2001 des Wissenschaftszentrums Nordrhein-Westfalen*, 180–205.

Metcalfe, K.A., Liede, A., Hoodfar, E., Scott, A., Foulkes, W.D./Narod, S.A. (2000): »An evaluation of needs of female BRCA1 and BRCA2 carriers undergoing genetic counselling«, *Journal of Medical Genetics*, 37:866–874.

Metcalfe, K., Lynch, H.T., Ghadirian, P., Tung, N., Olivotto, I., Warner, E., Olopade, O.I., Eisen, A., Weber, B., McLennan, J., Sun, P., Foulkes, W.D./Narod, S.A. (2004): »Contralateral breast cancer in BRCA1 and BRCA2 mutation carriers«, *Journal of Clinical Oncology*, 22:2328–2335.

Metcalfe, K.A., Semple, J.L./Narod, S.A. (2005): »Time to reconsider subcutaneous mastectomy for breast-cancer prevention?«, *Lancet Oncology*, 6:431–434.

Michie, S., McDonald, V., Bobrow, M., McKeown, C./Marteau, T. (1996): »Parents' responses to predictive genetic testing in their children: report of a single case study«, *Journal of Medical Genetics*, 33:313–318.

Michie, S./Marteau, T.M. (1999): »The Choice to Have a Disabled Child«, *American Journal of Human Genetics*, 65:1204–1207.

Michie, S., Bobrow, M., Marteau, T.M., on behalf of the FAP Collaborative Research Group (2001): »Predictive genetic testing in children and adults: a study of emotional impact«, *Journal of Medical Genetics*, 38:519–526.

Middleton, A., Hewison, J./Mueller, R.F. (1998): »Attitudes of Deaf Adults toward Genetic Testing for Hereditary Deafness«, *American Journal of Human Genetics*, 63:1175–1180.

Miki, Y., Swensen, J., Shattuck-Eidens, D. u.a. (1994): »A strong candidate for the breast and ovarian cancer susceptibility gene BRCA1«, *Science*, 266:66–71.

Mill, J.S. (1859/1987): *Über die Freiheit*, Reclam: Stuttgart.

Miller, B.L. (1981): »Autonomy & the Refusal of Lifesaving Treatment«, *Hastings Center Report*, 11:22–28.

Miller, B. 1995: »Autonomy«, in: Reich, W.T. (Hg.): *Encyclopedia of Bioethics*, Simon/Schuster: New York, 215–220.

Mitchell, J.J., Capua, A., Clow, C./Scriver, C.R. (1996): »Twenty-year outcome analysis of genetic screening programs for Tay-Sachs and β-thalassemia disease carriers in high schools«, *American Journal of Human Genetics*, 59:793–798.

Modell, B. (1990): »Cystic fibrosis screening and community genetics«, *Journal of Medical Genetics*, 27:475–479.

Moisio, A.-L., Järvinen, H./Peltomäki, P.(2002): »Genetic and clinical characterisation of familial adenomatous polyposis: a population based study«, *Gut*, 50:845–850

Monteiro, A.N. (2000): »BRCA1: exploring the links to transcription«, *Trends in Biochemical Sciences*, 25:469–474.

Morgan, L.W./Schwab, I.R. (1986): »Informed Consent for Senile Cataract Extraction«, *Archives of Ophthalmology*, 104:42–45.

Morison, R.S. (1984): »The Biological Limits of Autonomy«, *Hastings Center Report*, 14:43–49.

Morris, M., Tyler, A./Harper, P.S. (1988): »Adoption and genetic prediction for Huntington's disease«, *Lancet*, 2(8619):1069–70.

Moslehi, R., Chu, W., Karlan, B., Fishman, D. u.a. (2000): »BRCA1 and BRCA2 mutation analysis of 208 Ashkenazi Jewish women with ovarian cancer«, *American Journal of Human Genetics*, 66:1259–1272.

Motulsky, A.G. (1999): »If I had a gene test, what would I have and who would I tell?«, *Lancet*, 354 (suppl. I):35–37.

Müller, G.L. (1996): »Wer ist Person? Überlegungen zu einem Grundbegriff theologischer Anthropologie«, *Zeitschrift für medizinische Ethik*, 42:119–127.

Müller, H. (1998): »Connecting lines from a medical point of view«, in: Hildt, E./Mieth, D. (Hg.): *In vitro Fertilisation in the 1990s - Towards a Medical, Social and Ethical Evaluation*, Ashgate: Aldershot, 281–291.

Munthe, C. (1996), *The Moral Roots of Prenatal Diagnosis*, Göteborg.

Munthe, C. (1999): *Pure Selection – The Ethics of Preimplantation Genetic Diagnosis and Choosing Children without Abortion*, Acta Universitatis Gothoburgensis: Göteborg.

Murken, J./Cleve, H. (1996): *Humangenetik*, Enke: Stuttgart, 6. Auflage.

Nance, M.A., Leroy, B.S., Orr, H.T. u.a. (1991): »Protocol for genetic testing in Huntington's disease: three years of experience in Minnesota«, *American Journal of Human Genetics*, 40:518–522.

National Advisory Council for Human Genome Research (1994): »Statement on the Use of DNA Testing for Presymptomatic Identification of Cancer Risk«, *Journal of the American Medical Association*, 271:785.

National Commission for the Protection of Human Subjects of Biomedical and Behavioural Research (1978): *The Belmont Report: Ethical Principles and Guidelines for the Protection of Human Subjects of Research*; Washington, DC: GPO

Nationaler Ethikrat (2003): *Genetische Diagnostik vor und während der Schwangerschaft. Stellungnahme*, Berlin.

Nationaler Ethikrat (2004): *Biobanken für die Forschung. Stellungnahme*, Berlin.

Nationaler Ethikrat (2005): *Prädiktive Gesundheitsinformationen bei Einstellungsuntersuchungen. Stellungnahme*, Berlin.

Natowicz, M.R., Alper, J.K./Alper, J.S. (1992): »Genetic Discrimination and the Law«, *American Journal of Human Genetics*, 50:465–475.

Nedelsky, J. (1989): »Reconceiving Autonomy: Sources, Thoughts and Possibilities«, *Yale Journal of Law and Feminism*, 1:7–16.

Nelkin, D./Lindee, M.S. (1995): *The DNA Mystique: The Gene as a Cultural Icon*, Freeman: New York.

Nelkin, D./Lindee, M.S. (1999): »Good Genes and Bad Genes: DNA in Popular Culture«, in: Fortun, M./Mendelsohn, E. (Hg.): *The Practices of Human Genetics*, Kluwer: Dordrecht, 155–167.

Nelkin, D./Tancredi, L. (1994), *The Social Power of Biological Information*, Chicago.

New York Breast Cancer Study Collaborative Group (2001): »Breast and ovarian cancer risks among women with BRCA1 and BRCA2 mutations in the New York Breast Cancer Study (NYBCS)«, *American Journal of Human Genetics*, 68:292.

Nida-Rümelin, J. (1996): »Theoretische und angewandte Ethik: Paradigmen, Begründungen, Bereiche«, in: Nida-Rümelin, J. (Hg.): *Angewandte Ethik - die Bereichsethiken und ihre theoretische Fundierung*, Alfred Kröner Verlag: Stuttgart, 3–85.

Nippert, I. (1997): »Psychosoziale Folgen der Pränataldiagnostik am Beispiel der Amniozentese und Chorionzottenbiopsie«, in: Petermann, F., Wiedebusch, S./Quante, M. (1997): *Perspektiven der Humangenetik*, Schöningh: Paderborn, 107–126.

Nippert, I., Nippert, R.P., Horst, J./Schmidtke, J. (1997): »Die medizinisch-genetische Versorgung in Deutschland«, *Medizinische Genetik*, 9:188–205.

Nordenfeldt, L. (1987): *On the Nature of Health*, D. Reidel Publishing Company: Dordrecht.

Nordenfelt, L. (1993): »Concepts of Health and their Consequences for Health Care«, *Theoretical Medicine*, 14:277–285.

Nowak, R. (1994): »Breast Cancer Gene Offers Surprises«, *Science*, 265:1796–1799

Nozick, R. (1972): »Coercion«, in: Laslett, P., Runciman, W.G./Skinner, Q. (Hg.): *Philosophy, Politics, and Society*, 4th series, Oxford University Press: Oxford, 101–136.

Nozick, R. (1974): *Anarchy, State and Utopia*, Basic Books: New York.

Nuffield Council on Bioethics (1993): *Genetic Screening. Ethical Issues*, Nuffield Council on Bioethics: London.

Nuffield Council on Bioethics (2003): »Genetics and Human Behaviour: The Ethical Context«, *Jahrbuch für Wissenschaft und Ethik*, Band 8, de Gruyter: Berlin. 515–529.

Nürnberger Kodex, Originalfassung (1947): United States Adjutant General's Department, 1947. *Trials of War Criminals Before Nuremberg Military Tribunals Under Control Council Law No. 10* (October, 1946 - April, 1949). The Medical Case, Vol. 2. U.S. Government Printing Office, Washington, 181–183; http://www.ushmm.org/research/doctors/Nuremberg_Code.htm.

OMIM: *Online Mendelian Inheritance in Man*, Center for Medical Genetics, Johns Hopkins University, and National Center for Biotechnology Information: http://www.ncbi.nlm.nih.gov/omim.

O'Neill, O. (2003): »Some limits of informed consent«, *Journal of Medical Ethics*, 29:4–7.

Orr, H.T./Zoghbi, H.Y. (2000): »Reversing neurodegeneration: a promise unfolds«, *Cell*, 101:1–4.

Parc, Y., Piquard, A., Dozois, R.R., Parc, R./Tiret, E. (2004): »Long-term outcome of familial adenomatous polyposis patients after restorative coloprotectomy«, *Annals of Surgery*, 239:378–382.

Parfit, D. (1984): *Reasons and Persons*, Clarendon Press: Oxford.

Parker, M. (2000): »Public deliberation and private choice in genetics and reproduction«, *Journal of Medical Ethics*, 26:160–165.

Parker, M./Lucassen, A. (2002): »Working towards ethical management of genetic testing«, *The Lancet*, 360:1685–1688.

Parsons, E./Bradley, D. (1994): »Ethical issues in newborn screening for Duchenne muscular dystrophy: the question of informed consent«, in: Clarke, A. (Hg.): *Genetic counselling: practice and principles*, Routledge: London, 95–112.

Paslack, R. (1993): »Genomanalyse und Arbeitsschutz«, *Ethik in der Medizin*, 5:184–197.

Patzig, G. (1989): »Gibt es eine Gesundheitspflicht?«, *Ethik in der Medizin*, 1:3–12.

Paul, D.B. (1999a): »PKU Screening: Competing Agendas, Converging Stories«, in: Fortun, M./Mendelsohn, E. (Hg.): *The Practices of Human Genetics*, Kluwer: Dordrecht, 185–195.

Paul, S. (1999b): *Prädiktive genetische Diagnosen von Tumorerkrankungen*, dissertation.de: Tübingen.

Pe'er, I., Arbili, N., Liu, Y., Enck, C., Gelfand, C.A./Shamir, R. (2003): »Advanced computational techniques for re-sequencing DNA with polymerase signaling assay arrays«, *Nucleic Acids Research*, 31(19):5667–5675.

Pennings, G., Schots, R./Liebaers, I. (2002): »Ethical consideration on preimplantation genetic diagnosis for HLA typing to match a future child as a donor of haematopoietic stem cells to a sibling«, *Human Reproduction,* 17:534–538.

Pernick, M.S. (1982): *The patient's role in medical decisionmaking,* Washington.

Phillips, K.-A., Warner, E., Meschino, W.S., Hunter, J., Abdolell, M., Glendon, G., Andrulis, I.L./Goodwin, P.J. (2000): »Perceptions of Ashkenazi Jewish breast cancer patients on genetic testing for mutations in BRCA1 and BRCA2«, *Clinical Genetics,* 57:376–383.

Pickl, V. (1997): »Aufklärung aus der Sicht des Patienten«, *Recht und Politik im Gesundheitswesen,* 3(1/2):25–27.

Pieper, A. (1991): *Einführung in die Ethik,* Francke: Tübingen.

Pieper, A. (1996): »Moderne Fortpflanzungstechnologien: Machbarkeitswahn oder Therapieangebot?«, in: Beckmann, J.P. (Hg.): *Fragen und Probleme einer medizinischen Ethik,* de Gruyter: Berlin, 206–227.

Pieper, A. (1998): »Autonomie«, in: Korff, W., Beck, L./Mikat, P. (Hg.): *Lexikon der Bioethik,* Band 1, Gütersloher Verlagshaus: Gütersloh, 289–293.

Plomin, R. (1999): »Genetics and general cognitive ability«, *Nature,* 402 Suppl.:C25–C29.

Plomin, R./Walker, S.O. (2003): »Genetics and educational psychology«, *British Journal of Educational Psychology,* 73:3–14.

Poplawski, N./Gillett, G. (1991): »Ethics and Embryos«, *Journal of Medical Ethics,* 17:62–69.

Pörn, I. (1993): »Health and Adaptedness«, *Theoretical Medicine,* 14:295–303.

Post, S.G., Whitehouse, P.J., Binstock, R.H., Bird, T.D., Eckert, S.K. u.a. (1997): »The Clinical Introduction of Genetic Testing for Alzheimer Disease. An Ethical Perspective«, *Journal of the American Medical Association,* 277:832–836.

Potter, van R. (1971): »Bioethics«, *BioScience,* 21:1088.

Press, R.D. (2001): »Laboratory Standards and Guidelines for Population-based Cystic Fibrosis Carrier Screening«, *Molecular Diagnosis,* 6:212–213.

Press, N.A., Yasui, Y., Reynolds, S., Durfy, S.J./Burke, W. (2001): »Women's Interest in Genetic Testing for Breast Cancer Susceptibility May Be Based on Unrealistic Expectations«, *American Journal of Medical Genetics,* 99:99–110

Prütz, F. (2003): »Stellungnahme: Wunsch nach In-vitro-Fertilisation bei einer Anlageträgerin für die Huntington-Krankheit«, *Ethik in der Medizin,* 15:114–116.

Quaid, K. (1994): »A Few Words from a ›Wise‹ Woman«, in: Weir, R.F., Lawrence, S.C./Fales, E. (eds), *Genes and Human Self-knowledge,* University of Iowa Press: Iowa City, 3–17.

Quante, M. (1997): »Ethische Probleme mit dem Konzept der informierten Zustimmung im Kontext humangenetischer Beratung und Diagnostik«, in: Petermann, F., Wiedebusch, S./Quante, M. (Hg.): *Perspektiven der Humangenetik,* Schöningh: Paderborn, 209–227.

Quante, M./Vieth, A. (2000): »Angewandte Ethik oder Ethik in Anwendung? Überlegungen zur Weiterentwicklung des principlism«, in: Honnefelder, L./Streffer, C. (Hg.): *Jahrbuch für Wissenschaft und Ethik*, Band 5, de Gruyter: Berlin, 5–34.

Rabelo, R, Foulkes, W., Gordon, P.H., Wong, N., Yuan, Z.Q., MacNamara, E., Chong, G., Pinsky, L./Lasko, D. (2001): »Role of Moleular Diagnostic Testing in Familial Adenomatous Polyposis and Hereditary Nonpolyposis Colorectal Cancer Families«, *Diseases of the Colon and Rectum,* 44:437–446.

Rager, G. (1996): »Embryo - Mensch - Person: Zur Frage nach dem Beginn des personalen Lebens«, in: Beckmann, J.P. (Hg.): *Fragen und Probleme einer medizinischen Ethik*, de Gruyter: Berlin, 254–278.

Raithatha, N./Smith, R.D. (2004): »Disclosure of genetic tests for health insurance: is it ethical not to?«, *The Lancet*, 363:395–396.

Ramsay, M. (1994): »Genetic reductionism and medical genetic practice«, in: Clarke, A. (Hg.): *Genetic counselling: practice and principles*, Routledge: London, 241–260.

Ratzel, R./Heinemann, N. (1998): »Zulässigkeit der Präimplantationsdiagnostik. Nach Abschnitt D, IV Nr. 14 Satz 2 (Muster-)Berufsordnung – Änderungsbedarf?«, *Gynäkologe,* 31:364–368.

Rauprich, O./Steger, F. (Hg.) (2005): *Prinzipienethik in der Biomedizin. Moralphilosophie und medizinische Praxis*, Campus: Frankfurt/M.

Rawls, J. (1991): *Eine Theorie der Gerechtigkeit*, Suhrkamp: Frankfurt/M, 6. Auflage.

Raz, J. (1986), *The Morality of Freedom*, Oxford University Press: Oxford.

Reading, S.A.J., Dziorny, A.C., Peroutka, L.A., Schreiber, M., Gourley, L.M., Yallapragada, V., Rosenblatt, A., Margolis, R.L., Pekar, J.J., Pearlson, G.D., Aylward, E., Brandt, J., Bassett, S.S./Ross, C.A. (2004): »Functional brain changes in presymptomatic Huntington's disease«, *Annals of Neurology*, 55:879–883.

Rebbeck, T.R., Levin, A.M., Eisen, A. u.a. (1999): »Breast cancer risk after bilateral prophylactic oophorectomy in BRCA1 mutation carriers«, *Journal of the National Cancer Institute*, 91:1475–1479.

Rebbeck, T.R. (2000): »Prophylactic oophorectomy in BRCA1 and BRCA2 mutation carriers«, *Journal of Clinical Oncology*, 18:100S-103S.

Rebbeck, T.R., Lynch, H.T., Neuhausen, S.L. u.a. (2002): »Prophylactic oophorectomy in carriers of BRCA1 or BRCA2 mutations«, *New England Journal of Medicine,* 346:1616–1622.

Rehbock, T. (2002): »Autonomie – Fürsorge – Paternalismus. Zur Kritik (medizin)ethischer Grundbegriffe«, *Ethik in der Medizin,* 14:131–150.

Reich, W.T. (1994): »The Word ›Bioethics‹: Its Birth and the Legacies of those Who Shaped It«, *Kennedy Institute of Ethics Journal*, 4:319–335.

Reilly, P.R. (1998): »Rethinking Risks to Human Subjects in Genetic Research«, *American Journal of Human Genetics,* 63:682–685.

Reiss, M.J. (2000): »The ethics of genetic research on intelligence«, *Bioethics*, 14:1–15.

Rentmeester, C.A. (2001): »Value neutrality in genetic counseling: An unattained ideal«, *Medicine, Health Care and Philosophy*, 4:47–51.

Reubinoff, B.E./Shushan, A. (1996): »Preimplantation diagnosis in older patients. To biopsy or not to biopsy?«, *Human Reproduction*, 11:2071–2078.

Richards, F.H., Tassicker, R.J., Kromberg, J.G.R./Singaram, B.M. (2002): »Predictive genetic testing in children«, *Medical Journal of Australia*, 176:507.

Richards, F. (2004): »Couples' experiences of predictive testing and living with the risk or reality of Huntington disease: a qualitative study«, *American Journal of Medical Genetics*, 126A:170–182.

Richards, F./Williams, K. (2004): »Impact on couple relationships of predictive testing for Huntington disease: a longitudinal study«, *American Journal of Medical Genetics*, 126A:161–169.

Richards, M. (2001): »Predictive testing for Huntington's disease«, *Lancet*, 357:883.

Richardson, H.S. (1990): »Specifying norms as a way to resolve concrete ethical problems«, *Philosophy and Public Affairs*, 19:279–310.

Richter, G. (1992): »Autonomie und Paternalismus – zur Verantwortung des medizinischen Handelns«, *Ethik in der Medizin*, 4:27–36.

Robertson, J. A. (2003): »Extending preimplantation genetic diagnosis: the ethical debate«, *Human Reproduktion*, 18:465–471.

Robertson, S./Savulescu, J. (2001): »Is there a case in favour of predictive genetic testing in young children?«, *Bioethics*, 15:26–49.

Robins Wahlin, T.-B., Lundin, A., Bäckman, L. Almqvist, E. Haegermark, A., Winblad, B./Anvret, M. (1997): »Reactions to Predictive Testing in Huntington Disease: Case Reports of Coping With a New Genetic Status«, *American Journal of Medical Genetics*, 73:356–365.

Robins Wahlin, T.-B., Bäckman, L., Lundin, A., Haegermark, A., Winblad, B./Anvret, M. (2000): »High suicidal ideation in persons testing for Huntington's disease«, *Acta Neurologica Scandinavica*, 102:150–161.

Robison, W.L. (1997): »*Monopoly* with sick moral strangers«, in: Minogue, B.P., Palmer-Fernandez, G./Reagan, J.E. (eds): *Reading Engelhardt*, Kluwer: Dordrecht, 95–112.

Rogers, C.R. (1951): *Client-Centered Therapy: Its Current Practice, Implications and Theory*, Houghton Mifflin: Boston.

Rose, S. (1995): »The rise of neurogenetic determinism«, *Nature*, 373:380–382.

Rosen, A., Wallenstein, S./McGovern, M.M. (2002): »Attitudes of Pediatric Residents Toward Ethical Issues Associated With Genetic Testing in Children«, *Pediatrics*, 110:360–363.

Ross, C.A. (2004): »Huntington's disease: New paths to pathogenesis«, *Cell*, 118:4–7.

Ross, L.F. (2002): »Predictive Genetic Testing for Conditions that Present in Childhood«, *Kennedy Institute of Ethics Journal,* 12:225–44.

Ross, W.D. (1930/2002): *The Right and the Good*, edited by P. Stratton-Lake, Clarendon Press: Oxford.

Rössler, D. (1977): *Der Arzt zwischen Technik und Humanität*, Piper: München.

Roth, L./Meisel, A. (1981): »What We Do and Do Not Know About Informed Consent«, *Journal of the American Medical Association,* 246:2473–2477.

Rothenberg, K., Fuller, B., Rothstein, M., Duster, T., Kahn, M.J.E., Cunningham, R., Fine, B., Hudson, K., King, M.C., Murphy, P., Swergold, G./Collins, F. (1997): »Genetic information and the workplace: legislative approaches and policy challenges«, *Science,* 275:1755–1757.

Royal College of Physicians (1991) College Report: »Ethical issues in clinical genetics«, *Journal of the Royal College of Physicians of London,* 25:284–288.

Rubinsztein, D., Leggo, J., Coles, R. u.a. (1996): »Phenotypic characterization of individuals with 30–40 CAG repeats in Huntington disease (HD) gene reveals HD cases with 36 repeats and apparently normal elderly individuals with 36–39 repeats«, *American Journal of Human Genetics,* 59:16–22.

Ruppel, K./Mieth, D. (1998): »Ethische Probleme der Präimplantationsdiagnostik«, in: Düwell, M./Mieth, D. (Hg.): *Ethik in der Humangenetik*, Francke: Tübingen, 358–379.

Sachs, L., Taube, A./Tishelman, C. (2001): »Risk in numbers – difficulties in the transformation of genetic knowledge from research to people – the case of hereditary cancer«, *Acta Oncologica,* 40:445–453

Sadler, T.W. (1998): *Medizinische Embryologie*, Thieme: Stuttgart.

Sakorafas, G.H./Tsiotou, A.G. (2000): »Genetic predisposition to breast cancer: a surgical perspective«, *British Journal of Surgery,* 87:149–162.

Salvatore, F., Scudiero, O./Castaldo, G. (2002): »Genotype-Phenotype Correlation in Cystic Fibrosis: The Role of Modifier Genes«, *American Journal of Medical Genetics,* 111:88–95.

Santalo, J., Grossmann, M., Gimenez, C., Marina, F., Egozcue, J., Marina, S./Vidal, F. (2000): »The decision to cancel a preimplantation genetic diagnosis cycle«, *Prenatal Diagnosis,* 20:564–566.

Sarangi, S./Clarke, A. (2002): »Constructing an account by contrast in counselling for childhood genetic testing«, *Social Science & Medicine,* 54:295–308.

Sass, H.-M. (1989): »Hirntod und Hirnleben«, in: ders. (Hg.): *Medizin und Ethik*, Reclam: Stuttgart, 160–183.

Sass, H.-M. (1992): *Informierte Zustimmung als Vorstufe zur Autonomie des Patienten*, Medizinethische Materialien Heft 78, Bochum.

Sass, H.-M. (1996): »Copernican Challenge of Genetic Prediction in Human Medicine«, *Jahrbuch für Recht und Ethik,* 4:67–79.

Sass, H.-M. (2003): »Patienten- und Bürgeraufklärung über genetische Risikofaktoren«, in: Sass, H.-M./Schröder, P. (Hg.): *Patientenaufklärung bei genetischem Risiko,* LIT Verlag: Münster, 41–55.

Savulescu, J. (2001a): »Predictive genetic testing in children«, *Medical Journal of Australia*, 175:379–81.

Savulescu, J. (2001b): »Procreative Beneficence: Why we should select the best children«, *Bioethics*, 15:413–426.

Savulescu, J. (2002): »Deaf lesbians, ›designer disability‹, and the future of medicine«, *British Medical Journal*, 325:771–773.

Scanlon, T. (1972): »A Theory of Freedom of Expression«, *Philosophy and Public Affairs*, 1:204–226.

Scanlon, T.M. (1975): »Preference and Urgency«, *Journal of Philosophy*, 77(19):655–669.

Schade, S.G./Muslin, H. (1989): »Do Not Resuscitate Decisions: Discussions with Patients«, *Journal of Medical Ethics*, 15:186–190.

Scheuer, L., Kauff, N., Robson, M., Kelly, B., Barakat, R., Satagopan, J., Ellis, N., Hensley, M., Boyd, J., Borgen, P., Norton, L./Offit, K. (2002): »Outcome of preventive surgery and screening for breast and ovarian cancer in BRCA mutation carriers«, *Journal of Clinical Oncology*, 20: 1260–1268.

Schicktanz, S. (2002): *Organlieferant Tier? Medizin- und tierethische Probleme der Xenotransplantation*, Campus: Frankfurt.

Schmitz, D./Wiesing, U. (2005): »Genetische Analysen an Arbeitnehmern. Brauchen wir eine gesetzliche Regelung?«, *Ethik in der Medizin*, 17:114–126.

Scholz, C. (1995): »Biographie und molekulargenetische Diagnostik«, in: Beck-Gernsheim, E. (Hg.): *Welche Gesundheit wollen wir? - Dilemmata des medizintechnischen Fortschritts*, Suhrkamp: Frankfurt, 33–72.

Schöne-Seifert, B. (1990): »Philosophische Überlegungen zu ›Menschenwürde‹ und Fortpflanzungs-Medizin«, *Zeitschrift für philosophische Forschung*, 44:442–473.

Schöne-Seifert, B. (1996): »Medizinethik«, in: Nida-Rümelin, J. (Hg.): *Angewandte Ethik - die Bereichsethiken und ihre theoretische Fundierung*, Alfred Kröner Verlag: Stuttgart, 553–648.

Schöne-Seifert, B. (1999): »Präimplantationsdiagnostik und Entscheidungsautonomie. Neuer Kontext – altes Problem«, *Ethik in der Medizin*, 11(Supplement 1):S87–S98.

Schroeder-Kurth, T.M. (1994): »Alles was Recht ist?«, *Medizinische Genetik*, 4:396–399.

Schroeder-Kurth, T. (1998): »Selbstbestimmung und Manipulation in der medizinischen Genetik«, in: Knoepffler, N. (Hg.): *Am Ursprung des Lebens*, Utz Verlag: München, 41–76.

Schroeder-Kurth, T. (2000): »Grenzen der Autonomie und Manipulation in der Medizinischen Genetik«, in: Knoepffler, N./Haniel, A. (Hg.): *Menschenwürde und medizinethische Konfliktfälle*, Hirzel: Stuttgart, 85–110.

Schüklenk, U., Stein, E., Kerin, J./Byne, W. (1997): »The ethics of genetic research on sexual orientation«, *Hastings Center Report*, 27(4):6–13.

Schüler, H.M./Zerres, K. (1998): »Pränatale Diagnostik«, in: Düwell, M./Mieth, D. (Hg.): *Ethik in der Humangenetik*, Franke: Tübingen, 15–25.

Schulman, J.D., Black, S.H., Handyside, A./Nance, W.E. (1996): »Preimplantation genetic testing for Huntington disease and certain other dominantly inherited disorders«, *Clinical Genetics*, 49:57–58.

Scully, R./Livingston, D.M. (2000): »In search of the tumor-suppressor functions of BRCA1 and BRCA2«, *Nature*, 408:429–432.

Seel, K.-M. (2002): »Zum Umgang mit Information, Tests und Diagnostik im Bereich der Humangenetik. Wie müsste eine Regelung aussehen, die auch in Zukunft Bestand haben soll?«, *Jahrbuch für Wissenschaft und Ethik*, Band 7, de Gruyter: Berlin, 217–242.

Senior, V., Marteau, T.M./Peters, T.P. (1999): »Will genetic testing for predisposition for disease result in fatalism? A qualitative study of parents responses to neonatal screening for familial hypercholesterolaemia«, *Social Science & Medicine*, 48:1857–1860.

Sermon, K., Moutou, C., Harper, J., Geraedts, J., Scriven, P., Wilton, L., Magli, M.C., Michiels, A., Viville, S./DeDie, C. (2005): »ESHRE PGD Consortium data collection IV: May-December 2001«, *Human Reproduction*, 20:19–34.

Shannon, K.M., Lubratovich, M.L., Finkelstein, D.M., Smith, B.L., Powell, S.N./Seiden, M.V. (2002): »Model-Based Predictions of BRCA1/2 Mutation Status in Breast Carcinoma Patientes Treated at an Academic Medical Center«, *Cancer*, 94:305–313.

Shaw, C., Abrams, K./Marteau, T.M. (1999): »Psychological impact of predicting individuals' risks of illness: a systematic review«, *Social Science & Medicine*, 49:1571–1598.

Shaw, M.W. (1987): »Testing for the Huntington Gene – a right to know, a right not to know, or a duty to know?«, *American Journal of Medical Genetics*, 26:243–248.

Sherwin, S. (2004): »BRCA testing: ethics lessons for the new genetics«, *Clinical and Investigative Medicine*, 27:19–22.

Shickle, D./Chadwick, R. (1994): »The ethics of screening: Is ›screeningitis‹ an incurable disease?«, *Journal of Medical Ethics*, 20:12–18.

Silva, F. G. (2002): »Ethics of the new biology and genetic medicine (molecular ethics): Brief (re)view from the USA«, *Pathology International*, 52:555–562.

Simon, J. (2001): *Gendiagnostik und Versicherung. Die internationale Lage im Vergleich*, Nomos: Baden-Baden.

Simpson, S. A./Harper, P. S. (2001): »Prenatal testing for Huntington's disease: experience within the UK 1994–1998«, *Journal of Medical Genetics*, 38:333–335.

Sinclair, L./Griffiths, M. (1994): »Medical genetics and mental handicap«, in: Clarke, A. (Hg.): *Genetic counselling: practice and principles*, Routledge: London, 187–207.

Singer, P. (1984): *Praktische Ethik*, Reclam: Stuttgart.

Singletary, S.E. (2003): »Rating the Risk Factors for Breast Cancer«, *Annals of Surgery*, 237:474–482.

Smith, K.R., Zick, C.D., Mayer, R.N./Botkin, J.R. (1999): »Genetic Testing and Adverse Selection in the Market for Life Insurance: Preliminary Findings for the BRCA1 Gene Mutation«, in: Thompson, A.K./Chadwick, R.F. (Hg.): *Genetic Information – Acquisition, Access, and Control*, Kluwer: New York, 57–70.

Spaemann, R. (1996): *Personen - Versuche über den Unterschied zwischen »etwas« und »jemand«*, Klett-Cotta: Stuttgart.

Starr, J./Zawacki, B.E. (1999): »Voices from the Silent World of Doctor and Patient«, *Cambridge Quarterly of Healthcare Ethics*, 8:129–138.

Steel, K.O. (1995): »The Road That I See: Implications of New Reproductive Technologies«, *Cambridge Quarterly of Healthcare Ethics*, 4:351–354.

Steigleder, K. (1992): *Die Begründung des moralischen Sollens. Studien zur Möglichkeit einer normativen Ethik*, Attempto Verlag: Tübingen.

Stein, E. (1998): »Choosing the sexual orientation of children«, *Bioethics*, 12:3–24.

Stemerding, D., Koch, L./Bourret, P. (1997): »DNA Diagnosis and the Emergence of Cancer Genetic Services in European Health Care«, *European Journal of Human Genetics*, 5(suppl 2):25–30.

Stengel-Rutkowski, S. (1997): »Möglichkeiten und Grenzen pränataler Diagnostik«, in: Petermann, F., Wiedebusch, S./Quante, M. (Hg.): *Perspektiven der Humangenetik*, Schöningh: Paderborn, 49–80.

Stone, D.H./Stewart, S. (1996): »Screening and the new genetics; a public health perspective on the ethical debate«, *Journal of Public Health Medicine*, 18:3–5.

Strom, C.M., Clark, D.D., Hantash, F.M., Rea, L., Anderson, B., Maul, D., Huang, D., Traul, D., Chen Tubman, C., Garcia, R., Hess, P.P., Wang, H., Crossley, B., Woodruff, E., Chen, R., Killeen, M., Sun, W., Beer, J., Avens, H., Polisky, B./Jenison, R.D. (2004): »Direct visualization of cystic fibrosis transmembrane regulator mutations in the clinical laboratory setting«, *Clinical Chemistry*, 50:836–845.

Struewing, J.P., Watson, P., Easton, D.F., Ponder, B.A., Lynch, H.T./Tucker, M.A. (1995): »Prophylactic oophorectomy in inherited breast & ovarian cancer families«, *Journal of the National Cancer Institute Monographs*, 17:33–35.

Struewing, J.P., Hartge, P., Wacholder, S., Baker, S.M., Berlin, M., McAdams, M., Timmerman, M.M., Brody, L.C./Tucker, M.A. (1997): »The risk of cancer associated with specific mutations of BRCA1 and BRCA2 among Ashkenazi Jews«, *New England Journal of Medicine*, 336:1401–1408.

Stuhrmann, M., von der Hardt, H./Fabel, H. (1999): »Mukoviszidose – Auch eine Erkrankung des Erwachsenenalters?«, *Internist*, 40:476–485.

Surbone, A. (2004): »Genetic medicine: the balance between science and morality«, *Annals of Oncology*, 15(Supplement 1):i60–i64.

Swientek, C. (Hg. 1998): *Was bringt die Pränatale Diagnostik? Informationen und Erfahrungen*, Herder: Freiburg.

Szabo, C.I./King, M.-C. (1995): »Inherited breast and ovarian cancer«, *Human Molecular Genetics*, 4:1811–1817.

Szebenyi, G., Morfini, G.A., Babcock, A., Gould, M., Selkoe, K., Stenoien, D.L., Young, M., Faber, P.W., MacDonald, M.E., McPhaul, M.J./Brady, S.T. (2003): »Neuropathogenic forms of huntingtin and androgen receptor inhibit fast axonal transport«, *Neuron*, 40:41–52.

Takala, T./Gylling, H.A. (2000): »Who should know about our genetic makeup and why?«, *Journal of Medical Ethics*, 26:171–174.

Tambor, E.S., Bernhardt, B.A., Chase, G.A., Faden, R.R., Geller, G., Hofman, K.J./Holtzman, N.A. (1994): »Offering Cystic Fibrosis Carrier Screening to an HMO Population: Factors Associated with Utilization«, *American Journal of Human Genetics*, 55:626–637.

Tammelo, I. (1977): *Theorie der Gerechtigkeit*, Alber: Freiburg.

Tanaka, M., Machida, Y., Niu, S., Ikeda, T., Jana, N.R., Doi, H., Kurosawa, M., Neekoki, M./Nukina, N. (2004): »Trehalose alleviates polyglutamine-mediated pathology in a mouse model of Huntington disease«, *Nature Medicine*, 10:148–154.

Taupitz, J. (1998): »Das Recht auf Nichtwissen«, in: Hanau, Lorenz/Matthes (Hg.): *Festschrift für Günther Wiese zum 70. Geburtstag*, Luchterhand, 583–602.

Taupitz, J. (2001a): »Humangenetische Diagnostik zwischen Freiheit und Verantwortung: Gentests unter Arztvorbehalt«, in: Honnefelder, L./Propping, P. (Hg.): *Was wissen wir, wenn wir das menschliche Genom kennen?*, DuMont: Köln, 265–288.

Taupitz, J. (2001b): »Die Biomedizin-Konvention und das Verbot der Verwendung genetischer Informationen für Versicherungszwecke«, *Jahrbuch für Wissenschaft und Ethik*, Band 6, 123–177.

Taylor, C.A./Myers, R.H. (1997): »Long-Term Impact of Huntington Disease Linkage Testing«, *American Journal of Medical Genetics*, 70:365–370.

Taylor, S.D. (2004): »Predictive genetic test decisions for Huntington's disease: context, appraisal and new moral imperatives«, *Social Science & Medicine*, 58:137–149.

Tassicker, R., Savulescu, J., Skene, L., Marshall, P., Fitzgerald, L./Delatycki, M. B. (2003): »Prenatal diagnosis requests for Huntington's disease when the father is at risk and does not want to know his genetic status: clinical, legal, and ethical viewpoints«, *British Medical Journal*, 326:331–333.

ten Have, H.A.M.J. (1997): »Genetic Information and Human Existence«, in: Chadwick, R., Levitt, M./Shickle, D. (eds), *The Right to Know and the Right Not to Know*, Ashgate: Aldershot, 87–95.

ten Have, H.A.M.J. (2001): »Genetics and culture: The geneticization thesis«, *Medicine, Health Care and Philosophy*, 4:295–304.

Testart, J. (1995): »The New Eugenics and Medicalized Reproduction«, *Cambridge Quarterly of Healthcare Ethics*, 4:304–312.

Testart, J./Sèle, B. (1995): »Towards an efficient medical eugenics: is the desirable always the feasible?«, *Human Reproduction,* 10:3086–3090.

Tian, H., Jaquins-Gerstl, A., Munro, N., Trucco, M., Brody, L.C./Landers, J.P. (2000): »Single-Strand Conformation Polymorphism Analysis by Capillary and Microchip Electrophoresis: A Fast, Simple Method for Detection of Common Mutations in BRCA1 and BRCA2«, *Genomics,* 63:25–34.

Tibben, A., Vegter-van der Vlis, M., Skraastad, M.I., Frets, P.G. u.a. (1992): »DNA-Testing for Huntington's Disease in The Netherlands: A Retrospective Study on Psychosocial Effects«, *American Journal of Medical Genetics,* 44:94–99.

Tibben, A., Roos, R.A.C./Niermeijer, M.F. (1997a): »Psychological consequences of presymptomatic testing for Huntington's disease, Letter to the Editor«, *Lancet,* 349:809.

Tibben, A., Timman, R., Bannink, E.C./Duivenvoorden, H.J. (1997b): »Three-year follow-up after presymptomatic testing for Huntington's disease in tested individuals and partners«, *Health Psychology,* 16:48–63.

Timman, R., Roos, R., Maat-Kievit, A./Tibben, A. (2004): »Adverse effects of predictive testing for Huntington disease underestimated: Long-term effects 7–10 years after the test«, *Health Psychology*, 23:189–197.

Tooley, M. (1990): »Abtreibung und Kindstötung«, in: Leist, A. (Hg.): *Um Leben und Tod. Moralische Probleme bei Abtreibung, künstlicher Befruchtung, Euthanasie und Selbstmord*, Suhrkamp: Frankfurt/M., 157–195.

Torricelli, F./Pescucci, C. (2001): »Isolation of Fetal Cells form the Maternal Circulation: Prospects for the Non-Invasive Prenatal Diagnosis«, *Clinical Chemistry and Laboratory Medicine,* 39:494–500.

Tóth, T., Papp, C., Németi, M./Papp, Z. (1997): »Questions and Problems in Direct Predictive Testing for Huntingon's Disease«, *American Journal of Medical Genetics,* 71:238–239.

Trent, R. J. A., Williamson, R./Sutherland, G. R. (2003): »The ›new genetics‹ and clinical practice«, *Medical Journal of Australia,* 178:406–409.

Trottier, Y./Mandel-Yvon, J. L. (2001): »Huntingtin – profit and loss«, *Science*, 293:445–446.

Trushina, E., Heldebrant, M.P., Perez-Terzic, C.M., Bortolon, R., Kovtun, I.V., Badger, J.D. 2nd, Terzic, A., Estevez, A., Windebank, A.J., Dyer, R.B., Yao, J./McMurray, C.T. (2003): »Microtubule destabilization and nuclear entry are sequential steps leading to toxicity in Huntington's disease«, *Proceedings of the National Academy of Sciences of the United States of America,* 100:12171–12176.

Tyler, A./Harper, P.S. (1983): »Attitudes of subjects at risk and their relatives towards genetic counselling in Huntington's chorea«, *Journal of Medical Genetics,* 20:179–188.

Tyler, A., Quarrell, O., Lazarou, L.P., Meredith, A.L./Harper, P.S. (1990): »Exclusion testing in pregnancy for Huntington's disease«, *Journal of Medical Genetics,* 27:488–495.

Tyler, A., Ball, D., Craufurd, D. on behalf of the United Kingdom Huntington's Disease Prediction Consortium (1992): »Presymptomatic testing for Huntington's disease in the United Kingdom«, *British Medical Journal,* 304:1593–1596.

UNESCO (1997): *Universal Declaration on the Human Genome and Human Rights,* 11 November 1997.

UNESCO (2000): *Report on Confidentiality and Genetic Data,* Paris, 30 June 2000, BIO-503/99/CIB-6/GT-2/3.

UNESCO (2003): *International Declaration on Human Genetic Data,* 16 October 2003.

U.S.-Venezuela Collaborative Research Project/Wexler, N.S. (2004): »Venezuelan kindreds reveal that genetic and environmental factors modulate Huntington's disease age of onset«, *Proceedings of the National Academy of Sciences of the United States of America,* 101:3498–3503.

Veatch, R.M. (1981): A *Theory of Medical Ethics,* Basic Books: New York.

Veatch, R.M. (1982): »Three Theories of Informed Consent: Philosophical Foundations and Policy Implications«, *The Belmont Report,* DHEW Publication No. OS 78-0014, 26–28.

Veatch, R.M. (1984): »Autonomy's Temporary Triumph«, *Hastings Center Report,* 14:38–40.

Verlinsky, Y./Kuliev, A. (1996): »Preimplantation diagnosis of common aneuploidies in infertile couples of advanced maternal age«, *Human Reproduction,* 11:2076–2077.

Verlinsky, Y., Rechitsky, S., Schoolcraft, W., Strom, C./Kuliev, A. (2001a): »Preimplantation Diagnosis for Fanconi Anemia Combined with HLA Matching«, *Journal of the American Medical Association,* 285(24):3130–3133.

Verlinsky, Y., Rechitsky, S., Verlinsky, O., Xu, K., Schattman, G., Masciangelo, C., Ginberg, N., Strom, C., Rosenwaks, Z./Kuliev, A. (2001b): »Preimplantation Diagnosis for p53 Tumour Suppressor Gene Mutations«, *Reproduchtive BioMedicine Online,* 2:102–105.

Verlinsky, Y., Rechitsky, S., Verlinsky, O., Masciangelo, C., Lederer, K./Kuliev, A. (2002): »Preimplantation Diagnosis for Early-Onset Alzheimer Disease Caused by V717L Mutation«, *Journal of the American Medical Association,* 287:1018 – 1021.

Vollmann, J. (1999): »Aufklärung und Einwilligung von Patienten in der Medizin: Klinische Praxis – Medizinethik – Gesundheitsökonomie«, *Zeitschrift für Medizinische Ethik,* 45:109–117.

Vollmann, J. (2000): *Aufklärung und Einwilligung in der Psychiatrie. Ein Beitrag zur Ethik in der Medizin*, Steinkopff: Darmstadt.

von der Pfordten, D. (1990): »Gibt es Argumente für ein Lebensrecht des Nasciturus?«, *Archiv für Rechts- und Sozialphilosophie*, 69–82.

von Engelhardt, D. (1998): »Gesundheit«, in: Korff, W., Beck, L./Mikat, P. (Hg.): *Lexikon der Bioethik*, Band 2, Gütersloher Verlagshaus, 108–114.

von Uexküll, T./Wesiack, W. (1991): *Theorie der Humanmedizin. Grundlagen ärztlichen Denkens und Handelns*, München.

Wachbroit, R. (1998): »The Question Not Asked: The Challenge of Pleiotropic Genetic Tests«, *Kennedy Institute of Ethics Journal*, 8:131–144.

Wagner, T.M., Moslinger, R., Langbauer, G., Ahner, R., Fleischmann, E., Auterith, A., Friedmann, A., Helbich, T., Zielinski, C., Pittermann, E., Seifert, M./Oefner, P. (2000): »Attitude towards prophylactic surgery and effects of genetic counselling in families with BRCA mutations. Austrian Hereditary Breast and Ovarian Cancer Group«, *British Journal of Cancer*, 82:1249–1253.

Wainberg, S./Husted, J. (2004): »Utilization of Screening and Preventive Surgery Among Unaffected Carriers of a *BRCA1* or *BRCA2* Gene Mutation«, *Cancer Epidemiology, Biomarkers & Prevention*, 13:1989–1995.

Wald, B. (1996): »Über den Mißbrauch des Personbegriffs zur Rechtfertigung von Abtreibung und Euthanasie«, *Zeitschrift für medizinische Ethik*, 42:79–89.

Warnock, M. (1983): »In Vitro Fertilization: The Ethical Issues (II)«, *Philosophical Quarterly*, 33:238–249.

Warnock, M. (1990): »Haben menschliche Zellen Rechte?«, in: Leist, A. (Hg.): *Um Leben und Tod. Moralische Probleme bei Abtreibung, künstlicher Befruchtung, Euthanasie und Selbstmord*, Suhrkamp: Frankfurt/M., 215–234.

Wear, S. (1993): *Informed Consent - Patient Autonomy and Physician Beneficence within Clinical Medicine*, Kluwer Academic Publishers: Dordrecht.

Weiner, R.B. (1997): »Beyond forbearance as the moral foundation for a health care system: An analysis of Engelhardt's Principles of Bioethics«, in: Minogue, B.P., Palmer-Fernandez, G./Reagan, J.E. (eds): *Reading Engelhardt*, Kluwer: Dordrecht, 113–138.

Welch, H.G./Burke, W. (1998): »Uncertainties in Genetic Testing for Chronic Disease«, *Journal of the American Medical Association*, 280:1525–1527.

Welcsh, P.L./King, M.-C. (2001): »BRCA1 and BRCA2 and the genetics of breast and ovarian cancer«, *Human Molecular Genetics*, 10:705–713.

Welkenhuysen, M., Evers-Kiebooms, G./d'Ydewalle, G. (2001): »The language of uncertainty in genetic risk communication: framing and verbal versus numerical information«, *Patient Education and Counseling*, 43:179–187.

Wellington, C.L./Hayden, M.R. (2000): »Caspases and neurodegeneration: on the cutting edge of new therapeutic approaches«, *Clinical Genetics*, 57:1–10.

Wertz, D.C./Fletcher, J.C. (1989): »Ethics and Genetics: An International Survey«, *Hastings Center Report*, 19:20–24.

Wertz, D.C., Fanos, J.H./Reilly, P.R. (1994): »Genetic testing for children and adolescents: Who decides?«, *Journal of the American Medical Association*, 272:875–881.

Wertz D.C./Reilly, P.R. (1997): »Laboratory Policies and Practices for the Genetic Testing of Children: A Survey of the Helix Network«, *American Journal of Human Genetics*, 61:1163–1168.

Wertz, D.C., Nippert, I./Wolff, G. (2003): »Patient and Professional Responsibilities in Genetic Counseling«, in: Sass, H.-M./Schröder, P. (Hg.): *Patientenaufklärung bei genetischem Risiko*, LIT Verlag: Münster, 79–92.

West, R. (1988): »Ethical aspects of genetic disease and genetic counselling«, *Journal of Medical Ethics*, 14:194–197.

Whitbeck, C. (1981): »A Theory of Health«, in: Caplan, A.L., Engelhardt, H.T./McCartney, J.J. (Hg.): *Concepts of Health and Disease*, Addison-Wesley: Reading/Massachusetts, 611–626.

White, B.C. (1994): *Competence to Consent*, Washington.

White, M.T. (1999): »Making Responsible Decisions: An Interpretative Ethic for Genetic Decisionmaking«, *Hastings Center Report*, 29(1):14–21.

Whitelaw, S., Northover, J.M./Hodgson, S.V. (1996): »Attitudes to predictive DNA testing in familial adenomatous polyposis«, *Journal of Medical Genetics*, 33:540–543.

Widmer, P. (1994): »Human rights issues in research on medical genetics«, *Ethics and Human Genetics*, Council of Europe: Strasbourg, 175–188.

Wiedebusch, S. (1997): »Die Entscheidung über die Inanspruchnahme pränataler Diagnostik«, in: Petermann, F., Wiedebusch, S./Quante, M. (Hg.): *Perspektiven der Humangenetik*, Schöningh: Paderborn, 127–151.

Wiesemann, C. (1997): »Das Recht auf Selbstbestimmung und das Arzt-Patient-Verhältnis aus sozialgeschichtlicher Perspektive«, in: Toellner, R./Wiesing, U. (Hg.): *Geschichte und Ethik in der Medizin. Von den Schwierigkeiten einer Kooperation*, Gustav Fischer: Stuttgart, 67–89.

Wiesing, U. (1998): »Gene, Krankheit und Moral«, in: Düwell, M./Mieth, D. (Hg.): *Ethik in der Humangenetik*, Francke: Tübingen, 78–87.

Wiesing, U./Schonauer, K. (1997): »Prognose und Solidarität – Zum Einfluß der Genomanalyse auf Kranken- und Lebensversicherungen«, in: Petermann, F., Wiedebusch, S./Quante, M. (Hg.): *Perspektiven der Humangenetik*, Schöningh: Paderborn, 229–245.

Wiggins, S., Whyte, P., Huggins, M., Adam, S., Theilmann, J., Bloch, M., Sheps, S.B., Schechter, M.T./Hayden, M.R. (1992): »The psychological consequences of predictive testing for Huntington's disease«, *New England Journal of Medicine*, 327:1401–1405.

Wilcke, J. T. (1998): »Late onset genetic disease: where ignorance is bliss, is it folly to inform relatives?«, *British Medical Journal*, 317:744–747.

Wildes, K. WM (1992): »Principles, Rules, Duties, and Babel: Bioethics in the Face of Postmodernity«, *Journal of Medicine and Philosophy*, 17:483–485.

Wildes, K. Wm (1997): »Engelhardt's Communitarian Ethics: The Hidden Assumptions«, in: Minogue, B.P., Palmer-Fernandez, G./Reagan, J.E. (Hg.): *Reading Engelhardt*, Kluwer: Dordrecht, 77–93.

Williams, J.K., Schutte, D.L., Evers, C./Holkup, P.A. (2000): »Redefinition: Coping with Normal Results from Predictive Gene Testing for Neurodegenerative Disorders«, *Research in Nursing & Health*, 23:260–269.

Williams-Jones, B. (2003): »Where there's a web, there's a way: Commercial genetic testing and the internet«, *Community Genetics*, 6:46–57.

Williams-Jones, B./Burgess, M.M. (2004): »Social contract theory and just decision making: Lessons from genetic testing for the BRCA mutations«, *Kennedy Institute of Ethics Journal*, 14:115–142.

Wilmanns, J.C. (1997): »Der Hippokratische Eid - geschichtliches Dokument mit überzeitlicher Geltung«, *Bayerisches Ärzteblatt*, 10:294–303.

Wilson, J.M.G./Junger, G. (1968): *Principles and Practics of Screening for Disease*, WHO: Geneva.

Winau, R. (1996): »Medizin und Menschenversuch«, in: Wiesemann, C./Frewer, A. (Hg.): *Medizin und Ethik im Zeichen von Auschwitz*, Palm/Enke: Erlangen/Jena, 13–29.

Witjes-Ané, M. N., Zwinderman, A. H., Tibben, A., van Ommen, G. J./Roos, R. A. (2002): »Behavioural complaints in participants who underwent predictive testing for Huntington's disease«, *Journal of Medical Genetics*, 39:857–862.

Witt, D.R., Schaefer, C., Hallam, P., Wi, S. u.a. (1996): »Cystic Fibrosis Heterozygote Screening in 5,161 Pregnant Women«, *American Journal of Human Genetics*, 58:823–835.

Wohlfahrt, B. (2002): *Gründe und beeinflussende Faktoren für die Fortsetzung der Schwangerschaft nach der Diagnose eines Down-Syndroms*, Der Andere Verlag: Osnabrück.

Wolff, G./Jung, C. (1994): »Nichtdirektivität und Genetische Beratung«, *Medizinische Genetik*, 2:195–204.

Wolff, H.P. (1989): »Arzt und Patient«, in: Sass, H.-M. (Hg.): *Medizin und Ethik*, Reclam: Stuttgart, 184–211.

Wolff, R.P. (1979): *Eine Verteidigung des Anarchismus*, Verlag Büchse der Pandora: Wetzlar.

Wong, J.G./Lieh-Mak, F. (2001): »Genetic discrimination and mental illness: a case report«, *Journal of Medical Ethics*, 27:393–397.

Wooster, R., Bignell, G., Lancaster, J., Swift, S., Seal, S., Mangion, J., Collins, N., Gregory, S., Gumbs, C./Micklem, G. (1995): »Identification of the breast cancer susceptibility gene BRCA2«, *Nature*, 378:789–792.

World Health Organization (1958): *Constitution of the World Health Organization (preamble): The First Ten Years of the World Health Organization*, WHO: Geneva.

World Health Organization (WHO) (1998): »Proposed International Guidelines on Ethical Issues in Medical Genetics and Genetic Services (Part II). World Health Organization, Human Genetics Programme«, *Law and the Human Genome Review*, 239–251.

World Medical Association (WMA) (1995): »WMA proposal on predictive medicine«, *Bulletin of Medical Eth*ics, Nov 1995:5–6.

Yang, Q., Khoury, M. J., Coughlin, S. S., Sun, F./Flanders, W. D. (2000): »On the use of population-based registries in the clinical validation of genetic tests for disease susceptibility«, *Genetics in Medicine*, 2:186–192.

Yeomans Kinney, A., Choi, Y.-A., DeVellis, B., Millikan, R., Kobetz, R./Sandler, R.S. (2000): »Attitudes Toward Genetic Testing in Patients with Colorectal Cancer«, *American Cancer*, 8:178–186.

Zeiler, K. (2004): »Reproductive autonomous choice – A cherished illusion? Reproductive autonomy examined in the context of preimplantation genetic diagnosis«, *Medicine, Health Care and Philosophy*, 7:175–183.

Register